护理专业核心知识手册

主　　编　石国凤　肖政华　李　丽

副 主 编　张璐姣　熊江艳　严　璐

编　　委（按姓氏笔画为序）

王天兰　卢　丹　刘　青

刘　蕾　闫　冰　杨丽莎

苏芬菊　李　媛　李海波

李德婕　吴　灿　宋　洁

张真容　张献文　袁洪霞

温丹果　蔡丽琴

编写单位　贵州中医药大学

中国中医药出版社

·北 京·

图书在版编目（CIP）数据

护理专业核心知识手册/石国凤，肖政华，李丽主编 . 一北京：中国中医药出版社，2019.6

ISBN 978 - 7 - 5132 - 5202 - 7

Ⅰ . ①护…　Ⅱ . ①石…②肖…③李…　Ⅲ . ①护理学 – 手册

Ⅳ . ①R47 – 62

中国版本图书馆 CIP 数据核字（2018）第 219745 号

中国中医药出版社出版

北京经济技术开发区科创十三街 31 号院二区 8 号楼

邮政编码　100176

传真　010 – 64405750

河北仁润印刷有限公司印刷

各地新华书店经销

扫码关注，
做配套习题

开本 880 × 1230　1/32　印张 18.5　字数 512 千字

2019 年 6 月第 1 版　2019 年 6 月第 1 次印刷

书号　ISBN 978 - 7 - 5132 - 5202 - 7

定价　80.00 元

网址　www. cptcm. com

社　长　热　线　010 – 64405720

购　书　热　线　010 – 89535836

维　权　打　假　010 – 64405753

微信服务号　zgzyycbs

微商城网址　https：//kdt. im/LIdUGr

官方微博　http：//e. weibo. com/cptcm

天猫旗舰店网址　https：//zgzyycbs. tmall. com

如有印装质量问题请与本社出版部联系（010 – 64405510）

版权专有　侵权必究

前言

随着社会竞争的激烈，人才的增多，想要在充满压力的社会中彰显能力，我们就得提升自己，参加各种考试以及不断学习。执业资格考试就是其中一项极其重要的考试。然而考试总有太多的知识点需要去记、去背，我们常用的辅导书太厚、文字太多，不但携带不便，而且缺乏指导性和针对性，不利于学习和记忆。如何将厚重的辅导书变薄，便于携带，而且核心知识仍然十分全面，随时可以查看学习，一直是我们十分关注的问题。几经努力，《护理专业核心知识手册》一书应运而生。

《护理专业核心知识手册》以护士执业资格考试和职业核心能力要求为导向，将基础护理学、内科护理学、外科护理学、妇产科护理学、儿科护理学、中医护理学等课程的核心知识按照系统、模块将学生应知应会的内容进行归纳和提炼。由浅入深，由单一到综合，由简单记忆到推理应用，利用多种记忆技巧，组织编写护理专业学生在校学习期间必须学习和掌握的知识要点。

本书分为二十一个模块，包括基础护理，循环系统疾病，呼吸系统疾病，消化系统疾病，泌尿生殖系统疾病，肌肉骨骼和结缔组织系统疾病，神经系统疾病，血液、造血器官及免疫系统疾病，肿瘤，内分泌、营养及代谢性疾病，损伤、中毒，传染病，皮肤及皮下组织疾病，妇产科疾病、生命发展保健护理、精神障碍，新生儿和新生儿疾病的护理核心知识要点，以及中医护理、护理伦理、人际沟通、护理管理与法规核心知识要点。

本书按照最新大纲编写，突出考试重点；将单一分散的知识进行整合，便于记忆；将内容与护士职业资格考试命题相衔接，便于过关；将理论知识与实践内容相结合，便于融会贯通；将重点要点与职业核心知识相链接，便于学生自主学习；重点必会内容以下划线的形式予以提示；每章配有最近五年执业资格考试真题，扫描二维码即可在线做题测试。

我们的目标很简单，以最简单的形式强化学生的记忆，以最精练的语言凝练知识点，以最少的篇章囊括护理知识的核心，就是这本书。

我们希望，这本书是您职业考试的贴心伴侣，职业核心能力提升的良师益友。

编　者

2019 年 3 月

目录

基础护理核心知识与技能要点

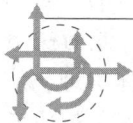

一、护理程序

（一）概述

护理程序是以促进和恢复病人的健康为目标所进行的一系列有目的、有计划的护理活动，是一个综合的、动态的、具有决策和反馈功能的过程，对护理对象进行主动、全面的整体护理，使其达到最佳健康状态。护理程序是一种科学的确认问题、解决问题的工作方法和思想方法。

护理程序的理论基础来源于系统论、人的基本需要层次论、信息交流论、解决问题论。

（二）护理程序的步骤

评估→诊断→计划→实施→评价

评估	评估是护理程序的第一步，收集资料的过程，包括主观资料（病人的主诉）和客观资料（观察、检查获得）
诊断	护理诊断的陈述包括三个要素：（P）即问题，是护理诊断的名称；（E）即相关因素，多用"与……有关"来陈述；（S）即症状或体征
计划	针对护理诊断确定护理目标和制订具体护理措施的过程
实施	准备，执行，记录
评价	贯穿于护理活动的全过程之中，是最重要的护理效果的评价

（三）护理病案的书写

PIO 公式：P：护理问题；I：护理措施；O：效果。

（四）字母记忆的拓展

1. PES 公式　P：护理问题；E：相关因素；S：症状和体征。
2. PDCA 循环　P：计划；D：实施；C：检查；A：处理。
3. CAB 心肺复苏　C：胸外心脏按压；A：开放气道；B：人工呼吸。

二、护士的职业防护

（一）概念

职业暴露：<u>是指从业人员由于职业关系而暴露在有害危险因素中，从而有可能损害健康或危及生命的一种状态。</u>

职业防护：是针对可能造成机体损伤的各种职业性有害因素，采取有效措施，以避免职业性损伤的发生，或将损伤降低到最低程度。

（二）职业损伤的危险因素

生物性因素	主要是指病毒、细菌、支原体等微生物。最常见的是艾滋病病毒、乙型肝炎病毒和丙型肝炎病毒
化学性因素	主要包括化学消毒剂（如甲醛、含氯消毒剂、过氧乙酸、戊二醛等）和化学药物
物理性因素	<u>包括机械性损伤</u>（负重造成腰椎间盘突出等）、<u>锐器伤（最常见）、放射性损伤、温度性损伤</u>（如烫伤和烧伤）、<u>噪声等</u>
心理、社会因素	如身心疲惫、人力资源不足、危重病人增加等

（三）主要防护措施

1. 洗手。

2. 防护用物的使用：戴手套（操作中，手套破损后应立即更换），穿防护服，戴口罩等。

3. 锐器伤的防护：进行侵袭性（有创性）操作过程中，光线要充足；使用安瓿制剂时，先用砂轮划痕再掰安瓿；抽吸药液时严格使用无菌针头，抽吸后立即单手操作套上针帽；制定完善的手术器械如刀、剪、针等摆放及传递的流程；禁止用手直接接触使用后的针头、刀片等锐器；禁止将使用后的针头重新套上针帽，禁止用手折弯或弄直针头。

4. 化疗药物损伤的防护：溶解药物时，溶媒应沿瓶壁缓慢注入瓶底，待药粉浸透后再晃动，防止药粉溢出，瓶装药液稀释后抽出瓶内气体，以防瓶内压力过高，药液从针眼处溢出。抽取药液后，不要将药液排于空气中，<u>抽取的药液以不超过注射器容量的3/4为宜</u>。

（四）针刺伤的紧急处理

1. 发生针刺伤时，立即用手从伤口的<u>近心端向远心端挤压</u>，禁止进行伤口局部挤压或按压，以免产生<u>虹吸</u>现象，将污染血液吸入血管，增加感染机会。

2. 用肥皂水彻底清洗伤口，并在流动水下反复冲洗；用<u>等渗盐水冲洗黏膜</u>。

3. 用<u>0.5%碘伏或75%乙醇消毒伤口</u>，并包扎。

4. 向主管部门报告并及时填写锐器伤登记表。

5. 根据病人血液中含病毒、细菌的多少和伤口的深度、暴露时间、范围等进行评估，并做出相应处理。

三、医院和住院环境

（一）病区分类

病区分类

门诊
- 预检分诊：做到先预检分诊，再指导病人挂号就诊
- 候诊：如遇高热、剧痛、呼吸困难、出血、休克等病人，应立即采取措施；安排提前就诊或送急诊室处理

急诊：遇有危重病人应立即通知值班医生和抢救室护士；急救物品应做到"五定"，即定数量品种、定点安置、定人保管、定期消毒灭菌及定期检查维修；在抢救过程中，执行口头医嘱，护士必须向医生复述一遍，当双方确认无误后方可执行；抢救完毕，请医生6小时内补写医嘱与处方

病区：病室声音强度应维持在35~40dB；温度一般为18~22℃，新生儿室、手术室、产房温度为22~24℃；湿度以50%~60%为宜；光线充足利于病情观察（破伤风病人、狂犬病病人等光线宜暗）

（二）医院的分级

1. **一级医院** 指向社区提供服务的基层医院，包括农村乡镇卫生院、城市街道卫生院等。

2. **二级医院** 包括一般的市、县医院，城市的区级医院。

3. **三级医院** 包括国家、省、自治区、市直属的大医院，医学院校附属医院。

（三）病区的环境

1. 急诊的观察室、留观室观察时间一般为3～7天。

2. 病区理想声音强度为35～40dB；90dB以上可导致疲倦、焦躁、易怒、头痛、头晕、耳鸣、失眠及血压升高；超过120dB时，可造成听力丧失或永久性失聪。

（做到四轻：说话轻、走路轻、操作轻、开关门轻）

3. 病床之间距离≥1m；病房内一般通风时间为30分钟。

4. 温度：过高：不利于散热，易烦躁，呼吸、消化系统均受干扰。过低：肌紧张，易受凉。

5. 湿度：过高：利于细菌生长，难排汗，感闷热，尿液多，加重肾负担。过低：空气干燥可致口干舌燥及咽痛、烦渴。

（四）铺床法

备用床
- 目的：保持病室整洁、美观；准备接收新病人
- 操作要点：移开床旁桌，距床约20cm；移床旁椅至床尾正中，距床尾约15cm；枕头开口宜背门

暂空床
- 目的：保持病室整洁；迎接新病人；供暂时离床的病人使用
- 操作要点：扇形三折于床尾；根据病情，加铺橡胶单、中单，如需铺在床中部，上端距床头45～50cm

麻醉床
- 目的：便于接受、护理麻醉手术后病人；保护床上用物不被血渍或呕吐物等污染
- 操作要点：盖被纵向呈扇形三折于床的一侧，开口向门；枕头横立于床头，开口背门

四、入院和出院病人的护理

（一）入院和出院病人的护理流程

1. 入院

入院

住院处的护理流程：<u>办理入院手续→进行卫生处置</u>（对传染病或疑似传染病病人，应送隔离室处置）<u>→护送病人入病区</u>（必要的治疗如输液、吸氧等不能中断）

病人入病区护理流程

一般病人的护理：①迎接新病人（<u>备用床改为暂空床</u>）。②通知医生诊察病人。③协助病人佩戴标识。④通知营养室准备膳食。⑤填写有关表格。⑥介绍与指导。⑦执行医嘱

急诊病人的护理：①通知医生。②准备急救药物和急救设备。③安置病人。④入院评估。⑤配合救治

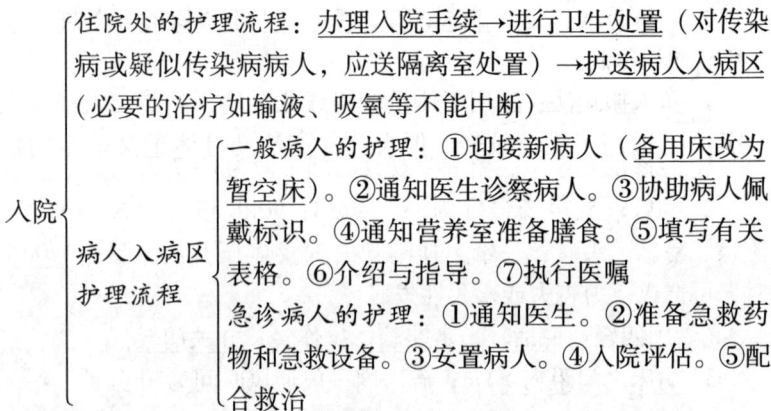

2. 出院　通知病人及家属→办理相关出院手续→出院指导→征求意见→护送出院→处理文件→床单位的处理（床上用品在日光下暴晒 6 小时）或进行臭氧消毒。

（二）入院和出院文件的处理

1. 填写病人出院时间用红色笔在体温单 40 ~42℃横线之间相应时间栏内，纵行填写出院时间。

2. 入院病历排列顺序：<u>体温单</u>、医嘱单、入院记录、病史和体格检查单、病程记录、各种检验检查报告单、护理记录单、住院病历首页、门诊或急诊病历。

3. 出院病历排列顺序：<u>住院病历首页</u>、出院（或死亡）记录、入院记录、病史和体格检查单、病程记录、各种检查检验报告单、护理记录单、医嘱单、体温单。

（三）分级护理

1. 特级护理　随时巡视→严重创伤、大面积烧伤、溶栓治疗等随时需要抢救者。

2. 一级护理　1 小时巡视→早产儿、休克、高热、肝肾衰竭者。

3. 二级护理　2 小时巡视→病情稳定，生活部分自理。

4. 三级护理　3 小时巡视→生活完全自理且处于康复期的病人。

（四）安全搬运病人

①单人搬运法：适用于体重较轻或儿科病人。②二人或三人搬运法：适用于病情较轻，但自己不能活动且体重又较重的病人。③四人搬运法：用于颈、腰椎骨折或病情严重者。④注意事项：平车运送头睡大轮端，护士站头边；上下坡时头朝上，轮椅运送时病人身体后靠，搬运途中治疗不能断。

五、卧位和安全的护理

（一）卧位性质分类

主动卧位	能够根据自己的意愿主动采取卧位
被动卧位	无变换卧位能力，需要他人协助变换卧位
被迫卧位	有变换卧位能力，但因治疗需要或减轻痛苦被迫采取的卧位（如支气管哮喘采取端坐位）

（二）常用卧位

1. 仰卧位　①去枕仰卧位：适宜全麻后尚未清醒或昏迷或椎管穿刺后。②中凹卧位：头胸抬高 10°～20°，下肢抬高 20°～30°，适宜休克病人。③屈膝仰卧位：用于导尿术、腹部检查者。

2. 侧卧位　①灌肠、肛门检查，配合胃镜、肠镜检查。②臀部肌内注射（下腿弯曲，上腿伸直）。③预防压疮：与仰卧位交替以减少局部受压时间（2 小时翻身 1 次）。

3. 半坐卧位　床头抬高呈 30°～50°。用于：①面部及颈部术后（减少局部出血）。②心肺疾病引起的呼吸困难。由于该体位可增加肺活量，减少回心血量。③腹腔、盆腔术后或有炎症者

（缓解疼痛，利于切口缝合）。④疾病恢复期体质虚弱者。

4. 端坐卧位 摇起床头支架呈 70°～80°。用于急性肺水肿、心包积液、支气管哮喘急性发作时的病人，因极度呼吸困难而被迫端坐。

5. 俯卧位 ①腰、背部检查，配合胰、胆管造影等。②腰、背、臀部有伤口或脊椎手术后，病人不能平卧或侧卧。③胃肠胀气所致腹痛。

6. 头高足低位 床头垫高 15～30cm。用于：①颈椎骨折病人进行颅骨牵引。②减轻颅内压，以预防脑水肿。③开颅手术后病人。

7. 头低足高位 床尾垫高 15～30cm。用于：①痰液引流、胆汁引流。②胎膜早破，以防止脐带脱垂。③跟骨及胫骨结节牵引时，以利用人体重力作为反牵引力。

8. 膝胸卧位 ①肛门、直肠、乙状结肠的检查、治疗。②矫正子宫后倾和胎位不正。③产后促进子宫复原。

9. 截石位 ①会阴、肛门部位的检查、治疗、手术。②产妇分娩时。

（三）更换卧位

①有伤口者，先检查、换药再翻身。颅脑术后取健侧卧位或平卧位，防脑疝。②翻身过程不可放松牵引。③翻身时和翻身后应防止患处受压。

（四）保护具的使用

宽绷带约束	用于固定手腕和踝部，打成双套结使用
肩部约束带	用于固定肩部，限制病人坐起
膝部约束带	限制病人下肢活动
支被架	主要用于烧伤病人采用暴露疗法、肢体瘫痪或极度衰弱的病人

注：每2个小时放松1次并且注意观察皮肤颜色、温度等。

六、医院内感染的预防和控制

（一）概念

医院内感染即住院病人在入院时不存在、也不处于潜伏期，是在住院期间遭受病原体侵袭而引起的任何诊断明确的感染或疾病，包括在住院期间的感染和在医院内获得而在院外发生的感染。

（二）感染的分类

分类 ｛ 内源性感染：又称自身感染，指病原体来自于病人自身所引起的感染

外源性感染：又称交叉感染，指病原体来自于病人体外，通过直接或间接的途径，传播给病人所引起的感染

（三）清洁、消毒、灭菌

1. 清洁　清除物体表面灰尘、污垢等。
2. 消毒　杀灭所有病原微生物，不含芽胞。
3. 灭菌　杀灭所有微生物，包括芽胞。

（四）物理消毒灭菌的方法

物理消毒	热力消毒灭菌	干热法	燃烧法	用于无保留价值的物品、污染物品，如污染的纸张，破伤风、气性坏疽等感染的敷料，禁用于锐器
			干烤法	用于油剂、粉剂、玻璃器皿、金属制品、陶瓷制品
		湿热法	煮沸消毒法	水中加入1%～2%碳酸氢钠，沸点可达105℃，可去污防锈。一般海拔每增高300m，煮沸时间延长2分钟。不能用于外科手术器械的灭菌
			压力蒸汽灭菌法	临床上常用且最可靠的方法。耐高温、耐高压、耐潮湿的物品，不能用于油剂和粉剂

物理消毒	辐射消毒	日光暴晒	用于床垫及毛毯等消毒。日光下暴晒 6 小时
		紫外线法	最佳杀菌波长 250～270nm，消毒时间从灯亮后 5～7 分钟计时，每次 30 分钟～1 小时
		臭氧灭菌法	用于物体表面、水、空气等的消毒

（五）化学消毒灭菌的方法

1. **常用的方法** ①浸泡法：精密仪器如纤维内镜的消毒灭菌宜用 2% 戊二醛浸泡法。②喷雾法：空间及物体表面的消毒。③擦拭法：用于消毒物品表面或皮肤、黏膜。④熏蒸法：空气消毒常用食醋（每立方米 5～10mL）。

2. **化学消毒剂的分类** ①灭菌剂：能杀灭一切微生物，包括芽胞，如戊二醛、过氧乙酸、甲醛、环氧乙烷。②高效消毒剂：能杀灭细菌繁殖体、真菌、病毒，并对芽胞有显著杀灭作用，如过氧化氢、部分含氯消毒剂。③中效消毒剂：能杀灭和清除细菌芽胞以外的各种病原微生物，如碘酊、碘伏、乙醇。④低效消毒剂：杀灭细菌繁殖体（结核分枝杆菌除外）和亲脂病毒，如洗必泰、新洁尔灭。

3. **常用化学消毒剂的使用注意事项** ①戊二醛：2% 溶液用于浸泡金属器械及内镜。②过氧乙酸：对金属有腐蚀性，对纺织品有漂白作用。

（六）无菌技术

1. **无菌技术概念** 是指在医疗、护理操作过程中，防止一切微生物侵入人体和防止无菌物品、无菌区域被污染的技术。

2. **无菌技术基本操作方法** ①无菌操作前 30 分钟停止清扫。②无菌物品在无污染、潮湿、霉变的情况下有效期为 7 天。③开启后的无菌溶液及无菌包有效期为 24 小时。④无菌持物钳浸泡在消毒液中，以浸没轴节以上 2～3cm 或镊子 1/2 为宜，干置的容器及持物钳应 4～8 小时更换 1 次（无菌持物钳不能夹取油纱布）。⑤铺好的无菌盘有效期为 4 小时。⑥一次性口罩使用不超过 4 小时。

（七）隔离分类

1. 严密隔离 用于鼠疫、霍乱、非典型肺炎（重症急性呼吸综合征）等，病人住单人房间。

2. 呼吸道隔离 用于麻疹、白喉、百日咳、流行性脑脊髓膜炎、肺结核，同种病人可住一室。

3. 消化道隔离 用于甲肝、伤寒、痢疾等，同种病人可居一室。

4. 血液-体液隔离 用于艾滋病、乙肝，同种病人可居一室。

5. 接触性隔离 用于破伤风、炭疽、狂犬病等。

6. 昆虫隔离 用于流行性乙脑、疟疾、斑疹伤寒等。

7. 保护性隔离 用于免疫力低下者，如大面积烧伤、早产儿、白血病、免疫缺陷病等。病人住单人房间。

（八）隔离区的划分

隔离区域	活动人群	区域范围
清洁区	医务人员	更衣室、配膳室、值班室及库房
半污染区	医务人员和病人	治疗室、医护办公室、化验室、病区内走廊
污染区	病人	病室、病人厕所、病人浴室

（九）消毒隔离的操作重点

1. 手的清洁和消毒

（1）按"七步洗手法"顺序搓洗双手：掌心相对，手指并拢相互揉搓；手心对手背沿指缝相互揉搓，双手交换进行；掌心相对，双手交叉沿指缝相互揉搓；弯曲各手指关节，半握拳把指背放在另一手掌心旋转揉搓，双手交换进行；一手握另一手大拇指旋转揉搓，双手交换进行；弯曲各手指关节，把指尖合拢在另一手掌心旋转揉搓，双手交换进行；揉搓手腕、手臂，双手交换进行。每一步持续时间不少于15秒。

（2）消毒手：传染病区工作人员刷手是用刷子蘸肥皂乳按前臂、腕关节、手背、手掌、指缝及指甲处顺序仔细刷洗，每只手刷30秒，用流动水冲净，再重复一遍，共刷2分钟。

2. 穿脱隔离衣 ①隔离衣的衣领及内面为清洁面（如为反向隔离，则内面为污染面）。②将隔离衣在衣钩上挂好，如挂在半污染区，隔离衣的清洁面向外，不得露出污染面；如挂在污染区，则污染面朝外，不得露出清洁面。

3. 避污纸的使用 使用避污纸时，应从页面抓取，不可掀页撕取。

七、病人的清洁护理

（一）一般清洁护理

1. 口腔护理 ①对高热、昏迷、危重、禁食、鼻饲、术后、口腔疾患及生活不能自理者需要做特殊口腔护理。②注意事项：昏迷病人禁忌漱口，开口器从臼齿处放入；长期使用抗生素应注意观察有无真菌感染；活动义齿放入冷开水中，不能放入乙醇和热水中。

2. 头发护理 ①头发打结时，用 30% 的乙醇。②常用灭虱药液：30% 含酸百部酊：百部 30g，加 50% 乙醇 100mL 再加入乙酸 1mL；30% 百部含酸煎剂：百部 30g，加水 500mL，煎煮 2 次后将两次药液合并浓缩 100mL，冷却后加乙酸 1mL。③注意事项：调节室温在 22～26℃，水温调节在 40～45℃。

3. 皮肤护理

（1）淋浴和盆浴：①调节室温为 22～26℃，水温调节在 41～46℃。②注意事项：就餐后 1 小时进行；妊娠 7 个月以上的孕妇禁用盆浴。

（2）床上擦浴：①调节室温为 22～26℃，水温调节在 50～52℃。②注意事项：使用50% 的乙醇按摩；穿脱衣时，先脱近侧，后脱远侧；如有外伤则先脱健肢，后脱患肢；先穿远侧，再穿近侧；先穿患肢，再穿健肢。

4. 常用漱口液

名称	作用
复方硼酸（朵贝尔溶液）	轻度抑菌、除臭

名称	作用
1%～3%过氧化氢	用于除臭，口腔偏酸性时用
1%～4%碳酸氢钠	用于真菌感染
0.02%呋喃西林	广谱抗菌
0.1%醋酸	用于铜绿假单胞菌感染
2%～3%硼酸	抑菌
0.08%甲硝唑	用于厌氧菌的感染

（二）压疮的清洁护理

1. 原因　<u>垂直压力</u>是造成压疮的最主要因素，如长期卧床、长时间坐轮椅的病人。

2. 概念　局部组织长期受压、血液循环障碍，持续缺血、缺氧、营养不良而致的组织破损和坏死。

3. 好发部位　<u>好发骨突处</u>。仰卧位最常发生在骶尾部。坐位好发于坐骨结节。

4. 临床表现及处理

瘀血红润期：局部<u>红、肿、热、痛、麻木</u>。处理措施：<u>解除受压，2小时翻身1次</u>

炎性浸润期：局部<u>紫红、硬结、水泡、疼痛</u>。处理措施：<u>保护皮肤</u>

溃疡期 { 浅度溃疡：<u>感染、化脓</u>。处理措施：<u>清除坏死组织，促进肉芽生长</u>

坏死溃疡：<u>坏死组织发黑、臭味</u>。处理措施：<u>清创手术</u>

深部组织损伤

难以分期的压疮

（三）有关不同浓度乙醇的作用

①30%的乙醇：梳头发打结。②20%～30%乙醇：湿化吸氧，可以降低肺泡内泡沫的表面张力。③25%～35%乙醇：用于降温（除外新生儿及血液病者）。④50%乙醇：按摩局部，用于乙醇擦浴及防止压疮的发生。⑤70%乙醇：用于皮肤消毒。⑥

95%乙醇：用于固定筛查癌细胞的标本、燃烧法消毒和静脉湿敷。

八、生命体征的评估与护理

（一）体温的测量方法

1. 口腔→口温→口表置于舌下热窝处，<u>测量 3 分钟</u>。口温正常值是36. 3 ~ 37. 2℃。

2. 腋下→腋温→置于腋窝深处，测量<u>10 分钟</u>。腋温 36 ~ 37℃。

3. 直肠→肛温→<u>插肛门 3 ~ 4cm，测量 3 分钟</u>。肛温 36. 5 ~ 37. 7℃。

（二）正常与异常体温

1. 体温的正常生理变化　①新生儿 > 成人 > 老人。②女性在月经前期和妊娠早期，体温可轻度升高，而排卵期较低。③一般清晨 2 ~ 6 时体温最低，午后 1 ~ 6 时体温最高，但变化范围不大，在 0. 5 ~ 1℃之间。

2. 异常体温的描述

（1）体温过高的分级：①低热：<u>体温 37. 3 ~ 38℃</u>。②中等度热：<u>体温 38. 1 ~ 39℃</u>。③高热：<u>体温 39. 1 ~ 41℃</u>。④超高热：<u>体温在41℃以上</u>。

（2）异常体温热型

①稽留热：<u>体温达 39 ~ 40℃，持续数天或数周，24 小时波动≤1℃</u>。常见于伤寒、<u>肺炎球菌性肺炎</u>等。

②弛张热：<u>体温在 39℃以上，24 小时内体温差达 1℃以上</u>，最低体温仍超过正常水平，常见于<u>败血症</u>。

③间歇热：高热与正常体温交替出现，发热时体温骤升达39℃以上，常见于<u>疟疾</u>。

④不规则热：常见于<u>流行性感冒、肿瘤性发热</u>等。

（3）异常体温的护理：体温超过39℃，可用冰袋冷敷头部；体温超过 39. 5℃时，可用乙醇拭浴、温水拭浴或做大动脉冷敷。行药物或物理降温半小时后测量体温。

（三）正常与异常脉搏

1. 脉搏的正常值为 60～100 次/分。

2. 异常脉搏的分类

（1）速脉：脉率＞100 次/分。常见于发热、甲状腺功能亢进症（简称甲亢）、休克、大出血前期的病人。

（2）缓脉：脉率＜60 次/分。常见于颅内压增高、房室传导阻滞、甲状腺功能减退等病人。

（3）间歇脉：多见于各种心脏病或洋地黄中毒的病人。

（4）脉搏短绌：是指在同一单位时间内，脉率少于心率，常见于心房纤维颤动的病人。

（5）洪脉：心排出量增加，脉搏强大有力，称洪脉。见于高热、甲亢病人。

（6）丝脉：又称细脉。心排出量减少，脉搏细弱无力。见于心功能不全、休克、大出血病人。

（7）交替脉：脉律正常而脉搏强弱交替出现的一种病理现象。

（8）水冲脉：脉搏骤起骤降，急促而有力，臂上举时尤为明显。

（9）重搏脉：在一次动脉搏动中，触到双重的搏动，其中后一个动脉搏动较前一个搏动为弱。

（10）奇脉：指吸气时脉搏显著减弱或消失，又称吸停脉。

（四）正常与异常呼吸

1. 正常成人的呼吸频率是 16～20 次/分。

2. 呼吸的测量：测脉搏后，手保持诊脉姿势→观察胸部起伏 30 秒，目的是为转移病人注意力。异常呼吸计数 1 分钟（呼吸微弱者，置少量棉花于病人鼻孔前，计数 1 分钟）。

3. 异常呼吸的分类

（1）频率异常：①呼吸增快：＞24 次/分，见于高热、缺氧者。②呼吸缓慢：＜12 次/分，见于颅内压增高等。

（2）节律异常：①潮式呼吸：又称陈－施呼吸，特点是浅慢→

加深加快→变慢→<u>呼吸暂停</u>→<u>重复</u>，见于中枢神经系统疾病，如脑炎、颅内压增高。②间断呼吸：又称毕奥呼吸，常见于<u>颅内病变</u>、呼吸中枢衰竭等病人。

（3）深浅度异常：①深度呼吸：<u>又称库斯莫呼吸，是一种深而规则的大呼吸</u>，见于尿毒症、糖尿病酮症酸中毒等所致的<u>代谢性酸中毒病人</u>。②浅快呼吸：浅表不规则、叹息样，见于濒死者。

（4）音响异常：①蝉鸣样呼吸：见于喉头水肿及异物、痉挛。②鼾声呼吸：见于深昏迷病人。

（5）呼吸困难：①吸气性呼吸困难：<u>出现明显三凹征（胸骨上窝、锁骨上窝、肋间隙或腹上角凹陷）</u>。由于上呼吸道部分梗阻，见于喉头水肿、喉头有异物的病人。②呼气性呼吸困难：由于下呼吸道部分梗阻，气体呼出肺部不畅所致。多见于支气管哮喘、肺气肿等病人。③混合性呼吸困难：因影响换气功能所致，多见于肺部感染者。

（五）正常与异常血压

1. **血压正常值**　以肱动脉血压为标准。在安静状态下，正常成人<u>收缩压为 90 ～ 139mmHg，舒张压为 60 ～ 89mmHg，脉压为 30 ～ 40mmHg</u>。

2. **高血压**　成人<u>收缩压 ≥ 140mmHg 和（或）舒张压 ≥ 90mmHg</u>。

3. **测血压**

（1）测血压的步骤：①准备（<u>定时间、定部位、定体位、定血压计</u>）。②体位：坐位、仰卧位，<u>坐位平第四肋，仰卧平腋中线</u>。③部位：袖带下缘距肘窝 2 ～ 3cm，以能放一指为宜（听诊器放于肱动脉搏动强处）。④打气（<u>动脉搏动音消失后水银柱再上升 20 ～ 30mmHg</u>）。⑤放气（<u>水银柱下降速度 4mmHg/s</u>）：第一声为收缩压，声音消失为舒张压。

（2）误差的判断

导致误差的因素	血压值偏低	血压值偏高
袖带松紧度	袖带过紧	袖带过松
袖带宽窄度	袖带过宽	袖带过窄
肱动脉与心脏位置	肱动脉高于心脏	肱动脉低于心脏
视线与水银柱弯月面水平度	视线高于弯月面（俯视）	视线低于弯月面（仰视）

九、病人饮食的护理

（一）医院饮食分类

1. 基本饮食　普通饮食、软质饮食、半流质饮食、流质饮食。

2. 治疗饮食　包括"三高、四低、一无、一少"。

（1）高热量饮食：适用于甲亢、高热、大面积烧伤等热能消耗较高的病人。

（2）高蛋白饮食：适用于高代谢者，如结核、大面积烧伤等，但每日总量不要超过120g。

（3）低蛋白饮食：用于肾炎、尿毒症、肝性脑病者，蛋白质量控制在40g/d。

（4）低脂肪饮食：高脂血症、冠心病（<50g/d）；肝、胆、胰疾病（<40g/d）。

（5）低盐饮食：<2g（0.7g）/d，禁食腌制食品，用于肾炎、心脏病、腹水、高血压等。

（6）无盐低钠饮食：钠<0.5g/d，用于水肿较重者，控制食物中自然含钠量。

（7）少渣饮食：少纤维素、少油、清淡，用于伤寒、痢疾、腹泻、肠炎、食管胃底静脉曲张病人。

（8）高纤维素饮食：用于便秘、肥胖、糖尿病等。

（9）低胆固醇饮食：<300mg/d，用于高胆固醇血症、冠心

病等。

3. 实验饮食

（1）潜血试验饮食：<u>试验前 3 天禁食肉类、动物血、肝脏、含铁剂药物及绿色蔬菜。</u>

（2）胆囊造影饮食：检查前一日中午进食高脂肪餐→前一日晚餐进无脂肪、低蛋白、高糖饮食→晚餐后服造影剂，之后禁食（如果胆囊显影良好，再让病人进食高脂肪餐）。

（3）甲状腺^{131}I 试验饮食：用于检查甲状腺功能，<u>试验期为2 周</u>，试验前禁食含碘丰富的食物。

（二）鼻饲法重点

1. 适应证　用于不能经口进食病人，如昏迷、早产、食管狭窄、拒绝进食病人。

2. 禁忌证　<u>食管－胃底静脉曲张、食管癌和食管梗阻病人。</u>

3. 操作

（1）体位（昏迷病人取去枕仰卧位）。

（2）测量：<u>从发际到剑突的距离，或从鼻尖至耳垂再到剑突的距离（45～55cm）。</u>

（3）插入：<u>插入 10～15cm</u>（清醒者做吞咽动作；昏迷者，抬起头部使其下颌贴近胸骨柄，可增加咽喉通道）。

（4）验证胃管在胃内："口诀：抽、听、看"，即抽胃液法；向胃内注入空气 10mL，听气过水声；将胃管末端置于碗内，看有无气泡逸出。

（5）注食物：<u>每次 ≤200mL，间隔 >2 小时，鼻饲液温度38～40℃</u>（要求饮食温度 41～42℃）。

（6）记录：晨 7 时至晚 19 时用蓝笔，晚 19 时至次晨 7 时用红笔。

（7）更换胃管：<u>普通胃管每周更换，硅胶胃管每月更换。</u>

十、冷、热疗法

（一）冷、热疗法的作用及禁忌证

1. 冷 → 使血管收缩，血流速度减慢，血流量减少 → 作用
- 减轻局部组织的充血、出血控制
- 炎症的扩散
- 减轻疼痛
- 降温（通过温度的传导作用）

禁忌证
- 血液循环障碍
- 慢性炎症和深部化脓性病灶
- 组织损伤和破裂
- 对冷过敏者
- 禁忌部位：枕后、耳廓、阴囊处、心前区、腹部、足底

2. 热 → 使血管扩张，血液循环加快，增强新陈代谢 → 作用
- 减轻深部组织的充血
- 促进炎症的消散和局限减轻疼痛
- 保暖（通过热的传导）

禁忌证
- 急腹症未明确诊断前
- 面部危险三角区的感染
- 软组织损伤和扭伤的早期
- 各种脏器内出血时
- 心肝肾功能不全

（二）冷、热疗的方法

1. 冷疗的方法

（1）冰袋：①目的：降温、止血及减轻疼痛。②注意：不能超过 30 分钟，在用后 30 分钟复测体温。连续使用时中间间隔 60 分钟。

（2）冰帽和冰槽：①目的：降温、防止脑水肿，主要用于头部降温。②注意：观察病情及维持肛温在 33℃，不能低于 30℃。

（3）乙醇擦浴：①目的：降温、止痛、止血及减轻早期扭伤、挫伤引起的水肿。②注意：<u>水温 32～34℃，乙醇浓度 25%～35%</u>；<u>体温降至 39℃ 以下</u>，应取下冰袋。新生儿及血液病者禁用。

2. 热疗的方法

（1）热水袋：水温 60～70℃；婴幼儿、老年人、昏迷、末梢循环不良、麻醉未清醒、感觉障碍等病人，<u>水温应＜50℃</u>，时间30 分钟。

（2）红外线灯：灯距 30～50cm；时间 20～30 分钟，皮肤为桃红色斑，为合适剂量；<u>皮肤紫红色，立即停止，涂凡士林</u>。

（3）热水坐浴：<u>水温 40～45℃，月经期、妊娠末期及阴道出血、盆腔器官有急性炎症时，不宜坐浴</u>。②注意：新生儿及血液病者禁用。

十一、排泄护理

（一）排尿正常与异常

1. 尿量

正常量	24 小时尿量 1000～2000mL
少尿	<u>＜400mL/24h 或 ＜17mL/h</u>，常见于心肾疾病
无尿	<u>＜100mL/24h</u>，常见于休克和急性肾衰竭
多尿	<u>＞2500mL/24h</u>，常见于糖尿病、尿崩症

2. 尿颜色异常

血尿	肉眼血尿呈现淡红色或棕色，常见于输尿管结石、急性肾小球肾炎
血红蛋白尿	呈酱油色或浓茶色，常见于<u>血型不合所致的溶血、恶性疾病和阵发性睡眠性血红蛋白尿</u>
<u>胆红素尿</u>	呈黄褐色或深黄色，常见于肝细胞性黄疸及阻塞性黄疸

| 脓尿 | 呈白色絮状，常见于泌尿系统结核及非特异性感染 |
| 乳糜尿 | 呈乳白色，最常见于丝虫病 |

3. 尿的气味 正常新鲜尿无氨臭味。气味异常：新鲜尿液有氨臭味→泌尿系统感染；烂苹果味→糖尿病酮症酸中毒。

4. 膀胱刺激征 尿频、尿急、尿痛。

5. 尿失禁 分为真性尿失禁（空虚性）、假性尿失禁（充溢性）、压迫性尿失禁、压力性尿失禁。

（二）导尿术和留置导尿术

1. 插管长度 女性 4～6cm，见尿再进 1～2cm；男性 20～22cm，见尿再进 2cm。留置导尿术见尿之后再插 7～10cm。

2. 女性导尿进行初步消毒顺序 阴阜、对近侧大阴唇、对近侧小阴唇、尿道口。再次消毒顺序是：尿道口、对近侧小阴唇、尿道口。男性导尿再次消毒：尿道口、龟头及冠状沟。

3. 留尿培养标本 中段尿 5mL。

4. 注意事项 ①男性病人，插管前提起阴茎，使之与腹壁成 60°，使耻骨前弯消失。②女性病人，误插入阴道，应换管后重插。③第一次放尿，不超过 1000mL，防止血尿和虚脱的发生。④留置导尿术更换尿管：导尿管每周更换 1 次，尿袋每周更换 2～3 次。⑤膀胱训练：尿管每 3～4 小时开放 1 次。

（三）排便颜色判断病情

柔软成形的黄褐色便	正常大便
柏油样便	常见于上消化道出血
暗红色便	常见于下消化道出血
白陶土色便	常见于胆道梗阻
果酱样便	常见于阿米巴痢疾或肠套叠
鲜血色滴出	常见于直肠息肉、肛裂或痔疮
白色"米泔水"	见于霍乱、副霍乱

（四）灌肠、肛管排气

1. 大量不保留灌肠

（1）目的：解除便秘及肠胀气；清洁肠道，为某些手术、检查或分娩做准备；稀释并清除肠道内有害物质，以减轻中毒；为高热病人降温。

（2）常用灌肠溶液：<u>0.9%氯化钠溶液，0.1%～0.2%肥皂液</u>。

（3）灌肠溶液的量及温度：<u>成人每次为500～1000mL，小儿为200～500mL</u>。溶液<u>温度为39～41℃，降温时温度为28～32℃</u>。中暑病人可用4℃的0.9%氯化钠溶液。

（4）方法：<u>左侧卧位→筒内液面距肛门40～60cm→轻轻插入直肠7～10cm→忍耐5～10分钟后排便</u>。

（5）记录的方法：<u>灌肠后排便1次记为1/E，灌肠后未排便记为0/E</u>。

（6）注意事项：①<u>伤寒病人灌肠时，溶液量不得超过500mL，液面距肛门不得超过30cm；肝性脑病病人禁用肥皂水灌肠，以减少氨的产生和吸收；充血性心力衰竭和水钠潴留的病人，禁用0.9%氯化钠溶液灌肠</u>。②禁忌证：<u>妊娠、急腹症、严重心血管疾病、消化道出血等病人禁忌灌肠</u>。

2. 小量不保留灌肠

（1）目的：①软化粪便，解除便秘。②排除肠道积气，以减轻腹胀。

（2）常用溶液："1、2、3"溶液，即50%硫酸镁30mL、甘油60mL、温开水90mL，温度38℃。

（3）方法：<u>距肛门不超过30cm，插入直肠7～10cm，保留10～20分钟</u>。

3. 保留灌肠 是自肛门灌入药物，通过肠黏膜吸收以达到治疗目的。

（1）目的：镇静、催眠、治疗肠道内感染等。

（2）体位：慢性痢疾者取左侧卧位；阿米巴痢疾者取右侧

卧位。

（3）常用溶液：①镇静、催眠：用10%水合氯醛。②治疗肠道内感染：用2%小檗碱、0.5%～1%新霉素及其他抗生素等。

（4）方法：<u>插入直肠15～20cm，一般药量不超过200mL，温度为38℃，距肛门不超过30cm，保留药液在1小时以上</u>。

4. 肛管排气 左侧卧位；<u>插管长度15～18cm；肛管保留时间不超过20分钟，重复使用需间隔2～3小时</u>。

十二、药物疗法和过敏试验法

（一）药物保存

1. 药物标识清楚 <u>内服药用蓝色边、外用药用红色边、剧毒药用黑色边的标签</u>。

2. 按药性保管

（1）容易挥发、潮解、风化的药物：应装密封瓶并盖紧，如乙醇、糖衣片、酵母片等。

（2）易燃、易爆的药物：应单独存放，并密闭置于阴凉处，同时远离明火，以防意外，如乙醚、乙醇、环氧乙烷等。

（3）易被热破坏的药物：应按要求冷藏在2～10℃的冰箱内，或置于阴凉干燥处（约20℃），如各种疫苗、抗毒血清、白蛋白、青霉素皮试液等。

（二）给药相关的重点

1. 三查八对：三查：操作前、操作中、操作后。八对：对床号、姓名、药名、浓度、剂量、用法、时间、有效期。

2. 药液吸收速度：<u>最快的是静脉给药，最慢的是皮肤给药</u>。

3. 对牙齿有腐蚀或使牙齿染色的药物，如酸剂、铁剂，服用时应避免与牙齿接触，可由饮水管吸入，服后再漱口。

4. 刺激食欲的药物，宜在饭前服；对胃黏膜有刺激的药物或助消化药，宜在饭后服用。

5. <u>止咳糖浆</u>：服后不宜立即饮水，如同时服用多种药物，应最后服用止咳糖浆。

6. **磺胺类药物**：服药后指导病人<u>多饮水</u>，以防因尿少而析出结晶堵塞肾小管。

7. **强心苷类药物**：服用前，应先测<u>脉率、心率</u>，并注意节律变化。如脉率低于60次/分或节律不齐，则应停止服用。

8. **雾化吸入给药**：①常用的药物：<u>解除支气管痉挛→氨茶碱、沙丁胺醇等</u>；<u>稀痰，祛痰→α糜蛋白酶</u>；减轻呼吸道黏膜水肿→地塞米松。②<u>超声雾化水槽内水温不能超过50℃</u>。③氧气雾化吸入时，<u>调节氧流量达6~8L/min</u>。

（三）给药的外文缩写

<u>Qd（每日1次）</u>	Biw（每周2次）	Am（上午）	Ac（饭前）	DC（停止）
<u>Bid（每日2次）</u>	Qm（每晨1次）	Pm（下午）	Pc（饭后）	Prn（必要时）
<u>Tid（每日3次）</u>	Qn（每晚1次）	12n（中午12点）	Hs（临睡前）	SOS（需要时）
Qod（隔日1次）	<u>Qid（每日4次）</u>	12mn（午夜12点）	<u>St（即刻）</u>	Po（口服）

（四）注射给药法

1. **注射给药法的要点**

（1）**消毒注射**：常规消毒法或用棉签蘸安尔碘，以注射点为中心，由内向外呈螺旋形涂擦2遍，<u>直径应在5cm以上</u>。

（2）注射时做到"两快一慢"，即进针快、拔针快、推药慢，且注药速度应均匀。

（3）注射刺激性强的药液，应选择细长针头，且进针要深。同时<u>注射多种药物时，应先注射刺激性较弱的、再注射刺激性强的药物，以减轻疼痛感</u>。

2. 注射给药途径

方法	皮内注射法（ID）	皮下注射法（H）	肌内注射法（IM）	静脉注射法（IV）
目的	①药物过敏试验。②预防接种（如卡介苗）。③局部麻醉的起始步骤	①预防接种。②局部麻醉用药	用于不宜用其他注射方法且要求迅速产生疗效者	不宜采用其他注射包括肌内注射，需迅速产生药效
部位	①药物过敏试验→前臂掌侧下段。②预防接种→上臂三角肌下缘	常用的有上臂三角肌下缘、腹部、后背、大腿前侧及外侧	其中最常用的是臀大肌，其次为臀中肌、臀小肌、股外侧肌、上臂三角肌	常用的有手背静脉、肘正中静脉、头静脉、股静脉等处的浅静脉
操作要点	①在药物过敏试验时，消毒皮肤不能使用碘伏或碘酊消毒。②针头斜面向上，与皮肤呈5°角刺入皮内。③做药物过敏试验前，应详细询问用药史、过敏史、家族史，备0.1%盐酸肾上腺素	针头斜面向上，与皮肤呈30°～40°角，迅速刺入针梗的1/2～2/3	①针头与注射部位呈90°角，深度约为针梗的2/3。②2岁以下婴幼儿不宜选用臀大肌注射，因臀大肌尚未发育好，最好选用臀中肌、臀小肌注射	①在穿刺部位上方约6cm处扎止血带。②针头斜面向上，与皮肤呈15°～30°角，在进行股静脉穿刺时针头与皮肤呈90°或45°角，在股动脉内侧0.5cm处刺入。注射后：松止血带→松拳→固定针头，缓慢注入药液。③如需长期静脉给药者，应由远心端到近心端选择静脉

（五）青霉素过敏试验

1. **皮试** 皮内注射青霉素皮试液 0.1mL（含青霉素 20～50U），20 分钟后观察结果。

2. **结果** 阳性→出现皮丘隆起、红晕硬块，直径大于 1.5cm 或有伪足、局部有瘙痒感，严重时出现过敏性休克。

3. **过敏原因** 半抗原→进入机体发挥完全抗原的作用→产生特异性抗体 IgE。

4. **临床表现**

（1）过敏性休克：一般在数秒或数分钟内发生，有喉头水肿，病人感觉胸闷、发绀、面色苍白、出冷汗，脉细弱，出现头晕、眼花、面部及四肢麻木，出现瘙痒、荨麻疹。

（2）血清病型反应：一般用药后 7～14 天发生，临床表现和血清病相似，病人有发热、皮肤瘙痒、荨麻疹、腹痛、关节肿痛、淋巴结肿大等。通常最早出现的是呼吸道症状或皮肤瘙痒。

5. **过敏处理措施**

（1）立即停药，就地抢救，使病人平卧，注意保暖，同时报告医生。

（2）遵医嘱立即皮下注射 0.1% 盐酸肾上腺素，成人剂量为 0.5～1mL，患儿酌减。

（3）立即氧气吸入或辅助呼吸，纠正缺氧，改善呼吸。

（4）根据医嘱给药：①地塞米松 5～10mg 静脉注射，或用氢化可的松 200mg 加入 5% 或 10% 葡萄糖液 500mL 静脉滴注。②根据病情给予升压药物，如多巴胺、间羟胺等。③给予纠正酸中毒和抗组胺类药物。

（5）病人出现心跳呼吸骤停，应立即进行心肺复苏。

（6）密切观察病人体温、脉搏、呼吸、血压、尿量及其他病情变化，做好病情动态的详细护理记录。

（六）其他药物过敏试验

1. **链霉素过敏试验** ①标准：每毫升含链霉素 2500U。②试验方法：前臂掌侧下段皮内注射链霉素皮试液 0.1mL（含链霉素 250U），20 分钟后进行观察，并判断结果。③过敏处理措施：链霉素过敏反应的处理方法与青霉素大致相同，同时可静脉缓慢推注 10% 葡萄糖酸钙（或氯化钙）10mL，以使钙离子与链霉素结合而减轻中毒症状。

2. 破伤风抗毒素过敏试验 ①标准：每毫升含破伤风抗毒素（TAT）150U。②试验方法：前臂掌侧下段皮内注射 TAT 皮试液 0.1mL（含破伤风抗毒素 15U），20 分钟后进行观察、判断，并正确记录皮试结果。③过敏处理措施：脱敏注射法具体方法为：分 4 次，小剂量并逐渐增加，每隔 20 分钟肌内注射 1 次，每次注射后均应密切观察（见下表）。

次数	TAT（mL）	加 0.9% 氯化钠溶液（mL）	注射法
1	0.1	0.9	肌内注射
2	0.2	0.8	肌内注射
3	0.3	0.7	肌内注射
4	余量	稀释至 1	肌内注射

3. 碘过敏试验 先做皮内试验，结果阴性再做静脉注射试验，结果阴性方可做碘造影检查。

十三、静脉输液与输血

（一）静脉输液

1. 原理 大气压 + 液体静压→形成输液系统内压 > 人体静脉压。

2. 常用溶液 ①晶体溶液（葡萄糖、等渗电解质溶液、碱性溶液、高渗溶液）。②胶体溶液（右旋糖酐、羟乙基淀粉、血液制品）。③高营养液。

3. 输液原则 ①一般补液原则：先晶后胶、先盐后糖、宁酸勿碱、宁少勿多。②补钾四不宜：不宜过多（60～80mmol/d）、不宜过浓（不超过 40mmol/L）、不宜过快（不超过 20~40mmol/h）、不宜过早（尿量超过 40mmol/h 或 500mL/d 可补钾）。

4. 输液速度　一般成人 40~60 滴/分，儿童 20~40 滴/分。

5. 输液反应及处理

	发热反应（最常见）	急性肺水肿（循环负荷过重）	静脉炎	空气栓塞（最严重）
原因	输入致热物质	短时间输液过多	长时间输入刺激性强、浓度高的液体	输液导管内空气进入人体
临床表现	输液后出现发冷、寒战，严重者可出现恶心、呕吐、头痛	呼吸困难，咳粉红色泡沫痰，肺部湿啰音，心率快，心律不齐	沿静脉走向出现条索状红线，局部组织出现发红、肿胀、灼热、疼痛，可伴有畏寒、发热	胸部不适，胸骨后疼痛，严重发绀，伴有濒死感，心前区水泡声
处理	①反应轻者减慢速度或停止输液。②重者立即停止输液。③保留剩余药液和输液器并立即送检	①立即停止输液。②端坐，双腿下垂。③高流量吸氧，20%~30% 酒精湿化氧气吸入，因为乙醇可以减低肺泡内泡沫的表面张力，使泡沫破裂消散，减轻缺氧症状	①立即停止局部输液，抬高并制动。②局部 95% 乙醇或 50% 硫酸镁湿敷	①立即停止输液，通知医生抢救。②左侧卧位和头低足高位。③高流量吸氧

6. 留置针　一般可保留 3~5 天，最多不超过 7 天。

（二）静脉输血

1. 血液制品

（1）新鲜血：用于血液病病人。

（2）库存血：4℃保存，有效期2～3周。大量输注可导致酸中毒和高钾血症。

2. 输血

（1）备血：血型鉴定、交叉配血试验。

交叉配血：直接交叉→受血者血清＋供血者红细胞；间接交叉→供血者血清＋受血者红细胞。

（2）取血：三查八对：①三查：查对血液制品的有效期、血液制品的质量、输血装置是否完好。②八对：床号、姓名、住院号、血袋号、血型、交叉配血试验结果、血制品的种类及剂量。

（3）注意事项：①血制品取出后避免震荡及不能加温（除冰冻血浆）。②输血前后用生理盐水冲管。③开始输血速度＜20滴/分，10～15分钟之后可调至正常，成人一般40～60滴/分。④血制品中不可加入任何药物。

3. 输血反应及处理

	发热反应	过敏反应	溶血反应（最严重）	大量输血后的反应
原因	违反无菌操作，输入致热源	过敏体质、输入致敏物质、多次输血	输入异型血液、变质血液	24小时内紧急输大量血液
临床表现	输血过程或输血后1～2小时内发冷寒战，体温升高，可达38～41℃	皮肤瘙痒、荨麻疹、喉头水肿、休克	第一阶段：头痛、面部潮红、四肢麻木、胸闷 第二阶段：黄疸、血红蛋白尿、寒战、高热、呼吸困难 第三阶段：少尿无尿、高钾血症及酸中毒，严重时急性肾衰竭	肺水肿、出血倾向、枸橼酸钠中毒反应、酸中毒和高钾血症（枸橼酸钠中毒：手足抽搐、出血倾向、血压下降、心脏骤停等）

续表

	发热反应	过敏反应	溶血反应（最严重）	大量输血后的反应
处理	①轻者放慢输血速度。②重者立即停止。③将剩余血送检	①重者立即停止输血，通知医生。②立即皮下注射肾上腺素及地塞米松等抗过敏药物。③呼吸困难给予氧气吸入	①立即停止输血。②给予氧气吸入，建立静脉通道。③将剩余血送检。④双侧腰部封闭保护肾脏。⑤碱化尿液	给10%葡萄糖酸钙或氯化钙10mL静脉注射

十四、标本采集

（一）血标本

大分类	小分类		目的	采集要点
血标本	静脉血标本	血培养标本	查找血液中的病原菌	①抗生素使用前采集。②血培养5mL；亚急性细菌性心内膜炎10～15mL。③采集注入顺序为血培养瓶→抗凝管→干燥管
		全血标本	测血糖、血氨、血尿素氮、血沉的量	将血液注入有抗凝剂的试管内，并轻轻摇动，使血液和抗凝剂充分混匀
		血清标本	测血清酶、脂类、电解质、肝功能	将血液沿管壁缓慢注入干燥试管内，勿将泡沫注入，以防红细胞破裂溶血
	动脉血标本		进行血气分析	采集部位一般为股动脉及桡动脉，采集量一般为0.1～1mL

（二）尿标本

1. 目的及采集要点

	尿常规标本（定性）	尿培养标本	12小时或24小时尿标本（定量）
目的	检查尿液的色泽、透明度、比重、尿蛋白、尿糖的定性检查	做细菌的培养	各种定量检查，如钠、钾、氯、肌酐、肌酸、17-羟类固醇、17-酮类固醇、尿糖、尿蛋白定量及尿浓缩查结核杆菌等
采集要点	留取晨起第一次尿30~50mL（测尿比重留100mL）	取中段尿5mL	12小时尿标本：晚7点至次晨7点 24小时尿标本：晨7点至次晨7点

2. 常用尿标本防腐剂

名称	作用	用法	临床应用
甲醛	固定尿液中有机成分，防腐	每30mL尿液中加40%甲醛1滴	艾迪计数
浓盐酸	防止尿液中激素被氧化，防腐	24小时尿液中加5~10mL	17-羟类固醇、17-酮类固醇测定
甲苯	防止细菌污染，保持尿液的化学成分不变	应在第一次尿液倒入后再加，每100mL尿液加0.5%~1%甲苯20mL	尿蛋白、尿糖定量及钠、钾、氯、肌酐、肌酸定量

（三）大便标本

分类	目的	采集要点
常规标本	检查大便的颜色、形状及有无脓血	取大便5g，腹泻者取黏液部分，水样便取15~30mL
培养标本	检查便中的致病菌	注意无菌操作

续表

分类	目的	采集要点
隐血标本	检查便内肉眼不能看见的微量血液	病人在检查前 3 天禁食肉类、动物血、肝脏、含铁药剂及绿色蔬菜
寄生虫标本	检查寄生虫、成虫、幼虫	检查阿米巴原虫时，便盆需加温

（四）痰液标本

分类	目的	采集要点
常规标本	查痰内细胞、细菌及虫卵	①清晨未进食前，清水漱口，用力咳出气管深处的第一口痰。②查找癌细胞，用 10% 甲醛或 95% 乙醇固定痰标本
培养标本	查痰中的致病菌	晨起→未进食前→用清水漱口→用力咳出气管深处的痰液，留于无菌集痰器中

十五、危重病人的病情观察和抢救

（一）危重病人的病情观察

1. 一般情况　如急性病容，表现为面色潮红、呼吸急促，见于急性热病的病人；慢性病容，表现为面色苍白或灰暗、面容憔悴，常见于恶性肿瘤等慢性消耗性疾病的病人。

2. 意识状态　意识状态可分为嗜睡（持续睡眠状态，能回答问题但反应迟钝），意识模糊（对地点、时间、人物定向力障碍），昏睡（不易被唤醒，醒后答非所问），昏迷（浅昏迷及深昏迷）。

3. 生命体征　①体温低于 35℃，见于休克和极度衰竭的病人。②收缩压持续低于 70mmHg 或脉压低于 20mmHg，多见于休克病人。

4. 瞳孔

（1）正常瞳孔：在自然光线下，瞳孔直径为 2~5mm，圆形，两侧等大。

（2）异常瞳孔：判断标准：瞳孔直径小于 2mm 称为瞳孔缩小；瞳孔直径大于 5mm 为瞳孔扩大。表现：①双侧瞳孔缩小：常见于有机磷农药、吗啡、氯丙嗪等药物中毒。②双侧瞳孔扩大：常见于颅内压增高、颠茄类药物中毒等。③一侧瞳孔散大：常见于脑疝、脑肿瘤、脑出血压迫。

（二）危重病人的抢救技术

1. 心肺复苏

（1）目的：恢复猝死病人的呼吸循环功能。

（2）方法：①判断病情（<10 秒）→②呼救→③安置体位（去枕平卧，暴露按压部位）→④C：胸外心脏按压（胸骨中下 1/3 或者剑突以上 2 横指，按压深度为 5~6cm，按压频率为 100~120 次/分）→⑤A：开放气道（清除呼吸道分泌物）→⑥B：人工呼吸（仰头抬颏法）→⑦5 个循环后效果判断（出现自主呼吸、有大动脉搏动、昏迷变浅、神经反射出现、散大的瞳孔缩小、皮肤黏膜转红润）。

（3）注意事项：①注意保护颈椎。②按压深度要适宜。③人工呼吸前确保呼吸道通畅。④抢救中途暂停时间不得超过 5~7 秒。

2. 吸氧技术

（1）目的：纠正缺氧，提高氧饱和度，当病人 PaO_2 低于 6.6kPa 时，应给予吸氧。

（2）方法：①鼻导管给氧法：测量长度为鼻尖至耳垂的 2/3。②面罩法：氧流量为 6~8L/min。③头罩法：用于新生儿、婴幼儿供氧。④氧气罩（袋）法：用于家庭氧疗及抢救危重病人和转移病人途中。⑤鼻塞法：适用于长期吸氧的病人。

（3）注意事项：①做到四防：防震、防火、防热、防油。②氧气筒应放距火炉至少 5m、暖气 1m。③用氧时，应先调节氧流量，再插管应用；停用氧时，应先拔管，再关氧气开关。④氧气筒内氧气不可用尽，<u>压力表指针降至 0.5MPa 时</u>，即不可再用。⑤氧浓度高于60%，则会发生氧中毒［<u>吸氧浓度（%）= 21 + 4 × 氧流量（L/min）</u>］。

3. 吸痰法

（1）目的：保持呼吸道通畅。

（2）方法：<u>①成人负压为 40 ~ 53.3kPa（300 ~ 400mmHg）</u>，小儿<40kPa（<300mmHg）。②吸痰管退出后，用生理盐水抽吸冲洗。

（3）注意事项：①吸痰管选择应粗细适宜。②吸痰时负压调节应适宜，插管过程不可打开负压，且动作应轻柔，以免损伤呼吸道黏膜。③吸痰前后，应增加氧气的吸入，<u>且每次吸痰时间应小于 15 秒</u>。④如病人痰液黏稠，可协助病人变换体位，配合叩击、雾化吸入等方法，通过振动、稀释痰液，使之易于吸出。⑤储液瓶内的吸出液应及时倾倒，一般不应超过瓶的 2/3，以免痰液吸入损坏机器。

4. 洗胃法

（1）目的：①解毒：清除胃内的有毒物质（<u>6 小时内洗胃效果最好</u>）。②减轻幽门梗阻病人的黏膜水肿。③为手术或检查前做准备。

（2）方法：①体位：坐位、半坐位、左侧卧位。②清醒能配合的病人，先催吐。③每次灌入<u>洗胃液量为 300 ~ 500mL</u>。④<u>洗胃液温度：25 ~ 38℃</u>。

（3）注意事项：①中毒物不明时，用生理盐水或温开水洗胃。②<u>强酸强碱、消化道溃疡、食管静脉曲张、胃癌，禁忌洗胃</u>。③幽门梗阻者，宜在饭后 4 ~ 6 小时<u>或空腹时进行</u>。

（三）常见药物中毒的灌洗液和禁忌药物

毒物种类	洗胃溶液	禁忌药物
酸性物	镁乳、蛋清水、牛奶	—
碱性物	5% 醋酸、白醋、蛋清水、牛奶	—

毒物种类	洗胃溶液	禁忌药物
敌敌畏	2%～4%碳酸氢钠、1%盐水、1:15000～1:20000高锰酸钾	—
1605、1059（乐果）	2%～4%碳酸氢钠	高锰酸钾
敌百虫	1%盐水和清水，1:15000～1:20000高锰酸钾	碱性药物
DDT、666	温开水或等渗盐水、50%硫酸镁导泻	油性泻药
巴比妥类（安眠药）	1:15000～1:20000高锰酸钾、硫酸镁导泻	硫酸镁
灭鼠药（磷化锌）	1:15000～1:20000高锰酸钾	脂肪类
氰化物	服3%的过氧化氢后引吐，1:15000～1:20000高锰酸钾	—

十六、临终病人的护理

（一）临终病人心理变化分期

分期	特点	护理要点
否认期	病人极力否认，拒绝接受；四处求医，希望是误诊	①真诚的态度，与病人的坦诚沟通。②对病人的病情，医护人员及家属应保持一致。③常陪病人，使病人感到被关心
愤怒期	病人常生气、愤怒、怨恨	①允许病人发怒、抱怨。②认真倾听病人的心理感受，给予宽容、关爱、理解等心理支持

分期	特点	护理要点
协议期	病人常有"如果能让我好起来，我一定……"的心理，人变得非常和善	①关心病人，尽量满足要求，指导配合治疗，减轻痛苦。②创造良好的环境，指导实现病人的愿望，使其充实地度过生命的最后历程，提高生命质量
忧郁期	病人情绪低落、消沉、悲伤，甚至有轻生的念头	①常陪伴病人，允许病人表达悲哀情绪。②注意病人安全，观察有无自杀倾向，预防意外发生
接受期	病人对死亡已有所准备，变得平静、安详	护士应尊重病人，减少外界干扰，给病人提供一个安静、舒适的环境，继续陪伴病人，并加强生活护理，使临终病人平静、安详地离开人间

（二）死亡过程的分期

1. 濒死期　①又称临终状态，是死亡最开始的阶段。②脑干以上的神经中枢功能处于抑制或丧失状态。③若得及时、有效的治疗及抢救，生命仍可复苏。

2. 临床死亡期　①临床表现为心跳、呼吸停止，各种反射消失，瞳孔散大，但各种组织细胞有微弱的代谢活动。②此期持续时间一般为 5 ~ 6 分钟，若时间过长，则大脑将发生不可逆的变化。

3. 生物学死亡期　①死亡过程的最后阶段，此期机体不可复活。②相继出现尸冷、尸斑（2 ~ 4 小时开始出现）、尸僵、尸体腐败。最后消失的感觉是听觉。

（三）判断脑死亡的标准

①不可逆的深度昏迷。②自发呼吸停止。③脑干反射消失。

④脑电波平直。

十七、医疗和护理文件的书写

（一）书写文件的要求

及时、准确、完整、简明、清晰，<u>上午 7 时至下午 7 时用蓝、黑墨水笔记录</u>，<u>下午 7 时至次晨 7 时用红色水笔记录</u>。

（二）体温单的书写

1. 填写　<u>红色笔在 40～42℃横线之间相应时间栏内</u>，纵行填写入院、手术、分娩、转入、转科、出院、死亡。

2. 温度　①<u>口温以蓝"●"表示，腋温以蓝"×"表示，肛温以蓝"○"表示</u>。②35～42℃之间，体温之间以蓝线相连，降温后 30 分钟所测体温，绘在降温前体温的相应纵格内，以红"○"表示，并用红色虚线与降温前的相连。

3. 脉搏　①<u>脉搏以红"●"表示，心率以红"○"表示，相邻符号用红线相连</u>。②体温与脉搏重叠时，用红笔在体温外面画红圈表示脉搏。③<u>脉搏短绌者</u>，同时描心率与脉率曲线之间以<u>红笔画直线涂满</u>。

4. 呼吸　①用红色笔以阿拉伯数字表述每分钟呼吸次数。②交替记录，第一次呼吸应当记录在上方。③使用呼吸机病人的呼吸以®表示。

5. 大便　①次数：每 24 小时填写前一日的大便次数，如未解大便记"0"。②<u>灌肠后的大便次数用"E"符号</u>，以分数表示，如灌肠后大便 3 次记为 3/E。③<u>大便失禁记为"*"</u>。④"☆"表示人<u>工肛门</u>。

（三）医嘱单

1. 医嘱的分类　①长期医嘱：有效时间＞24 小时，当医生注明停止时间后失效。②临时医嘱：有效时间＜24 小时，一般只执行 1 次，并应在短时间内执行。

2. 备用医嘱　①长期备用医嘱：有效时间＞24 小时，需要时使用，医生注明停止时间医嘱方可失效及注明间隔时间。②临时备用医嘱：仅在 12 小时内有效，必要时使用，只执行 1 次，过期尚未执行即失效。

3. 医嘱的处理

（1）医嘱的处理原则：先急后缓，先临时后长期。

（2）医嘱处理的方法：①临时医嘱：护士先将其转抄，需立即执行的临时医嘱应立即执行，并注明执行时间并签全名。②长期医嘱：护士先将其分别抄至各种长期治疗单。③临时备用医嘱：12 小时内有效，过期未执行由护士在该医嘱后用红笔注明"未用"。

（3）停止医嘱：医生直接在长期医嘱单相应医嘱的停止栏内注明日期、时间、签名。护士在各有关治疗单或治疗卡上注销该医嘱，写明停止日期、时间并签名。

（4）重整医嘱：在最后一行医嘱下面用红笔画一横线，在红线下面用红笔写上重整医嘱，然后再整理。

（四）交班内容及报告顺序

1. 交班内容　①病人出院、转出、死亡、新入院、转入、手术、分娩等，应写明床号、姓名、诊断和时间。②病危、病重等病人，应交代人数、床号、姓名。③特殊交班情况应简明扼要。

2. 报告顺序　离开（出院、转科、死亡）→进入（新入院、转入）→特殊（危重、手术等）。

扫码关注，
做配套习题

循环系统疾病病人护理核心知识要点

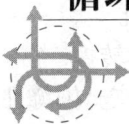

一、循环系统解剖生理

循环系统由心脏、血管和调节血液循环的神经体液组成。

1. 心脏

（1）心脏是一个由肌肉构成的圆锥形、中空的器官，分4个腔室，即左心房、左心室、右心房、右心室。

（2）冠状动脉：起源于主动脉根部，有左、右两支，围绕在心脏的表面并穿透到心肌内。

（3）心脏在心脏内传导系统的作用下，进行着有节律的收缩和舒张活动，具有驱动血液流动的泵血功能。心脏传导系统包括窦房结、结间束、房室结、希氏束、左右束支及其分支和浦肯野纤维，负责心脏正常冲动的形成和传导。

2. 血管

（1）动脉：是引导血液出心脏的管道，又称"阻力血管"。

（2）静脉：主要功能是汇集从毛细血管来的血液，又称"容量血管"。

（3）毛细血管：位于小动脉与小静脉之间，是血液与组织液进行物质交换的场所，又称"功能血管"。

3. 调节循环系统的神经体液

（1）调节循环系统的神经是交感神经和副交感神经，交感神经兴奋时，心率加快、心肌收缩力增强、外周血管收缩、血管阻力增加、血压升高；副交感神经兴奋时，心率减慢、心肌收缩力减弱、外周血管扩张、血管阻力减小、血压下降。

（2）调节循环系统的体液因素有肾素－血管紧张素－醛固酮系统，对调节钠钾平衡、血容量和血压起重要作用；电解质、某些激素等，也是调节循环系统的体液因素。

二、慢性心力衰竭病人的护理

慢性心力衰竭是多数心血管疾病的终末阶段，也是最主要的死亡原因。其主要表现为心脏收缩功能障碍，主要指标是射血分数下降，一般<40%。而心脏舒张功能障碍的病人射血分数相对

正常，通常心脏无明显扩大，但有心室充盈指标受损。

根据临床表现和活动能力，心功能分为4级：①Ⅰ级：病人表现为体力活动不受限制。②Ⅱ级：病人表现为体力活动轻度受限制，日常活动可引起气促、心悸。③Ⅲ级：病人表现为体力活动明显受限制，稍事活动即引起气促、心悸，有轻度脏器瘀血体征。④Ⅳ级：病人表现为体力活动重度受限制，休息状态下也气促、心悸，有重度脏器瘀血体征。

【病因和诱因】

1. 病因

（1）心肌损害：冠心病、心肌缺血、心肌梗死、心肌炎和心肌病；心肌代谢障碍性疾病，以糖尿病、心肌病最常见。

（2）心脏负荷过重：①压力负荷（后负荷）过重：见于高血压、主动脉瓣狭窄、肺动脉高压、肺动脉瓣狭窄等。②容量负荷（前负荷）过重：二尖瓣、主动脉瓣关闭不全；房间隔缺损、室间隔缺损、动脉导管未闭；以及伴有全身血容量增多疾病，如甲亢、慢性贫血等。

2. 诱发和加重心力衰竭的因素

（1）感染：是最常见和最主要的诱因，特别是呼吸道感染。

（2）生理或心理压力过大：劳累过度、紧张、情绪激动等。

（3）循环血量增加或锐减：如输液过多过快、摄入高钠食物、大量失血、严重脱水等。

（4）严重心律失常：尤其是各类快速心律失常，如房颤。

（5）治疗不当：如洋地黄用量不足或过量、不恰当应用某些抑制心肌收缩力的药物等。

（6）妊娠和分娩：妊娠、分娩加重心脏负荷，可诱发心力衰竭。

【临床表现】

1. 早期　可无症状，或仅出现心动过速、面色苍白、出汗、疲乏和活动耐力减低等。

2. 左心衰竭　主要表现为肺循环瘀血，主要特征有以下几点。

（1）呼吸困难：最早出现的是劳力性呼吸困难，经休息后缓解；最典型的是阵发性夜间呼吸困难，严重者可发生急性肺水肿；晚期出现端坐呼吸。

（2）咳嗽、咳痰、咯血：咳嗽、咳痰早期即可出现，多发生在夜间，坐、立位可减轻。痰液特点为白色泡沫样，如发生急性肺水肿，则咳大量粉红色泡沫痰，为肺泡和支气管瘀血所致。

（3）其他症状：倦怠、头昏、嗜睡、烦躁等症状，重者可有少尿。

（4）体征：心率加快、第一心音减弱、心尖区舒张期奔马律，部分病人可出现交替脉，是左心衰竭的特征性体征。肺底部可闻湿啰音，急性肺水肿时可出现哮鸣音。慢性左心衰竭可有心脏扩大。

3. 右心衰竭　主要表现为体循环静脉瘀血，其症状以食欲减退、恶心呕吐、水肿、腹胀、少尿、肝区胀痛等为特征。有如下体征。

（1）水肿：在身体的下垂部位和组织疏松部位，出现凹陷性水肿。

（2）颈静脉怒张和肝颈静脉回流征阳性：右心衰竭可见颈静脉怒张，其程度与静脉压升高的程度呈正相关；压迫病人的腹部或肝脏，可见颈静脉怒张更明显，称为肝颈静脉回流征阳性。

（3）肝大和肝压痛：可出现肝大和压痛；持续慢性右心衰竭者，可发展为心源性肝硬化，此时肝脏压痛不明显，肝颈静脉回流征不明显，伴有黄疸和肝功能损害。

（4）发绀：由于体循环静脉瘀血，血流缓慢，血液中还原血红蛋白增多所致。

4. 全心衰竭　病人同时有左心衰竭和右心衰竭的表现。但当右心衰竭后，肺瘀血的临床表现可减轻。

【辅助检查】

1. X 线检查　观察心影大小；另外肺小叶间隔内积液可表现为 Kerley B 线（在肺野外侧清晰可见的水平线状影），是慢性肺瘀血的特征性表现。

2. 超声心动图　心腔大小变化及心瓣膜结构情况；评估心脏功能，正常射血分数 >50%。

【处理原则】

1. 减轻心脏负担　①休息：是减轻心脏负担的主要措施。②饮食：水肿明显时应限制水的摄入量。③吸氧：给予持续氧气吸入，流量 2～4L/min，增加血氧饱和度，改善呼吸困难。④利尿剂：是治疗心衰首选药物，减轻心脏前负荷。

2. 扩血管药物　通过扩张小动脉，减轻心脏后负荷；通过扩张小静脉，减轻心脏前负荷。

3. 正性肌力药物　是治疗心力衰竭的主要药物。

4. 改善预后　血管紧张素转换酶抑制剂（ACEI 类）或血管紧张素 Ⅱ 受体拮抗剂（ARB），属于补充内容，但此类药目前首选。

【护理措施】

1. 休息与活动　根据病人心功能分级决定活动量。

2. 病情观察　①注意观察水肿的消长情况。②根据缺氧的轻重程度调节氧流量和给氧方式，一般为 2～4L/min，肺心病心衰病人应为 1～2L/min 持续吸氧。

3. 输液的护理　严格控制输液量和速度，以防诱发急性肺水肿。

4. 饮食护理　给予高蛋白、高维生素的易消化、清淡饮食。

5. 用药护理

（1）使用利尿剂的护理：多补充含钾丰富的食物，利尿剂的应用时间选择早晨或日间为宜，避免夜间排尿过频而影响病人的休息。

（2）使用洋地黄的护理：严格遵医嘱给药，当病人脉搏 <60 次/分或节律不规则应暂停服药并通知医生。

三、急性心力衰竭病人的护理

急性心力衰竭是指心肌遭受急性损害或心脏负荷突然增加，使心排出量急剧下降，导致组织灌注不足和瘀血的综合征。本病以急性左心衰竭最常见，多表现为急性肺水肿。

【病因】急性广泛前壁心梗、高血压心脏病血压急剧升高、严重心律失常、输液不当，使血管内液体渗入到肺间质和肺泡内，形成急性肺水肿。

【临床表现】

1. 急性左心衰竭病情发展极为迅速且危重，最常见的为左心衰竭，特征性表现为突发严重呼吸困难，呼吸频率达 30～40 次/分，咳嗽、咳痰和咳大量粉红色泡沫痰、乏力、尿少、血压降低等。

2. 病人极度烦躁不安、大汗淋漓、口唇青紫、面色苍白，被迫采取坐位，两腿下垂，双臂支撑以助呼吸。

3. 查体：可见心率和脉率增快，两肺满布湿啰音和哮鸣音，心尖部可闻及舒张期奔马律。

【处理原则】

1. 体位　取坐位，双腿下垂，减少静脉回心血量。

2. 吸氧　吸入高流量（6～8L/min）氧气，加入 20%～30% 乙醇湿化，降低肺泡及气管内泡沫的表面张力，使泡沫破裂，改善肺通气。

3. 镇静　吗啡具有镇静作用和扩张静脉及小动脉作用，可减轻病人烦躁不安，减轻心脏负担。伴颅内出血、神志障碍、慢性肺部疾病时禁用。

4. 快速利尿　静脉注射呋塞米 20～40mg。本药兼有扩张静脉作用，可减轻心室前负荷。

5. 血管扩张剂　硝普钠缓慢静脉滴注，扩张小动脉和小静脉，严密监测血压。因含有氰化物，用药时间不宜连续超过 24 小时。

6. 强心剂　毛花苷 C 0.4mg 缓慢静脉注射，近期使用过洋地黄药物的病人，应注意洋地黄中毒。急性心肌梗死病人 24 小时内一般不宜使用。

7. 平喘　静脉滴注氨茶碱，可缓解支气管痉挛，并兼有一定的正性肌力和扩血管利尿作用。应警惕氨茶碱过量，肝肾功能减退病人、老年人应减量。

8. **糖皮质激素**　地塞米松 10～20mg 或琥珀酸氢化可的松 100mg 静脉滴注，可降低外周阻力，减少回心血量，减少肺毛细血管通透性，从而减轻肺水肿。

9. 四肢轮流三肢结扎法　在情况紧迫时对缓解病情、减少静脉回心血量有一定的作用。但须注意结扎肢体不宜固定、时间不宜长，防止造成肢体坏死。

10. 机械辅助治疗　极危重的病人，在有条件的医院可采用主动脉内球囊反搏（IABP）治疗。

【护理措施】

1. 保证病人充分休息。协助病人取坐位，双腿下垂，以利于呼吸和减少静脉回心血量，从而减轻心脏负担。

2. 吸氧：给予高流量吸氧，6～8L/min。病情特别严重者，应给予加压吸氧，必要时机械通气辅助呼吸。采用 20%～30% 乙醇湿化吸氧。

3. 保持呼吸道通畅。

4. 饮食：应摄取高营养、高热量、少盐、易消化清淡饮食，少量多餐，减轻心脏负担，避免进食产气食物。

5. 用药护理：迅速建立静脉通道，遵医嘱正确使用药物，控制静脉输液速度，一般为每分钟 20～30 滴。

四、心律失常病人的护理

心律失常是指心脏冲动的起源部位、频率、节律、传导速度与激动秩序的异常。

（一）窦性心律失常

1. 窦性心动过速　成人窦性心律频率在 100～150 次/分，偶有高达 200 次/分，称窦性心动过速。

（1）心电图特征：窦性 P 波规律出现，频率>100 次/分，P-P 间隔<0.6 秒。

（2）处理原则：一般不需特殊治疗。去除诱发因素和针对原发病做相应处理。必要时可应用 β 受体阻滞剂如美托洛尔，以减慢心率。

2. 窦性心动过缓　成人窦性心律频率＜60 次/分，称窦性心动过缓。常同时伴发窦性心律不齐。

（1）心电图特征：窦性 P 波规律出现，频率＜60 次/分，P－P 间隔＞1 秒。

（2）临床表现：一般无症状，当心率过分缓慢，出现心排出量不足，可出现胸闷、头晕，甚至晕厥等症状。

（3）处理原则：如因心率过缓而出现症状者则可用阿托品、异丙肾上腺素等药物，但不宜长期使用。症状不能缓解者可考虑心脏起搏治疗。

3. 窦性心律不齐

（1）窦性心律频率在 60～100 次/分，快慢不规则称之为窦性心律不齐。

（2）心电图特征：窦性 P 波，P－P 或 R－R 间隔长短不一，相差＞0.12 秒。

（二）期前收缩

1. 房性期前收缩　①P 波提早出现，其形态与窦性 P 波不同，P－R 间期大于 0.12 秒。②QRS 波群形态同窦性 QRS 波群。③多数代偿间歇不完全。

2. 室性期前收缩　①提前出现的 QRS 波群。②无 P 波或有无关窦性 P 波。③QRS－T 波群宽大畸形，时限≥0.12 秒。④多出现完全代偿间歇。

（三）颤动

当异位搏动的频率超过阵发性心动过速的范围时，形成的心律称为扑动或颤动。

1. 心房颤动　心房内产生极快的冲动，心房内心肌纤维极不协调地乱颤，心房丧失有效的收缩，心排出量比窦性心律减少 25% 甚至更多。房颤是十分常见的心律失常。

（1）病因：常发生于器质性心脏病病人，如风湿性心瓣膜病。

（2）心电图特征：<u>窦性 P 波消失</u>，代之以大小形态及规律不一的 f 波，<u>频率 350～600 次/分</u>，QRS 波群形态正常，R－R 间隔完全不规则，心室率极不规则，<u>通常在 100～160 次/分</u>。

（3）临床表现：房颤心室率＜150 次/分，病人可有心悸、气促、心前区不适等症状，心室率极快者＞150 次/分，可因心排出量降低而发生晕厥、急性肺水肿、心绞痛或休克。

（4）处理原则：急性期（血液循环不稳定）首选同步电复律。

2. 心室颤动 是最严重的心律失常。心室内心肌纤维发生快而微弱的、不协调的乱颤，心室完全丧失射血能力，相当于心室停搏。

（1）病因：常见于急性心肌梗死、洋地黄中毒、严重低血钾等，是器质性心脏病和其他疾病危重病人临终前发生的心律失常。

（2）临床表现：室颤一旦发生，表现为迅速意识丧失、抽搐、发绀，继而呼吸停止，瞳孔散大甚至死亡。<u>查体心音消失、脉搏触不到，血压测不到</u>。

（3）心电图特征：QRS 波群与 T 波消失，呈完全无规则的波浪状曲线，形状、频率、振幅高低各异。

（4）处理原则：室颤可致心搏骤停，发生室颤应立即做<u>非同步直流电除颤</u>。

（5）护理措施

1）饮食护理：宜选择低脂、易消化、营养饮食。避免吸烟、酗酒、刺激性或含咖啡因的饮料或食物。

2）病情观察：严重心律失常病人应实行心电监护。

3）用药护理：<u>应用利多卡因须注意静脉注射不可过快、过量</u>，以免导致传导阻滞、低血压、抽搐，甚至呼吸抑制和心脏停搏。

4）心脏电复律护理：①心脏电复律适应证：非同步电复律适用于室颤、持续性室性心动过速。同步电复律适用于有 R 波存在的各种快速异位心律失常，如房颤、室性阵发性心动过速等。②心脏电复律禁忌证：病史长、心脏明显扩大，同时伴二度Ⅱ型或三度房室传导阻滞的房颤和房扑病人；洋地黄中毒或低血钾病人。③操作配合：放电过程中医护人员注意身体的任何部位均不要直接接触铁床及病人，以防电击意外。

5）心脏起搏器安置术后护理：①术后可心电监护24小时，注意起搏频率和心率是否一致，监测起搏器工作情况。②绝对卧床1~3天，取平卧位或半卧位，不要压迫植入侧。指导病人6周内限制体力活动，植入侧手臂、肩部应避免过度活动。避免剧烈咳嗽等，以防电极移位或脱落。③做好病人的术后宣教，学会每天自测脉搏。

6）休息与活动：影响心脏排血功能的心律失常病人应绝对卧床休息，协助完成日常生活。

五、先天性心脏病病人的护理

先天性心脏病是胎儿时期心脏血管发育异常而导致的畸形，是小儿最常见的心脏病，发病率为活产婴儿的5‰~8‰。

（一）小儿循环系统解剖生理特点

1. **心脏**　胚胎发育2~8周为心脏形成的关键期，先天性心脏畸形的形成主要在这一期。

2. **心率**　新生儿时期120~140次/分，1岁以内110~130次/分，2~3岁100~120次/分，4~7岁80~100次/分，8~14岁70~90次/分。

3. **血压**　新生儿收缩压平均60~70mmHg，1岁70~80mmHg，2岁以后小儿收缩压可用（年龄×2+80）mmHg或（年龄×0.27+10.67）kPa进行计算，小儿的舒张压＝收缩压×2/3。

（二）病因

1. **遗传因素**　特别是染色体畸变。

2. **环境因素**　重要的原因有宫内感染、大剂量放射线接触、药物影响、母亲患有代谢性疾病或能造成宫内缺氧的慢性疾病。根据血管间有无分流和临床有无青紫，可分为3类。

（1）左向右分流型（潜伏青紫型）：在左、右心之间或主动脉与肺动脉之间具有异常通路，平时不出现青紫。常见房间隔缺损、室间隔缺损和动脉导管未闭。

（2）右向左分流型（青紫型）：为先天性心脏病最严重的一组，常见法洛四联症。

（3）无分流型（无青紫型）：心脏左、右两侧或动、静脉之间无异常通路或分流，通常无青紫，如主动脉缩窄和肺动脉狭窄。

（三）常见先天性心脏病的特点

1. 房间隔缺损　占小儿先天性心脏病的20%～30%。

（1）临床表现：缺损小者可无症状，仅在体检时发现胸骨左缘第2～3肋间有收缩期杂音。胸骨左缘2～3肋间可闻见Ⅱ～Ⅲ级收缩期喷射性杂音，肺动脉瓣区第二心音增强或亢进，并呈固定分裂。常见并发症为反复呼吸道感染、充血性心力衰竭等。

（2）辅助检查：①心电图：右心房和右心室肥大。②X线检查：心脏外形以右心房、右心室增大为主，肺动脉段突出，肺野充血，主动脉心影缩小。可见肺门"舞蹈"征。③超声心动图：可观察到分流的位置、方向。

（3）处理原则：①内科治疗：对症、预防呼吸道感染、防止发生心衰等。②外科治疗：直径<3mm的房间隔缺损多在3个月内自然闭合，直径>8mm的房间隔缺损不会自然闭合，一般在3～5岁进行介入治疗或手术治疗。

2. 室间隔缺损　为最常见的先天性心脏畸形，占先天性心脏病的20%～50%。

（1）临床表现：大、中型缺损，左向右分流多，体循环血流量减少，影响生长发育，患儿多有乏力、气短、多汗、生长发育缓慢，易患肺部感染；婴幼儿常出现心力衰竭，喂养困难。

（2）辅助检查：①心电图：左室轻、中度肥厚。②X线检查：小、中型缺损者心影大致正常或轻度左房、左室增大。③超声心动图：可观察到分流的位置、方向。

（3）处理原则：①内科治疗：预防并发症，出现症状时对症治疗。②外科治疗：室间隔缺损有自然愈合的可能，中、小型缺损可先在门诊随访至学龄前期。大、中型缺损可介入治疗或手术治疗。

3. **动脉导管未闭**　指出生后动脉导管持续开放，血流从主动脉经导管分流至肺动脉，进入左心，并产生病理生理改变。根据未闭的动脉导管大小、长短和形态，一般分为 3 型：管型、漏斗型、窗型。

（1）临床表现：患儿女多于男，比例为 2:1～3:1。导管粗大者，分流量大，表现为气促、咳嗽、乏力、多汗、生长发育落后等。偶见扩大的肺动脉压迫喉返神经而引起声音嘶哑。严重肺动脉高压时，产生差异性发绀，下肢青紫明显，杵状趾。查体可见胸骨左缘第 2 肋间有响亮的连续性机器样杂音，占据整个收缩期和舒张期，伴震颤，传导广泛。

（2）辅助检查：①心电图：导管粗、分流量大者有左心室和左心房肥大，合并肺动脉高压时右心室肥大。②X 线检查：分流量小者可正常；分流量大时左房、左室增大；肺动脉段突出，肺野充血。

（3）处理原则：不同年龄、不同大小的动脉导管未闭均应及时手术或经介入方法予以关闭。早产儿动脉导管未闭可于生后 1 周内使用吲哚美辛（消炎痛）以促进导管关闭。左向右分流型，室间隔缺损最常见。

动脉导管未闭、房间隔缺损、室间隔缺损鉴别要点见下表。

	动脉导管未闭	房间隔缺损	室间隔缺损
听诊	胸骨左缘第 2 肋间有响亮的连续性机器样杂音。周围血管征阳性	胸骨左缘 2～3 肋间可闻见 Ⅱ～Ⅲ级收缩期喷射性杂音	胸骨左缘 3～4 肋间可闻 3～5/6 级全收缩期反流性杂音
心电图	左心室和左心房肥大	右心房和右心室肥大	左室轻、中度肥厚
X 线检查	—	肺动脉段突出，肺野充血，可见肺门"舞蹈"征	—

4. **法洛四联症**　是一种常见的青紫型先天性心脏病，以肺动

脉狭窄、室间隔缺损、主动脉骑跨和右心室肥厚为主要临床特征。<u>其中以肺动脉狭窄为重要畸形。</u>

（1）临床表现：①<u>青紫</u>：为主要表现，多于生后 3~6 个月逐渐出现青紫，见于毛细血管丰富的部位，如唇、指（趾）。②<u>杵状指（趾）</u>：由于长期缺氧，指、趾端毛细血管扩张增生，局部软组织和骨组织也增生肥大。③<u>蹲踞现象</u>：即患儿活动后，常主动蹲踞片刻，使右向左分流减少，缺氧症状暂时得到缓解。④缺氧发作：表现为呼吸急促、烦躁不安、发绀加重，重者发生晕厥、抽搐、意识丧失，甚至死亡。

查体可见患儿发育落后，有青紫、舌色发暗、杵状指（趾）。心前区略隆起，胸骨左缘 2~4 肋间有 2 或 3 级收缩期喷射性杂音，杂音响度与狭窄程度成反比；P_2 减弱。<u>常见并发症为脑血栓、脑脓肿、感染性心内膜炎、红细胞增多症 - 血液黏稠。</u>

（2）辅助检查：①血液检查：红细胞计数和血红蛋白量明显增多。②心电图：电轴右偏，右心室肥大。③X 线检查：<u>心影呈靴形</u>，即心尖上翘、心腰凹陷，两侧肺纹理减少，透亮度增加。④超声心动图：可见主动脉内径增宽，骑跨室间隔上，室间隔中断，可判断骑跨程度。

（3）处理原则：①缺氧发作：立即予以膝胸体位；吸氧、镇静；吗啡皮下或肌内注射；β 受体阻滞剂普萘洛尔纠正代谢性酸中毒；严重意识丧失、血压不稳定者，尽早行气管插管、人工呼吸。②外科治疗：绝大多数患儿可施行根治术。轻症患儿，手术年龄以 5~9 岁为宜。

六、高血压病人的护理

高血压，即在非药物状态下，<u>收缩压≥140mmHg 和（或）舒张压≥90mmHg</u>。当收缩压与舒张压分别属于不同级别时，则以较高的分级为准。

类别	收缩压（mmHg）		舒张压（mmHg）
正常血压	＜120	和	＜80
正常高限	120～139	和（或）	80～89
Ⅰ级高血压（轻度）	140～159	和（或）	90～99
Ⅱ级高血压（中度）	160～179	和（或）	100～109
Ⅲ级高血压（重度）	≥180	和（或）	≥110
单纯收缩期高血压	≥140	和	＜90

【病因】本病病因不明，可能因素有遗传、摄入钠盐较多、精神过度紧张、体重超重等。原发性高血压主要危险因素包括以下几点：①年龄男＞55岁，女＞65岁。②吸烟。③高胆固醇血症。④糖尿病。⑤家族早发冠心病史，发病年龄男性＜55岁，女性＜65岁。

次要危险因素有高密度脂蛋白（HDL）下降、低密度脂蛋白（LDL）升高、肥胖、糖耐量异常、缺乏体力活动、高纤维蛋白溶酶原血症等。

【临床表现】

1. 一般表现　起病缓慢，在查体或出现心、脑、肾等并发症就诊时发现。部分病人可表现为头晕、头痛、耳鸣、颈部紧板、眼花、乏力、失眠，有时可有心悸和心前区不适感等症状，紧张或劳累后加重。

2. 并发症　脑、心、肾、眼底血管损伤，如脑血管意外、心力衰竭、肾衰竭、视网膜改变。

3. 高血压急症和亚急症

（1）高血压急症：指原发性和继发性高血压病人，在某些诱因作用下，血压突然升高（一般超过180/120mmHg），同时伴有进行性心、脑、肾等重要靶器官功能不全的表现。

（2）高血压亚急症：指血压显著升高但不伴靶器官损害，可有血压明显升高引起的症状。

【辅助检查】相关检查有助于发现相关的危险因素、病情程度和靶器官损害：①尿常规。②血生化检查：血糖、血脂、肾功能、血尿酸、血电解质。③检查眼底。④心电图、超声心动图。

【处理原则】

1. 改善生活行为 ①减轻体重，尽量将体重指数控制在 <25。②限制钠盐摄入，每日食盐量不超过 6g。③补充钙和钾。④减少脂肪摄入，脂肪量应控制在膳食总热量 25% 以下。⑤戒烟、限制饮酒，每日饮酒量不超过 50g 乙醇的量。⑥低、中度等张运动，可根据年龄和身体状况选择运动方式如慢跑、步行，每周 3 ~ 5 次，每次可进行 30 ~ 60 分钟。

2. 药物治疗

(1) 利尿剂：常用呋塞米，适用于有水肿的高血压。主要不良反应有电解质紊乱和高尿酸血症。

(2) β 受体阻滞剂：阿替洛尔，适用心率快的高血压。主要不良反应有心动过缓和支气管收缩，COPD、哮喘禁用。

(3) 钙通道阻滞剂（CCB）：常用硝苯地平。适用于老年高血压病人。主要不良反应有颜面潮红、头痛、反射性心率加快，长期服用可出现胫前水肿。

(4) 血管紧张素转换酶抑制剂（ACEI）：常用卡托普利，主要不良反应有干咳、味觉异常、皮疹等。

(5) 血管紧张素 II 受体拮抗剂（ARB）：常用的有氯沙坦、缬沙坦，可以避免 ACEI 类药物的不良反应。注意需要从小剂量开始、逐渐增量。

3. 高血压急症的处理原则

(1) 迅速降血压：在血压严密监测的情况下，静脉给予降压药，根据血压情况及时调整给药剂量。如果病情许可，及时开始口服降压药治疗。

(2) 控制性降压：为防止短时间内血压骤然下降，使机体重要器官的血流灌注明显减少，要采用逐渐降压，在 24 小时内降压 20% ~ 25%，48 小时内血压不低于 160/100mmHg。如果降压后病人重要器官出现缺血的表现，血压降低幅度应更小些，在随后的 1 ~ 2 周内将血压逐渐降至正常。

【护理措施】

1. 高血压初期可不限制一般的体力活动，避免重体力活动，保证足够的睡眠。

2. 高血压脑血管意外应半卧位，避免活动，安定情绪，遵医嘱给予镇静剂，血压增高时遵医嘱静点硝普钠治疗。

3. 发生心力衰竭时给予吸氧 4～6L/min，有急性肺水肿时可给予20%～30%乙醇湿化吸氧，6～8L/min。

4. 限制钠盐摄入，应<6g/d，可减少水、钠潴留，减轻心脏负荷，降低外周阻力，达到降低血压、改善心功能的目的。

5. 用药护理：药物一般从小剂量开始，可联合用药，以增强疗效，减少不良反应。

6. 减轻体重。

7. 运动，如跑步、行走、游泳。运动量指标可以为收缩压升高、心率的增快，但舒张压不升高。一段时间后，血压下降，心率增加的幅度下降。

8. 避免诱因。

七、冠状动脉粥样硬化性心脏病病人的护理

冠状动脉粥样硬化性心脏病是冠状动脉粥样硬化后造成管腔狭窄、阻塞和（或）冠状动脉功能性痉挛，导致心肌缺血、缺氧引起的心脏病，简称冠心病，又称缺血性心脏病。

（一）心绞痛

【病因】 冠状动脉粥样硬化所致的冠脉管腔狭窄和（或）部分分支闭塞时，冠状动脉扩张能力减弱，血流量减少，对心肌供血处于相对固定状态。

【临床表现】

1. 症状　阵发性胸痛或心前区不适是典型的心绞痛特点：①疼痛部位：胸骨体中段或上段。②疼痛性质：常为压迫感、发闷、紧缩感，也可为烧灼感，偶可伴有濒死感。③持续时间：多在 3～5 分钟之内，一般不超过 15 分钟。④缓解方式：休息或含

服硝酸甘油后几分钟内缓解。⑤诱发因素：激动、劳累、饱餐、寒冷、吸烟。

2. 体征 发作时可有心率增快，暂时血压升高，有时出现第四或第三心音奔马律，也可有心尖部暂时性收缩期杂音，出现交替脉。

【辅助检查】

1. 心电图检查 缓解期可无任何表现。发作期可见 ST 段压低 >0.1mV，T 波低平或倒置。

2. 冠状动脉造影 可发现冠脉系统病变的范围和程度，当管腔直径缩小 70%～75% 时，将严重影响心肌供血。

3. 运动负荷试验 运动中出现典型心绞痛，心电图有 ST 段水平型或下斜型压低 ≥0.1mV，持续 2 分钟即为运动负荷试验阳性。

【处理原则】

1. 心绞痛发作期治疗 ①发作时立刻休息。②应用硝酸酯类药物：是最有效、作用最快的终止心绞痛发作的药物，如舌下含化硝酸甘油 0.3～0.6mg，1～2 分钟开始起效，作用持续 30 分钟左右；或舌下含化硝酸异山梨醇酯 5～10mg，2～5 分钟起效，作用持续 2～3 小时。

2. 缓解期治疗 ①使用硝酸酯类药物，如硝酸异山梨醇酯等。②应用 β 受体阻滞剂，如普萘洛尔、阿替洛尔、美托洛尔。③应用钙通道阻滞剂，如硝苯地平、地尔硫草等。④尽量避免已确知的诱发因素。

【护理措施】

1. 一般护理 心绞痛发作时应立即停止活动，同时舌下含服硝酸甘油。缓解期可适当活动，避免剧烈运动。

2. 用药护理 应用硝酸甘油时，嘱咐病人舌下含服，或嚼碎后含服，应在舌下保留一些唾液，以利药物迅速溶解而吸收。

3. 饮食护理 宜低热量、低脂肪、低胆固醇、少糖、少盐、适量蛋白质、纤维素和丰富的维生素饮食，宜少食多餐。

4. 病情观察 了解病人发生心绞痛的诱因，发作时疼痛的部位、性质、持续时间、缓解方式、伴随症状等。

（二）急性心肌梗死

急性心肌梗死（简称心梗）是在冠状动脉硬化的基础上，<u>冠状动脉血供应急剧减少或中断</u>，使相应的心肌发生严重持久的<u>缺血导致心肌坏死</u>。

【病因】 在冠状动脉严重狭窄的基础上，一旦心肌需血量猛增或冠脉血供锐减，使心肌缺血达<u>20～30分钟</u>，即可发生急性心肌梗死。

【临床表现】

1. 先兆表现 约半数以上病人发病数日或数周前有胸闷、心悸、乏力、恶心、大汗、烦躁、血压波动、心律失常、心绞痛等前驱症状，以新发生心绞痛或原有心绞痛加重最为突出。

2. 主要症状

（1）疼痛：<u>是最早、最突出的症状</u>，程度更剧烈，伴有烦躁、大汗、濒死感。一般无明显的诱因，<u>经休息和含服硝酸甘油无效</u>。

（2）全身症状：一般在发生疼痛<u>24～48小时后</u>，体温在一般38℃左右，多在1周内恢复正常。

（3）心源性休克：常于心肌梗死后数小时至1周内发生。

（4）心律失常：<u>是急性心梗死亡的主要原因</u>。室颤是急性心梗早期病人死亡的主要原因。

（5）心力衰竭：重者急性肺水肿。右心室心肌梗死可于发病开始即可出现右心衰竭表现，同时伴有血压下降。

3. 体征 心率增快或变慢，奔马律，心音减低。

4. 并发症 栓塞、乳头肌功能不全、心室壁瘤、心脏破裂。其中，乳头肌功能不全最常见、最重要的特征是收缩期喀喇音。

【辅助检查】

1. 心电图改变 首选。心梗三大特征及演变：①面向坏死区的导联，出现宽而深的异常Q波。②在面向坏死区周围损伤区的导联，出现S－T段抬高呈弓背向上。③在面向损伤区周围心肌缺氧区的导联，出现"T波倒置"。

2. 血心肌坏死标记物增高 是诊断心肌梗死的敏感指标：①肌红蛋白起病后2小时内升高，12小时内达到高峰，24～48小时恢复正常。②肌钙蛋白Ⅰ或T起病后3～4小时升高。肌钙蛋白Ⅰ11～24小时达到高峰，7～10天恢复正常。肌钙蛋白T24～48小时达到高峰，10～14天恢复正常。

3. 血清心肌酶测定 出现肌酸磷酸激酶同工酶、肌酸磷酸激酶、门冬氨酸氨基转移酶、乳酸脱氢酶升高，其中肌酸磷酸激酶是出现最早、恢复最早的酶。

4. 其他 发病24～48小时后白细胞升高。

【处理原则】

1. 一般治疗

(1) 休息及监护：急性期卧床休息12小时，若无并发症，24小时内应鼓励病人床上活动肢体，第3天可床边活动，第4天起逐步增加活动，1周内可达到每日3次步行100～150m。

(2) 吸氧：急性期持续吸氧4～6L/min，如发生急性肺水肿，给予6～8L/min，并以20%～30%乙醇湿化。

(3) 抗凝治疗：无禁忌证病人嚼服肠溶阿司匹林150～300mg，连服3天，以后改为75～150mg/d，长期服用。

2. 解除疼痛 哌替啶50～100mg肌内注射、吗啡5～10mg皮下注射或罂粟碱30～60mg肌内注射。

3. 心肌再灌注 是一种积极治疗措施，应在发病12小时内，最好在3～6小时内进行，使冠状动脉再通，心肌再灌注，使濒临坏死的心肌得以存活，坏死范围缩小，减轻梗死后心肌重塑，改善预后。

4. 心律失常处理 室性心律失常应立即给予利多卡因静脉注射；发生室颤时立即实施电复律。

5. 治疗心力衰竭 急性心梗24小时内禁止使用洋地黄制剂。

6. 二级预防 对于已经患有冠心病、心肌梗死病人预防再梗，防止发生心血管事件的措施，属于二级预防。

【护理措施】

1. 保证身心休息，急性期绝对卧床，尽量避免搬动；改善活动耐力；病情观察。

2. 防止便秘护理：向病人强调预防便秘的重要性，食用富含纤维的食物，注意饮水，遵医嘱长期服用缓泻剂，保证大便通畅。必要时应用润肠剂、低压灌肠等。

3. 饮食护理：合理饮食，低热量、低脂、低胆固醇，总热量不宜过高。

4. 用药护理：应用抗凝药物（如肝素），严密观察有无出血倾向。

5. 经皮腔内冠状动脉成形术术后护理：停用肝素 4 小时后，复查全血凝固时间，凝血时间在正常范围之内，拔除动脉鞘管，压迫止血，加压包扎，病人继续卧床 24 小时，术肢制动。

6. 溶栓治疗护理：溶栓前要建立并保持静脉通道畅通。仔细询问病史，除外溶栓禁忌证病人。

7. 预防并发症。

八、心脏瓣膜病病人的护理

心脏瓣膜病是由于多种原因引起的单个或多个瓣膜的结构异常和功能异常，导致瓣口狭窄和（或）关闭不全。风湿性心瓣膜病与A族乙型溶血性链球菌反复感染有关，最常受累的是二尖瓣，其次是主动脉瓣。

确诊依据：超声心动图检查。

【临床类型与表现】

1. 二尖瓣狭窄　正常成人二尖瓣口面积为 $4 \sim 6cm^2$。瓣口面积减至 $2cm^2$ 以下为轻度狭窄，瓣口面积小于 $1.5cm^2$ 为中度狭窄。

（1）症状：①呼吸困难：最常出现的早期症状是劳力性呼吸困难。随着瓣膜口狭窄的加重，可出现阵发性夜间呼吸困难，严重时可导致急性肺水肿，咳嗽，咳粉红色泡沫痰。②咯血：严重二尖瓣狭窄可有突然大咯血，可能与肺静脉曲张出血有关。③其他：常出现以房颤为代表的心律失常，可有心悸、乏力，甚至可有食欲减退、腹胀、肝区疼痛、下肢水肿。

（2）体征：可出现面部两颧绀红、口唇轻度发绀，称为"二尖瓣面容"。心尖部可触及舒张期震颤。

2. 二尖瓣关闭不全

（1）症状：<u>重者出现左心功能不全的表现</u>，后期可出现右心功能不全的表现。

（2）体征：心脏搏动增强并向左下移位；<u>心尖部可闻及收缩期粗糙吹风样杂音，是最重要体征</u>；第一心音减弱。

3. 主动脉瓣狭窄

（1）症状：<u>劳力性呼吸困难、心绞痛、晕厥是主动脉瓣狭窄典型的三联征</u>。心绞痛常由活动引起，休息便缓解。<u>劳力性呼吸困难为晚期肺瘀血引起的首发症状</u>，进一步可发生夜间阵发性呼吸困难、端坐呼吸，甚至急性肺水肿。晕厥多数在直立、运动中或运动后即刻发生。

（2）体征：<u>主动脉瓣区可闻及响亮、粗糙的收缩期吹风样杂音，是主动脉瓣狭窄最重要的体征</u>，可向颈部传导。主动脉瓣区可触及收缩期震颤。

4. 主动脉瓣关闭不全

（1）症状：轻者可无症状。重者可有心悸、心前区不适、头部强烈的震动感，常有体位性头晕。如反流量大，主动脉舒张压显著降低，可引起冠状动脉灌注不足，出现心绞痛。病情发展最终可发生全心衰竭。

（2）体征：<u>第二主动脉瓣区可听到舒张早期叹气样杂音</u>，向心尖部传导。颈动脉搏动明显，血压收缩压升高，舒张压降低，<u>脉压增大而产生周围血管征</u>（如毛细血管搏动征、水冲脉、大动脉枪击音、Duroziez 征等）。

5. 联合瓣膜病 同时具有两个或两个以上瓣膜受损时，称为联合瓣膜病。<u>风湿性心瓣膜病以二尖瓣狭窄伴主动脉瓣关闭不全最常见</u>。

【处理原则】内科治疗以保持和改善心脏代偿功能，积极预防、控制风湿活动及并发症发生为主。

【护理措施】

1. 活动与休息 合并主动脉病变者应限制活动,风湿活动时卧床休息;活动时出现不适,应立即停止活动并给予吸氧 3 ~ 4L/min。

2. 风湿的预防与护理 风湿活动时应注意休息,必要时遵医嘱使用止痛剂,如寒痛乐外敷、口服非甾体抗炎药(阿司匹林等)。

3. 心衰的预防与护理 预防呼吸道感染及风湿活动,如发生心力衰竭时置病人半卧位,给予吸氧;给予低热量、易消化饮食,少量多餐,适量补充营养,提高机体抵抗力。

4. 防止栓塞发生

(1)病人避免长时间盘腿或蹲坐,以防发生下肢静脉血栓。

(2)合并房颤者口服阿司匹林,防止附壁血栓形成。如有附壁血栓形成者,应避免剧烈运动或体位突然改变,以免附壁血栓脱落,导致动脉栓塞。

(3)观察栓塞发生的征兆,脑栓塞可引起言语不清、肢体活动受限、偏瘫;四肢动脉栓塞可引起肢体剧烈疼痛、皮肤颜色及温度改变;肾动脉栓塞可引起剧烈腰痛;肺动脉栓塞可引起突然剧烈胸痛和呼吸困难、发绀、咯血、休克等。

5. 亚急性感染性心内膜炎的护理 出现亚急性细菌性心内膜炎时应注意休息,做血培养以查明病原菌。

九、感染性心内膜炎病人的护理

感染性心内膜炎是心内膜表面的微生物感染,伴赘生物形成。

【病因】感染性心内膜炎主要是由链球菌和葡萄球菌感染引起。急性感染性心内膜炎主要由金黄色葡萄球菌引起,少数病人由肺炎球菌、淋球菌、A 族链球菌和流感杆菌等所致。亚急性感染性心内膜炎由草绿色链球菌感染最常见,其次为 D 族链球菌(牛链球菌和肠球菌)、表皮葡萄球菌,其他细菌较少见。

【临床表现】

1. 症状

（1）发热：<u>发热是感染性心内膜炎最常见的症状</u>，常伴有头痛、背痛和肌肉关节痛的症状。

（2）非特异性症状：<u>脾大、贫血、杵状指（趾）</u>：①脾大：有15%～50%病程＞6周的病人可出现。急性感染性心内膜炎者少见。②贫血：主要由于感染骨髓抑制所致。③杵状指（趾）：部分病人可见。

（3）动脉栓塞：多发生于病程后期，脑栓塞发生率最高。

2. 体征

（1）心脏杂音：是基础心脏病和（或）心内膜炎导致瓣膜损害所致。

（2）周围体征：可能是微血管炎或微栓塞所致，多为非特异性，包括以下几点：①瘀点，多见于病程长者，可出现于任何部位，以锁骨、皮肤、口腔黏膜和睑结膜常见。②指、趾甲下线状出血。③Roth斑，多见于亚急性感染性心内膜炎，表现为视网膜的卵圆形出血斑，其中心呈白色。④Osler结节，为指和趾垫出现豌豆大的红或紫色痛性结节，较常见于亚急性感染性心内膜炎。⑤<u>Janeway损害，是手掌和足底处直径1～4mm、无痛性出血红斑，主要见于急性感染性心内膜炎</u>。

3. 并发症　①心脏并发症：<u>心力衰竭</u>、心肌脓肿、急性心肌梗死、化脓性心包炎、心肌炎。②细菌性动脉瘤。③迁移性脓肿。④神经系统：脑栓塞，脑出血，中毒性脑病，化脓性脑膜炎，脑脓肿。⑤肾脏：肾动脉栓塞和肾梗死，多见于急性感染性心内膜炎病人；局灶性或弥漫性肾小球肾炎，常见于亚急性感染性心内膜炎病人；肾脓肿，少见。

【辅助检查】

1. 尿常规、血常规及免疫学检查。

2. 血培养：<u>是诊断菌血症和感染性心内膜炎最有价值的方法</u>。近期未接受过抗生素治疗的病人血培养阳性率可高达95%以上。

3. X 线检查及心电图。

4. 超声心动图：超声心动图发现赘生物、瓣周并发症等支持心内膜炎的证据，对明确感染性心内膜炎诊断有重要价值。经食管超声心动图（TEE）可以检出＜5mm 的赘生物，敏感性高达95％以上。

【处理原则】抗微生物药物治疗，是治疗本病最重要的措施。用药原则：①早期应用。②充分用药，选用灭菌性抗微生物药物，大剂量和长疗程。③静脉用药为主，保持稳定、高的血药浓度。

【护理措施】

1. 饮食护理：给予高热量、高蛋白、高维生素食物。

2. 正确采集血标本。

3. 一般护理：保持室内环境清洁整齐，定时开窗通风，保持空气新鲜。注意防寒保暖，保持口腔、皮肤清洁，预防呼吸道、皮肤感染。

4. 发热护理：观察体温和皮肤黏膜，每 4~6 小时测量 1 次，并准确记录，以判断病情进展和治疗效果。

十、心肌疾病病人的护理

心肌疾病是除先天性心血管病、心脏瓣膜病、冠状动脉粥样硬化性心脏病、高血压心脏病、肺源性心脏病和甲状腺功能亢进性心脏病等以外的以心肌病变为主要表现，并伴有心肌功能障碍的一组心肌疾病。

（一）扩张型心肌病

扩张型心肌病是一类常见的心肌病，其主要特征是单侧或双侧心腔扩大，心肌收缩功能减退，伴或不伴有充血性心力衰竭。

【病因】本病病因目前尚不明确。近年来研究认为扩张型心肌病的发病与持续病毒感染和自身免疫反应有关，尤其以柯萨奇病毒 B 感染最为密切。

【临床表现】

1. 症状　起病缓慢，常出现充血性心力衰竭的症状和体征时方就诊，如极度乏力、心悸、气急甚至端坐呼吸、水肿、肝大等。

2. 体征　心脏扩大为主要体征。常可听到第三或第四心音，心率快时呈奔马律，常合并各种类型的心律失常。

【辅助检查】

1. X线检查　心影明显增大、心胸比 >0.5，肺瘀血。

2. 心电图　可见心房颤动、传导阻滞等各种心律失常。

3. 超声心动图　本病早期即可有心腔轻度扩大，以左心室扩大显著；后期各心腔均扩大，室壁运动减弱，提示心肌收缩力下降。

4. 心脏放射性核素检查　可见舒张末期和收缩末期左心室容积增大，左室射血分数降低；核素心肌显影表现为局灶性、散在性放射性减低。

5. 心导管检查　早期可正常，有心力衰竭时可见左、右心室舒张末压、左心房压和肺毛细血管楔压增高。心室造影可见心腔扩大，室壁运动减弱，射血分数低下。

【处理原则】目前尚无特殊的治疗方法，处理原则是针对充血性心力衰竭和各种心律失常，预防栓塞和猝死，提高生活质量和生存率。

（二）肥厚型心肌病

肥厚型心肌病是以心室不对称性肥厚为解剖特点。本病主要死亡原因是心源性猝死，亦为青年猝死的常见原因。肥厚型心肌病的主要病理改变是心肌显著肥厚、心腔缩小，以左心室多见，常伴有二尖瓣瓣叶增厚。

【临床表现】

1. 症状　绝大多数病人可有劳力性呼吸困难；部分病人可有胸痛、心悸、多种形态的心律失常；伴有流出道梗阻的病人由于左心室舒张期充盈不足，心排血量减低，可出现黑矇，在起立或运动时可出现眩晕，甚至神志丧失等。室性心律失常、室壁过厚、左室流出道压力阶差大，常是引起猝死的主要危险因素。

2. 体征　可有心脏轻度增大，能听到第四心音，流出道有梗阻的病人可在胸骨左缘第3～4肋间听到较粗糙的喷射性收缩期杂音；心尖部也常可听到收缩期杂音。

【辅助检查】

1. X线检查　心影增大多不明显，如有心力衰竭则有心影增大。

2. 心电图　最常见的表现为左心室肥大，ST－T改变，胸前导联常出现巨大倒置T波。在Ⅰ、aVL或Ⅱ、Ⅲ、aVL、V_5、V_4导联可出现深而不宽的病理性Q波，在V_1导联有时可见R波增高，R/S比增大。室内传导阻滞、期前收缩亦常见。

3. 超声心动图　是主要诊断手段，无论对梗阻性与非梗阻性的诊断都有帮助。

4. 心导管检查　心室舒张末期压上升。梗阻性肥厚型心肌病在左心室腔与流出道间有收缩压差，心室造影显示左心室变形。

5. 心内膜心肌活检　心肌细胞畸形肥大，排列紊乱，有助于诊断。

【处理原则】本病的处理原则是弛缓肥厚的心肌，防止心动过速，维持正常窦性心律，减轻左心室流出道狭窄，抗室性心律失常。

【护理措施】

1. 疼痛护理　①立即停止活动，卧床休息；给予吸氧，氧流量2～4L/min；安慰病人，解除紧张情绪，遵医嘱使用钙通道阻滞剂或β受体阻滞剂，注意有无心动过缓等不良反应。梗阻性肥厚型心肌病病人禁用硝酸酯类药物。②避免诱因，防止诱发心绞痛：避免劳累、提取重物、突然起立或屏气、情绪激动、饱餐、寒冷刺激等；戒烟酒。如出现疼痛或疼痛加重或伴有冷汗、恶心、呕吐时告诉医护人员，及时处理。

2. 心力衰竭护理　因扩张型心肌病病人对洋地黄耐受性差，应用洋地黄时应警惕发生中毒。严格控制输液量及滴速，防止诱发急性肺水肿。

3. 晕厥护理

（1）详细了解病史：了解病人晕厥发作前有无恐惧、紧张、剧痛等诱因，有无头晕、眼花、恶心、呕吐、出汗等先兆表现；了解晕厥发生的时间、体位、历时长短及缓解方式；了解晕厥发作时是否有心率增快、血压下降、心音低钝或心音消失、抽搐、瘫痪等伴随症状。

（2）避免诱因：嘱病人避免过度疲劳、情绪激动或紧张、突然改变体位等情况，一旦有头晕、黑矇等先兆时立即平卧，以免摔伤。

（3）发作时处理：将病人置于通风处，头低脚高位，松解领口，及时清除口、咽中的分泌物，以防窒息。

4. 积极治疗相关疾病　如心率显著缓慢的病人可遵医嘱给予阿托品、异丙肾上腺素等药物或配合人工心脏起搏治疗。

十一、心包疾病病人的护理

心包疾病按病因可分为感染性和非感染性，临床上以急性心包炎和慢性缩窄性心包炎为最常见。

（一）急性心包炎

【病因】

1. 原因不明者，称为急性非特异性。

2. 感染：病毒、细菌、真菌、寄生虫、立克次体等感染。

3. 自身免疫反应：风湿热、结缔组织疾病如系统性红斑狼疮、类风湿关节炎、结节性多动脉炎、白塞病、艾滋病；心肌梗死后综合征、心包切开后综合征；某些药物引发如普鲁卡因胺、青霉素等。

4. 肿瘤性：原发性如间皮瘤、脂肪瘤、纤维肉瘤，继发性如乳腺癌、肺癌、白血病、淋巴瘤等。

5. 内分泌、代谢性疾病：尿毒症、痛风、甲状腺功能减退症、淀粉样变。

6. 物理因素：放射性，外伤如心肺复苏后、穿透伤、钝伤、介入治疗操作相关等。

【临床表现】

1. 症状

（1）胸痛：<u>心前区疼痛是纤维蛋白性心包炎主要症状</u>。

（2）呼吸困难：<u>是心包积液时最突出的症状</u>。

（3）全身症状：可有干咳、声音嘶哑及吞咽困难等症状，常因压迫气管、食管而产生，也可有发冷、发热、乏力、烦躁、心前区或上腹部闷胀等。

（4）心包压塞：心包积液快速增加可引起急性心脏压塞，出现气促、心动过速、<u>血压下降</u>、大汗淋漓、四肢冰凉，严重者可意识恍惚，发生急性循环衰竭、休克等。

2. 体征　①<u>心包摩擦音</u>。②心包积液。③心包压塞。

（二）缩窄性心包炎

【病因】缩窄性心包炎继发于急性心包炎，<u>病因以结核性心包炎最常见</u>，其次为化脓或创伤性心包炎。

【临床表现】

1. 症状　劳力性呼吸困难、疲乏、食欲缺乏、上腹胀满或疼痛，也可因肺静脉压高而导致咳嗽、活动后气促等症状。

2. 体征　有<u>颈静脉怒张</u>、肝大、腹水、下肢水肿、心率增快，<u>可见 Kussmaul 征</u>（吸气时周围静脉回流增多而已缩窄的心包使心室失去适应性扩张的能力，致静脉压增高，吸气时颈静脉更明显扩张）。

【处理原则】

1. 外科治疗　<u>应尽早施行心包剥离术</u>。但通常在心包感染、结核被控制即应手术，并在术后继续用药 1 年。

2. 内科辅助治疗　应用利尿剂和限盐缓解机体液体潴留、水肿症状；对于房颤伴心室率快的病人，可首选地高辛，之后再应用 β 受体阻滞剂和钙通道阻滞剂。

【护理措施】①体位与休息：对于呼吸困难病人要根据病情

帮助病人采取<u>半卧位或前倾坐位</u>。②病情观察。③饮食护理。④心包穿刺术的护理。

十二、周围血管疾病病人的护理

（一）下肢静脉曲张

【病因】

1. **先天因素**　静脉瓣膜缺陷和静脉壁薄弱是全身支持组织薄弱的一种表现，与遗传因素有关。

2. **后天因素**　增加下肢血柱重力和循环血量超负荷是造成下肢静脉曲张的后天因素。

【临床表现】主要表现为下肢浅静脉曲张、蜿蜒扩张、迂曲，以大隐静脉曲张多见，单独的小隐静脉曲张比较少见；左下肢多见，但双下肢可先后发病。

【辅助检查】

1. **特殊检查**　①大隐静脉瓣膜功能试验。②深静脉通畅试验：<u>是决定下肢静脉曲张能否手术治疗的主要检查</u>。③交通静脉瓣膜功能试验。

2. **影像学检查**　①下肢静脉造影：可观察下肢静脉是否通畅，瓣膜功能情况及病变程度。②血管超声检查：可以观察瓣膜关闭活动及有无逆向血流。

【处理原则】①非手术治疗。②<u>手术治疗：是治疗下肢静脉曲张的根本方法</u>，适用于深静脉通畅、无手术禁忌证者。

【护理措施】促进下肢静脉回流，改善活动能力：①穿弹力袜或扎弹力绷带：穿弹力袜时应抬高患肢，排空曲张静脉内的血液后再穿。弹力绷带应自下而上包扎。②手术后弹力绷带一般需维持 2 周方可拆除。

（二）血栓闭塞性脉管炎

血栓闭塞性脉管炎是一种累及血管的炎症性、节段性和周期性发作的慢性闭塞性疾病，<u>主要侵袭四肢的小动脉</u>，小静脉也常受累，好发于男性青壮年。

【病因】病因尚未明确，与多种因素有关。

1. 外来因素　主要有吸烟、寒冷与潮湿的生活环境、慢性损伤和感染。

2. 内在因素　自身免疫功能紊乱、性激素和前列腺素失调及遗传因素。

上述因素中，主动或被动吸烟是参与本病发生和发展的重要环节。多数病人有吸烟史，戒烟可使病情缓解，再度吸烟常使病情反复。免疫功能紊乱可能是本病发病的重要因素。

【临床表现】

1. 局部缺血期　此期以血管痉挛为主，表现为患肢供血不足，出现肢端发凉、怕冷，小腿部酸痛，足趾有麻木感。

2. 营养障碍期　此期除血管痉挛继续加重以外，还有明显的血管壁增厚及血栓形成。

3. 组织坏死期　患肢动脉完全闭塞，发生干性坏疽，先见于第一趾尖端，可延及其他各趾或更高平面。

【辅助检查】

1. 测定跛行距离和跛行时间。

2. 测定皮肤温度：若双侧肢体对应部位皮肤温度相差2℃以上，提示皮温降低侧肢体动脉血流减少。

3. 检查患肢远端动脉搏动情况：若搏动减弱或不能扪及常提示血流减少。

4. 肢体抬高试验（Buerger试验）：病人平卧，患肢抬高70°~80°，持续60秒，若出现麻木、疼痛、苍白或蜡黄色者为阳性，提示动脉供血不足。再让病人下肢自然下垂于床缘以下，正常人皮肤色泽可在10秒内恢复正常，若超过45秒且皮肤色泽不均匀，进一步提示患肢存在动脉供血障碍。

【处理原则】

1. 非手术治疗　①一般治疗。②药物治疗：适用于早、中期病人。③高压氧疗法：提高血氧含量，促进肢体的血氧弥散，改善组织的缺氧程度。④创面处理：对干性坏疽创面，应在消毒后包扎创面，预防继发感染。感染创面可给予湿敷和换药。

2. **手术治疗**　目的是增加肢体血供和重建动脉血流管道，改善缺血引起的不良后果。主要有：①动脉重建术。②分期动、静脉转流术。③腰交感神经切除术。④截肢术：肢体远端坏死已有明确界限者，或严重感染引起毒血症者，需做截肢（趾、指）术。

【护理措施】①控制或缓解疼痛：绝对戒烟。肢体保暖，但应避免用热水袋或热水给患肢直接加温。有效镇痛，若疼痛难以缓解，可采用连续硬膜外阻滞方法止痛。②减轻焦虑。③预防或控制感染：保持足部清洁、干燥，勿用足趾试水温，以免烫伤。预防组织损伤；预防继发感染；预防术后切口感染。④促进侧支循环，提高活动耐力。

十三、心脏骤停病人的护理

心脏骤停（cardiac arrest）是指心脏射血功能的突然终止。心脏骤停后，若及时采取正确的心肺复苏措施，则有可能恢复。

（一）成人心脏骤停

【病因】

1. **心源性原因**　以冠心病最为多见，占80%。

2. **非心源性原因**　电击、雷击、溺水、严重的电解质与酸碱平衡紊乱、药物中毒或过敏、麻醉和手术中的意外等。

【临床表现】心脏骤停是临床死亡的标志，依次出现如下症状和体征。

1. 心音消失，大动脉（成人以颈动脉、股动脉，幼儿以肱动脉为准）搏动消失，血压测不出。

2. 突然意识丧失或伴抽搐。心脏停搏30秒则陷入昏迷状态。

3. 呼吸停止或呈叹息样，多发生在心脏停搏后20~30秒。

4. 瞳孔散大，对光反射消失。

5. 皮肤苍白或发绀。

6. 心电图表现：①心室颤动或扑动最为常见。②心电－机械分离。③心室静止，呈无电波的一条直线，或仅见心房波。

【处理原则】心跳呼吸停止后，血液循环终止，各组织器官缺血、缺氧。由于脑细胞对缺氧十分敏感，一般在<u>循环停止 4~6 分钟，大脑将发生不可逆损害</u>。一旦确定心脏骤停，立即就地进行抢救。

【护理措施】①判断意识与反应：<u>判断过程要求在 10 秒内完成</u>。②摆好复苏体位。③基础生命支持：<u>C：人工循环；A：气道通畅；B：人工呼吸</u>。④高级生命支持。⑤记录：及时准确记录病人的情况及抢救过程。⑥复苏后的处理。

（二）小儿呼吸心脏骤停

1. 气管插管型号的选择　2 岁以上使用气管导管，小儿气管插管内径公式为［年龄（岁）/4］+4。

2. 人工循环　年长儿心率 < 30 次/分，婴幼儿 < 80 次/分，新生儿 < 100 次/分，开始实施心肺复苏。<u>胸外心脏按压部位为两乳头连线中点</u>。年长儿采用双掌法，幼儿可用单掌法；婴儿可用双拇指重叠环抱按压法（即双手拇指重叠放在按压部位，其余手指及手掌环抱患儿胸廓），新生儿亦可采用环抱法或单手示指、中指按压法。按压频率新生儿为 120 次/分，婴幼儿及儿童至少为 100 次/分。按压深度为胸腔前后径 1/3~1/2。按压通气比新生儿为 3:1；小于 8 岁儿童双人操作为 15:2，单人操作为 30:2；大于 8 岁儿童同成人，无论单、双人操作均为 30:2。

扫码关注，
做配套习题

呼吸系统疾病病人护理核心知识要点

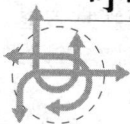

一、呼吸系统解剖生理

二、呼吸系统疾病常见症状及护理

三、小儿急性上呼吸道感染病人的护理

四、急性感染性喉炎病人的护理

五、小儿急性支气管炎病人的护理

六、肺炎病人的护理

七、支气管扩张症病人的护理

八、慢性阻塞性肺疾病病人的护理

九、支气管哮喘病人的护理

十、慢性肺源性心脏病病人的护理

十一、血气胸病人的护理

十二、呼吸衰竭病人的护理

十三、急性呼吸窘迫综合征病人的护理

十四、慢性支气管炎病人的护理

一、呼吸系统解剖生理

1. 主支气管左和右，各有特点要记住；<u>左支细长右粗短，异物坠落多入右</u>。

2. 呼吸系统主要包括呼吸道和肺，呼吸道以环状软骨为界，分为上、下呼吸道。

二、呼吸系统疾病常见症状及护理

（一）咳嗽与咳痰

1. 痰液特征与疾病

黄绿色脓痰	感染
铁锈色痰	肺炎球菌肺炎
红褐色或巧克力色痰	阿米巴肺脓肿
粉红色泡沫痰	急性肺水肿
砖红色胶冻样痰	克雷伯杆菌感染
痰有恶臭味	厌氧菌感染

2. 大量痰 一般将 24 小时痰量超过 100mL 定义为大量痰。

3. 气道湿化 气道湿化时间一般以 10~20 分钟为宜，<u>湿化温度控制在 35~37℃</u>，并注意提高氧流量。

（二）咯血

1. 咯血概念 是指喉部或喉以下呼吸道和器官病变出血，经口咳出者。

2. 咯血分类 ①痰中带血。②<u>小量咯血：<100mL/d</u>。③<u>中等量咯血：100~500mL/d</u>。④<u>大量咯血：>500mL/d 或 >每次 300mL</u>。

3. 咯血的并发症 <u>窒息是咯血最直接的致死原因</u>。

4. 咯血的护理

（1）休息与卧位：大量咯血绝对卧床，取患侧卧位。

（2）饮食护理：大咯血者禁食，小量咯血者给予少量温凉流食，多饮水，进食高纤维食物，保持大便通畅。

（3）对症护理：安慰病人，保持口腔清洁，保持病人及床单位清洁，适当镇静镇咳。

（4）保持呼吸道通畅：吸痰、叩背。

（5）用药护理：垂体后叶素，冠心病、高血压病人及孕妇禁用，慢速滴注。

（6）窒息的抢救：床旁备好抢救器械，出现窒息时，头低脚高45°俯卧位。必要时吸痰，高浓度吸氧。做好气管插管和气管切开的准备。

（7）病情观察：咯血颜色、性质及出血速度，观察生命体征、意识及有无窒息征象，有无阻塞性肺不张、肺部感染、休克等并发症表现。

（三）胸部叩击

1. 每一肺叶叩击 1～3 分钟，每分钟叩击 120～180 次。

2. 以单层布料覆盖叩击部位，避开乳房、心脏、骨突处、衣服拉链等，每次叩击 5～15 分钟，于餐后 2 小时至餐前 30 分钟完成。

（四）体位引流

体位引流前15 分钟遵医嘱应用支气管扩张剂，原则上抬高病灶部位位置，引流支气管开口向下；体位引流每天 1～3 次，每次 15～20 分钟，一般于餐前或餐后 1～2 小时进行。

（五）呼吸功能锻炼

1. 缩唇呼吸 指导病人闭嘴经鼻吸气、缩唇缓慢呼气，同时收缩腹部，吸气与呼气时间比为 1:3 或 1:2。

2. 腹式呼吸 将手置于腹部，用鼻缓慢吸气，膈肌下移，腹部松弛，向上凸出，置于腹部的手随之抬起；经口呼气，腹肌收缩，膈肌松弛，置于腹部的手随之下降。

三、小儿急性上呼吸道感染病人的护理

【概述】急性上呼吸道感染（简称上感）主要是指鼻、鼻咽和咽部的急性感染，是小儿时期最常见疾病，常被诊断为"急性鼻咽炎""急性咽炎""急性扁桃体炎"等，主要是空气飞沫传播。

【病因】本病由病毒感染者占90%，如呼吸道合胞病毒、流感病毒、副流感病毒、腺病毒、鼻病毒、柯萨奇病毒、埃可病毒、单纯疱疹病毒、EB病毒等；少数由细菌感染，最常见的是溶血性链球菌感染。

1. 一般类型上感　常在受凉后1~3天出现症状。

（1）全身症状：大多数患儿有发热，体温高或低，持续1~2天或10余天不等。重症患儿可出现头痛、畏寒、乏力、食欲不振。婴幼儿多有高热，常伴有呕吐、腹泻、腹痛、烦躁不安甚至高热惊厥。

（2）局部症状和体征：主要是鼻咽部症状，如出现鼻塞、流涕、喷嚏、流泪、咽部不适、发痒、咽痛等，亦可伴有声音嘶哑。新生儿和小婴儿可因鼻塞出现张口呼吸或拒乳。肠道病毒引起者可出现不同形态的皮疹。

2. 特殊类型上感

（1）疱疹性咽峡炎：是由柯萨奇病毒A组引起，好发于夏秋季。本病起病急，常有高热、咽痛、咽充血，咽腭弓、悬雍垂、软腭等处可见数个直径2~4mm疱疹，周围有红晕，疱疹破溃后形成小溃疡。本病病程1周左右。

（2）咽-结合膜热：由腺病毒引起，好发于春夏季，是一种以发热、咽炎、一侧或双侧眼结膜炎为特征的急性传染病，可伴有颈部或耳后淋巴结肿大。本病病程1~2周。

【处理原则】病毒性上呼吸道感染为自限性疾病，无须特殊治疗。

1. 一般治疗　休息、多饮水。

2. 抗感染治疗　病毒感染者给予抗病毒治疗，细菌感染者应用抗生素7~10天。

3. 对症治疗　高热者给予物理降温或药物降温，高热惊厥者

给予镇静、止惊处理，咽痛者口服咽喉片。

【护理措施】

1. 一般护理：注意休息，减少活动，做好呼吸道隔离。

2. 促进舒适：保持室温 18～20℃，湿度 50%～60%。保持口腔及鼻孔周围的清洁。鼻塞者可用 0.5% 麻黄素溶液于喂奶前 15 分钟滴鼻。

3. 发热的护理：发热期绝对卧床休息，保持皮肤清洁。每 4 小时测量体温 1 次并准确记录。如为超高热或有高热惊厥史者须 1～2 小时测量 1 次。随时注意有无新的症状或体征出现，以防惊厥发生或体温骤降。严重者给予静脉补液。体温超过 38.5℃ 时给予物理降温或药物降温。

4. 保证充足的营养和水分。

5. 观察病情：及早发现前驱症状，及时进行隔离。观察咽部充血、水肿情况，适当给予雾化吸入。

6. 用药护理：使用解热剂后应注意多饮水，以免大量出汗引起虚脱。高热惊厥者注意观察止惊的效果及药物的不良反应。

【健康教育】小儿的居室保持室内空气新鲜；指导家长合理喂养小儿，及时添加辅食，促进营养平衡，纠正偏食；多进行户外活动，增强体质；呼吸道感染的高发季节，不带小儿出入公共场所；气候骤变时，及时增减衣服。

四、急性感染性喉炎病人的护理

【概述】急性感染性喉炎为喉部黏膜急性弥漫性炎症，冬春季节发病较多，常见于婴幼儿。由于小儿喉腔狭小、黏膜血管丰富等解剖特点，发生炎症时较易充血、水肿，出现喉梗阻。

【临床表现】

1. 一般病人起病急，症状重，出现不同程度的发热，声音嘶哑，犬吠样咳嗽，吸气性喉鸣和三凹症。

2. 重症病人迅速出现烦躁不安、吸气性呼吸困难、青紫、心率加快等缺氧症状，咽部充血，肺部无湿性啰音。

【喉梗阻分度】喉梗阻按吸气性呼吸困难的轻重分为 4 度。

Ⅰ度：病人仅于活动后出现吸气性喉鸣和呼吸困难，肺呼吸音及心率无改变。

Ⅱ度：于安静时亦出现喉鸣和吸气性呼吸困难，肺部听诊可闻喉传导音或管状呼吸音，心率加快。

Ⅲ度：除上述喉梗阻症状以外，患儿因缺氧而出现烦躁不安，口唇及指、趾发绀，双眼圆睁，惊恐万状，头面部出汗，肺部呼吸音明显降低，心率快，心音低钝。

Ⅳ度：患儿渐显衰竭、昏睡状态，由于无力呼吸，三凹征可不明显，面色苍白发灰，肺部听诊呼吸音几乎消失，仅有气管传导音，心律不齐，心音钝、弱。

【处理原则】保持呼吸道通畅，控制感染，使用肾上腺皮质激素，对症治疗，掌握气管切开术的时机。

【常见护理诊断/问题】①低效性呼吸型态：与喉头水肿有关。②有窒息的危险：与喉水肿致喉梗阻有关。③焦虑：与呼吸困难不能缓解有关。

【护理措施】

1. 注意休息，减少活动，避免哭闹。

2. 改善呼吸功能，保持呼吸道通畅，维持室内湿度在60%左右。缓解喉肌痉挛，湿化气道，稀释呼吸道分泌物。

3. 抬高床头，持续低流量吸氧，必要时超声雾化吸入。

4. 耐心喂养，避免患儿进食时发生呛咳。

5. 密切观察病情变化，并根据患儿三凹征、喉鸣、青紫及烦躁的表现来判断缺氧的程度。及时抢救喉梗阻，随时做好气管切开的准备。

五、小儿急性支气管炎病人的护理

【概述】急性支气管炎是由于各种病原体引起的支气管黏膜炎症，常继发于上呼吸道感染，或为急性传染病的一种临床表现，气管常同时受累，故又称急性气管支气管炎。本病婴幼儿多见，且症状较重，主要是感染引起，病原为各种病毒、细菌、肺炎支原体，或为混合感染，大多先有上呼吸道症状，之后以咳嗽为主要症状，开始为干咳，以后有痰，婴幼儿症状较重，一般无全身症状。

【病因】①病毒、细菌等感染。②营养不良。③其他因素（如佝偻病等诱因）。

【护理措施】①注意休息，多饮水，忌油腻食物。②发热时卧床休息，选用物理降温或药物降温。③室内保持空气新鲜，适当通风换气，避免对流风，以免病儿再次受凉。④经常协助病儿变换体位，轻轻拍打背部，使痰液易于排出。

六、肺炎病人的护理

【概念】肺炎是指终末气道、肺泡和肺间质的炎症，可由多种病因引起，如感染等。

【病因及分类】

1. **按病因分类** 细菌性肺炎、非典型病原体所致肺炎、病毒性肺炎、真菌性肺炎、其他病原体所致肺炎。

2. **按患病环境分类** 社区获得性肺炎、医院获得性肺炎。

3. **按解剖分类** 大叶性肺炎、小叶性肺炎、间质性肺炎。

【临床表现】本病典型临床表现为突然畏寒、发热，或先有短暂"呼吸道感染"史，随后咳嗽、咳痰或原有呼吸道症状加重，并出现脓性痰或血痰，伴或不伴胸痛。

【处理原则】抗感染治疗是肺炎治疗的最主要环节，抗生素治疗后 48~72 小时应对病情进行评价；采取祛痰、降温、吸氧、维持水电解质平衡、改善营养等对症和支持治疗；积极预防并处理感染性休克等并发症。肺炎球菌肺炎的治疗首选青霉素 G。

【常见护理诊断/问题】①体温过高：与肺部感染有关。②清理呼吸道无效：与气道分泌物多、痰液黏稠、胸痛、咳嗽无力有关。③潜在并发症：感染性休克、胸腔积液、肺不张、呼吸衰竭。④气体交换受损：与肺实质炎症、呼吸面积减少有关。⑤胸痛：与肺部炎症累及壁层胸膜有关。

【护理措施】

1. **体温过高：** 病情观察、休息与环境（高热卧床休息）、饮食（多饮水）、高热护理、口腔护理、用药护理。

2. 清理呼吸道无效。

3. 感染性休克：病情监测，抢救配合（体位采取头胸部抬高20°，下肢抬高30°；吸氧；补充血容量及用药护理）。

七、支气管扩张症病人的护理

【概述】支气管扩张症是由于急、慢性呼吸道感染和支气管阻塞后，反复发生支气管炎症，致使支气管壁结构破坏，引起支气管异常和持久性扩张。本病临床特点为慢性咳嗽、咳大量脓痰和（或）反复咯血。

【支气管扩张症痰液特点】支气管扩张症病人痰液静置后分3层：上层泡沫、中层混浊液、下层坏死组织。

八、慢性阻塞性肺疾病病人的护理

【概述】

1. 慢性阻塞性肺疾病（COPD）是一种具有气流受限特征的肺部疾病，且气流受限不完全可逆，呈进行性发展，与慢性支气管炎及肺气肿密切相关。

2. COPD的主要症状：慢性咳嗽、咳痰、气短或呼吸困难、喘息和胸闷等。

3. COPD的护理要点：控制感染、改善通气、合理氧疗。

【COPD家庭氧疗】一般用鼻导管吸氧，氧流量为 $1 \sim 2L/min$，吸氧持续时间 $> 15h/d$，使病人在静息状态下 $PaO_2 > 60mmHg$ 和（或）$SaO_2 \geqslant 90\%$。

九、支气管哮喘病人的护理

【概念】支气管哮喘是一种由嗜酸性粒细胞、肥大细胞、T淋巴细胞等多种炎症介质细胞和细胞组分参与的气道慢性炎症性疾病。

【临床表现】支气管哮喘的典型临床表现为呼气性呼吸困难或发作性胸闷、咳嗽伴哮鸣音，严重者可出现端坐呼吸，甚至发绀。

支气管哮喘与心源性哮喘比较见下表。

	支气管哮喘	心源性哮喘
病史	个人或家族过敏史	高血压、冠心病、风心病史
发病年龄	幼年	不定
发病季节	春秋两季	不定
临床表现	发作时喘息为特征，两肺满布哮鸣音	呼吸困难、紫绀、咳嗽、咳粉红色泡沫痰，两肺可闻及哮鸣音和广泛的水泡音，左心扩大，心率增快，心尖部可闻奔马律
实验室及其他检查	血中嗜酸性粒细胞增多，IgE 和 ECP 升高；X 线多无明显改变	影像学表现为以肺门为中心的蝶状或片状模糊阴影

【处理原则】①控制气道炎症最有效的是糖皮质激素。②糖皮质激素吸入治疗是长期抗炎治疗哮喘最常用的方式。③β_2受体激动剂是控制哮喘急性发作的首选药物。

十、慢性肺源性心脏病病人的护理

【概念】慢性肺源性心脏病（简称慢性肺心病）是指慢性肺组织、胸廓疾病或肺血管病变所引起的肺循环阻力增加、肺动脉高压，进而引起右心室扩张和（或）肥厚，伴或不伴右心衰竭的心脏病（排除先天性心脏病和左心病变者）。

【临床表现】①肺、心功能代偿期：咳嗽、咳痰、气促、活动后出现呼吸困难、心悸、乏力等。②肺、心功能失代偿期：呼吸衰竭、右心衰竭。③并发症：肺性脑病、电解质及酸碱失衡等。

慢性肺心病之最：①慢性肺心病的首要死因：肺性脑病。②慢性肺心病最常见的酸碱失衡：呼吸性酸中毒。

十一、血气胸病人的护理

（一）胸腔积液

1. 概念　任何原因使胸液生成过多或吸收过少，导致胸液异常积聚，称为胸腔积液，简称胸水。

2. 临床表现　呼吸困难、胸痛及伴随症状。

（二）气胸

1. 概念　气体进入胸膜腔，造成积气状态时，称为气胸。

2. 自发性气胸的临床表现　胸痛、呼吸困难、休克等。

3. 自发性气胸的治疗　保守治疗、排气疗法、化学性胸膜固定术、手术治疗及并发症的处理。

4. 自发性气胸的临床类型　①闭合性气胸（单纯性）。②张力性气胸（高压性）。③交通性气胸（开放性）。

（三）胸腔闭式引流术后的护理

1. 每日更换引流瓶 1~2 次，接引流管的管头要在液面下 3~4cm，排管下端距液面 >5cm。引流瓶液面应始终低于引流管胸腔出口平面 60~100cm，水封瓶内装无菌盐水 500mL，水封瓶及外接管应无菌消毒，有刻度。

2. 密切观察引流液的量、颜色、性质，正常情况下引流量应少于 100mL/h，开始为血性，以后颜色为浅红色，不易凝血。若引流量多、颜色为鲜红色或暗红色，性质较黏稠、易凝血，则疑为胸腔内活动性出血。

3. 肺功能锻炼：鼓励病人每 2 小时进行 1 次深呼吸、咳嗽及吹气球练习。

4. 如病人病情好转，呼吸改善，夹管 24 小时后无气急、呼吸困难，复查 X 线确认肺复张，考虑拔管。

5. 拔管后 24 小时内密切观察病人有无胸闷、憋气、呼吸困难、气胸、皮下气肿等；观察局部有无渗血渗液，如有变化，及时报告医生进行处理。

6. 如遇意外脱管，嘱病人呼气，同时迅速用凡士林纱布及胶布封闭引流口，通知医生进行处理。

十二、呼吸衰竭病人的护理

【概述】

1. 呼吸衰竭是指由各种原因引起的肺通气和（或）换气功

能障碍，以致静息状态下仍不能维持足够的气体交换，导致低氧血症伴或不伴高碳酸血症，而引起的一系列病理生理改变和相应临床表现的综合征。

2. 呼吸衰竭的临床表现：呼吸困难、发绀、精神 - 神经症状、循环系统表现、消化和泌尿系统表现。

3. 呼吸衰竭的处理原则：保证呼吸道通畅、氧疗、使用呼吸兴奋剂、机械通气、抗感染、纠正酸碱平衡失调、病因治疗、重要脏器功能的监测与支持。

4. Ⅰ型呼吸衰竭给予高浓度吸氧（$FiO_2 > 50\%$），Ⅱ型呼吸衰竭给予低浓度（$FiO_2 < 35\%$）持续给氧。

【呼吸衰竭的分类】

1. 按动脉血气分类　①Ⅰ型呼吸衰竭，又称缺氧性呼吸衰竭，无 CO_2 潴留（$PaO_2 < 60mmHg$，$PaCO_2$ 降低或正常）。②Ⅱ型呼吸衰竭，既有缺氧又有 CO_2 潴留（$PaO_2 < 60mmHg$，$PaCO_2 > 50mmHg$）。

2. 按发病急缓分类　急性呼吸衰竭和慢性呼吸衰竭。

3. 按发病机制分类　泵衰竭和肺衰竭。

十三、急性呼吸窘迫综合征病人的护理

【概述】急性呼吸窘迫综合征（ARDS）是急性肺损伤（ALI）的严重阶段，两者是同一疾病过程的两个阶段。本病是由心源性以外的各种肺内外因素导致的急性的、进行性的呼吸衰竭，临床上以呼吸窘迫和顽固性低氧血症为特征。

【诊断要点】①有 ALI 和（或）ARDS 的高危因素。②急性起病，呼吸频数和（或）呼吸窘迫。③低氧血症，氧合指数（PaO_2/FiO_2）$\leqslant 300mmHg$ 时为 ALI，$\leqslant 200mmHg$ 时为 ARDS。④胸部 X 线检查示两肺浸润阴影。⑤肺动脉嵌顿压（PCWP）$\leqslant 18mmHg$ 或临床上能排除心源性肺水肿。

【处理原则】①治疗原发病。②氧疗：ARDS 氧疗采用高浓度面罩吸氧（$> 50\%$）。③机械通气。④液体管理。⑤营养支持与监护。⑥其他治疗。

十四、慢性支气管炎病人的护理

【概念】慢性支气管炎是指气管、支气管黏膜及其周围组织的慢性非特异性炎症。

【临床表现】慢性支气管炎主要表现为咳嗽、咳痰或伴有喘息（咳、痰、喘），每年持续发病 3 个月，连续 2 年或 2 年以上。

【分型】

1. 单纯型　符合慢性支气管炎诊断标准，具有咳嗽、咳痰两项症状。

2. 喘息型　符合慢性支气管炎诊断标准，具有喘息症状，并经常或多次出现哮鸣音（目前大多认为该型应属慢性支气管炎合并哮喘）。

【分期】

1. 急性发作期　指在1 周内出现脓性或黏液脓性痰，痰量明显增加，或伴有发热等炎症表现，或咳、痰、喘任何一项症状明显加剧。

2. 慢性迁延期　指有不同程度的咳、痰、喘症状迁延1 个月以上者。

3. 临床缓解期　经治疗或自然缓解，症状基本消失或偶有轻微咳嗽和少量痰液2 个月以上者。

扫码关注，
做配套习题

消化系统疾病病人护理核心知识要点

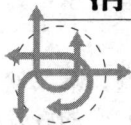

一、消化系统解剖生理

（一）食管

1. **食管的解剖结构**　上连咽部，下端与贲门相连接，长约25cm。

2. **三处狭窄**　食管上端、主动脉弓水平、食管下端（这三处狭窄是生理性的，但常为瘢痕性狭窄、憩室、肿瘤等病变的好发区域）。

（二）胃

1. **胃的解剖结构**　位于腹腔左上方，为一弧形囊状器官，上连食管，入口为贲门，出口为幽门，连接十二指肠。胃壁从外向内分为浆膜层、肌层、黏膜下层和黏膜层。黏膜层有丰富的腺体，由功能不同的细胞组成：①主细胞：分泌胃蛋白酶和凝乳酶原。②壁细胞：分泌盐酸和抗贫血因子。③黏液细胞：分泌碱性黏液，有保护黏膜、对抗胃酸腐蚀的作用（胃底和胃体由主细胞、壁细胞和黏液细胞组成；胃窦只含黏液细胞）。④胃窦部有G细胞：分泌促胃液素。⑤胃底部尚有功能不明的嗜银细胞。

2. **胃的功能**　胃是贮存和消化食物的重要脏器，具有运动和分泌两大功能。混合性食物从进食至胃完全排空需4～6小时。

（三）小肠

1. **小肠的解剖结构**　包括十二指肠、空肠和回肠。

（1）十二指肠：长约25cm，分为球部、降部、横部和升部四部分。功能：分泌碱性十二指肠液，内含多种消化酶。

（2）空肠：大部分位于上腹部。

（3）回肠：位于左下腹和盆腔，末端连接盲肠。

2. **小肠的功能**　食物消化和吸收的主要部位，分泌含有多种酶的碱性肠液，使食糜在小肠内分解和吸收。

（四）大肠

1. **大肠的解剖结构**　盲肠、升结肠、横结肠、降结肠和乙状结肠，下接直肠。

2. 结肠的功能 吸收水分，储存和转运粪便，吸收部分电解质和葡萄糖。结肠内存在大量细菌，利用肠内物质合成维生素 K、维生素 B 复合物和短链脂肪酸等，供体内代谢需要。

3. 阑尾 起于盲肠根部，其体表投影约在脐与右髂前上棘连线中外 1/3 交界处，称为麦氏点。

4. 直肠 位于盆腔的后部，上接乙状结肠，下连肛管，长 12～15cm。以腹膜反折为界，直肠分为上段直肠和下段直肠。直肠的主要功能：排便，能吸收少量水、电解质、葡萄糖和部分药物，还能分泌黏液以利排便。

5. 肛管直肠环 由肛管内括约肌、直肠纵肌的下部、肛管外括约肌的深部和部分肛提肌共同组成。功能：发挥肛管括约肌功能，若手术切断后，可引起大便失禁。齿状线是直肠和肛管的交界线，具有重要的临床意义。肛管长约 3cm。

（五）胆道系统

1. 胆道系统 包括肝内和肝外胆管、胆囊及肝胰壶腹括约肌（Oddi 括约肌）。

2. 胆道 分为肝内和肝外两大系统。

3. 胆道系统的功能 具有分泌、贮存、浓缩和输送胆汁的功能。

（六）胰腺

1. 胰腺的解剖结构 正常成人胰腺长 15～20cm，分头、颈、体、尾四部。胰管是胰腺的输出管道，其近端多与胆总管汇合成壶腹，共同开口于十二指肠乳头。这种共同通路或开口是胰腺疾病和胆道疾病相互关联的解剖学基础。

2. 胰腺的功能 具有外分泌和内分泌功能。

（1）胰腺外分泌功能：产生胰液，每日分泌量 750～1500mL，主要成分为水、碳酸氢盐和消化酶。胰消化酶以胰酶、脂肪酶和胰蛋白酶为主。

（2）胰腺内分泌功能：由胰岛的多种细胞构成：①B 细胞：

数量最多，分泌胰岛素。②A 细胞：分泌胰高血糖素。③D 细胞：分泌生长抑素。还有少数胰岛细胞分泌胰多肽、促胃液素、血管活性肠肽等。

二、小儿口腔炎病人的护理

【病因】

名称	致病因素（感染）
鹅口疮（雪口病）（较常见）	白色念珠菌
疱疹性口腔炎（较常见）	单纯疱疹病毒
溃疡性口腔炎（少见）	链球菌、金黄色葡萄球菌、肺炎链球菌

【临床表现】

鹅口疮（雪口病）	口腔黏膜表面出现白色乳凝块样物
疱疹性口腔炎	散在或成簇的小疱疹，水疱迅速破溃后形成浅溃疡，上面覆盖黄白色纤维性渗出物，由柯萨奇病毒引起
溃疡性口腔炎	初起时口腔黏膜充血、水肿，继而形成大小不等的糜烂面或浅溃疡，散在或融合成片，表面有纤维性炎性渗出物形成的灰白色假膜，易拭去，但遗留溢血的创面

【护理措施】

促进口腔黏膜愈合	保持口腔清洁	用3%过氧化氢溶液或0.1%依沙吖啶（利凡诺尔）溶液清洗溃疡面。鹅口疮患儿宜用2%碳酸氢钠溶液清洁口腔，以餐后1小时左右为宜。鼓励患儿多饮水
	遵医嘱正确涂药	涂药前应先清洗口腔，涂药后嘱患儿不可立即漱口、饮水或进食

续表

防止继发感染及交叉感染	护士为患儿进行护理前后要洗手，患儿的食具、玩具、毛巾等要及时消毒。鹅口疮患儿使用过的奶瓶、水瓶及奶头应放于 5% 碳酸氢钠溶液浸泡 30 分钟后洗净再煮沸消毒。疱疹性口腔炎具有较强的传染性，应注意与健康儿隔离，以防传染

三、慢性胃炎病人的护理

【病因】①幽门螺杆菌（Hp）感染。②自身免疫反应：以富含壁细胞的胃体和胃底部黏膜萎缩为主。

【临床表现】①部分病人：有消化不良的表现。②多数病人：上腹部隐痛或不适、反酸、上腹部饱胀、嗳气、食欲不振、恶心、呕吐等。③少数病人：有呕血与黑便。

【辅助检查】胃镜检查（最可靠的确诊方法）。

【处理原则】

幽门螺杆菌感染引起的慢性胃炎	阿莫西林、克拉霉素、替硝唑等和枸橼酸铋钾二联或三联治疗
根据病因给予相应处理	硫糖铝在餐前 1 小时与睡前服用效果最好
	吗丁啉或西沙必利等胃肠动力药，加速胃排空，应在饭前服用，不宜与阿托品等解痉剂合用

【护理措施】

休息	急性发作期	应卧床休息
	恢复期	病人生活要有规律，避免过度劳累，注意劳逸结合
饮食护理	急性发作期	给予无渣、半流质的温热饮食，如病人有少量出血可给予牛奶、米汤等，以中和胃酸，利于黏膜的恢复。剧烈呕吐、呕血的病人应禁食，进行静脉补充营养

饮食护理	恢复期	给予高热量、高蛋白、高维生素、易消化的饮食，避免食用过咸、过甜、辛辣、生冷等刺激性食物。定时进餐、少量多餐、细嚼慢咽，养成良好的饮食卫生习惯

四、消化性溃疡病人的护理

【概述】消化性溃疡主要指发生在胃和十二指肠的慢性溃疡，即胃溃疡和十二指肠溃疡。由于溃疡的形成与胃酸及胃蛋白酶的消化作用有关，故称为消化性溃疡。临床上十二指肠溃疡（DU）较胃溃疡（GU）多见。

【病因】①幽门螺杆菌（Hp）感染：为消化性溃疡的一个重要发病原因。消除 Hp 可降低消化性溃疡复发率。②胃酸和胃蛋白酶：在损害因素中，胃酸与胃蛋白酶，尤其是胃酸的作用占主导地位。③药物：非甾体类抗炎药，如阿司匹林、布洛芬、消炎痛等。④饮食失调：粗糙和刺激性食物或饮料可引起黏膜的物理性和化学性损伤。不定时的饮食习惯会破坏胃酸分泌规律。饮料与烈酒除直接损伤黏膜以外，还能促进胃酸分泌，咖啡也能刺激胃酸分泌。⑤精神因素：持久和过度精神紧张、情绪激动等。⑥吸烟。⑦其他：遗传因素研究发现，O 型血型者比其他血型者容易患 DU。

【临床表现】消化性溃疡病程以慢性病程、周期性发作、节律性上腹痛为特点，一般春秋季节易发作，容易复发，发作常与不良精神刺激、情绪波动、饮食失调等情况有关。

1. 症状

	典型症状	全身症状
胃溃疡	上腹痛（进食－疼痛－缓解）	失眠、多汗、消瘦、贫血
十二指肠溃疡	上腹痛（疼痛－进食－缓解）	

2. GU 与 DU 的比较

	GU	DU
易发病年龄段	50～60 岁	40～50 岁
男女性别比	2：1	4：1
血型	不定	O 型
社会阶层	劳动者	竞争领域/领导者
疼痛	部位：中上腹偏左	部位：中上腹偏左
	节律性：餐后疼痛	节律性：空腹夜间疼痛
	缓解方法：抗酸剂（进食－疼痛－缓解）	缓解方法：抗酸/进食（疼痛－进食－缓解）
呕吐	有	无
营养状况	差	良好
胃酸分泌	正常/偏低	常升高
癌变情况	1%	无

3. 并发症

	易发部位	特征表现
出血（最常见）	十二指肠溃疡	呕血、黑便
穿孔	十二指肠溃疡	腹部剧痛，急性腹膜炎的体征
幽门梗阻	胃溃疡	餐后上腹部饱胀，频繁呕吐宿食，严重时可引起水和电解质紊乱，并有营养不良和体重下降症状
癌变	少数胃溃疡	

【辅助检查】

1. **胃镜检查与黏膜活检** 可直接观察溃疡病变部位、大小、性质，并可进行幽门螺杆菌检测，对消化性溃疡<u>有确诊价值</u>。

2. **X 线钡餐检查** 溃疡的 X 线直接征象为龛影，是诊断溃疡的<u>重要依据</u>。

【处理原则】

	治疗方案	治疗药物
根除幽门螺杆菌	质子泵阻滞剂/胶体铋剂和两种抗菌药物三联治疗	氨苄西林、克拉霉素、甲硝唑
抑制胃内酸分泌	H_2受体拮抗剂	西咪替丁、雷尼替丁、法莫替丁
	质子泵阻滞剂	奥美拉唑、兰索拉唑
	制酸剂	氢氧化铝、碳酸氢钠、铝碳酸镁
保护黏膜	—	枸橼酸铋钾、硫糖铝、前列腺素

【护理措施】

		具体措施
病情观察		观察病人疼痛的特点
饮食护理		嘱病人定时进餐，少量多餐，应细嚼慢咽，不宜过快、过饱
用药护理	遵医嘱正确服用药物	抗酸药应在餐后 1 小时及睡前服用，避免与牛奶同时服用
		抗胆碱能药及胃动力药如吗丁啉、西沙必利等应在餐前 1 小时及睡前 1 小时服用

五、溃疡性结肠炎病人的护理

【概述】 溃疡性结肠炎是一种病因不明的慢性直肠和结肠非特异性炎性疾病，主要临床表现是<u>腹泻、大便有黏液脓血、腹痛、里急后重</u>。本病病程漫长，多反复发作，<u>多发生于青壮年</u>，也可见于儿童或老人。

【临床表现】

1. 症状

	具体表现	特征
消化系统表现	腹泻	轻者每日排便 2 ~ 3 次，重者可达每日 10 余次；粪便呈黏液、脓血便，甚至血便，常有里急后重的感觉
	轻度、中度腹痛	局限于左下腹或下腹部，排便后疼痛可减轻或缓解
全身表现	发热（重症可有高热）、贫血、消瘦、水与电解质平衡失调、低蛋白血症及营养不良	

2. 体征　①病人呈慢性病容，精神差，重者呈消瘦、贫血貌。②轻型病人有左下腹轻压痛；重症者常有明显腹膜刺激征。③如出现反跳痛、腹肌紧张、肠鸣音减弱等，应警惕中毒性结肠扩张、肠穿孔的发生。

3. 并发症　中毒性巨结肠，直肠结肠癌变，直肠、结肠大量出血，肠梗阻，肠穿孔。

【辅助检查】结肠镜检查：对本病诊断、确定病变范围有重要价值。

【处理原则】

1. 一般治疗　卧床休息，保持心情平静，重者应禁食。

2. 药物治疗　①轻、中型或重型：柳氮磺吡啶（简称 SASP），一般作为首选药物。②已有缓解者：糖皮质激素。

3. 手术治疗　对药物治疗无效、有严重并发症者应及时采用。

六、小儿腹泻病人的护理

【概述】腹泻或称腹泻病，是由于多病因、多因素引起的以大便次数增多和大便性状改变为特征的儿科常见病，有婴儿的生理性腹泻、胃肠道功能紊乱导致的腹泻、感染性腹泻等。本病多见于婴幼儿，2 岁以下小儿约占 75%；一年四季均可发病，其中有两个发病高峰，分别是夏季（6 ~ 8 月）、秋冬季（10 ~ 12 月）。

【病因和发病机制】

1. 易感因素　婴幼儿消化系统发育不完善，生长发育快，机体防御功能较差，肠道菌群失调，人工喂养患儿不能从母乳中获得 SIgA 等成分。

2. 感染因素　以轮状病毒感染最为常见。

【分类】

根据病程分类
$$\begin{cases} 急性腹泻：病程 <2\ 周 \\ 迁延性腹泻：病程在\ 2\ 周～2\ 个月 \\ 慢性腹泻：病程 >2\ 个月，多为肠道外感染、\\ 饮食、气候等因素引起 \end{cases}$$

根据病情分类
$$\begin{cases} 轻型：无脱水及中毒症状 \\ 中型：轻、中度脱水或有轻度\\ 中毒症状 \\ 重型：重度脱水或有明显中毒\\ 症状 \end{cases}$$ 多为肠道内感染引起

【临床表现】

1. 轻型腹泻　以胃肠道症状为主，表现为食欲不振，偶有呕吐，大便次数增多，常见白色或黄白色奶瓣和泡沫。

2. 重型腹泻

（1）胃肠道症状：常有呕吐，腹泻频繁，大便每日数十次，多为黄水样便或蛋花汤样便。

（2）水、电解质和酸碱平衡紊乱：主要表现为脱水、代谢性酸中毒、低钾血症、低钙和低镁血症等。

①脱水：由于吐泻丢失体液和摄入量不足，使体液总量减少，导致不同程度的脱水。不同程度脱水的失水占体重百分比及临床表现见下表。

	轻度	中度	重度
失水占体重百分比	3%～5%	5%～10%	>10%
精神状态	稍差，略烦躁	烦躁或萎靡	昏睡甚至昏迷

续表

	轻度	中度	重度
皮肤弹性	稍差	差	极差
口腔黏膜	稍干燥	干燥	极干燥
眼窝及前囟	稍凹陷	明显凹陷	深凹陷，眼睑不能闭合
眼泪	有	少	无
尿量	稍少	少	无
休克症状	无	无	有

由于水和电解质丢失的比例不同而导致不同性质的脱水，以等渗性、低渗性脱水多见。不同性质脱水的临床表现见下表。

	低渗性	等渗性	高渗性
血钠（mmol/L）	<130	130~150	>150
口渴	不明显	明显	极明显
皮肤弹性	极差	稍差	尚可
血压	明显下降	下降	正常或稍低
神志	嗜睡或昏迷	萎靡	烦躁或惊厥

②代谢性酸中毒：代谢性酸中毒的分度及临床表现见下表。

	轻度	中度	重度
精神状态	正常	精神萎靡，烦躁不安	昏睡，昏迷
呼吸改变	呼吸稍快	呼吸深大	呼吸深快，节律不整，有烂苹果味
口唇颜色	正常	樱桃红	发绀

③低钾血症：神经肌肉兴奋性降低：精神不振、无力，腱反射减弱或消失，腹胀，肠鸣音减弱或消失；心脏损害：心音低钝，心律失常，心电图出现 U 波等。

④低钙和低镁血症：出现低钙症状，表现为抽搐或惊厥。

【处理原则】

1. 调整饮食 腹泻时进食和吸收减少，而营养需要量增加，强调继续饮食，满足生理需要。

2. 预防和纠正水、电解质及酸碱平衡紊乱

（1）口服补液：口服补液盐（ORS）溶液：氯化钠2.6g，枸橼酸钠2.9g，氯化钾1.5g，葡萄糖13.5g，用前以温开水1000mL溶解，总渗透压为245mOsm/L，一般用于轻、中度脱水无明显呕吐者。

（2）静脉补液：适用于中度以上脱水、呕吐或腹胀明显的患儿。

1）常用液体种类、成分及配制

①非电解质溶液：常用5%或10%葡萄糖溶液。

②电解质溶液：主要用于补充损失的液体、电解质和纠正酸碱失衡。包括：生理盐水（0.9%氯化钠溶液）；氯化钾溶液，用于补充缺钾、生理需要和继续丢失的钾，常用的有10%和15%氯化钾溶液，均不可直接应用，需稀释成0.15%~0.3%氯化钾溶液静脉滴注（含钾溶液不能静脉推注，注入速度过快可能发生心肌抑制而死亡）；混合溶液：常用混合溶液的组成见下表。

	生理盐水	5%~10%葡萄糖	1.4碳酸氢钠（1.87%乳酸钠）	张力	应用
1:1	1	1	—	1/2	轻、中度等渗性脱水
2:1	2	—	1	等张	低渗性或重度脱水
2:3:1	2	3	1	1/2	轻、中度等渗性脱水
4:3:2	4	3	2	2/3	中度、低渗性脱水
1:2	1	2	—	1/3	高渗性脱水
1:4	1	4	—	1/5	生理需要

2）补液原则：第一天的补液总量包括累计损失量、继续损

失量和生理需要量。

①补充累计损失量

定输液量（定量）：补液量根据脱水的程度而定。原则上婴幼儿轻度脱水 < 50mL/kg，中度脱水 50 ~ 100mL/kg，重度脱水 100 ~ 120mL/kg，实际应用时先按上述量的 2/3 给予，学龄前儿童及学龄儿童应酌减 1/4 ~ 1/3。

定输液种类（定性）：一般情况下是低渗脱水补 2/3 张至等张含钠液，高渗脱水补 1/3 ~ 1/4 张含钠液。如临床判断脱水性质有困难，可先按等渗脱水处理。

定输液速度（定速）：补液的速度取决于脱水的程度，原则上先快后慢。累计损失量应在 8 ~ 12 小时内补足。滴速为每小时 8 ~ 10mL/kg。重度脱水或有周围循环衰竭者应首先静脉推注或快速滴入 2∶1 等张含钠液 20mL/kg，总量不超过 300mL，于 30 ~ 60 分钟内静脉输入。

②补充继续损失量：继续损失量是补液开始后继续丢失的液体量。补充继续损失量一般用 1/3 ~ 1/2 张含钠液。

③供给生理需要量：供给基础代谢需要的水 60 ~ 80mL/kg，实际用量应除去口服部分，用 1/4 ~ 1/5 张含钠液补充。

继续损失量和生理需要量在 12 ~ 16 小时内输入，滴速约为 5mL/（kg·h）。在实际补液过程中，要对以上三部分进行综合分析，对补液量的计算为以上三部分合计，一般轻度脱水 90 ~ 120mL/kg，重度脱水 150 ~ 180mL/kg，并根据治疗效果，随时进行调整。

【护理措施】

1. 补液的护理

（1）口服补液应注意：①服用期间应让患儿照常饮水，防止高钠血症的发生。②如患儿出现眼睑浮肿，应停止服用，改为口服白开水。

（2）静脉补液：①输液前全面了解患儿的病情，熟悉所输液体的组成、张力、配制方法。②输液中按先快后慢、先浓后淡、先盐后糖、见尿补钾的原则分批输入液体。③观察补液效果。准确记录第一次排尿时间，若补液合理，3～4小时应排尿，表明血容量恢复；若24小时患儿皮肤弹性及前囟、眼窝凹陷恢复，说明脱水已纠正；若仅是尿量多而脱水未纠正，可能是输入的液体中葡萄糖比例过高；若补液后患儿出现眼睑水肿，可能是电解质溶液比例过高。

2. 合理喂养，调整饮食　呕吐严重者可暂禁食4～6小时（不禁水），好转后尽早恢复喂养；母乳喂养的患儿继续母乳喂养，缩短每次哺乳时间，少量多次喂哺，暂停辅食；人工喂养的患儿可喂稀释的牛奶或米汤、脱脂奶等，腹泻次数减少后给予半流质饮食如粥、面条；饮食调整原则为由少到多，由稀到稠，逐渐过渡到正常饮食。

3. 维持皮肤的完整性

（1）保持臀部及会阴部皮肤的清洁、干爽。患儿每次大便后，都要用温水清洗臀部，有条件的也可使用婴儿湿巾。清洗臀部时，应用手蘸水进行清洗，避免用毛巾直接擦洗，然后用柔软的毛巾或纸巾轻轻吸干。清洁后，可涂鞣酸软膏等，以预防臀红发生。应选择柔软、吸水性好的棉织品，勤更换，避免使用不透气的塑料布或橡胶布。

（2）臀红的护理。在季节或室温条件允许情况下，局部用红外线灯或鹅颈灯照射。每次照射时间为15～20分钟，每日2～3次，照射灯距一般为35～45cm。

七、肠梗阻病人的护理

【概念】肠内容物不能正常运行或通过发生障碍，称为肠梗阻。

【病因及分类】

1. 按梗阻发生的基本病因分类

（1）机械性肠梗阻：最常见。由于肠腔堵塞、肠壁病变、肠管受压等原因引起肠腔狭窄，使肠内容物通过发生障碍。包括：①粘连性肠梗阻：常在炎症、创伤、出血、异物等引起肠粘连的基础上发生。②肠扭转：小肠扭转多见于青壮年，常在饱食后剧烈运动而发病，表现为突发脐周剧烈绞痛，腹痛常牵涉腰背痛，频繁呕吐，腹胀不对称，病人早期即可发生休克。因肠扭转极易发生绞窄性肠梗阻，故应及时手术治疗。③肠套叠：多见于 2 岁以内的儿童，常为突然发作剧烈的阵发性腹痛，伴有呕吐和果酱样血便。早期可用空气或钡剂灌肠复位。

（2）动力性肠梗阻：是由于神经反射或毒素刺激引起肠壁肌功能紊乱，导致肠内容物不能正常运行。

（3）血运性肠梗阻：较少见，由于肠系膜血管受压、栓塞或血栓形成，使肠管血运障碍，继而发生肠麻痹。

2. 按肠壁有无血运障碍分类　分为单纯性肠梗阻和绞窄性肠梗阻。绞窄性肠梗阻是指不仅有肠内容物通过受阻，同时发生肠管血运障碍。

3. 按梗阻部位分类　分为高位和低位肠梗阻。

4. 按梗阻程度分类　分为完全性和不完全性肠梗阻。

5. 按病情缓急分类　分为急性和慢性肠梗阻。

【临床表现】

1. 症状

（1）腹痛：阵发性剧烈腹痛是机械性肠梗阻的腹痛特点，绞窄性肠梗阻表现为腹痛发作间隙缩短，呈持续性剧烈腹痛伴阵发性加重；麻痹性肠梗阻呈持续性胀痛。

（2）呕吐：高位肠梗阻时呕吐出现早且频繁，呕吐物主要为胃及十二指肠内容物；低位肠梗阻时呕吐迟而少，呕吐物为便样；麻痹性肠梗阻时呕吐呈溢出性，若呕吐物呈褐色或血性，表明肠管有血运障碍。

（3）腹胀：高位肠梗阻腹胀不明显；低位肠梗阻腹胀明显；麻痹性肠梗阻为均匀性全腹胀；腹胀不对称为绞窄性肠梗阻的特征。

（4）停止排便排气：见于急性完全性肠梗阻，但发病早期，尤其是高位肠梗阻，梗阻以下的肠腔内尚残留的气体或粪便可以自行或灌肠后排出；不完全性肠梗阻可有多次少量的排气、排便；绞窄性肠梗阻可排出血性黏液样粪便。

2. **体征** 单纯性肠梗阻可见肠型和蠕动波，麻痹性肠梗阻时全腹膨隆，肠扭转时腹胀不对称。单纯性肠梗阻腹部轻压痛，无腹膜刺激征；绞窄性肠梗阻腹部有固定性压痛和腹膜刺激征，有时可触及有压痛的肠祥包块。绞窄性肠梗阻时腹腔内有渗液，可有移动性浊音。机械性肠梗阻时，可闻及肠鸣音亢进，有气过水声或金属音；麻痹性肠梗阻时则肠鸣音减弱或消失。

【护理措施】

1. 维持体液平衡

（1）合理输液并记录出入量：根据病人脱水情况及有关的血生化指标安排合理的输液计划。

（2）营养支持：肠梗阻病人应禁食，给予胃肠外营养。若经治疗肠梗阻解除，肠蠕动恢复正常，可经口进流质饮食，以后逐渐过渡为半流质及普食。

2. 有效缓解疼痛

（1）禁食、胃肠减压：清除肠腔内积气、积液，有效缓解腹胀、腹痛。

（2）腹部按摩：若病人为不完全性、痉挛性或单纯蛔虫所致的肠梗阻，可适当顺时针轻柔按摩腹部。

（3）应用解痉剂：腹痛病人在明确诊断后可遵医嘱适当给予解痉剂治疗，如阿托品肌内注射。

3. 维持体温正常 遵医嘱正确、合理地应用抗菌药控制感染，并观察病人在用药过程中的反应。

4. 并发症的预防和护理

（1）腹腔感染及肠瘘：①避免感染：注意保持腹腔引流通畅，严格无菌技术操作。②营养：根据病人情况合理补充营养。③观察：观察病人术后腹痛、腹胀症状是否改善，肛门恢复排气、排便的时间等。若腹腔引流管周围流出液体带便臭味，同时病人出现局部或弥漫性腹膜炎的表现，应警惕腹腔内感染及肠瘘的可能。

（2）肠粘连：①术后早期活动：协助病人翻身并活动肢体；鼓励病人尽早下床活动，以促进肠蠕动恢复，预防粘连。②密切观察病情：病人是否再次出现腹痛、腹胀、呕吐等肠梗阻症状，一旦出现，应及时报告医生并协助处理，包括按医嘱让病人口服液体石蜡、给予胃肠减压或做好再次手术的准备。

八、急性阑尾炎病人的护理

急性阑尾炎是最常见的急腹症之一。

【病因】阑尾管腔阻塞是急性阑尾炎最常见的原因。

【临床表现】

1. 症状 典型的转移性右下腹疼痛（大多数病人）；腹痛多始于脐周或上腹部；数小时后疼痛转移并局限于右下腹。

2. 体征

右下腹固定的压痛	最常见的重要体征
压痛部位常在麦氏（McBurney）点	右髂前上棘与脐连线中外 1/3 交界处
腹触及边界不清或较为固定的压痛性包块时	提示阑尾周围脓肿形成

【处理原则】

治疗方案	适用范围
手术治疗	绝大多数急性阑尾炎确诊后
非手术治疗	适用于早期单纯性阑尾炎或有手术禁忌证者
先使用抗生素控制症状，一般 3 个月后手术	阑尾周围脓肿者

【护理措施】

1. 减轻或控制疼痛 根据疼痛的程度，采取非药物或药物方法止痛。

（1）采取适当卧位：①协助病人采取半卧位或斜坡卧位以减轻腹壁张力，有助于缓解疼痛。②指导病人进行有节律的深呼吸，起到放松和减轻疼痛的作用。

（2）禁食或合理饮食：①拟手术治疗的病人予以禁食，必要时遵医嘱给予胃肠减压。②非手术治疗的病人，应在严密的病情观察下，进食清淡饮食，防止腹胀而引起疼痛。

（3）药物止痛：对诊断明确的疼痛剧烈病人，可遵医嘱给予解痉或止痛药，以缓解疼痛。

2. 控制感染　遵医嘱应用足量有效抗菌药，以达到有效控制感染的目的。

3. 并发症的预防和护理

（1）内出血：多因阑尾系膜结扎线松脱所致，常发生在术后24小时内，故手术后当天应严密观察脉搏、血压。病人如有面色苍白、脉速、血压下降等内出血的表现，或是腹腔引流管有血液流出，应立即将病人平卧，静脉快速输液、输血。

（2）切口感染：是术后最常见的并发症，表现为术后 3～5天体温升高，切口疼痛且局部有红肿、压痛或波动感。

（3）腹腔脓肿：炎症渗液积聚于膈下、肠间、盆腔而形成，表现为术后 5～7 天体温升高，或下降后又上升，并有腹痛、腹胀、腹部包块或排便排尿改变等。

（4）肠瘘：多因阑尾残端结扎线松脱，或术中误伤盲肠所致，表现为发热、腹痛、少量粪性肠内容物从腹壁伤口流出。

九、腹外疝病人的护理

【概述】体内某个脏器或组织离开其正常解剖部位，通过先天或后天形成的薄弱点、缺损或空隙进入另一部位，即称之为疝。疝最多发生于腹部，以腹外疝多见。腹外疝是由腹腔内的脏器或组织连同腹膜壁层，经腹壁薄弱点或空隙向体表突出所形成。

【病因及分类】

1. 病因　腹壁强度降低和腹内压增高，是腹外疝发病的两个主要原因。

2. 分类

（1）易复性疝：凡疝内容物很容易回纳入腹腔的，称为易复性疝。

（2）难复性疝：疝内容物不能或不能完全回纳入腹腔内，称难复性疝。

（3）嵌顿性疝：疝环较小而腹内压突然增高时，疝内容物可强行扩张疝囊颈而进入疝囊，随后因疝囊颈的弹性收缩，将内容物卡住，使其不能回纳，称为嵌顿性疝。

（4）绞窄性疝：嵌顿若未能及时解除，肠管及其系膜受压程度不断加重，可使动脉血流减少，最后导致全阻断，即为绞窄性疝。

【临床表现】

1. 腹股沟斜疝

（1）易复性斜疝：除腹股沟区有肿块和偶有胀痛以外，并无其他症状，常在站立、行走、咳嗽或用力时出现肿块；如病人平卧休息用手将肿块推送向腹腔则回纳而消失。

（2）难复性斜疝：除胀痛稍重以外，主要特点是疝块不能完全回纳。

（3）嵌顿性疝：多发生于斜疝，主要发病原因是强体力劳动或用力排便等使腹内压骤增，表现为疝块突然增大，伴有明显疼痛，平卧或用手推送不能使之回纳。

（4）绞窄性疝：临床症状多较严重，因疝内容物发生感染，侵及周围组织，会引起疝块局部软组织的急性炎症和腹膜炎的表现，严重者可发生脓毒症。

2. 腹股沟直疝　病人站立时，在腹股沟内侧端、耻骨结节外上方出现一半球形肿块，不伴有疼痛或其他症状；因疝囊颈宽大，平卧后肿块多能自行消失；直疝不进入阴囊，故极少发生嵌顿。本病常见于年老体弱者。

【处理原则】

1. 非手术治疗　婴幼儿疝有自行消失的可能，故半岁以下幼儿可暂不手术，采用棉线束带或绷带压住腹股沟管深部，防止疝块突出。

2. 嵌顿性疝和绞窄性疝的处理原则

（1）嵌顿性疝：具备下列情况者可先试行手法复位：①嵌顿时间在 3~4 小时内，局部压痛不明显，也无腹部压痛或腹肌紧张等腹膜刺激征者。②年老体弱或伴有其他较严重疾病而估计肠祥尚未绞窄坏死者。

手法复位后，必须严密观察腹部体征，一旦出现腹膜炎或肠梗阻的表现，应尽早手术探查。

（2）绞窄性疝的内容物已坏死，更需要手术治疗。

【护理措施】

1. 预防腹内压增高的相关知识

（1）术前：①凡术前有咳嗽、便秘、排尿困难等腹内压升高因素者，均应给予对症处理。②活动与休息：疝块较大者减少活动，多卧床休息；离床活动时使用疝带压住疝环口。③病情观察：观察病人的腹部情况，若出现明显腹痛，伴疝块突然增大、紧张发硬且触痛明显、不能回纳腹腔，应高度警惕嵌顿性疝发生的可能。④灌肠与排尿：术前晚灌肠，清除肠内积粪，防止术后腹胀及排便困难。⑤急诊手术病人应禁食、静脉输液、胃肠减压、抗感染。

（2）术后：①病情观察：观察伤口渗血情况，及时更换浸湿的敷料，估计并记录出血量。②体位：取平卧位，膝下垫一软枕，使髋关节微屈，以松弛腹股沟切口的张力和减少腹腔内压力。③饮食：病人一般于术后 6~12 小时若无恶心、呕吐，可进水及流食，次日可进半流食、软食或普食。肠切除吻合术者术后应禁食，待肠道功能恢复后方可进食。④活动：采用无张力疝修补术的病人可以早期离床活动。⑤防止腹内压升高。

2. 减轻或有效缓解疼痛 ①术前。②术后：平卧 3 日，髋关节微屈，以松弛腹股沟切口的张力。

3. 维持体液平衡 若发生嵌顿或绞窄，应予禁食、胃肠减压。肠切除吻合术者术后禁食期间，应继续给予补液和支持治疗。

4. **并发症的预防和护理**

（1）预防阴囊水肿：术后可用丁字带将阴囊托起，并密切观察阴囊肿胀情况。

（2）预防切口感染：①术前皮肤准备：手术前应做好阴囊及会阴部的皮肤准备，避免损伤皮肤。②应用抗菌药：术后须及时、合理应用抗菌药。③切口护理：术后须严格无菌操作，保持敷料清洁、干燥，避免大小便污染。④注意观察：体温和脉搏的变化及切口有无红、肿、疼痛，一旦发现切口感染，应尽早处理。

十、直肠肛管疾病病人的护理

常见直肠肛管疾病：痔、肛瘘、直肠肛管周围脓肿、肛裂。

（一）痔

【概念】痔是直肠下段黏膜和肛管皮肤下的静脉丛瘀血、扩张和屈曲所形成的静脉团。

【临床表现】

1. **内痔** 主要表现为排便时无痛性出血和痔块脱出，分为 4 期：①Ⅰ期：排便时无痛性出血，痔块不脱出肛门外。②Ⅱ期：便血加重，严重时呈喷射状，排便时痔块脱出，但便后能自行回纳。③Ⅲ期：便血量常减少，痔块脱出不能自行回纳，需用手托回。④Ⅳ期：痔块长期脱落出于肛门外或回纳后又立即脱出。

2. **外痔** 主要表现为肛门不适、潮湿，有时伴局部瘙痒。若形成血栓性外痔，则有肛门剧痛，排便、咳嗽时加剧，在肛门处可见红色或暗红色硬结。

3. **混合痔** 临床上兼有内、外痔的临床表现。

【护理措施】

1. **有效缓解疼痛** ①局部热敷或温水坐浴：便后及时清洗，保持局部清洁舒适，必要时用 1∶5000 高锰酸钾溶液温水坐浴。②遵医嘱用药：血栓性外痔者局部应用抗菌药软膏。

2. **保持大便通畅**

（1）术前：①调节饮食结构：嘱病人多饮水，多吃新鲜水果蔬菜和粗粮，少饮酒，少吃辛辣刺激性食物。②养成定时排便习惯。

（2）术后：术后 1~2 天应以无渣或少渣流食、半流食为主，之后应保持大便通畅，防止用力排便，崩裂伤口。若有便秘，可口服液体石蜡或者其他缓泻剂，但忌灌肠。

（二）肛瘘

【概述】肛瘘是肛管或直肠下部与肛门周围皮肤相通的慢性感染性瘘管。肛瘘由内口、外口和中间的瘘管组成。

【分类】①外瘘：肛瘘外口在肛门周围皮肤上；内瘘：两个开口均在直肠肛管内。②低位肛瘘：瘘管在肛门外括约肌深部以下；高位肛瘘：瘘管在肛门外括约肌深部以上。③单纯性肛瘘：内口、外口及瘘管各 1 个；复杂性肛瘘：有多个瘘口和瘘管。

【临床表现】①肛周瘘管外口不断流出脓液、粪便，甚至有气体排出，刺激周围皮肤导致瘙痒、湿疹等。②若瘘管外口阻塞或假性愈合，脓液积聚，可有直肠肛管周围脓肿表现，脓液再次排出后症状减轻。③常可反复发作，难以自愈。

【处理原则】因肛瘘不能自愈，必须手术治疗。手术治疗包括挂线疗法、肛瘘切开术或切除术。

【护理措施】

1. 保持大便通畅 ①饮食：注意饮食清淡，忌辛辣食物，多进新鲜果蔬，多饮水。②养成良好排便习惯：术后病人因惧怕疼痛，常拒绝排便，应向其解释术后排便的意义，在有便意时应及时排便；可口服缓泻剂，必要时应用止痛剂以缓解疼痛。

2. 加强肛周皮肤护理 ①保持肛周皮肤清洁、干燥：嘱病人局部皮肤瘙痒时不可用指甲抓，避免皮肤损伤和感染。②温水坐浴：手术后第二天开始，每天早晚及便后用 1:5000 高锰酸钾溶液坐浴，浴后擦干局部，涂以抗生素软膏。③挂线后护理：嘱病人每 5~7 天至门诊收紧药线，直到药线脱落。脱线后局部可涂生肌散或抗生素软膏，以促进伤口愈合。

3. 术后并发症的预防和护理 定期行直肠指诊，以便及时观察伤口愈合情况。为防止肛门狭窄，术后 5～10 天可用示指扩肛，每日 1 次。肛门括约肌松弛者，术后 3 天起指导病人进行提肛运动。

（三）直肠肛管周围脓肿

【概念】直肠肛管周围脓肿是<u>肛管或直肠下段周围软组织</u>的<u>急性化脓性感染</u>。

【病因】常因<u>肛窦炎</u>使细菌经淋巴管扩散至肛管周围间隙而成，多数脓肿在穿破或切开后形成肛瘘，经久不愈。

【临床表现】

1. <u>肛门周围脓肿</u>　最常见，位于肛门周围皮下。炎症局部<u>红、肿、热、持续性跳痛</u>，脓肿形成可有波动感；全身症状不明显，常自行破溃，形成<u>低位肛瘘</u>。

2. <u>坐骨肛管间隙脓肿</u>　也较常见，位置较深。最初局部体征不明显，以<u>全身中毒症状</u>为主，开始表现为患侧持续性胀痛，逐渐加重，有时出现里急后重或排尿困难；如不及时切开，脓肿多向下穿入肛门周围间隙和皮肤，形成<u>高位肛瘘</u>。

3. <u>骨盆直肠间隙脓肿</u>　位置最深，较少见，但很重要。病人全身症状更明显而局部症状不明显，早期就有<u>全身感染中毒症状</u>，如发热、寒战、疲乏不适等，局部可有排尿困难和里急后重等。直肠穿刺抽得脓液即可确诊。

【处理原则】

时期	治疗方案
早期	使用抗生素、温水坐浴、局部理疗、通便等促炎症消退
脓肿形成	及早切开引流

（四）肛裂

【概述】肛裂是肛管皮肤的<u>全层裂伤</u>后所形成的<u>慢性溃疡</u>，常发生在<u>肛管后正中线</u>。

【病因】<u>长期便秘</u>、粪便干结引起排便时的机械性创伤是肛裂形成的<u>直接原因</u>。<u>肛裂、前哨痔、肥大乳头</u>三者同时存在，称为<u>肛裂三联症</u>。

【临床表现】 <u>排便时及排便后肛门部疼痛</u>。

【处理原则】

时期	治疗方案
初发病者	保持排便通畅，便后坐浴，局部涂消炎止痛软膏或在溃疡基底封闭注射，促进裂口愈合
陈旧性者	需手术切除，术后创口不缝合，经坐浴、换药直至愈合

十一、肝硬化病人的护理

【概述】 肝硬化由一种或几种病因引起的慢性、弥漫性肝病，是常见病，也是主要死亡病因之一。

【病因】 引起肝硬化的病因有多种，在我国以<u>病毒性肝炎</u>引起肝硬化为主要原因。

【临床表现】

1. 代偿期 ①症状：症状轻、无特异性，常以<u>疲乏无力、食欲减退</u>为主要表现，可伴<u>腹胀、恶心、轻微腹泻</u>等。②体征：肝轻度肿大，质变硬，无或轻度压痛，脾轻度肿大。

2. 失代偿期 主要为<u>肝功能减退和门脉高压症</u>。

（1）肝功能减退的表现：①全身症状：营养状况较差，可有不规则低热，消瘦乏力，精神不振，重者衰弱而卧床不起，皮肤干枯，面色晦暗无光泽（肝病面容）。②消化道症状：食欲减退，畏食，进食后常感上腹饱胀不适、恶心、呕吐。③出血倾向和贫血：常有皮肤紫癜、牙龈出血、鼻出血、胃肠出血等倾向，病人常有程度不同的贫血，主要与肝合成凝血因子减少、脾功能亢进等因素有关。④内分泌紊乱：由于肝功能减退，对雌激素灭活能力减退，在病人面部、颈、上胸、肩背、上肢等上腔静脉引流部位可见蜘蛛痣和（或）血管扩张，在手掌大小鱼际及指端腹侧有红斑，称之为肝掌。

（2）门脉高压症的三大表现：<u>脾大、侧支循环的建立和开放、腹水</u>。

1）脾大：由于脾脏瘀血，可有轻、中度脾脏肿大。晚期可伴有脾功能亢进，表现为白细胞、血小板和红细胞计数减少。

2）侧支循环的建立和开放：临床上重要的侧支循环包括：①食管下段和胃底静脉曲张：破裂时，可发生呕血、黑便及休克症状。②腹壁和脐周静脉曲张：表现在脐周与腹壁迂曲的静脉，以脐为中心向上及下腹延伸。③痔静脉扩张：是门静脉的直肠上静脉与下腔静脉的直肠中、下静脉吻合，可扩张形成痔核，破裂时引起便血。

3）腹水：约75%以上失代偿期病人有腹水，是肝硬化最突出的临床表现。病人常有腹胀感、呼吸困难、脐疝、下肢水肿，腹壁叩诊有移动性浊音。

3. 并发症　①<u>食管胃底静脉曲张破裂出血</u>：为<u>最常见的并发</u>症，多突然发生<u>大量呕血或黑粪</u>。②<u>肝性脑病</u>：是<u>晚期肝硬化最严重的并发症</u>，亦是<u>常见死亡原因</u>。

【辅助检查】

1. 血常规　脾功能亢进时白细胞和血小板计数减少。

2. 血生化检查　血清总蛋白可正常、降低或增高，但白蛋白降低、球蛋白增高。凝血酶原时间在代偿期可正常，失代偿期可有不同程度的延长。胆固醇酯常低于正常。

【处理原则】

1. 休息与活动：代偿期病人适当减少活动，但仍可参加轻体力工作。失代偿期病人则应以卧床休息为主，避免劳累。

2. 饮食护理：给予高热量、高蛋白质、维生素丰富、易消化食物。肝功能损害显著或有肝性脑病先兆者，应限制或禁食蛋白质；腹水者应限制盐摄入；避免进食粗糙、坚硬食物，忌酒。

3. 腹水的治疗：①限制钠、水的摄入：限制盐在 1～2g/d，进水量限制在 1000mL/d 左右。②增加钠、水的排泄：利尿治疗以每天体重减轻不超过 0.5kg 为宜，利尿剂使用不宜过猛，避免诱发肝性脑病、肝肾综合征等。每次放腹水在 4000～6000mL，亦可一次放 10000mL 甚至放完，同时静脉滴注白蛋白 40~60g。③提高血浆胶体渗透压：每周输注新鲜血、白蛋白、血浆。

4. 手术治疗。

【护理措施】

1. 休息：代偿期病人可参加轻体力活动，避免过度疲劳。失代偿期病人，应卧床休息。

2. 饮食护理：给予高热量、高蛋白、高维生素、易消化的食物，应忌酒，避免进食粗糙、尖锐或刺激性食物。如肝功能损害显著或有肝昏迷先兆者、血氨偏高者应限制或禁食蛋白质；有腹水时应给予低盐或无盐饮食，限制进水量。

3. 病情观察：注意观察生命体征、尿量等情况，准确记录出入量，观察腹围、体重，注意有无呕血及黑便，有无精神行为异常表现。

4. 皮肤护理：每日可用温水擦浴，保持皮肤清洁，避免用力搓擦。病人衣着宜宽大柔软、易吸汗，床铺应平整洁净。长期卧床病人应定时更换体位，以防发生压疮，皮肤瘙痒者可给予止痒处理，嘱病人勿用手抓挠，以免皮肤破损引起感染。

5. 腹腔穿刺放腹水的护理：①术前向病人解释操作过程及注意事项，测量体重、腹围、生命体征，排空膀胱。②术中及术后监测生命体征，观察有无不适反应。③术后用无菌敷料覆盖穿刺部位，并观察穿刺部位是否有溢液。术毕应缚紧腹带，防止腹穿后腹内压骤降。记录抽出腹水的量、性质、颜色，标本及时送检。

6. 心理护理。

十二、肝脓肿病人的护理

（一）细菌性肝脓肿

【概述】 细菌性肝脓肿是指化脓性细菌引起的肝内化脓性感染。本病最常见致病菌为大肠杆菌和金黄色葡萄球菌，其次为链球菌、类杆菌属等。

【病因】 胆道系统是最主要的入侵途径和最常见的病因。

【临床表现】

	寒战、高热（最常见早期症状）	体温可高达 39～40℃，一般为稽留热或弛张热
症状	肝区疼痛消化道及全身症状	多数出现肝区持续性胀痛或钝痛，有时可伴有右肩牵涉痛或胸痛
体征	肝区压痛、肝大	右下胸部和肝区有叩击痛，严重者可出现黄疸

【护理措施】①病情观察。②营养支持。③高热和疼痛的护理。④引流管护理。

（二）阿米巴性肝脓肿

【病因】阿米巴性肝脓肿是肠道阿米巴感染的并发症。

【临床表现】发热、肝区疼痛、肝大。

十三、肝性脑病病人的护理

【概述】肝性脑病又称肝昏迷，是严重肝病引起的以代谢紊乱为基础的中枢神经系统功能失调的综合病症。本病主要临床表现为意识障碍、行为失常和昏迷。

【病因】

1. 各型肝硬化及门体分流手术后是引起肝性脑病最常见原因，其中又以病毒性肝炎后肝硬化最多见。

2. 肝性脑病常见的诱因：①上消化道出血：引起血氨升高，从而促发肝性脑病。②大量排钾利尿、放腹水。③高蛋白饮食。④感染。⑤药物：利尿剂、安眠药（如安定）、镇静药、麻醉药等。⑥便秘。

【临床表现】一般根据意识障碍程度、神经系统表现和脑电图改变，肝性脑病可分为 4 期。

分期	临床表现
一期（前驱期）	轻度性格改变和行为失常，如欣快激动或淡漠、随地便溺。病人应答尚准确，但有时吐字不清且较缓，可有扑翼样震颤
二期（昏迷前期）	以意识错乱、睡眠障碍、行为失常为主，定向力和理解力均减退，不能完成简单计算；言语不清，举止反常，多有睡眠时间倒错，甚至有幻觉、恐惧、躁狂
三期（昏睡期）	以昏睡和精神错乱为主，大部分时间呈昏睡状态，但可唤醒
四期（昏迷期）	神志完全丧失，不能唤醒

【处理原则】

1. 消除诱因，积极防治感染和上消化道出血，避免快速、大量排钾利尿和放腹水，不用或慎用镇静安眠药、麻醉药。

2. 减少肠内毒物的生成和吸收

（1）减少或临时停止蛋白质饮食。

（2）灌肠/导泻：清除肠内含氮物质或积血，保持大便通畅，可用生理盐水或弱酸性溶液灌肠，禁用肥皂水灌肠。对急性门体分流性脑病昏迷病人以 33.3% 乳果糖 500mL 灌肠作为首选治疗。

（3）抑制肠道细菌生长：口服抗生素如甲硝唑、新霉素等，抑制肠内细菌生长，促进乳酸杆菌繁殖，减少氨的形成和吸收；口服乳果糖，在结肠中被细菌分解为乳酸和醋酸，使肠内呈酸性，从而减少氨的产生、吸收。以保持每日 2~3 次软便为宜。

3. 促进有毒物质的代谢清除，纠正氨基酸的代谢紊乱

（1）降氨药物：谷氨酸钾或谷氨酸钠与游离氨结合形成谷氨酰胺，从而降低血氨。

（2）支链氨基酸：口服或静脉滴注以支链氨基酸为主的氨基酸混合液，可纠正氨基酸代谢的不平衡，抑制大脑中假神经递质的形成。

【护理措施】

1. 严密监测病情：密切注意肝性脑病的早期征象，观察病人

思维及认知改变，识别意识障碍的程度，观察并记录病人的生命体征、瞳孔大小、对光反射等。

2. 避免各种诱发因素：①禁止给病人应用安眠药和镇静药物。②防止感染：加强基础护理，观察体温变化，保持口腔、会阴部、皮肤的清洁，注意预防肺部感染。③防止大量进液或输液：过多液体可引起低血钾、稀释性低血钠、脑水肿等。④避免快速利尿和大量放腹水：及时纠正频繁的腹泻和呕吐，防止有效循环血容量减少、水电解质紊乱和酸碱失衡。⑤保持大便通畅：便秘者可口服或鼻饲 50% 硫酸镁 30~50mL 导泻，也可用生理盐水或弱酸溶液灌肠。忌用肥皂水灌肠。

3. 饮食护理：限制蛋白质摄入，发病开始数日内禁食蛋白质，供给足够的热量和维生素，以糖类为主要食物。昏迷者应忌食蛋白质，可鼻饲或静脉补充葡萄糖供给热量。清醒后可逐步增加蛋白饮食，每天控制在 20g 以内，最好给予植物蛋白，如豆制品。显著腹水病人应限制钠、水量，限钠应 250mg/d，水入量为一般尿容量加 1000mL/d。

4. 意识障碍病人的护理：对于躁动不安者须加床档，必要时宜用保护带，以防坠床。

5. 昏迷病人的护理。

6. 用药护理。

十四、门静脉高压症病人的护理

【概述】门静脉高压症是门静脉血流受阻、血液淤滞引起门静脉系统压力增高，临床上有脾大及脾功能亢进、食管胃底静脉曲张或破裂出血、腹水等表现。

【病因】门静脉血流阻力增加，是门静脉高压症的始动因素。

【临床表现】

1. 脾大、脾功能亢进　在门静脉高压症早期即可有脾脏肿大，伴有程度不同的脾功能亢进。

2. 呕血和黑便　食管下段及胃底曲张静脉突然破裂发生急性大出血，病人会呕吐鲜红色血液或排出柏油样便，甚至很快出现休克；由于肝功能损害致凝血功能障碍，脾功能亢进致血小板减少，故出血常不易自止；大出血同时引起肝组织严重缺氧，易发生肝性脑病。

3. 腹水　腹水形成较多时病人表现为腹部膨胀，能叩出腹部移动性浊音。

4. 其他　常有消化吸收功能障碍或营养不良的表现，鼻与齿龈出血等全身出血倾向，还可有黄疸、蜘蛛痣、腹壁静脉曲张等。

【处理原则】①食管胃底曲张静脉破裂出血的手术治疗：断流术、分流术、肝移植。②脾大、脾功能亢进的外科手术：脾切除术。③顽固性腹水的手术治疗：肝移植（有效的治疗）、腹腔 - 静脉转流术。

【护理措施】

1. 术前护理

（1）心理护理：讲解疾病过程及治疗方式，保证护理计划顺利实施。

（2）休息：必要时卧床休息，减轻肝代谢负担，增进肝血流量，有利于保护肝功能。

（3）营养：给予低蛋白、低脂、高糖、高维生素饮食。纠正低蛋白血症，使用保肝药物，适当补充维生素 K。

（4）防止食管胃底静脉破裂出血：避免呕吐、便秘、咳嗽等使腹内压增高的因素；避免进食干硬或有骨刺食物，饮食不宜过热。术前一般不放置胃管。

（5）分流术前准备：术前 2～3 天口服肠道抑菌药，减少肠道氨的产生，手术前晚用酸性液灌肠。

2. 术后护理

（1）饮食：分流术后要限制蛋白质的摄入量，忌食粗糙或过热食物，禁烟酒。

（2）继续采取保肝治疗。

（3）并发症观察与预防：注意有无术后并发症的发生。若出现性格行为异常、意识恍惚、烦躁、昏迷等，可能出现肝昏迷；

脾切除后出现发热、腹痛、腹胀、血便等，应考虑肠系膜静脉血栓形成。术后并发症：①血管吻合口破裂出血：分流术后 48 小时内，病人取平卧位，翻身动作宜轻柔，应卧床 1 周，保持大便通畅，以防血管吻合口破裂。②静脉血栓形成：2 周内定期复查血小板计数，如超过 $600 \times 10^9/L$ 时，应使用抗凝药物，防止肠系膜静脉血栓形成。注意用药前后凝血时间变化。脾切除术后不再使用维生素 K 及其他止血药物。

（4）做好腹腔引流管护理。

（5）出院指导：病人应注意休养和饮食，定期复查。遵医嘱服用保肝药物，防止食管胃底曲张静脉再次破裂出血。

十五、胆道疾病病人的护理

（一）胆囊炎

【分类】分为急性胆囊炎和慢性胆囊炎。

【临床表现】

1. 急性胆囊炎

（1）症状：①腹痛：多数病人有上腹部疼痛史，表现为右上腹阵发性绞痛，常在饱餐、进食油腻食物后或夜间发作，疼痛可放射至右肩及右肩下。②消化道症状：恶心、呕吐、厌食等消化道症状。③发热或中毒症状：体温升高和脉搏加速。

（2）体征：右上腹可有不同程度和不同范围的压痛、反跳痛和肌紧张，Murphy 征阳性。

2. 慢性胆囊炎　症状常不典型，主要表现为上腹部饱胀不适、厌食油腻和嗳气等消化不良的症状，以及右上腹和肩背部隐痛。

【处理原则】主要为手术治疗。

【护理措施】

1. 减轻或控制疼痛

（1）卧床休息：协助病人采取舒适体位，指导其进行有节律的深呼吸。

（2）合理饮食：病情较轻者，指导其清淡饮食，忌油腻食物；病情严重且拟急诊手术的病人予以禁食和胃肠减压。

（3）**药物止痛**：对诊断明确的剧烈疼痛者，可遵医嘱给予消炎利胆、解痉药，或用止痛药以缓解疼痛。

（4）**控制感染**：遵医嘱及时合理应用抗菌药。

2. 维持体液平衡　禁食期间，根据医嘱经静脉补充足够的水、电解质、能量和维生素等。

3. 并发症的预防及护理　严密监测病人生命体征及腹痛程度、性质和腹部体征变化。若腹痛进行性加重，且范围扩大，出现压痛、反跳痛、肌紧张等，同时伴有寒战、高热的症状，提示胆囊穿孔。

（二）急性梗阻性化脓性胆管炎

【病因】急性梗阻性化脓性胆管炎是因急性胆管完全梗阻和化脓性感染所致，是胆道感染疾病中的严重类型，也称为急性重症型胆管炎。本病在我国较多见。

【临床表现】对本病的诊断，主要是在 Charcot 三联征的基础上，又出现休克和神经精神症状，具备这五联征（Reynolds 五联征）即可诊断，包括腹痛、寒战高热、黄疸、休克、神经精神症状。

【处理原则】紧急手术解除胆道梗阻并减压。

【护理措施】

1. 术前护理　①病情观察。②缓解疼痛。③改善和维持营养状态。④对症护理。⑤并发症的预防。⑥心理护理。

2. 术后护理　①病情观察。②T 型引流管的护理。③健康指导。

（三）胆道蛔虫病

【病因】寄生在人体小肠中下段内的蛔虫，当寄生环境发生变化时，喜爱钻孔习性的蛔虫可上达胃、十二指肠内，再加上 Oddi 括约肌功能失调，蛔虫即可钻入胆道引起症状。

【临床表现】本病的特点是剧烈的腹部绞痛与不相称的轻微腹部体征，即症状与体征不符。

1. 症状　突发性剑突下阵发性"钻顶样"剧烈绞痛，可向右肩背部放射。发作时辗转不安，呻吟不止，大汗淋漓，可伴有恶心、呕吐或呕吐蛔虫。

2. 体征　剑突下或偏右有轻度深压痛。

【辅助检查】B超检查是本病的首选检查方法。

【处理原则】①解痉、镇痛、利胆、驱虫、控制感染、纠正水电解质失调。②绝大多数病人可用非手术疗法治愈，仅在出现严重并发症时才考虑手术治疗。

（四）胆石症——胆囊结石

【临床表现】

1. 症状　腹痛是主要的临床表现，起病常在饱餐、进油腻食物后，或在夜间发作，主要表现为右下腹阵发性绞痛，疼痛常放射至右肩或右背部，伴恶心呕吐、畏食等，病情重的还会有畏寒和发热，部分病人可有轻度黄疸。

2. 体征　右上腹有压痛、反跳痛和肌紧张，Murphy征阳性（深压胆囊区，嘱病人深吸气，可有触痛反应），可在右上腹触及肿大而有触痛的胆囊；如胆囊壁发生坏死、穿孔，则出现弥漫性腹膜炎的体征。

【辅助检查】①实验室检查：血白细胞计数及中性粒细胞比例增高。②B超检查：提示胆囊增大，囊壁增厚，大部分病人可见到胆囊结石影像。

（五）胆石症——胆管结石

【病因】胆管结石根据病因不同，分为原发性和继发性胆管结石。

1. 原发性胆管结石　在胆管内形成的结石，以胆色素结石或混合性结石为主。

2. 继发性胆管结石　胆管内结石来自于胆囊者，以胆固醇结石多见。

【临床表现】病人常伴非特异性消化道症状，如上腹部不适、呃逆、嗳气等。当结石阻塞胆管并继发感染时可致典型的胆管炎症状：急腹痛、寒战高热和黄疸，称为 Charcot 三联征。

1. **腹痛** 位于剑突下或右上腹部，呈阵发性、刀割样绞痛，或持续性疼痛伴阵发性加剧。疼痛向右后肩背部放射，伴有恶心、呕吐。

2. **寒战高热** 于剧烈腹痛后出现寒战、高热，体温可高达 39～40℃，呈弛张热。

3. **黄疸** 结石堵塞胆管后，胆红素逆流入血，病人出现黄疸。

【辅助检查】

1. **实验室检查** 合并感染时，白细胞计数及中性粒细胞比例明显升高；肝细胞损害时，血清转氨酶和碱性磷酸酶增高。

2. **影像学检查** B 超检查可显示胆管内有结石影，近段扩张。

3. **其他检查** 必要时可行 PTC、ERCP 检查，了解结石的部位、数量、大小和胆管梗阻的部位。

【护理措施】

1. **术前护理** 胆绞痛发作时，按医嘱给予解痉、镇静和止痛，常用哌替啶 50mg、阿托品 0.5mg 肌内注射，但勿使用吗啡，以免胆道下端括约肌痉挛，使胆道梗阻加重。肌内注射维生素 K_1 10mg，每日 2 次，纠正凝血功能障碍。

2. **术后护理**

（1）病情观察：①生命体征：尤其是心率和心律的变化。②观察、记录有无出血和胆汁渗出：包括量、速度，有无休克征象。胆道手术后易发生出血，量小时，表现为柏油样便或大便隐血；量大时，可导致出血性休克。③黄疸程度、消退情况：观察和记录大便的颜色，了解胆汁是否流入十二指肠。

（2）"T"形引流管的护理

1）妥善固定，保持通畅：在改变体位或活动时注意引流管的水平高度不要超过腹部切口高度，以免引流液反流。如观察胆汁引流量突然减少，应注意是否有胆红素沉淀阻塞或蛔虫堵塞，是否管道扭曲、压迫。如有阻塞，可用手由近向远挤压引流管或用少量无菌生理盐水缓慢冲洗，切勿用力推注。

2）观察记录胆汁的量及性状：胆汁引流一般每天 300～700mL。量过少可能因 T 形管阻塞或肝衰竭所致；量多可能是胆总管下端不够通畅。正常胆汁呈深绿色或棕黄色，较清晰、无沉淀物。颜色过淡，过于稀薄（表示肝功能不佳)、混浊（感染)，或有泥沙样沉淀（结石)，均不正常。

3）保持清洁：每天更换 1 次外接的连接管和引流瓶。

4）拔管：一般术后 12～14 天，无特殊情况，可以拔除 "T" 形管。拔管指征：黄疸消退，无腹痛、发热，大便颜色正常；胆汁引流量逐渐减少，颜色呈透明金黄色，无脓液、结石，无沉渣及絮状物，就可以考虑拔管。拔管前先在饭前、饭后各夹管 1 小时，拔管前 1～2 天全日夹管，如无腹胀、腹痛、发热及黄疸等症状，说明胆总管通畅，可予拔管。

十六、急性胰腺炎病人的护理

【概述】急性胰腺炎是指胰腺分泌的消化酶被激活后对自身器官产生消化所引起的炎症，是常见的急腹症之一。

【分类】①单纯性（水肿性）：病变较轻微。②出血坏死性（重症）：广泛性出血、坏死，病情发展快，并发症多，死亡率高。

【病因】①胆道疾病：是最常见的病因，占我国急性胰腺炎发病原因的 50% 左右。②酒精中毒或饮食不当：约占我国急性胰腺炎发病原因的 30%。③代谢异常：高脂血症、高钙血症。④其他：某些农药和毒性物质。

【临床表现】

1. 腹痛　突然发作，疼痛性质不一，可为钝痛、绞痛、钻痛或刀割样痛，疼痛剧烈而持续，可有阵发性加剧。腹痛常位于中上腹，常向腰背部束带状放射。

2. 恶心、呕吐　呕吐剧烈频繁，呕吐后腹痛不缓解，呕吐物为胃、十二指肠内容物。

3. 腹膜炎体征　①单纯性（水肿性）：压痛仅限于上腹部，常无明显肌紧张。②出血性：压痛明显，并有肌紧张和反跳痛，范围较广泛或漫及全腹。严重休克者体征不明显。

【护理措施】①心理护理。②疼痛护理。③防治休克。④维持有效呼吸型态。⑤维持营养需要量。⑥引流管护理。⑦控制感染，降低体温。⑧并发症的观察与护理：<u>急性肾衰竭，术后出血，胰腺或腹腔脓肿，胰瘘，肠瘘。</u>

十七、上消化道大出血病人的护理

【概念】上消化道大出血是指屈氏韧带以上的消化道，包括食管、胃、十二指肠、胰腺、胆道病变引起的出血，以及胃空肠吻合术后的空肠等病变引起的出血。

【病因】<u>上消化道疾病、全身性疾病均可引起上消化道大出血。胃、十二指肠疾病是临床最常见的病因。</u>

【临床表现】

1. <u>呕血</u>与<u>黑便</u>：为上消化道大出血<u>特征性表现</u>。

一般幽门以下出血时常引起黑便，而幽门以上出血则往往兼有呕血。如幽门以下部位出血量多，血液反流入胃也可引起呕血。如幽门以上出血量少，血液在胃内不引起呕吐反射，全部血液流入肠内，表现为黑便。黑便者可无呕血，而呕血者则均有黑便。血液经胃酸作用后呕出的血液呈赤豆色或咖啡渣色。黑便的色泽主要取决于血液在肠道停留时间的长短，其次是出血位置的高低。上消化道出血时，肠道积血中的血红蛋白中的铁与肠内硫化物结合成为硫化铁，粪便呈柏油样黑色。如出血量大，肠蠕动过快，则出现暗红色甚至鲜红色血便。

2. 失血性周围循环衰竭。

3. 氮质血症。

4. 发热。

5. 血象变化。

【病情观察】①观察血压、体温、脉搏、呼吸的变化。②在大出血时，每 15～30 分钟测脉搏、血压，有条件者使用心电血压监护仪进行监测。③观察神志、末梢循环、尿量、呕血及便血的色、质、量。④有头晕、心悸、出冷汗等休克表现，及时报告医师对症处理并做好记录。

【出血量的估计】

每日出血量在 5mL 以上	粪便隐血试验（＋）
每日出血量在 50～70mL	黑便
胃内积血达 250～300mL	呕血
一次出血量不超过 400mL	机体自身补充，不出现全身症状
数小时内失血量超过 1000mL 或循环血量的 20%	头晕、乏力、黑矇、心悸、血压下降甚至休克等表现

【护理措施】　①休息与体位。②治疗护理。③严密观察病情变化。④心理护理。⑤三（四）腔管的护理。⑥饮食护理。

十八、慢性便秘病人的护理

【概述】便秘是指排便次数太少或排便困难、不畅、粪便干结、太硬、量少，是一种常见的症状，严重时影响生活质量。正常时，每天便次为 1～2 次或 2～3 次，平均每天粪便重量为 22～35g。粪便的重量和便次常受食物种类及环境的影响。

【病因】引起便秘的病因有肠道病变、全身性疾病和神经系统病变，其中肠易激综合征为常见的便秘原因。经常服用某些药物，容易引起便秘，如止痛剂、麻醉剂、肌肉松弛剂、抗惊厥剂、抗抑郁剂、抗帕金森病药物、抗胆碱能药、阿片制剂、神经节阻滞剂、降压药、止酸剂（含钙剂）和利尿剂等。

【分类】按便秘的病理生理基础，可分为机械梗阻性便秘和动力性便秘。而动力性便秘的基础可能是肌源性，也可能是神经源性。按结肠通过时间检查，动力性便秘可分为出口梗阻型便秘、结肠慢运输型便秘、结肠通过正常型便秘和混合型便秘。

【临床表现】有的病人排便次数＜3 次/周，严重者长达 2～4 周才排便 1 次。有的病人可表现为排便困难，排便时间可长达 30 分钟以上，而每日排便多次，但排出困难，粪便硬结如羊粪状或栗子状，且数量很少。

【处理原则】

1. 食疗　对于膳食纤维摄取少的便秘病人，食用膳食纤维能改变粪便性质和排便习性。纤维本身不被吸收，能使粪便膨胀，刺激结肠动力，改善症状。含膳食纤维最多的食物是麦麸，还有水果、蔬菜、燕麦、胶质、玉米、纤维质、大豆、果胶等。对以便秘为主的肠易激综合征病人，应注意逐渐增加膳食纤维的含量，以免加重腹痛、腹胀。如有肠梗阻或巨结肠或巨直肠及神经性便秘的病人，则用增加膳食纤维不能达到通便的目的，应减少肠内容物，并定期排便。

2. 养成排便习惯　定时排便能防止粪便堆积，对于有粪便嵌塞的病人尤其重要。但要注意，在训练以前宜先洗肠。通过清肠、服用轻泻剂并训练排便习惯的方法，常用于治疗习惯性便秘。直肠括约肌功能紊乱的便秘病人可应用生物反馈方法，来纠正排便时盆底肌和肛门外括约肌的不合适收缩，在儿童和成人的习惯性便秘中已有成功的例子，但对精神抑郁的便秘病人，疗效较差。

3. 药物治疗

（1）容积性泻剂：能起到膳食纤维的作用，使液体摄取增加。

（2）润滑性泻剂：石蜡油能软化粪便，可口服或灌肠，但要注意吸入肺内可引起脂性肺炎，故不宜临睡时服用。由于石蜡油影响脂溶性维生素的吸收，故以餐间服用较合适。

（3）高渗性泻剂：如聚乙二醇和不吸收的糖类（乳果糖、山梨醇）混合的电解质溶液。乳果糖和山梨醇经结肠细菌降解成低分子酸类，增加粪便的渗透性和酸度，为了减少对直肠激惹及引起腹泻的不良反应，要适当调整剂量，使其仅达到通便的目的。

（4）盐类泻剂：盐类泻剂含有不被吸收的阳离子和阴离子，由于渗透压的作用，使腔内保留足够的水分，促进肠蠕动。由于部分镁离子能够被吸收，肾功能不全的便秘病人谨慎服用。

（5）刺激性泻剂：如蓖麻油、蒽醌类药物、酚酞及双醋苯啶等。蓖麻油在肠道被脂肪水解酶水解成蓖油酸，后者刺激肠道蠕动，减少吸收，促进肠动力，这些药物均在肝内代谢（二羟蒽醌例外），长期服用可引起结肠黑变病，伴有平滑肌萎缩与肌层神经丛的破坏，反加重便秘，为可逆的良性病变。部分酚酞在小肠内吸收，存在肠肝循环，故其作用时间延长数日。该类药物可直接作用于结肠。

4. 手术治疗　对先天性巨结肠病，手术治疗可取得满意的疗效。对顽固的慢通过性便秘病人，手术治疗可能缓减症状。

［巧妙记忆］便秘的处理原则：食用膳食纤维、养成排便习惯、药物治疗、手术治疗。

【常见护理诊断/问题】①便秘：与肠蠕动减慢或药物不良反应引起排便不畅有关。②焦虑：与便秘治疗效果不佳有关。

【护理措施】

1. 鼓励病人多饮开水：每天清晨可饮 1 杯温开水或盐水。多食含膳食纤维丰富的食物，如芹菜、豆角、白菜等。另外，水果或其他多渣食物，如笋类、面粉、麦片、麸皮等也利于通便。

2. 培养病人养成定时排便的习惯：即使病人无便意，也应坚持定时去厕所蹲坐 10 ~ 20 分钟。

3. 加强活动和体育锻炼：全身状况欠佳或腹肌衰弱的病人应加强活动和体育锻炼，也可用排便动作，即正常排便时的一收一放的动作，以锻炼肛提肌的收缩。

4. 提供隐蔽环境。

5. 协助病人采取最佳的排便姿势，合理地利用重力和腹内压。

6. 进行适当的腹部按摩：顺结肠走行方向做环行按摩，刺激肠蠕动，帮助排便。

7. 指导或协助病人正确使用简易通便法，如使用开塞露、甘油栓等。

8. 指导病人正确使用缓泻剂，但应告之病人长期使用缓泻剂的危害，即会使肠道失去自行排便的功能，甚至造成病人对药物生理、心理上的依赖。

9. 必要时予以灌肠。

【健康教育】①养成良好的饮食习惯：选用有助于润肠通便

的食物，多吃含有膳食纤维的食物，晨起可饮 1 杯淡盐水，上午和傍晚各饮 1 杯温热的蜂蜜水，以增加肠道的水分，帮助通便；少饮浓茶或含有咖啡因的饮料，如可乐等。②养成良好的排便习惯。③腹部按摩：加强腹部肌肉的锻炼，可每日顺时针方向按摩腹部数次，增加蠕动，促进排便。④适当运动：尤其是到户外活动有利于增加胃肠蠕动，增进食欲，预防便秘，促使患者保持最佳的生理功能和心理状态。⑤心理指导：保持乐观的精神状态，消除紧张因素，克服焦虑。⑥预防意外：有高血压、心脑血管疾患的老年人要避免用力排便，以防发生意外。

十九、急腹症病人的护理

【分类】

1. 开放性损伤　腹膜穿破者为穿透伤（多伴内脏损伤），无腹膜破损者为非穿透伤（偶伴内脏损伤），其中投射物有入口和出口者为贯通伤，有入口无出口者为非贯通伤（也称盲管伤）。

2. 闭合性损伤　体表无伤口，损伤可能仅局限于腹壁，也可同时伴有内脏损伤。

【病因】

1. 外因　开放性损伤多由刀刺、枪弹、弹片等各种锐器或火器伤所引起，常见受损的腹壁脏器依次为肝、小肠、胃、结肠、大血管等；闭合性损伤常由高处坠落、碰撞、冲击、挤压、拳打脚踢等钝性暴力所致，常见受损腹腔脏器依次为脾、肾、小肠、肝、肠系膜等。

2. 内因　包括腹部解剖特点、内脏原有病理情况和功能状态等内在因素。

【临床表现】因伤情不同，腹部损伤后的临床表现有很大的差异。轻微的腹部损伤，可无明显症状和体征，而严重者则可出现休克甚至处于濒死状态。

1. 实质性脏器损伤　以内出血为主，病人表现为面色苍白、脉率加快，严重时脉搏微弱、血压不稳、尿量减少，甚至出现失血性休克。腹痛多呈持续性，一般不严重，腹膜刺激征并不剧烈。但若肝、脾受损导致胆管、胰管断裂，胆汁或胰液漏入腹腔，可出现剧烈腹痛和明显的腹膜刺激征。移动性浊音是内出血晚期体征，对早期诊断帮助不大。

2. 空腔脏器损伤　以腹膜炎为主要表现。病人出现持续性的剧烈腹痛，伴恶心、呕吐，稍后出现体温升高、脉率增快、呼吸急促等全身性感染症状，严重感染者可发生感染性休克；有典型腹膜刺激征。

【辅助检查】

1. B超检查　主要诊断实质性脏器损伤，能提示脏器损伤的部位和程度。

2. X线检查　腹腔游离气体是胃肠道破裂的主要证据，立位腹部平片表现为膈下新月形阴影。

3. 诊断性腹腔穿刺　可确诊腹腔脏器有无损伤和哪一类脏器损伤。

【处理原则】首先处理威胁生命的因素，如窒息、开放性气胸或张力性气胸、明显的外出血等，措施包括心肺复苏、止血、输液抗休克等。若腹部有开放性损伤且有内脏脱出，勿予强行回纳腹腔，以免加重腹腔污染，应用消毒碗覆盖脱出物，初步包扎伤口后迅速转送，回纳应在手术室麻醉后进行。

1. 非手术治疗　适用于轻度的单纯性实质性脏器损伤或一时不能确定有无内脏损伤而生命体征平稳者。

2. 手术治疗　已确诊为腹腔内脏器破裂者。

扫码关注，
做配套习题

泌尿生殖系统疾病病人护理核心知识要点

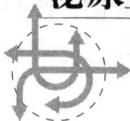

一、泌尿系统解剖生理

1. 肾　肾实质分为肾皮质和肾髓质两部分，其中皮质由肾小体及肾小管构成，髓质由髓襻和集合管构成。

<u>肾单位是肾结构和功能的基本单位，每个肾单位由肾小体和肾小管组成</u>。肾小体是由肾小球和肾小囊组成的球状结构。正常人血液流经肾小球毛细血管时，除了血细胞和大分子蛋白质以外，几乎所有血浆成分均可通过肾小球滤过膜进入肾小囊，形成与血浆几乎等渗的原尿。正常成年人安静时双肾血流量约为 1L/min。

（1）影响肾滤过作用的因素：①肾小球滤过膜的通透性及滤过面积。②肾小球毛细血管压的变化。③其他：如血浆胶体渗透压。

（2）肾小管的功能：肾小管分为近端小管、细段和远端小管三部分，具有的功能有：①重吸收功能。②分泌和排泄。③浓缩和稀释功能。

2. 输尿管　输尿管全长 25～30cm，<u>有 3 个狭窄：输尿管起始部、跨越髂血管处、膀胱壁内，是结石、血块和坏死组织容易停留的部位</u>。

3. 膀胱　成年人一般容量为 300～500mL。

4. 尿道

（1）男性：全长 18～20cm，3 处狭窄：尿道内口、膜部和外口，2 个弯曲：耻骨前弯、耻骨下弯。

（2）女性：长约 5cm，宽、短、直，临近肛门，<u>易患尿路逆行感染</u>。

二、泌尿生殖系统常见的症状和体征

1. 肾性水肿

（1）肾炎性水肿：<u>水肿多从眼睑和颜面部开始</u>，重者波及全身，指压凹陷不明显。

（2）肾病性水肿：<u>水肿多从下肢开始</u>，常为全身性、体位性和凹陷性。

2. 肾性高血压　肾性高血压仅指肾疾病引起的血压升高，按病因可分为肾血管性和肾实质性高血压两类，按发生机制可分为容量依赖型和肾素依赖型高血压。

3. 尿量异常

（1）正常尿量：1000～2000mL/24h。

（2）少尿：<400mL/24h 或 <17mL/h。

（3）无尿：<100mL/24h 或 12h 内无尿液产生。

（4）多尿：>2500mL/24h。

（5）夜尿增多：夜尿量超过白天尿量或夜尿持续 >750mL。

4. 蛋白尿　每天尿蛋白含量持续超过 150mg，蛋白质定性试验呈阳性反应，称为蛋白尿。

5. 血尿

（1）镜下血尿：新鲜尿沉渣每高倍视野红细胞 >3 个，或 1 小时尿红细胞计数超过 10 万。

（2）肉眼血尿：1L 尿液中含有 1mL 血液即呈肉眼血尿，尿液外观为洗肉水样。

（3）初始血尿：血尿见于排尿初期，提示出血部位在尿道或膀胱颈部。

（4）终末血尿：血尿见于排尿终末，提示病变在后尿道、膀胱颈部或膀胱三角区。

（5）全程血尿：血尿见于排尿全程，提示病变在膀胱或其以上部位。

6. 白细胞尿（脓尿）、菌尿

（1）白细胞尿（脓尿）：新鲜离心尿液每高倍视野白细胞 >5 个，或新鲜尿液白细胞计数超过 40 万，称为白细胞尿或脓尿，常见于泌尿系统感染。

（2）菌尿：中段尿涂片镜检，每个高倍视野均可见细菌，或尿细菌培养菌落计数超过 10^5/mL，仅见于泌尿系统感染。

7. 管型尿　尿中管型是由蛋白质、细胞或其碎片在肾小管凝聚而成，正常人尿液中偶见透明或颗粒管型。若 12 小时尿沉渣计数管型超过 5000 个，或镜检发现大量或其他类型管型，称为管型尿。包括：①白细胞管型：活动性肾盂肾炎的特征。②上皮细胞管型：见于急性肾小管坏死。③红细胞管型：见于急性肾小球肾炎。④蜡样管型：见于慢性肾衰竭。

8. 尿路刺激征　膀胱颈和膀胱三角区受炎症或机械刺激而引起的尿频、尿急、尿痛，可伴有排尿不尽感及下腹坠痛。

（1）尿频：指排尿次数增多但每次尿量较少。

（2）尿急：有尿意就迫不及待地要排尿、难以自控，尿量很少，常与尿频同时存在。

（3）尿痛：排尿时感到疼痛，疼痛呈烧灼感。

9. 排尿困难　尿液不能通畅地排出，见于膀胱以下尿路梗阻。

10. 尿流中断　排尿突然中断伴疼痛，多见于膀胱结石。

11. 尿潴留　膀胱内充满尿液而不能排出，分为急性和慢性。

12. 尿失禁

（1）真性尿失禁：又称完全性尿失禁，膀胱失去控制排尿能力，一直处于空虚状态。

（2）充盈性尿失禁：又称假性尿失禁，膀胱过度充盈，压力增高，当膀胱内压超过尿道阻力时，引起尿液不断溢出，见于前列腺增生等原因所致的慢性尿潴留。

（3）急迫性尿失禁：严重尿频、尿急时膀胱不受控制而排空，见于膀胱严重感染。

（4）压力性尿失禁：当腹内压突然增高，如咳嗽、喷嚏、大笑、屏气时，尿液不随意地流出，主要见于多次分娩女性或产伤者。

三、肾小球肾炎病人的护理

（一）急性肾小球肾炎

【概念】急性肾小球肾炎，简称急性肾炎，是一组起病急，以血尿、蛋白尿、水肿和高血压为主要临床表现的肾脏疾病，多见于链球菌感染后。

【病因】 常发生于 β 溶血性链球菌引起的上呼吸道感染或皮肤感染后，发生免疫反应引起的双侧肾脏弥漫性炎症。

【病理】 本病病理类型为毛细血管内增生性肾炎，病变呈弥漫性，以肾小球内皮细胞及系膜细胞增生为主。

【临床表现】 本病好发于儿童，男性多见，发病前常有前驱感染，常在呼吸道或皮肤感染后 1~3 周发病，病情轻重不一，轻者可无明显临床症状，重者表现为少尿型急性肾衰竭。本病典型表现有以下几种。

1. 尿液改变 尿量减少见于大部分病人起病初期，血尿常为首发症状，肉眼血尿持续数天或 1~2 周后转为镜下血尿，并持续数月。绝大多数病人有蛋白尿，多为轻至中度。

2. 水肿 常为首发症状，主要为肾小球滤过率下降导致水钠潴留所引起，多表现为晨起眼睑水肿，可伴双下肢水肿，严重者全身水肿，呈非凹陷性。

3. 高血压 多数病人有高血压，一般为一过性的轻至中度高血压。

4. 肾功能异常 部分病人在起病早期尿量检查出现一过性轻度氮质血症，常于 1~2 周后恢复正常。

5. 并发症 心力衰竭、高血压脑病、急性肾衰竭。

【辅助检查】

1. 尿液检查 几乎所有病人有镜下血尿，尿蛋白 +~++，还可见管型。

2. 免疫学检查 抗链球菌溶血素"O"（ASO）滴度升高，发病初期总补体及补体 C_3 下降，起病后 8 周内恢复正常。

3. 肾功能检查 血肌酐、尿素氮可升高。

【处理原则】 治疗以卧床休息、对症处理为主，选用无肾毒性抗生素控制感染，急性肾衰竭病人予以短期透析。

【常见护理诊断/问题】 ①体液过多：与肾小球滤过率下降导致水钠潴留有关。②有皮肤完整性受损的危险：与皮肤水肿、营养不良有关。

【护理措施】

1. 休息　急性期病人应绝对卧床休息2～3周，待肉眼血尿消失、水肿消退、血压恢复正常后，可下床轻微活动，病情稳定后可从事轻体力活动，但1～2年内应避免重体力活动和劳累。

2. 饮食护理　给予高热量、高维生素、低盐饮食，急性期应限制钠的摄入，一般每天盐的摄入量应低于2g；尿量明显减少和水肿严重者还应注意水和钾的摄入；氮质血症时适当减少蛋白质的摄入，给予优质蛋白。

3. 病情观察　记录24小时出入量，监测尿量变化；观察水肿程度及部位，定期测量病人体重；监测生命体征，尤其是血压；密切监测尿常规等实验室检查结果。

4. 用药护理　遵医嘱使用利尿剂，监测血清电解质和酸碱平衡情况，观察有无低钾血症、低钠血症、碱中毒。

5. 皮肤护理　水肿较重的病人应衣着柔软、宽松，长期卧床或年老体弱者应经常变换体位，防止发生压疮，皮肤清洁时勿过分用力，避免损伤皮肤。

（二）慢性肾小球肾炎

【概念】 慢性肾小球肾炎，简称慢性肾炎，是一组以血尿、蛋白尿、高血压和水肿为临床表现的肾小球疾病，病程长，进行性发展，最终可导致慢性肾衰竭。

【病因】 由各种原发性肾小球疾病迁延不愈发展而成，大多病因不明，发病的起始因素是免疫介导炎症。

【临床表现】 多数起病隐匿，蛋白尿和血尿出现较早，多为轻度蛋白尿和镜下血尿；水肿多为眼睑和（或）下肢轻中度水肿；多数病人可出现不同程度的高血压，严重者可发生高血压脑病或高血压危象。随着病情的发展，肾功能逐渐减退，最后发展为慢性肾衰竭，也可因感染、劳累、妊娠、应用肾毒性药物等原因，出现肾功能的急剧恶化。

【辅助检查】

1. 尿液检查　尿蛋白＋～＋＋＋，镜下可见红细胞管型。

2. 血常规检查　早期血常规检查正常或轻度贫血，晚期红细胞计数和血红蛋白明显下降。

3. 肾功能检查　晚期血肌酐和血尿素氮增高，内生肌酐清除率明显下降。

4. B超检查　双肾正常或缩小。

【处理原则】治疗的原则为防止和延缓肾功能进行性减退，改善症状，防止严重并发症。

1. 休息与饮食　给予优质低蛋白、低磷饮食，有明显水肿和高血压时，需低盐饮食。

2. 降压、利尿　首选血管紧张素转化酶抑制剂和血管紧张素Ⅱ受体拮抗剂，如卡托普利、氯沙坦等。水肿明显的病人，可使用氢氯噻嗪、呋塞米，以利尿消肿。

3. 应用抗血小板药物　可改善微循环，延缓肾功能衰退。

4. 避免加重肾损害的因素　预防和治疗各种感染尤其是上呼吸道感染，禁用肾毒性药物如氨基糖苷类抗生素（庆大霉素、链霉素、卡那霉素、妥布霉素、新霉素、阿米卡星）、磺胺类、两性霉素等，避免劳累。

【常见护理诊断/问题】①体液过多：与肾小球滤过率下降导致水钠潴留等因素有关。②有营养失调的危险，低于机体需要量：与低蛋白饮食，长期蛋白尿致蛋白丢失过多有关。

【护理措施】

1. 休息：避免体力活动、受凉，防止感染。

2. 饮食指导：采取低量优质蛋白、低磷饮食，以减轻肾小球高灌注、高压力和高滤过状态，延缓肾小球硬化和肾功能衰退。低盐饮食，同时补充多种维生素。

3. 心理护理。

4. 病情观察：观察水肿、高血压、尿液、肾功能减退及贫血等情况，注意有无高血压脑病、尿毒症征象。

5. 用药指导：指导病人遵医嘱坚持长期服药，使用降压药时不宜降压过快、过低，避免使用损伤肾脏的药物。

四、原发性肾病综合征病人的护理

【概述】肾病综合征是指由各种肾疾病所致的，以<u>大量蛋白尿（24 小时尿蛋白定量大于 3.5g）、低蛋白血症（血浆白蛋白低于 30g/L）、高度水肿、高脂血症</u>为临床表现的一组综合征。本病按病因分为原发性和继发性。原发性肾病综合征是指原发于肾本身疾病，如在急性肾炎、慢性肾炎等疾病过程中发生肾病综合征。

【病因】原发性肾病综合征的病因为<u>免疫因素</u>，其发病机制为免疫介导性炎症所致的肾损害。<u>肾小球滤过率通透性增加</u>，血浆蛋白大量滤出，超过肾小管的重吸收能力，蛋白随尿排出，是肾病综合征最根本的病理生理改变。大量蛋白丢失导致低蛋白血症，血浆胶体渗透压下降，导致水肿。同时，低蛋白血症使肝合成脂蛋白增多，出现血脂特别是胆固醇增高。

【临床表现】

1. <u>大量蛋白尿</u> 24 小时尿蛋白定量大于 3.5g。

2. <u>低蛋白血症</u> 血浆清蛋白低于 30g/L。

3. 水肿 水肿是肾病综合征最突出的体征，从眼睑、颜面部开始，逐渐波及全身，呈凹陷性。严重水肿者可出现胸腔、腹腔和心包积液。

4. 高脂血症 <u>以高胆固醇血症最为常见</u>，其发生与低蛋白血症刺激肝脏代偿性增加脂蛋白合成及脂蛋白分解减少有关。

5. 并发症 ①<u>感染：是肾病综合征常见的并发症，也是导致本病复发和疗效不佳的主要原因。</u>其发生与蛋白质营养不良、免疫功能紊乱和使用糖皮质激素有关，感染部位以呼吸道、泌尿道和皮肤最为常见。②<u>血栓、栓塞：</u>多数肾病综合征病人血液呈高凝状态，易导致血管内血栓形成和栓塞，多见于肾静脉和下肢静脉。③急性肾衰竭：表现为无明显诱因出现少尿、无尿，扩容利尿无效。④动脉硬化、冠心病；儿童生长发育迟缓等。

【辅助检查】

1. 尿液检查　尿蛋白定性一般为＋＋＋～＋＋＋＋，24 小时尿蛋白定量超过 3.5g；尿中可有红细胞、颗粒管型。

2. 血液检查　血浆白蛋白低于 30g/L，白蛋白/球蛋白比例倒置，血中胆固醇、甘油三酯均可增高，血沉增快。

3. 肾功能检查　内生肌酐清除率正常或降低，血肌酐、尿素氮可正常或升高。

4. 肾脏 B 超检查　双肾可正常或缩小。

5. 肾活组织病理检查　明确肾小球病变的病理类型。

【处理原则】

1. 一般治疗　卧床休息，症状缓解后逐步增加活动量；给予正常量优质蛋白、高热量、高维生素、低脂、低盐饮食。

2. 对症治疗　①利尿消肿：常用利尿剂包括噻嗪类利尿药（氢氯噻嗪）、保钾类利尿药（氨苯蝶啶、螺内酯）、袢利尿剂（呋塞米）。注意利尿不能过猛，一般以每天体重下降 0.5～1kg 为宜。静脉输注血浆或白蛋白，提高胶体渗透压。②减少尿蛋白：应用血管紧张素转化酶抑制剂，可降低肾小球内压，减少尿蛋白，延缓肾损害。③降脂治疗。

3. 抑制免疫与炎症反应　为肾病综合征的主要治疗方法：①糖皮质激素是原发性肾病综合征首选的治疗药物，目前常用泼尼松。激素的使用原则是起始足量、缓慢减药和长期维持。②细胞毒药物常与激素合用，环磷酰胺是最常用的药物，不良反应有出血性膀胱炎、骨髓抑制、中毒性肝炎及脱发等。③环孢素：用于激素抵抗和细胞毒药物无效的难治性肾病综合征。

4. 并发症防治　①感染：一般不主张常规使用抗生素预防感染，但一旦发生感染，应选择无肾毒性的抗生素进行治疗。②血栓及栓塞：当血液出现高凝状态时应给予抗凝剂，如肝素。③急性肾衰竭：利尿无效且达到透析指征时应进行透析治疗。

5. 中医药治疗　如雷公藤等。

【常见护理诊断/问题】①体液过多：与低蛋白血症致血浆胶体渗透压下降等有关。②营养失调 低于机体需要量：与大量蛋白尿、摄入减少及吸收障碍有关。③有感染的危险：与机体抵抗力下降、应用激素和（或）免疫抑制剂有关。④有皮肤完整性受损的危险：与水肿、营养不良有关。

【护理措施】

1. 合理安排休息和活动：全身严重水肿，合并胸腔积液、腹水，出现呼吸困难者应绝对卧床休息，取半卧位。为防止肢体血栓形成，应保持肢体的适度活动。当病情缓解后，逐渐增加活动量。

2. 饮食护理：一般给予正常量的优质蛋白；供给足够的热量；减少脂肪摄入，增加富含可溶性纤维的食物，以控制高脂血症；注意补充维生素，给予低盐饮食以减轻水肿。

3. 皮肤护理：保持皮肤清洁、干燥；避免皮肤长期受压，经常变换卧位；避免摩擦或损伤水肿的皮肤，阴囊水肿者可用丁字带将阴囊托起，保持局部干燥；注射拔针后压迫一段时间。

4. 预防感染：保持病室环境清洁，定期进行空气消毒；协助病人加强皮肤、口腔和会阴部护理；严格无菌操作；预防交叉感染。

5. 用药护理：①使用利尿剂时定期检查血清电解质，遵医嘱补钾。②严格遵医嘱使用激素，注意观察激素不良反应，如高血压、消化道溃疡、继发感染、自发性骨折等。③应用免疫抑制剂时，注意观察白细胞计数、胃肠道反应，有无出血性膀胱炎等。

6. 心理护理。

五、慢性肾衰竭病人的护理

【概述】慢性肾衰竭，简称慢性肾衰，指各种原发性或继发性慢性肾脏疾病进行性进展引起肾小球滤过率下降和肾功能损害，出现以代谢产物潴留，水、电解质和酸碱平衡紊乱为主要表现的临床综合征。

我国将慢性肾衰竭根据肾功能损害程度分 4 期：肾功能不全代偿期、肾功能不全失代偿期、肾衰竭期和尿毒症期。

【病因】我国常见的病因有原发性肾小球肾炎、糖尿病肾病、高血压肾小动脉硬化、狼疮性肾炎、梗阻性肾病、多囊肾等。

【临床表现】慢性肾衰起病隐匿，早期无明显症状，当发展至肾衰竭失代偿期时才出现明显症状，尿毒症时出现全身多个系统的功能紊乱。

1. 消化系统：系尿素等代谢产物对胃肠道黏膜刺激引起。首发症状为食欲不振、恶心、呕吐，后期口中有氨味，常有口腔黏膜溃疡、十二指肠炎、消化道出血。胃肠道症状是最早出现和最突出的症状。

2. 血液系统：①贫血（必有症状）：EPO 减少、铁摄入不足、失血、毒素抑制 RBC 生成、叶酸蛋白质缺乏。②出血倾向：血小板减少和聚集能力下降。③感染：WBC 趋化、吞噬和杀菌能力减弱。

3. 心血管系统

（1）高血压：水钠潴留（容量依赖性）；肾素活性增加（肾素依赖性）；肾分泌降压物质减少；外周阻力增高。可致左心扩大、心力衰竭、动脉硬化并加重肾损害。

（2）心力衰竭：水钠潴留和高血压致心脏负荷增加；贫血、酸中毒、缺氧致心肌损害。心力衰竭是常见死亡原因之一。

（3）尿毒症性心包炎：干性心包炎，因尿毒症毒素潴留、血小板功能减退、细菌和病毒感染等因素所致。心包积液多为血性，为毛细血管破裂所致。

（4）动脉粥样硬化：因高脂血症和高血压所致，尤多见于原发病为糖尿病和高血压的病人。

4. 神经肌肉系统：①尿毒症脑病（中枢神经系统异常）：淡漠、注意力不集中、焦虑幻觉、癫痫发作。②"尿毒症不安腿"（周围神经异常）：下肢灼热感、蚁走感，活动后减轻，导致不断活动下肢。

5. 呼吸系统：①酸中毒大呼吸。②尿毒症性支气管炎、肺炎、胸膜炎等。③尿毒症肺：胸片见肺门两侧对称性蝴蝶状阴影。与肺水肿、低蛋白血症、间质性肺炎、心力衰竭等有关。

6. 皮肤：①顽固性皮肤瘙痒，与尿毒症毒素、钙盐沉积于皮肤及神经末梢炎有关。②尿素霜：尿素在皮肤表面沉积形成结晶所致。③肾性骨营养不良症：纤维性骨炎、尿毒症骨软化症、骨质疏松症和骨硬化症。为活性维生素 D_3 不足、继发性甲状旁腺功能亢进所致。

7. 水、电解质和酸碱平衡紊乱。

8. 感染：肺部和尿路感染常见，为体液免疫和细胞免疫功能紊乱、白细胞功能障碍所致，是慢性肾衰主要死亡原因之一。

【辅助检查】

1. 血液检查　血红蛋白 $<80g/L$，红细胞减少；血小板功能障碍；血沉加快；血钙降低，血磷增高，可有代谢性酸中毒。

2. 尿液检查　夜尿增多；尿比重低；不同程度蛋白尿；颗粒和蜡样管型（有助于诊断）。

3. 肾功能　血肌酐、血尿素氮水平升高，内生肌酐清除率降低。

4. 影像学检查　B超、X线平片、CT检查示双肾缩小。

【处理原则】

1. 治疗原发病和纠正加重慢性肾衰竭的因素，如水、电解质和酸碱平衡紊乱，使用肾毒性药物，感染，尿路梗阻，心力衰竭等。

2. 营养治疗：给予低蛋白、优质蛋白饮食，补充维生素；应用必需氨基酸，因长期低蛋白饮食会发生蛋白质营养不良，故应补充必需氨基酸。

3. 对症治疗

(1) 高血压：严格、有效控制血压是延缓慢性肾衰进展的重要措施之一，首选血管紧张素转化酶抑制剂。

(2) 贫血：给予刺激红细胞生成制剂，常用重组人类促红细胞生成素，同时补充铁剂。

(3) 水、电解质和酸碱平衡紊乱：水肿者限制盐和水的摄入，明显水肿、高血压时可使用利尿剂；防治高钾血症；应用碳酸氢钠纠正代谢性酸中毒，在纠正酸中毒的同时注意补钙，防止低钙引起手足抽搐。

（4）感染：使用无肾毒性抗生素治疗。

4. 替代治疗：透析疗法、肾移植。

5. 中医药治疗。

【常见护理诊断/问题】①营养失调 低于机体需要量：与食欲减退、消化吸收功能紊乱、长期限制蛋白质摄入等因素有关。②潜在并发症：水、电解质和酸碱平衡失调。③有皮肤完整性受损的危险：与皮肤水肿、瘙痒、凝血机制异常、机体抵抗力下降有关。④活动无耐力：与多系统功能受损有关。⑤有感染的危险：与白细胞功能异常、透析等有关。

【护理措施】

1. 休息与活动 慢性肾衰病人应卧床休息，避免过度劳累。休息或活动的量视病情而定，长期卧床病人应指导或帮助其进行适当床上肢体活动，避免发生血栓或肌肉萎缩。

2. 饮食护理 限制蛋白质摄入，且饮食中 50% 以上的蛋白质为优质蛋白，减少植物蛋白摄入，具体摄入量应根据病人的肾小球滤过率来调整。供给病人足够的热量，可选用热量高、蛋白质含量低的食物，如麦淀粉。供给富含维生素的食物。

3. 预防感染 保持病室通风并定期消毒，监测感染征象，做好皮肤、口腔、外阴的护理，严格无菌操作，避免受凉。

4. 病情观察 准确记录 24 小时出入量，每天测体重，定时监测生命体征和血清电解质，预防高钾血症。注意观察贫血进展和有无出血倾向。

5. 用药护理 静脉输入必需氨基酸时注意输液速度，切勿在氨基酸内加入其他药物，以免引起不良反应。遵医嘱应用促红细胞生成素，每次皮下注射应更换注射部位。遵医嘱应用降压药、强心药等。

6. 皮肤护理 避免皮肤过于干燥，用中性沐浴液进行皮肤清洁，并涂抹润肤剂。指导病人修剪指甲，以防皮肤瘙痒时抓破皮肤。必要时，遵医嘱给予组胺类药物和止痒剂（如炉甘石洗剂等）。

六、急性肾衰竭病人的护理

【概念】急性肾衰竭是多种原因引起的短时间内（数小时至数周）肾功能急剧下降而出现的临床综合征，主要表现为含氮代谢废物蓄积，水、电解质和酸碱平衡紊乱及全身各系统并发症。

【病因】急性肾衰竭的病因包括肾前性、肾性和肾后性3种。

【临床表现】

起始期	维持期/少尿期	恢复期
一般持续数小时至数天	持续 7～14 天，病人常出现少尿或无尿	此期肾小管再生、修复
未发生明显肾实质损伤	全身表现：<u>消化系统症状常为急性肾衰竭首发症状</u>；呼吸系统症状主要为容量过多导致的急性肺水肿和肺部感染；循环系统多因尿少、水钠潴留出现高血压、心力衰竭；血液系统症状可表现为贫血、白细胞升高、出血倾向等。此外，<u>常并发感染，是少尿期常见且严重的并发症，是急性肾衰竭主要死亡原因之一</u>	少尿型病人可出现多尿表现，每天尿量3000mL 以上
可预防	水、电解质和酸碱平衡失调：水钠潴留，代谢性酸中毒，<u>高钾血症是本期最严重的并发症之一，也是少尿期的首位死因</u>	常需 3～6 个月恢复正常，部分病人遗留不同程度的肾损伤，部分病人较长时间不能恢复而转入慢性肾衰竭

【辅助检查】急性肾衰竭病人的辅助检查同慢性肾衰竭。

【处理原则及护理要点】

处理原则	护理要点
纠正可逆病因	首先纠正可逆的病因，如各种严重外伤、急性失血等；停用肾毒性药物
严格限制入量	准确记录出入量，<u>补液原则为"量出为入、宁少勿多"，每日补液量＝前 1 天总排出量＋500mL</u>
调整电解质平衡	纠正高血钾及酸中毒。禁用含钾食物及药物，不输库存血。<u>密切监测血钾浓度，若超过 6.5mmol/L，应及时处理。</u>可用<u>10% 葡萄糖酸钙</u>10mL 稀释后缓慢静注，5% 碳酸氢钠静滴，50% 葡萄糖加胰岛素缓慢静注
预防感染	选用无肾毒性或毒性低的药物
透析治疗	常用血液透析和腹膜透析
饮食控制	<u>给予低量优质蛋白饮食，适量补充必需氨基酸，给予充足热量。</u>饮食以清淡流质或半流质为主，尽量减少钠、钾、氯的摄入。<u>血钾高者应限制钾的摄入，少食或禁食富含钾的食物，如紫菜、菠菜、榨菜、香菇、香蕉等</u>
病情观察	严格记录24小时出入液量；严密观察有无体液过多的表现；监测电解质变化，<u>密切观察有无高钾血症的表现，如脉律不齐、肌无力、心电图表现；密切观察有无低钙血症的表现，如手指麻木、易激惹、抽搐等</u>

七、泌尿系结石病人的护理

【概述】 泌尿系结石又称尿石症，包括肾结石、输尿管结石、膀胱结石及尿道结石。按结石所在的部位分为上尿路结石和下尿路结石。<u>上尿路结石是指肾和输尿管结石；下尿路结石包括膀胱结石和尿道结石，以上尿路结石多见</u>。

【病因】 泌尿系结石是多种影响因素所致，包括以下几种。

1. 流行病学因素　性别、年龄、职业、地理环境、气候、饮食、饮水量等。

2. 尿液因素 ①尿液中形成结石的物质增加。②尿 pH 值改变。③尿液浓缩。④尿中抑制晶体形成和聚集物质含量减少。

3. 泌尿系统局部因素 尿路感染，尿路异物，尿液瘀滞。

【病理】绝大多数输尿管和尿道结石是结石在排出过程中停留该处所致。结石能造成梗阻，致结石以上部位积水。结石可引起局部损伤、梗阻、感染，三者互为因果，加重泌尿系统损害。输尿管结石常停留或嵌顿于 3 个生理狭窄处，即肾盂输尿管连接处、输尿管跨越髂血管处及输尿管膀胱壁段，以输尿管下 1/3 处最多见。尿道结石常停留在前尿道膨大部位。泌尿系结石以草酸钙结石最常见，磷酸盐、尿酸盐、碳酸盐次之，其中上尿路结石以草酸钙结石多见，膀胱结石及尿道结石以磷酸镁铵结石多见。

【临床表现】

上尿路结石	下尿路结石	
肾、输尿管结石	膀胱结石	尿道结石
主要表现：与活动有关的疼痛和血尿	典型症状：排尿突然中断，疼痛放射至远端尿道和阴茎头部	典型症状：排尿困难、点滴状排尿及尿痛，甚至造成急性尿潴留
结石大、移动小的肾盂、肾盏结石可无明显临床症状	排尿困难和膀胱刺激症状	—
疼痛：输尿管结石的典型表现是肾绞痛。结石移动或输尿管完全梗阻时，出现肾绞痛，表现为突发性疼痛、剧烈难忍，病人辗转不安、面色苍白、冷汗。疼痛性质为刀割样阵发性绞痛，可放射至下腹和会阴部	—	—
血尿：常有肉眼或镜下血尿，后者常见	—	—

续表

上尿路结石	下尿路结石	
肾、输尿管结石	膀胱结石	尿道结石
双侧梗阻可致无尿，继发急性肾盂肾炎、肾积水	排尿费力可致脱肛，并发感染时可有脓尿	—

【辅助检查】

1. 实验室检查　尿常规检查可见镜下血尿，感染时可见较多白细胞。

2. 影像学检查　①X 线检查：泌尿系统 X 线平片能发现绝大多数的泌尿系结石；排泄性尿路造影可显示结石所致的尿路形态和肾功能改变；逆行肾盂造影常用于其他方法不能确诊时。②CT 检查：能发现 X 线检查不能显示的或较小的结石。③B 超检查：可发现 X 线平片不能显示的小结石，以及显示肾积水和肾实质萎缩情况。④放射性核素肾显像。

3. 内镜检查　包括肾镜、输尿管镜和膀胱镜检查，通常用于 X 线平片未显示的结石。

【处理原则】

1. 一般治疗　①结石直径 <0.6cm、表面光滑、无尿路梗阻、无感染，可行非手术治疗。结石直径 <0.4cm、表面光滑的结石，多能自行排出。②大量饮水，每日饮水量 2500~4000mL，保持每日尿量在 2000mL 以上，促进较小结石排出。调节尿液 pH 值、控制感染、解痉止痛、中药和针灸。

2. 体外冲击波碎石　适用于 <2.5cm 的上尿路结石。

3. 手术治疗　包括经皮肾镜取石或碎石术、输尿管镜取石或碎石术、腹腔镜输尿管取石和开放手术。

【常见护理诊断/问题】①急性疼痛：与结石刺激引起炎症、损伤及平滑肌痉挛有关。②知识缺乏：缺乏预防结石的有关知识。③并发症：感染、尿潴留。

【护理措施】

1. 非手术治疗的护理 病人在发作期应卧床休息，遵医嘱给予解痉止痛药物，鼓励病人大量饮水。在病情允许的情况下，适当做一些跳跃运动或经常变换卧位，有助于结石排出。

根据结石成分，调整饮食结构：①含钙结石：低钙饮食，限制摄入含草酸多的食物，如茶、菠菜、巧克力、草莓和各种坚果等。②尿酸结石：低嘌呤饮食，限制食用动物内脏、鱼虾、啤酒、豆制品等富含嘌呤的食物。③胱氨酸结石：限食含蛋氨酸的食物，如蛋、奶、肉等。

2. 体外冲击波碎石的护理

（1）术前护理：术前3日忌食产气食物，术前1日口服缓泻药，术日晨禁食；教病人练习手术体位；术晨行泌尿系统X线平片复查，了解结石是否移位或排出，复查后用平车接送病人，以免结石因活动再次移位。

（2）术后护理：术后卧床休息6小时，鼓励病人多饮水，增加尿量，鼓励病人多进行跳跃运动，叩击腰背，促进排石。指导病人采用正确的排石体位：①结石位于肾中盏、肾盂、输尿管上段者，碎石后取头高脚低位。②结石位于肾下盏者取头低位。③肾结石碎石后，取健侧卧位。④巨大肾结石碎石后可因短时间内大量碎石突然积聚于输尿管而发生堵塞，引起"石街"和继发感染。因此，巨大肾结石碎石后宜取患侧卧位。观察碎石排出情况。

3. 并发症的观察与护理

（1）血尿：碎石术后多数病人出现暂时性肉眼血尿，一般无须处理。

（2）发热：感染性结石病人，由于结石内细菌播散而引起尿路感染，往往引起发热。遵医嘱应用抗生素，高热者采用降温措施。

（3）疼痛：结石碎片或颗粒排出可引起肾绞痛，应给予解痉止痛等处理。

（4）"石街"形成是体外冲击波碎石术常见且较严重的并发症之一，病人有腰痛或不适，可继发感染和脏器受损等，需立即经输尿管镜取石或碎石。

八、泌尿系损伤病人的护理

泌尿系统损伤以男性尿道损伤最多见，肾、膀胱次之，输尿管损伤最少见。泌尿系损伤多是胸、腹、腰部或骨盆严重损伤时的合并伤，主要表现为出血及尿外渗，大出血可引起休克。

（一）肾损伤

【病因】

1. 开放性损伤　因弹片、枪弹、刀刃等锐器所致。

2. 闭合性损伤　临床上最多见，为直接暴力（如撞击、跌倒、挤压、肋骨骨折等）或间接暴力（如对冲伤、突然暴力扭转等）所致。直接暴力时，上腹部或腰背部受到外力撞击或挤压，是肾损伤最常见的原因。

【病理】

1. 肾挫伤　一般症状轻微，可以自愈，大多数病人的肾损伤属此类。

2. 肾部分裂伤　肾实质部分裂伤伴有肾包膜破裂，可致肾周血肿，可有明显血尿。

3. 肾全层裂伤　常引起广泛的肾周血肿、严重血尿和尿外渗，可致肾组织缺血。

4. 肾蒂损伤　较少见，可引起大出血、休克，致病人死亡。

【临床表现】

1. 症状　①血尿：病人大多有血尿，但血尿与损伤程度不一致。②疼痛：患侧腰、腹部疼痛，还可出现腹膜刺激征、腹痛、肾绞痛等。

2. 体征　出血及尿液外渗可使肾周围组织肿胀，形成腰腹部包块，有明显触痛和肌紧张。

3. 并发症　休克、感染与发热。

【辅助检查】

1. 实验室检查　尿常规可见大量红细胞；血常规检查，若血红蛋白与血细胞比容持续降低，提示有活动性出血；白细胞增多则提示有感染。

2. 影像学检查 B 超、CT 检查了解肾损伤的部位和程度，有无包膜下和肾周血肿及其他器官损伤；排泄性尿路造影可评价肾损伤的范围、程度及对侧肾功能。

【处理原则】

1. 紧急处理 大出血、休克者迅速给予抢救措施，同时做好急诊手术准备。

2. 非手术治疗 适用于肾挫伤、轻型肾裂伤及无其他脏器合并损伤的病人。主要措施包括绝对卧床休息，观察生命体征，给予对症处理（止血、补液、止痛、镇静、抗感染等）。

3. 手术治疗 开放性肾损伤病人需立即手术；严重肾裂伤、肾破裂、肾盂破裂或肾蒂损伤等闭合性肾损伤病人若在保守治疗期间发生以下情况，也需行手术治疗：①抗休克治疗后生命体征仍未改善，提示有内出血。②血尿逐渐加重，血红蛋白和血细胞比容持续降低。③腰、腹部肿块明显增大。④有腹腔脏器损伤。

【常见护理诊断/问题】①焦虑与恐惧：与害怕手术和担心预后不良等有关。②组织灌流量改变：与肾裂伤、肾蒂损伤或其他脏器损伤引起的大出血有关。③潜在并发症：感染。

【护理措施】

1. 心理护理 主动关心、安慰病人及其家属，稳定情绪，减轻焦虑与恐惧，加强交流。

2. 休息 绝对卧床休息 2～4 周，下床活动过早、过多，有可能再度出血。

3. 病情观察 ①定时测量血压、脉搏、呼吸，并观察其变化。②观察尿液颜色的变化，若血尿颜色逐渐加深，说明出血加重。③观察腰、腹部肿块的大小变化。④动态监测血红蛋白和血细胞比容变化，以判断出血情况。⑤定时观察体温和白细胞计数，判断有无继发感染。

4. 维持循环血量 建立静脉通道，遵医嘱及时输液，必要时输血，以维持有效循环血量。

5. 预防感染　遵医嘱应用抗生素，并鼓励病人多饮水，若病人体温升高、伤口处疼痛并伴有血白细胞计数和中性粒细胞比例升高，尿常规示有白细胞时，多提示有感染，应及时通知医师并协助处理。

6. 术后护理　肾部分切除术后病人绝对卧床 1～2 周，以防继发性出血；严密观察病情，及早发现出血、感染等并发症。

（二）膀胱损伤

【概念】膀胱损伤是指膀胱壁在受到外力的作用时发生膀胱浆膜层、肌层、黏膜层的破裂，引起膀胱壁完整性破坏、血尿外渗。

【病因】

1. 开放性损伤　由弹片、子弹或锐器贯通所致。

2. 闭合性损伤　膀胱充盈时下腹部遭撞击、挤压所致；或产程过长，膀胱壁被压在胎头与耻骨联合之间引起缺血性坏死。

3. 医源性损伤　膀胱镜检查或治疗。

【病理】

1. 膀胱挫伤　仅伤及膀胱黏膜或肌层，膀胱壁未穿透，局部有出血或形成血肿，无尿外渗，可出现血尿。

2. 膀胱破裂　分为腹膜内型、腹膜外型。腹膜内型多见于膀胱后壁和顶部损伤；腹膜外型大多由膀胱前壁的损伤引起。

【临床表现】

1. 腹痛　腹膜外型损伤，表现为下腹部疼痛，可有压痛及腹肌紧张，直肠指诊有触痛及饱满感；腹膜内型损伤，表现为急性腹膜炎症状，并有移动性浊音。

2. 血尿和排尿困难　膀胱壁轻度挫伤者可仅有少量血尿，而膀胱壁全层破裂时由于尿外渗到膀胱周围或腹腔内，病人可有尿意，但不能排尿或仅排出少量血尿。

3. 并发症　①休克：多为骨盆骨折等引起大出血所致，也可发生感染性休克。②尿瘘。

【辅助检查】

1. 导尿试验 是确定膀胱破裂简单有效的检查方法。

2. 影像学检查 腹部 X 线检查可发现骨盆骨折或其他骨折；膀胱造影可发现造影剂漏至膀胱。

【处理原则】 膀胱破裂的处理原则为尿流改道、充分引流外渗的尿液、尽早闭合膀胱壁的缺损。

1. 紧急处理 抗休克治疗，尽早使用抗生素预防感染。

2. 非手术治疗 膀胱轻度损伤，可从尿道插入导尿管，持续引流尿液 7 ~ 10 天。

3. 手术治疗 严重膀胱破裂，病情严重者，尽早手术。若为腹膜内膀胱破裂，修补膀胱壁，并做耻骨上膀胱造瘘。

【常见护理诊断/问题】 ①组织灌流量改变：与膀胱破裂、骨盆骨折损伤血管引起出血、尿外渗或腹膜炎有关。②疼痛：与膀胱损伤有关。③焦虑与恐惧：与外伤打击、害怕手术和担心预后等有关。④潜在并发症：感染。

【护理措施】 ①心理护理。②维持组织有效灌流量。③预防感染。④病情观察：严密观察病情，及早发现出血、感染等并发症。⑤膀胱造瘘管护理：保持引流管通畅；注意观察引流液的量、色、性状及气味；保持造瘘口周围清洁、干燥。膀胱造瘘管一般留置 10 天左右拔除，拔管前需先夹闭此管，待病人的排尿情况良好后再行拔管。

（三）尿道损伤

【概述】 尿道损伤在泌尿系统损伤中最为常见，多见于男性。

【病因】 弹片、锐器致贯通伤，会阴部骑跨伤，尿道器械操作不当等。

【临床表现】

1. 症状与体征

（1）疼痛：尿道球部损伤时受伤处疼痛，可放射到尿道口，尤以排尿时为甚，后尿道损伤表现为下腹部疼痛，局部肌紧张并有压痛。

（2）尿道出血：<u>前尿道损伤时，可见尿道外口滴血，尿液可为血尿；后尿道破裂时，可无尿道口流血或仅少量血液流出。</u>

（3）排尿困难：尿道挫裂伤后，因局部水肿或疼痛性括约肌痉挛，发生排尿困难；尿道断裂时，可发生尿潴留。

2. 并发症　①休克。②尿外渗及血肿。

【辅助检查】

1. 导尿试验　检查尿道是否连续、完整。

2. X线检查　骨盆前后位X线摄片显示骨盆骨折。尿道造影可显示尿道损伤部位及程度。

【处理原则】

1. 紧急处理　损伤严重伴大出血可致休克，须积极抗休克治疗，尽早施行手术治疗。

2. 非手术治疗　尿道挫伤及轻度裂伤者，症状较轻、尿道连续性存在，无须特殊治疗。应用抗生素预防感染，必要时插入导尿管引流1周。

3. 手术治疗　尿道断裂需立即行经会阴尿道修补或断端吻合术，并留置导尿管2~3周。尿道裂伤严重、会阴或阴囊形成大血肿者，可做膀胱造瘘术，3个月后再修补尿道。

【常见护理诊断/问题】①恐惧与焦虑：与外伤打击、害怕手术和担心预后有关。②组织灌流量改变：与创伤、骨盆骨折引起的大出血有关。③排尿困难：与尿道损伤引起的局部水肿或尿道括约肌痉挛、尿道狭窄有关。④潜在并发症：感染。

【护理措施】①心理护理。②维持组织有效灌流量：遵医嘱合理输液、输血，若有出血应迅速止血。③预防感染。④密切观察病情。⑤骨盆骨折者须卧硬板床，勿随意搬动，以免加重损伤。⑥术前准备：有手术指征者，在抗休克的同时，紧急做好各项术前准备。⑦引流管护理：妥善固定，保持引流通畅，严格无菌操作，定期更换引流袋，预防感染。

九、尿路感染病人的护理

【概念】尿路感染是由于各种病原微生物感染所引起的尿路

急慢性炎症，可分为<u>上尿路感染和下尿路感染，前者指肾盂肾炎，后者包括膀胱炎和尿道炎</u>。

【病因和发病机制】

1. 病因　主要为细菌感染所致，其中<u>以大肠杆菌最常见</u>，泌尿系结石者以变形杆菌、克雷伯杆菌感染多见，尿路器械检查后和长期留置导尿的病人以铜绿假单胞菌多见，糖尿病及免疫功能低下者可发生真菌感染。

2. 发病机制　<u>90%尿路感染的致病菌来源于上行感染</u>，细菌进入泌尿系统后是否引起感染和机体的防御功能及细菌本身的致病力有关。女性在经期、妊娠期、绝经期和性生活后较易发生感染，尿流不畅或尿液反流、使用留置导尿、膀胱镜检查、机体抵抗力低下和尿道口周围或盆腔炎症者易发生感染。

【临床表现】

1. <u>膀胱炎</u>　主要表现为<u>尿频、尿急、尿痛等膀胱刺激症状</u>，常有白细胞尿。

2. 急性肾盂肾炎　多数起病急骤，常有尿频、尿急、尿痛等膀胱刺激症状，伴寒战、高热，以及头痛、全身酸痛、乏力、食欲减退等全身表现，可有脓尿和血尿。

【辅助检查】

实验室检查　尿中白细胞显著增加，新鲜清洁中段尿细菌定量培养菌落计数$\geqslant 10^5/mL$。

【处理原则】 应用抗菌药，可选用喹诺酮类、半合成青霉素类或头孢菌素类，口服碳酸氢钠片碱化尿液。

【常见护理诊断/问题】 ①排尿障碍：尿频、尿急、尿痛，与泌尿系统感染有关。②体温过高：与急性肾盂肾炎有关。

【护理措施】

1. 饮食护理　给予清淡、营养丰富、易消化食物，高热者注意补充水分，做好口腔护理。

2. 病情观察　监测体温、尿液性状的变化，有无腰痛加剧等。高热病人给予物理或药物降温。

3. 用药护理　遵医嘱给予抗菌药物，口服磺胺期间多饮水。

4. 疾病知识指导　多饮水、勤排尿是预防尿路感染最简便有效的措施，保持会阴部和肛周皮肤清洁。

十、良性前列腺增生病人的护理

【概念】　良性前列腺增生简称前列腺增生，俗称前列腺肥大，是引起老年男性排尿障碍原因中最为常见的一种良性疾病。

【病因】　良性前列腺增生的病因尚未完全明确，目前认为老龄和有功能的睾丸是发病的两个重要因素。

【临床表现】

1. 症状

（1）尿频、尿急：尿频是最常见的早期症状，夜间更为明显。

（2）排尿困难：进行性排尿困难是前列腺增生最主要的症状，典型表现是排尿迟缓、断续，尿细而无力，射程短，终末滴沥，排尿时间延长。

（3）尿潴留、尿失禁。

2. 体征　直肠指诊可触及增大的前列腺，表面光滑、质韧、有弹性，边缘清楚，中间沟变浅或消失。

3. 并发症　肾积水、肾功能损害、腹股沟疝、内痔或脱肛。

【辅助检查】①B超检查。②尿流率检查：可确定前列腺增生病人排尿的梗阻程度。③血清前列腺特异抗原（PSA）测定：有助于排除前列腺癌。④前列腺直肠指诊。

【处理原则】

1. 无明显症状或症状较轻者，一般无须治疗，但需密切随访。

2. 药物治疗：α受体阻滞剂、5α还原酶抑制剂。

3. 手术治疗：前列腺增生梗阻严重、症状明显而药物治疗效果不好，考虑手术治疗。

4. 其他疗法：包括激光治疗、经尿道气囊高压扩张术、前列腺尿道网状支架等。

【常见护理诊断/问题】①排尿障碍：与膀胱出口梗阻有关。

②急性疼痛：与逼尿肌功能不稳定、导尿管刺激、膀胱痉挛有关。③潜在并发症：出血、尿失禁等。

【护理措施】

1. 心理护理。

2. 急性尿潴留的预防与护理：鼓励病人多饮水、勤排尿、不憋尿，冬天防止受凉，多摄入含膳食纤维食物，以防便秘。急性尿潴留者应及时留置导尿管引流尿液。

3. 术后护理：密切观察病人意识、生命体征等的变化；术后6小时无恶心、呕吐者，即可进流食；术后生理盐水持续冲洗膀胱7天，防止血凝块形成致尿管堵塞。

4. 并发症的观察与护理

（1）尿失禁：拔尿管后尿液不随意流出，多为暂时性，一般无须药物治疗，可膀胱区及会阴部热敷、针灸等，大多数尿失禁症状可逐渐缓解；指导病人做提肛训练与膀胱训练，以预防术后尿失禁。

（2）出血：指导病人术后逐渐离床活动；保持排便通畅，预防大便干结及用力排便时腹内压增高引起出血；术后早期禁止灌肠或肛管排气，以免造成前列腺窝出血。

十一、女性生殖系统炎症病人的护理

女性生殖系统炎症包括来自下生殖道的外阴、阴道，宫颈至盆腔内的子宫、输卵管、卵巢，盆腔腹膜，盆腔结缔组织的炎症。

（一）外阴炎

【概念】外阴炎主要指外阴部的皮肤与黏膜炎症，以大、小阴唇最多见。

【病因】阴道分泌物、月经血、产后恶露、尿液、粪便等刺激均可引起外阴不同程度的炎症。

【临床表现】外阴皮肤瘙痒、疼痛、红肿、灼热感，局部充血、肿胀、糜烂，常有抓痕；慢性炎症者，外阴局部皮肤或黏膜增厚、粗糙甚至苔藓样变。

【处理原则】病因治疗和局部治疗。消除病因，用 1：5000 的高锰酸钾溶液坐浴；急性期病人可用微波或红外线进行局部物理治疗。

【常见护理诊断/问题】①皮肤完整性受损：与炎性分泌物刺激引起局部瘙痒有关。②焦虑：与治疗效果不佳有关。③知识缺乏：缺乏外阴清洁和预防炎症发生的知识。

【护理措施】教会病人坐浴的方法，水温在 40℃左右，每日 2 次，每次 20 分钟，浸没会阴部，经期停止坐浴。指导病人注意个人卫生，保持外阴清洁、干燥，穿纯棉内裤并经常更换。勿饮酒，少进辛辣食物。

（二）前庭大腺炎

【概念】病原体侵入前庭大腺引起的炎症，称为前庭大腺炎。

【病因】前庭大腺位于两侧大阴唇下 1/3 深部，开口处位于处女膜与小阴唇之间，易被病原体侵入而引起炎症。本病育龄妇女多见，主要病原体为葡萄球菌、链球菌、大肠埃希菌、肠球菌等，随着性传播疾病发病率的增加，淋病奈瑟菌和沙眼衣原体已成为最常见病原体。急性炎症发作时，腺管开口处往往因肿胀或渗出物凝聚而阻塞，脓液不能外流、积存形成脓肿，称为前庭大腺脓肿。

【临床表现】炎症多发生于一侧，局部肿胀、疼痛、灼烧感，行走不便，部分病人出现发热等全身症状。当脓肿形成时，疼痛加剧，脓肿呈鸡蛋大小，可触及波动感。

【处理原则】根据病原体选择敏感的抗生素控制急性炎症；脓肿或囊肿形成后可切开引流并做造口术。

【护理措施】①急性期病人应卧床休息，保持局部清洁，按医嘱给予抗生素及止痛剂。②脓肿或囊肿切开术后，局部用引流条引流，引流条需每日更换，外阴用消毒液常规擦洗，伤口愈合后，可改用坐浴。

（三）阴道炎症

	滴虫性阴道炎	外阴阴道假丝酵母菌病	萎缩性阴道炎
病因	阴道毛滴虫入侵，病人阴道 pH 值多数 >6	①假丝酵母菌为条件致病菌。②常见诱因：长期应用抗生素、妊娠及糖尿病病人、大量应用免疫抑制剂、应用雌激素等。③病人阴道 pH 值通常 <4.5	常见于自然绝经及卵巢切除后妇女，因卵巢功能衰退，雌激素水平降低，阴道壁萎缩，黏膜变薄，局部抵抗力降低，病菌易入侵繁殖
传播方式	①经性交直接传播。②间接传播：公共浴池、浴盆、毛巾、坐便器等	①内源性感染：主要途径。②性交感染。③间接感染	—
临床表现	典型症状是稀薄的泡沫状阴道分泌物增多及外阴瘙痒。分泌物可呈脓性、黄绿色，有臭味	外阴瘙痒、灼痛，分泌物特征是白色稠厚、呈凝乳或豆腐渣样，阴道、小阴唇内侧黏膜有白色膜状物	主要症状为外阴灼热不适、瘙痒及阴道分泌物增多。阴道分泌物稀薄，呈淡黄色，感染严重者呈血样脓性白带。妇科检查可见阴道呈萎缩性改变，黏膜充血，伴散在小出血点，重者可见溃疡

续表

	滴虫性阴道炎	外阴阴道假丝酵母菌病	萎缩性阴道炎
处理原则	切断传播途径，杀灭阴道毛滴虫，恢复阴道正常 pH 值：①全身用药：甲硝唑连用 7 天，性伴侣同时治疗，孕早期和哺乳期妇女慎用。②局部用药：每晚用乳酸或醋酸溶液冲洗阴道后，甲硝唑塞入阴道，7 天为 1 个疗程	①消除诱因：积极治疗糖尿病，及时停用广谱抗生素、雌激素及皮质类固醇激素。②局部用药：采用抗真菌药物放于阴道内，如咪康唑栓剂、制霉菌素栓剂等。③全身用药：常用药物有氟康唑、伊曲康唑、酮康唑等	抑制细菌生长，补充雌激素，增强阴道抵抗力：①局部用抗生素如甲硝唑或诺氟沙星放入阴道深部，每日 1 次，7~10 天为 1 个疗程。②雌激素局部或全身用药（乳腺癌或子宫内膜癌病人慎用）
护理措施	指导病人注意个人卫生，用过的内裤、盆及毛巾均应用开水烫洗；治疗期间禁止性生活；取分泌物培养前 24~48 小时避免性交；阴道灌洗或局部用药；分泌物去除后注意保暖并及时送检	同滴虫性阴道炎	保持会阴部清洁，勤换内裤，指导病人采用1% 乳酸或 0.5% 醋酸冲洗阴道，每日 1 次

（四）子宫颈炎症

【病因】病原体主要为性传播疾病病原体和内源性病原体。

【临床表现】大部分病人无症状，有症状者主要表现为阴道分泌物增多。分泌物可呈乳白色黏液状，或呈淡黄色脓性，或血性白带。阴道分泌物刺激可引起外阴瘙痒及灼热感，也可出现经间期出血、性交后出血、尿急、尿频、尿痛等症状。

妇科检查时可见宫颈充血、水肿、黏膜外翻，有黏液脓性分泌物附着。部分病人宫颈外口处的宫颈阴道部外观呈细颗粒状的红色区，称为宫颈糜烂样改变，有可能是宫颈原始鳞柱交接部的外移，也可能是宫颈炎症或宫颈上皮瘤样变及宫颈癌的早期改变。

【处理原则】排除早期宫颈癌后，针对病原体及时采用足量抗生素治疗。宫颈糜烂样改变是妇科检查时常见的体征，物理治疗是最常用的治疗方法。

【护理措施】

1. 一般护理 加强会阴部护理，保持外阴清洁、干燥，减少局部摩擦。

2. 物理治疗注意事项 临床常用的物理治疗方法有激光治疗、冷冻治疗及微波治疗等。其原理是将宫颈糜烂面的单层柱状上皮破坏，结痂脱落后新的鳞状上皮覆盖，为期3～4周，病变较深者需6～8周。接受物理治疗的病人应注意：治疗前宫颈刮片进行细胞学检查，有急性生殖器炎症者为禁忌，治疗时间选择在月经干净后3～7天内进行，术后每日清洁外阴2次，在创面尚未愈合期间（4～8周）禁盆浴、性交和阴道冲洗，病人术后均有阴道分泌物增多，一般于两次月经干净后3～7天复查。

（五）盆腔炎症疾病

【概述】盆腔炎症疾病（PID）是指女性上生殖道的一组感染性疾病，包括子宫内膜炎、输卵管炎、输卵管卵巢脓肿、盆腔腹膜炎，最常见的是输卵管炎及输卵管卵巢炎。盆腔炎症疾病多发生在性活跃期、有月经的女性。盆腔炎症疾病若被延误诊断和未能得到有效治疗，有可能导致上生殖道感染后遗症（不孕、输卵管妊娠、慢性腹痛等）。

【病因和发病机制】当机体免疫力下降、内分泌发生变化及致病体侵入时，即可导致炎症的发生。引起盆腔炎症疾病的病原体有寄居于阴道内菌群的内源性病原体，以及性传播疾病病原体等外源性病原体。

【临床表现】

1. 急性盆腔炎症疾病　常见症状为下腹痛、发热、阴道分泌物增多。腹痛为持续性，活动或性交后加重，重者可有寒战、高热、头痛、食欲不振等。若有脓肿形成，可有下腹包块及局部压迫刺激症状，如排尿困难、尿频、腹泻、里急后重感和排便困难。

2. 盆腔炎症疾病后遗症　多表现为不孕、异位妊娠、慢性盆腔痛或盆腔炎症疾病反复发作等。妇科检查可发现子宫活动受限或粘连，宫旁组织增厚。如果子宫被固定或封闭于周围瘢痕化组织中，则呈"冰冻骨盆"状态。

【处理原则】　及时、足量的抗生素治疗，必要时手术治疗。

（六）性传播疾病

性传播疾病是指以性行为为主要传播途径及可经性行为传播的一组传染病。

	淋病	尖锐湿疣	梅毒
概述	是由淋病奈瑟菌（简称淋菌）引起的以泌尿生殖系统化脓性感染为主要表现的性传播疾病。其发病率居我国性传播疾病首位	是由人乳头瘤病毒感染生殖器官及附近表皮引起的鳞状上皮疣状增生病变，发病率居第二位	是由苍白密螺旋体引起的全身性的性传播疾病
病因	淋病奈瑟菌	人乳头瘤病毒（HPV），糖尿病、免疫力低下、妊娠者易患	梅毒螺旋体

	淋病	尖锐湿疣	梅毒
传播途径	①直接传播：绝大多数是通过性交传染，多为男性感染后传播给女性，以宫颈管感染多见。②间接传播：少见，通过接触染菌衣物、毛巾、检查器械等，新生儿分娩时接触污染阴道分泌物传染	主要经性交直接传播，其次是通过污染衣物间接传播，新生儿通过患病母亲产道时感染	①性接触直接传播是最主要的传播途径，未经治疗的病人在感染后1年内最具传染性。②间接传播：少数可因接触病人皮肤黏膜或输入有传染性梅毒病人的血液感染。③垂直传播：通过胎盘或软产道传染给胎儿或新生儿
临床表现	尿频、尿急、尿痛，白带增多呈黄色、脓性，外阴红肿、烧灼样疼痛。感染可向上蔓延引起子宫内膜、输卵管、盆腔炎症。急性淋病未经治疗或治疗不彻底可逐渐转为慢性淋病，引起反复急性发作	病人以年轻女性居多，症状常不明显，典型体征是出现散在或簇状增生的粉色或白色小乳头状瘤，增多后融合成鸡冠状、菜花状或桑葚状，顶端角化或感染溃烂，病变多发生在外阴性交时易受损的部位，如小阴唇内侧	潜伏期2~4周：①一期梅毒：硬下疳。②二期梅毒：梅毒疹。③三期梅毒：永久性皮肤黏膜损害，愈后留有瘢痕。④晚期侵犯心血管、神经系统，造成劳动力丧失甚至死亡

续表

	淋病	尖锐湿疣	梅毒
对妊娠、胎儿、新生儿的影响	妊娠早期感染可导致流产，晚期易发生胎膜早破，并可出现早产和胎儿宫内感染，导致胎儿窘迫、生长受限，甚至死胎、死产。发生新生儿淋菌性结膜炎、肺炎，甚至败血症	妊娠期尖锐湿疣生长迅速，可阻塞产道或导致分娩时大出血。感染后幼儿期有发生喉乳头瘤的可能	妊娠期可引起晚期流产、早产、死产或分娩先天梅毒儿。先天梅毒儿早期表现有皮肤大疱、皮疹、鼻炎及肝脾、淋巴结肿大；晚期梅毒出现在2岁以后，表现为楔形齿、鞍鼻等
处理原则	<u>首选药物为第三代头孢菌素</u>，妊娠期禁用喹诺酮类及四环素类药物，性伴侣应同时治疗	<u>尚无根除HPV的方法</u>。可选用苯甲酸等药物局部涂擦，较大病灶可行物理治疗如激光等，或手术切除。足月或近足月的患病孕妇，若病灶广泛，应行剖宫产	<u>首选青霉素治疗</u>
护理措施	①消毒隔离：治疗期间严禁性交，病人的内裤、浴盆等应煮沸消毒，接触的物品用石炭酸浸泡。②随访判断疗效：治疗结束2周内，符合以下标准为治愈：临床症状、体征消失；治疗结束后4~7天取宫颈分泌物涂片及细菌培养，连续3次均为阴性。③新生儿护理：淋病产妇分娩的新生儿，均用1%硝酸银溶液滴眼，预防性使用头孢曲松钠	①加强健康指导：消毒被污染衣物和用品，使用避孕套，切断传播途径，性伴侣需同时治疗。②随访指导：尖锐湿疣有复发可能，反复发作者应取活检排除癌变可能。③新生儿护理：出生后彻底洗澡，如无窒息，不用吸管清理呼吸道，以免损伤喉黏膜致喉乳头瘤的发生	①加强健康指导：治疗期间禁止性生活，性伴侣应同时检查治疗，治疗后至少2年内不妊娠。②随访指导：随访2~3年，第1年每3个月复查1次，以后每半年复查1次。③孕妇护理：所有孕妇在初次产检时做梅毒血清学筛查，感染孕妇及时治疗

十二、功能失调性子宫出血病人的护理

【概念】功能失调性子宫出血简称功血，是指由于生殖内分泌轴功能紊乱造成的异常子宫出血，而全身及内外生殖器官无明显器质性病变存在。

【病因】本病的病因为调节生殖的神经内分泌机制失常。功能失调性子宫出血可分为无排卵型功血和排卵型功血两类：①无排卵型功血：最常见的类型，好发于青春期和绝经过渡期。②有排卵型功血：较无排卵型功血少见，多发生于生育期妇女。

【临床表现】

1. 无排卵型功血　子宫不规则出血，特点是月经周期紊乱，经期长短不一，出血量时多时少，出血期不伴有下腹疼痛或其他不适，出血多或时间长的病人可出现贫血甚至休克。

2. 有排卵型功血

（1）月经过多：指月经周期规则，月经期正常，但月经量>80mL。

（2）月经间期出血：黄体功能异常所致，又分为：①黄体功能不全：表现为月经周期缩短，月经频发。②黄体萎缩不全：表现为月经周期正常，但经期延长，常在点滴出血后才有正式的月经来潮，以后又常淋沥数日。黄体功能异常者常合并不孕或流产。

【辅助检查】

1. 妇科检查：盆腔检查排除器质性病灶。

2. 诊断性刮宫：于月经前3~7天或月经来潮12小时内刮宫，以确定排卵或黄体功能，有排卵型功血者应在月经期第5~6天进行。

3. 子宫镜检查：直接观察子宫内膜情况。

4. 基础体温测定：是测定排卵的简易可行方法。无排卵型功血者基础体温无上升改变而呈单相曲线，提示无排卵。排卵型功血者则表现为基础体温呈双相，其中黄体功能不全者排卵后体温

上升缓慢；黄体萎缩不全致子宫内膜脱落不全者，则基础体温呈双相，但下降缓慢。

5. 宫颈黏液结晶检查：经前仍可见羊齿植物叶状结晶，提示无排卵。

6. 阴道脱落细胞涂片检查：可间接反映卵巢功能。

7. 激素测定。

【处理原则】止血、纠正贫血、调整月经周期并防治感染。

1. 无排卵型功血

（1）止血：性激素是无排卵型功血的治疗首选，包括孕激素、雌激素、复方短效口服避孕药等。刮宫术既可迅速止血，同时具有诊断价值，对绝经过渡期及病程长的育龄期妇女应首先考虑使用刮宫术。辅助治疗：一般止血药包括氨甲环酸或酚磺乙胺（止血敏）、维生素K等；出血严重时可补充凝血因子。对中、重度贫血病人在上述治疗的同时，可给予铁剂和叶酸治疗，必要时输血；对出血时间长、贫血严重、抵抗力差或有合并感染征象者，应及时应用抗生素。

（2）调节月经周期：孕激素、口服避孕药、雌孕激素序贯疗法等。

（3）手术治疗：可以做子宫内膜去除术或子宫全切除术，适用于药物治疗效果不佳或不宜用药且无生育要求的病人。

2. 有排卵型功血

（1）药物治疗：①止血药：如氨甲环酸、酚磺乙胺、维生素K等。②宫腔放置左炔诺孕酮宫内缓释系统。③使用高效合成孕激素。

（2）手术治疗：子宫内膜去除术、子宫全切除术或子宫动脉栓塞术。

【常见护理诊断/问题】①营养失调，低于机体需要量：与贫血及所致食欲减退有关。②疲乏：与子宫异常出血导致的继发性贫血有关。③知识缺乏：缺乏正确服用性激素的知识。④有感染的危险：与子宫不规则出血、出血较多导致严重贫血，机体抵抗力下降有关。

【护理措施】

1. 补充营养：加强营养，补充铁剂、维生素 C 和蛋白质，指导病人食用含铁丰富的食物，如猪肝、蛋黄等。

2. 维持正常血容量：遵医嘱做好配血、输血、止血措施，维持病人正常血容量。

3. 预防感染：严密观察与感染有关的征象，如体温、脉搏、子宫体压痛等，监测白细胞计数和分类；做好会阴部护理，保持局部清洁，如有感染，遵医嘱进行抗生素治疗。

4. 遵医嘱使用性激素：按时按量正确服用性激素，药物减量必须按医嘱规定在血止后才能开始；指导病人在治疗期间如出现不规则阴道流血应及时就诊。

5. 心理护理。

十三、原发性痛经病人的护理

【概述】 痛经是指行经前后或月经期出现下腹疼痛、坠胀、腰酸或合并头痛、乏力、头晕、恶心等其他不适，严重者可影响生活质量。痛经分为原发性和继发性两类，前者指生殖器官无器质性病变的痛经，后者指由于盆腔器质性疾病如子宫内膜异位症、盆腔炎等引起的痛经。

【病因】 原发性痛经的发生与月经时子宫内膜释放前列腺素增高有关，原发性痛经的发生还受内分泌因素、遗传因素、免疫因素、精神因素、神经因素等的影响。

【临床表现】 月经期下腹痛是原发性痛经的主要症状，疼痛多数位于下腹或放射至腰骶部、外阴与肛门，少数人的疼痛可放射至大腿内侧。疼痛的性质以坠痛为主，重者呈痉挛性。行经第1天疼痛最剧烈，持续 2~3 天后疼痛即可缓解，可伴随恶心、呕吐、腹泻、头晕、乏力等症状，严重时面色发白、出冷汗。

【处理原则】 本病的处理原则是避免精神刺激和过度疲劳，以对症治疗为主，疼痛不能忍受时使用镇痛、镇静、解痉药，口服避孕药有治疗痛经的作用，未婚少女可行雌、孕激素序贯疗法减轻症状，还可配合中医药治疗。

【常见护理诊断/问题】①疼痛：与月经期子宫收缩，子宫肌组织缺血缺氧，刺激疼痛神经有关。②恐惧：与长时期痛经造成的精神紧张有关。③睡眠型态紊乱：与痛经有关。

【护理措施】

1. 经期卫生保健指导。

2. 心理支持：指导病人分散注意力，减轻疼痛。

3. 缓解疼痛：①腹部局部热敷和进食热饮，必要时给予镇痛、解痉药。②遵医嘱服用避孕药和前列腺素合成酶抑制剂，避孕药适用于有避孕要求的痛经妇女，可抑制子宫内膜生长。

十四、围绝经期综合征病人的护理

【概述】围绝经期指妇女绝经前后的一段时期，从出现与绝经有关的内分泌学、生物学及临床特征起至绝经后 1 年内的时期。绝经指月经完全停止。

部分围绝经期妇女可出现一系列因性激素减少所致的综合征，称为围绝经期综合征。

【病因】

1. 内分泌因素　卵巢功能减退，血中雌、孕激素水平降低，从而出现一系列自主神经功能失调的症状。

2. 神经递质　内啡肽及 5 - 羟色胺（5 - HT）水平异常，与情绪变化密切相关。

【临床表现】

1. 近期症状

（1）月经改变：绝经前半数以上妇女出现月经紊乱，有 4 种表现：①月经频发：月经周期短于 21 天。②月经稀发：月经周期超过 35 天。③不规则子宫出血。④闭经。

（2）血管收缩症状：主要表现为潮红、潮热，为围绝经期最常见且典型的症状。

（3）自主神经失调症状：常出现心悸、眩晕、头痛、耳鸣、失眠等自主神经失调症状。

（4）精神神经症状：主要精神症状是忧郁、焦虑、多疑等。

2. **远期症状** ①泌尿、生殖道症状：出现外阴、阴道干燥，性交痛及反复发生阴道炎，排尿困难、尿急、尿失禁，常有张力性尿失禁。②骨质疏松。

【辅助检查】

1. **妇科检查** 发现内外生殖器呈现不同程度的萎缩性改变。

2. **血液检查** 测定血 FSH 、LH 等激素。

3. **宫颈刮片** 进行防癌涂片检查。

4. **分段诊断性刮宫** 除外器质性病变，同时是围绝经期异常阴道流血病人首选的一种诊断和治疗方法。

【处理原则】

1. **一般治疗** 进行心理治疗，可选用适量的镇静药以助睡眠，谷维素有助于调节自主神经功能，可以缓解潮热症状。鼓励病人锻炼身体，增加日晒时间，摄取足量蛋白质及含钙丰富食物，并按医嘱补充钙剂，预防骨质疏松。

2. **激素替代治疗** 外源地给予具有性激素活性的药物，纠正性激素不足。

【常见护理诊断/问题】①自我形象紊乱：与月经紊乱、出现精神和神经症状等围绝经期综合征症状有关。②焦虑：与围绝经期内分泌改变、家庭和社会环境改变、个性特点、精神因素等有关。③有感染的危险：与绝经期膀胱黏膜变薄，反复发作膀胱炎有关；与内分泌及局部组织结构改变、抵抗力低下有关。

【护理措施】

1. 向病人讲解绝经的生理过程，给予安慰，减轻恐惧。

2. 指导减轻绝经后症状的方法，坚持适度的运动，补充维生素 D 和钙，延缓骨质疏松的发生。

3. 指导用药：帮助病人了解用药的目的、剂量、适应证、禁忌证、用药时可能出现的反应；指导病人用药期间注意观察，若子宫不规则出血，应做妇科检查并进行诊断性刮宫，刮出物送病理检查以排除子宫内膜病变。

十五、子宫内膜异位症病人的护理

【概述】 当具有生长能力的子宫内膜组织出现在子宫腔被覆内膜及宫体肌层以外的其他部位时，称为子宫内膜异位症。<u>本病最常见的种植部位是盆腔内生殖器及其邻近器官的腹膜，一般发生于育龄期妇女</u>。

【病因】 子宫内膜异位的病因与发病机制至今尚未完全阐明，目前有 3 种学说：种植学说、体腔上皮化生学说、诱导学说。

【临床表现】

1. 痛经和慢性盆腔痛：约半数以上病人以痛经为主要症状，其特点为<u>继发性痛经且进行性加重</u>；典型的痛经常于经前 1～2 天开始，经期第 1 天最重，以后逐渐减轻并持续整个月经期。疼痛的部位多为下腹深部和腰骶部，并可向会阴、肛门、大腿放射，部分病人伴有直肠刺激症状。

2. <u>月经失调</u>：经量增多、经期延长或月经淋沥不尽，部分病人可能与同时合并子宫腺肌瘤和子宫肌瘤有关。

3. <u>不孕</u>。

4. 其他：①盆腔外任何部分有异位内膜种植生长时，均可在局部出现周期性疼痛、出血和肿块，并出现相应的症状。②卵巢的子宫内膜异位症最为常见，形成单个或多个卵巢囊肿，称为卵巢子宫内膜异位囊肿。

【辅助检查】 ①妇科检查。②超声检查。③CA_{125} 测定：鉴别子宫内膜异位症和卵巢癌。④<u>腹腔镜检查：是目前国际公认的诊断子宫内膜异位症的最佳方法</u>。

【处理原则】 子宫内膜异位症的治疗以手术为主，药物为辅。

1. 定期随访 适用于盆腔病变不严重、无明显症状者。

2. 药物治疗 可采用性激素抑制排卵以达到缓解痛经的目的。

3. 手术治疗 是子宫内膜异位症首选的治疗方法。目前认为，以腹腔镜确诊、手术联合药物治疗是子宫内膜异位症治疗的金标准。

十六、子宫脱垂病人的护理

【概念】子宫脱垂是指子宫从正常位置沿阴道下降，宫颈外口达坐骨棘水平以下甚至子宫全部脱出于阴道口以外，常伴有阴道前后壁膨出。

【病因】①分娩损伤：为子宫脱垂最主要的原因。②长期腹压增加：长期慢性咳嗽，排便困难，经常超重负荷（举重、蹲位、长期站立）及盆、腹腔的巨大肿瘤，腹水等。③盆底组织发育不良或退行性病变。

【临床分度】以病人平卧用力向下屏气时子宫下降的最低点为分度标准，将子宫脱垂分为3度。

Ⅰ度：轻型为宫颈外口距离处女膜缘小于4cm，但未达处女膜缘；重型为宫颈外口已达处女膜缘，在阴道口可见到宫颈。

Ⅱ度：轻型为宫颈已脱出阴道口外，宫体仍在阴道内；重型为宫颈及部分宫体已脱出阴道口外。

Ⅲ度：宫颈及宫体全部脱出至阴道口外。

【临床表现】

Ⅰ度病人多无自觉症状。

Ⅱ、Ⅲ度病人主要有如下表现：①下坠感及腰背酸痛：常在久站、走路、蹲位、重体力劳动以后加重，卧床休息后减轻。②肿物自阴道脱出：常在走路、蹲、排便等腹压增加时脱出，开始时肿物在平卧休息时可变小或消失，严重者休息后亦不能回缩，需用手还纳至阴道内。③排便异常：伴膀胱、尿道膨出的病人易出现排尿困难、尿潴留或压力性尿失禁等症状。

【处理原则】①轻度病人或不能耐受者，采用子宫托和一般支持疗法。②重度病人采取手术治疗。

【护理措施】

1. 心理护理。

2. 卧床休息，加强营养，教会病人进行盆底肌、肛门肌肉的锻炼方法。

3. 指导病人放取子宫托的方法。

4. 做好术前准备：术前 5 天开始进行阴道准备，Ⅰ度子宫脱垂病人应每天坐浴 2 次，一般采取 1∶5000 的高锰酸钾或 0.2% 的聚维酮碘（碘伏）液坐浴；Ⅱ、Ⅲ度子宫脱垂的病人特别是有溃疡者，行阴道冲洗后局部涂 40% 紫草油或含抗生素的软膏。

5. 术后护理：术后应卧床休息 7～10 天，留置尿管 10～14 天；避免增加腹压的动作，如蹲、咳嗽等；预防便秘；每日行外阴擦洗，应用抗生素预防感染。

6. 出院指导：术后一般休息 3 个月，半年内避免重体力劳动，禁止盆浴及性生活。术后 2 个月到医院复查伤口愈合情况；3 个月后再到门诊复查，医师确认完全恢复以后方可有性生活。

十七、急性乳腺炎病人的护理

【概述】急性乳腺炎是乳腺的急性化脓性感染，常见于产后哺乳期妇女，尤见于初产妇，常发生在产后 3～4 周。

【病因】产后抵抗力下降，乳汁淤积、乳头破损或皲裂，使细菌沿淋巴管入侵感染。

【病理】急性乳腺炎局部可出现炎性肿块，形成脓肿，严重者可并发脓毒症。

【临床表现】乳房胀痛，局部红肿、发热，有压痛性肿块，伴患侧腋窝淋巴结肿大和触痛，病人可有寒战、高热等全身反应。

【辅助检查】

1. 实验室检查　血常规可见白细胞计数及中性粒细胞比例升高。

2. 诊断性穿刺　在乳房肿块波动最明显的部位或压痛最明显的区域穿刺，若抽出脓液可确定脓肿形成，脓液应做细菌培养及药物敏感试验。

【处理原则】患乳停止哺乳，排空乳汁；终止乳汁分泌。常用溴隐亭口服、肌注苯甲酸雌二醇或中药炒麦芽煎服。脓肿形成前以抗生素治疗为主，根据脓液细菌培养和药物敏感试验结果选择抗生素，如主要病原菌为金黄色葡萄球菌首选青霉素类抗生素；避免使用对婴儿有不良反应的药物，如四环素、氨基糖苷类、磺胺和甲硝唑等。脓肿形成后则需及时行脓肿切开引流。

【常见护理诊断/问题】①急性疼痛：与乳腺炎症、肿胀、乳汁淤积有关。②体温过高：与乳腺炎症有关。

【护理措施】

1. 缓解疼痛　患乳暂停哺乳，定时用吸乳器吸净乳汁；用宽松胸罩托起患乳；采用局部热敷、金黄散外敷或理疗等，促进局部血液循环和炎症消散。

2. 控制体温和感染　遵医嘱早期应用抗生素，定时测量体温、脉搏和呼吸，高热者予以物理或药物降温。

3. 脓肿切开引流后护理　保持引流通畅，及时更换切口敷料。

4. 健康教育　指导孕妇保持乳头清洁，哺乳前后均用温开水清洗乳头，保持局部干燥。乳头内陷者每日挤捏、提拉乳头，矫正内陷。定时哺乳，每次哺乳时将乳头洗净，不让婴儿含乳头睡觉。保持婴儿口腔卫生，及时治疗婴儿口腔炎症。乳头、乳晕破损或皲裂者，暂停哺乳，局部用温水清洗后涂抗生素软膏，待愈合后再哺乳。

扫码关注，
做配套习题

肌肉骨骼和结缔组织系统疾病病人护理核心知识要点

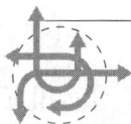

一、颈肩痛和腰腿痛病人的护理

(一) 颈椎病

颈椎病是指颈椎间盘退行性变（向四周突出，直接刺激脊髓、神经、血管）及其继发椎间关节退行改变（变性、增生、钙化刺激脊髓、神经、血管），所致相邻神经、脊髓、椎动脉、食管等受累，产生相应的临床症状和体征。本病好发部位依次在颈5~6、颈6~7节段。

【病因】①颈椎间盘退行性变是颈椎病的基本病因。②损伤。③先天性颈椎管狭窄。

【分型及临床表现】

	神经根型	脊髓型	椎动脉型	交感神经型
比例	最常见，50%~60%	10%~15%	—	—
临床表现	牵拉神经根→颈、肩部疼痛，可向上肢放射，颈部僵硬，上肢麻木	症状最重，手部麻木不灵，下肢麻木不稳，踩棉花感；Hoffmann征、Babinski征(+)	椎动脉压迫和刺激→基底动脉供血不足→眩晕、头痛，突然摔倒，视觉障碍，耳鸣，听力下降	客观体征少，呈神经症的表现（面部和躯干麻木、痛觉迟钝、失眠、记忆减退等）

【辅助检查】

X线检查	正、侧位片显示颈椎生理前凸变小消失，椎间隙变窄，骨质增生，钩椎关节增生
CT、MRI检查	可见椎间盘突出，神经、脊髓受压情况
椎动脉造影	可显示椎动脉局部受压、梗阻、血流不畅

【处理原则】

非手术治疗	适应证	神经根型、椎动脉型、交感神经型
	方法	理疗、推拿按摩（脊髓型禁用）、药物等
手术治疗	适应证	保守无效，脊髓型病人应及时手术
	方法	前路椎间盘摘除植骨融合术、经后路椎管扩大成形术
	并发症	喉头水肿、损伤脊髓、压迫气管

【护理措施】

1. 非手术治疗病人的护理

心理护理		同情病人，尊重病人
颌枕带牵引的护理	间断牵引	坐位或卧位，每次0.5~1小时，重量2~6kg
	持续牵引	卧位，每日6~8小时，2周为1个疗程
其他		注意休息，避免长时间固定同一体位

2. 手术治疗病人的护理

术前护理		常规准备，前路手术者，手术前2~3天练习推移气管训练
术后护理	引流条	保持通畅，一般术后2~3天拔出
	观察呼吸	尤其前路手术后1~3天需严密观察，当出现憋气、面色发绀报告医生，必要时气管切开（术后备气切包）
	防治喉头水肿	术后2~3天给予雾化，每日1~2次
	防止植骨块脱落移位	颈部用颈围或颈托制动，头颈两侧垫枕或沙袋。避免头颈过多屈伸，控制旋转活动
	其他	避免感冒、石膏固定护理、鼓励早期功能锻炼

【健康教育】 主要目的是避免颈椎急、慢性损伤，保持颈椎

的相对稳定性：①养成良好的坐、站、行及工作姿势；睡眠调整枕高；平时转头动作要轻而慢。②一般在手术后2～3周协助病人下床活动，坚持四肢肌肉锻炼；1年内避免负重劳动、便秘、受凉及颈部的过度活动。

（二）肩关节周围炎

肩关节周围炎是肩关节囊、滑囊、肌腱及肩周肌的慢性损伤性炎症，简称肩周炎，俗称冻结肩（凝肩），多发于50岁左右人群，女性多于男性。

【病因】多为继发性。中老年人多由于软组织退行性变及对外力承受力减弱引起。此外，肩部的急、慢性损伤，或因上肢外伤、手术，或其他原因长期固定肩关节，亦是诱发因素。少数病人可无任何诱因而发生本病，称为原发性粘连性肩关节囊炎。

【临床表现】

症状	早期	肩部疼痛，逐渐加重，可放射至颈部和上臂中部；夜间明显，影响睡眠
	后期	肩关节僵硬，逐渐发展，直至各个方向均不能活动
体征		肩关节活动受限，以外展、外旋和后伸受限最明显

【辅助检查】X线摄片可见颈肩部骨质疏松征象；肩关节造影见关节囊体积明显缩小。

【处理原则】以非手术治疗为主。

急性期	肩部制动，局部温热治疗
慢性期	坚持锻炼并配合理疗、针灸、推拿等
对症治疗	非甾体类抗炎药止痛

【护理措施】

1. 肩关节功能锻炼　坚持有效的肩关节功能锻炼。早期被动做肩关节牵拉训练，恢复关节活动度。后期坚持按计划自我锻炼，常用的方法包括爬墙外展、爬墙上举、弯腰垂臂旋转及滑车带臂上举等。

2. 日常生活能力训练　随着肩关节活动范围的逐渐增加，指导病人进行日常生活能力训练，如穿衣、梳头、洗脸等。

（三）腰椎间盘突出症

腰椎间盘突出症是指椎间盘变性后纤维环破裂和髓核组织突出，刺激、压迫神经根或马尾神经而引起的一种综合征，是腰腿痛最常见的原因之一。

【病因】

1. 年龄因素　好发年龄为 20～50 岁，男性多于女性，临床表现多在腰 4～5 与腰5～骶1 间隙。

2. 急、慢性损伤史　病人多数有弯腰猛力抬（抱）重物，或扭转腰部猛力投物等急性腰部损伤史；部分病人有慢性腰部损伤史，如司机、重体力劳动者和举重运动员等长期处于与职业有关的不当体位、动作或姿势。

3. 其他因素　妊娠期妇女，由于脊柱所受负荷和应力改变，腰部整个韧带松弛，易发生腰椎间盘膨出；个别病人有家族遗传史；腰骶椎先天异常，使下腰椎承受异常应力，也是造成腰椎间盘损伤的因素之一。

【临床表现】

腰痛及坐骨神经痛	呈腰痛→坐骨神经痛（下腰部→臀部→大腿后方、小腿外侧→足背/外侧放射痛）发展，部分同时出现	
体征	活动受限	前屈受限最明显
	局部疼痛	病变椎间隙、棘突旁压痛、叩击痛
	其他	直腿抬高试验及加强试验阳性，感觉、腱反射异常等
马尾神经受压综合征	大小便障碍、会阴麻木等	

【辅助检查】X 线平片可显示腰椎及椎间盘退化情况；CT、MRI 可显示髓核突出、压迫神经根的部位和程度。

【处理原则】

1. **非手术治疗**　对于年轻、初次发作、症状较轻或病程较短的病人，以及休息后症状可自行缓解的病人，可采用非手术治疗，80%～90%的病人能得到缓解或治愈。主要方法包括绝对卧床休息、持续骨盆水平牵引、硬膜外隙封闭、理疗及推拿按摩。推拿按摩的病人要选择适当，手法正确，效果则较好。中央型椎间盘突出症者不宜推拿。

2. **手术治疗**　不适合非手术治疗或经严格的非手术治疗无效者、马尾神经受压者需手术治疗，主要有髓核摘除术、经皮穿刺髓核切吸术等。手术治疗效果优良率报告为80%～98%，但手术治疗有可能发生椎间隙感染、神经根损伤或手术后粘连等并发症，故应引起高度重视。

【护理措施】

1. 非手术治疗病人的护理

(1) 心理护理：了解病人的心理活动，给予解释和安慰，解除焦虑或顾虑。

(2) 卧床休息：为减轻脊柱负荷，缓解或消除疼痛，急性期需绝对卧硬板床休息，要求病人吃饭、排便、排尿均在卧床体位下进行。翻身时嘱病人张口呵气，并给予协助。卧床时间需4周或至疼痛症状缓解，然后带腰围下床活动，3个月内不做弯腰持物活动。

病情缓解，允许起床时，指导病人采取正确的起床方法：先将身体翻向一侧，抬高床头，将腿放于床的一侧，用上肢支撑上身起来；然后坐在床沿，双脚踩地，缓慢站起。按照相反的顺序回到床上。

(3) 持续骨盆水平牵引的护理：骨盆水平牵引可使椎间隙略为增宽，减少椎间盘内压，扩大椎管容量，从而减轻对神经根的刺激或压迫。根据个体差异，牵引重量在7～15kg，床的足端抬高15～30cm以做反牵引，持续2周。亦可采用间断牵引法，每日2次，每次1～2小时。但后者不如前者治疗效果好。注意：孕妇及高血压、心脏病病人禁用骨盆水平牵引治疗。

（4）硬脊膜外隙封闭的护理：常用醋酸泼尼松龙加利多卡因行硬脊膜外隙封闭，以减轻神经根周围的炎症和粘连。指导病人配合治疗和护理。封闭结束后按硬脊膜外麻醉常规进行护理。

2. 手术治疗病人的护理

（1）体位：手术后<u>平卧硬板床</u>，根据手术创伤情况，<u>一般需卧床 1~3 周</u>。

（2）伤口及引流的护理：注意观察伤口渗血、渗液情况，引流管是否通畅，引流液的量、质、<u>有无脑脊液漏出</u>。一般手术 24 小时后拔除引流管。如渗出量多，或疼痛加剧，下肢感觉、运动障碍加重，应及时报告医生，并协助处理。

（3）功能护理锻炼：术后要求病人坚持深呼吸练习。定时进行四肢尤其是双下肢活动，给予小腿、大腿肌肉按摩，每日温水洗脚 1 次，预防静脉血栓形成及静脉炎的发生。手术后 2~3 天指导并督促、鼓励病人进行腰背肌锻炼，预防肌萎缩，增强脊柱稳定性；<u>逐步练习直腿抬高动作，防止神经根粘连</u>。制定活动计划，指导病人按时下床活动。坐起前，先抬高床头，再将病人两腿放到床边，使其上身竖直；行走时，有人在旁，直至病人无眩晕和感觉体力可承受后，方可独立行走并注意安全。

【健康教育】①保持良好的姿势，在平时生活中注意坐、站、行和劳动姿势。②开展体育活动，加强腰背肌及腿部肌肉的锻炼，增加脊柱的稳定性。③腰部用力强度大的从业人员可佩戴弹性腰围，以便用力时保护腰部。参加剧烈运动前进行准备活动。④治疗后的病人应佩戴腰围，同时应加强背肌锻炼。⑤定时到医院复诊。

（四）腰椎管狭窄症

腰椎管狭窄症是指腰椎管因某种因素产生骨性或纤维性结构异常，发生一处或多处管腔狭窄，致马尾神经或神经根受压所引起的一种综合征。本病多见于 40 岁以上人群。

【病因和病理】腰椎管狭窄症分为先天性和后天性。在椎管发育不良的基础上发生退行性变是腰椎管狭窄症最多见的原因。

先天性椎管狭窄由于骨发育不良所致；后天性椎管狭窄常见于椎管的退行性变。椎管发育不良及退行性变使椎管容积减少，压力增加，导致其内的神经、血管和组织受压或缺血，出现马尾神经或神经根受压症状。

【临床表现】

症状	神经源性间歇性跛行	行走数百米后即出现下肢疼痛、麻木，休息后麻痛缓解
	腰腿痛	可有腰背痛、腰骶部痛和（或）下肢痛。下肢痛为单侧或双侧，多在站立、过伸或行走过久时加重；前屈位、蹲位及骑自行车时疼痛减轻或消失。一般较腰椎间盘突出症轻，有慢性加重的趋势
	马尾神经受压症状	表现为双侧大小腿、足跟后侧及会阴部感觉迟钝，大、小便功能障碍
体征	腰部后伸受限及压痛	常取腰部前屈位，下腰椎棘突旁有压痛
	感觉、运动和反射改变	常因多条神经根轻微受压引起，故体征不典型

【辅助检查】

1. X线检查　腰部X线摄片可显示椎体、椎间关节和椎板的退行性病变，亦可测量腰椎管的矢径和横径。

2. CT检查　可显示中央椎管和侧隐窝狭窄、黄韧带肥厚和腰椎间盘突出。

3. 椎管造影　有较高的辅助诊断价值，但有一定的不良反应。

【处理原则】

1. 非手术治疗　多数病人经非手术治疗（参见腰椎间盘突出症）能缓解症状。

2. 手术治疗　主要目的是解除对硬膜及神经根的压迫。适用于以下情况：①症状严重、经非手术治疗无效者。②神经功能障碍明显，特别是马尾神经功能障碍者。③多数混合性椎管狭窄症的手术方法包括半椎板切除，上关节突、椎板切除，神经根管扩大及神经根粘连松解术等，必要时同期行脊柱融合内固定术。

【护理措施】

1. 减轻疼痛　保持正确的体位，减少活动。活动时可带腰围。必要时遵医嘱给予镇痛药物（参见腰椎间盘突出症）。

2. 合理功能锻炼　指导病人进行各种日常生活自理能力训练，以提高生活自理能力（参见腰椎间盘突出症）。

二、骨和关节化脓性感染病人的护理

（一）化脓性骨髓炎

化脓性骨髓炎是指由化脓菌感染引起骨膜、骨密质、骨松质及骨髓的炎症，是一种常见病。依据感染途径可分 3 类：①第 1 类是血源性骨髓炎，是指病人身体其他部位化脓性感染病灶的细菌经血行扩散引起。②第 2 类是创伤后骨髓炎，是指由开放伤或骨骼手术后引起的骨髓炎。③第 3 类是外来性骨髓炎，是由周围软组织化脓性感染直接蔓延而来。化脓性骨髓炎又可按发病的急缓分为急性和慢性。本病临床上多见于儿童，以急性血源性骨髓炎多见。

【病因】最多见的致病菌是金黄色葡萄球菌，其次是乙型溶血性链球菌，其他的致病菌有流感嗜血杆菌、大肠埃希菌、产气荚膜杆菌，也可见肺炎球菌和白色葡萄球菌。

【临床表现】起病急，出现寒战、高热，体温达 39℃ 以上。患儿可烦躁、惊厥，严重时发生休克或昏迷。患处持续性剧痛及深压痛，患肢活动受限。当骨膜下脓肿形成或已进入软组织中，患肢局部红、肿、热、痛或有波动感。脓肿可穿破皮肤形成窦道，合并化脓性关节炎时，出现关节红、肿、热、痛。

【辅助检查】

1. 实验室检查　血白细胞及中性粒细胞明显增高，中性粒细胞一般在90%以上；红细胞沉降率加快；血细菌培养，为获得培养阳性结果，要在寒战、高热时取血，最好在应用抗生素之前取血；局部脓肿穿刺脓液做细菌培养。血、脓细菌培养结果对临床抗生素应用有指导作用。

2. 影像学检查

（1）X线检查：早期X线检查无改变，晚期可出现病骨干骺区骨质破坏，骨密质破坏变薄，亦可见密度很高的死骨形成。

（2）CT检查：可见骨膜下脓肿，并可发现较小的骨脓肿及软组织内的深部脓肿。

（3）放射性核素骨显像：由于病变部位血管扩张和增多，早期脓液聚在干骺端，发病48小时可有阳性结果，但不能定性。

【处理原则】

1. 抗生素治疗　早期应用广谱、联合、大剂量有效抗生素，抗生素应用越早越好，细菌培养结果对使用抗生素有指导作用。为巩固疗效，退热后3周内不要停药。

2. 支持疗法　高热病人进行降温，注意保持水、电解质和酸碱平衡，给予营养丰富、易消化的饮食，以增强抗病能力，可少量多次输新鲜血液。

3. 局部制动　为减轻疼痛，防止发生肢体挛缩畸形和病理性骨折、脱位，应用局部持续皮牵引或石膏固定。

4. 手术治疗　早期经全身抗生素治疗48～72小时，若效果不佳，可予以手术治疗。手术的目的是引流脓液，控制病变发展。引流方法一是钻孔，二是开窗，于骨髓腔内置管，应用抗生素液持续冲洗引流；可闭式灌洗引流，脓液少时也可应用单纯闭式引流。

【护理措施】

1. 一般护理　卧床休息，多饮水，给予营养丰富、易消化的饮食。抬高患肢，以利于淋巴和静脉回流，减轻肿胀。

2. 密切观察　①全身变化：观察生命体征的变化，高热者给予酒精擦浴或温水擦浴进行物理降温，多饮水，补液。②局部变化：对于患肢疼痛、肿胀等遵医嘱给予相应处理。

3. 抗感染治疗　应用抗生素，注意药物效果及反应。

4. 术后护理

（1）切口观察及引流护理：保持引流通畅，防止阻塞和扭曲。滴入瓶高于床面 60～70cm，引流瓶低于床面 50cm，引流速度为术后第 1 日快速滴入，以后维持 50～60 滴/分。详细记录引流液的性质及引流液量。伤口及时换药。

（2）患肢护理：防止疼痛、挛缩、畸形和病理性骨折。患肢制动，但制动肢体可进行肌肉等长收缩，未制动部位进行功能锻炼，以免肌肉萎缩和关节僵硬。

【健康教育】①适当讲解疾病的原因、表现、转归及预后，宣讲治疗与护理计划有关措施的方法及意义。②教育病人和亲属及时住院治疗，争取早期诊断和处理，避免转化成慢性骨髓炎。切莫病急乱投医或者进行封建迷信活动，延误诊治时机。③适时指导肢体功能锻炼的方法与步骤。避免各种并发症或病理性骨折。④告知出院后用药、功能活动、肢体保护、饮食营养、复诊时间等注意事项，如有复发症状和体征时应及时就诊，警惕慢性骨髓炎形成。

（二）化脓性关节炎

化脓性关节炎是指发生在关节腔内的化脓性感染，好发于髋关节和膝关节。本病多见于小儿，尤以营养不良的小儿居多；男性多于女性。

【病因】多由身体其他部位或邻近关节部位的化脓性病灶内的细菌通过血液循环播散或直接蔓延至关节腔所致；其次，开放性关节损伤后继发感染也是致病因素之一。约85%的致病菌为金黄色葡萄球菌，其次分别为白色葡萄球菌、淋病奈瑟菌、肺炎球菌及大肠埃希菌等。

【临床表现】

1. 症状　起病急骤，全身不适，乏力，食欲减退，寒战高热，体温可达39℃以上；可出现谵妄与昏迷，小儿多见惊厥。病变关节处疼痛剧烈。

2. 体征　病变关节功能障碍。

（1）浅表关节病变者：可见关节红、肿、热，局部压痛明显；浮髌实验可为阳性。病人为缓解疼痛，关节多处于半屈曲位。

（2）深部关节病变者：如髋关节，因有皮下组织和周围肌覆盖，局部红、肿、热不明显。由于疼痛，关节常处于屈曲、外展、外旋位，病人为避免疼痛，常拒绝做相关关节的检查。

【辅助检查】

1. 实验室检查　血白细胞计数和中性粒细胞计数比例增高，红细胞沉降率增快。

2. 影像学检查　早期 X 线片可见关节周围软组织肿胀、关节间隙增宽；后期关节间隙变窄或消失，关节面毛糙，可见骨质破坏或增生，甚至出现关节畸形或骨性强直。

3. 关节腔穿刺　穿刺液呈浆液性、纤维蛋白性或脓性，镜下可见大量脓细胞，穿刺液细菌培养可明确致病菌。

【处理原则】早期诊断、早期治疗，避免遗留严重并发症。

1. 非手术治疗

（1）全身治疗：①应用抗生素：早期、足量、全身性使用抗菌药物，可根据关节液细菌培养及药物敏感试验结果选择和调整敏感的抗生素。②支持治疗：加强支持治疗，以提高全身抵抗力。

（2）局部治疗：①关节腔内注射抗生素：关节穿刺，抽出积液后注入抗生素，每日 1 次，至关节积液消失、体温正常。②关节腔灌洗：适用于表浅大关节，如膝关节感染者。在关节部位取两个不同点进行穿刺，经穿刺套管置入灌注管和引流管。每日经灌注管滴入含抗生素的溶液 2000 ~ 3000mL，直至引流液清澈、细菌培养阴性后停止灌流；待引流数天至无引流液吸出、局部症状和体征消退即可拔管。

2. 手术治疗

（1）关节切开引流：适用于难以行关节腔灌洗的较深大的关节化脓者。手术时彻底清除关节腔内的坏死组织、纤维素性沉积物并用生理盐水冲洗后，在关节腔内置入硅胶管，进行持续性灌洗。

（2）关节矫形术：适用于关节功能严重障碍者，常用手术方式为关节融合术或截骨术。

【护理措施】

1. 维持正常体温

（1）降温：病人高热期间，采取有效的物理或药物等降温措施。

（2）控制感染：根据医嘱合理应用抗生素控制关节腔的感染。

（3）保持创面清洁和引流通畅：及时更换创面敷料，注意观察引流液的量、颜色、性质；避免因引流管阻塞致关节腔内脓液积聚、感染难以控制而引起的发热。

2. 对症护理

（1）休息和制动：急性期病人应适当休息、抬高患肢，促进局部血液回流和减轻肿胀，以减轻疼痛；保持患肢于功能位，以预防关节畸形及病理性脱位。

（2）止痛：采取非药物措施，如听音乐、聊天等；或药物止痛，如服用镇痛剂。

3. 功能锻炼　为防止长期制动导致的肌萎缩和减轻关节粘连，急性期病人可做患肢骨骼肌的等长收缩和舒张运动；待炎症消退后，关节未明显破坏者可进行关节伸屈功能锻炼。

【健康教育】

1. 按医嘱继续服药，并坚持功能锻炼，如股四头肌的收缩练习、髋膝关节的屈伸活动等，防止关节僵硬及萎缩的发生。

2. 定期复查，患有关节软骨破坏、关节畸形者更应该注意长期复查，及时与医生联系，进行必要的治疗。

化脓性骨髓炎与化脓性关节炎的鉴别要点见下表。

	化脓性骨髓炎	化脓性关节炎
致病菌	金黄色葡萄球菌	金黄色葡萄球菌
好发人群	儿童	儿童
好发部位	长骨干骺端	髋、膝关节
发热	起病急，寒战高热	起病急，寒战高热

	化脓性骨髓炎	化脓性关节炎
局部症状	患处红、肿、热、痛，患处持续性剧痛及深压痛，患肢活动受限	关节红、肿、痛，功能下降，浮髌骨试验（＋），关节呈半屈曲位
中毒症状	严重，可休克或昏迷	严重，可谵妄、昏迷
X线检查	早期无变化，晚期可有病骨干骺区骨质破坏	早期无改变，后期第一征象骨质疏松、关节间隙变窄或消失
其他检查	血培养在寒战、高热时抽血，且最好在使用抗生素前抽血	血培养同化脓性骨髓炎，关节腔积液培养可明确致病菌

三、脊柱及脊髓损伤病人的护理

（一）脊柱骨折

脊柱骨折以胸、腰椎骨折多见，颈椎骨折常伴有脱位、脊髓损伤，易致残或危及生命。

【病因】主要原因是暴力，多数由间接暴力引起，少数因直接暴力所致。直接暴力所致的脊柱骨折，多见于战伤、爆炸伤、直接撞伤等。

【临床表现】局部疼痛、肿胀，脊柱活动受限，骨折处棘突有明显压痛和叩击痛；胸、腰椎骨折常有后突畸形；合并截瘫时，损伤脊髓平面感觉、运动、反射障碍，高位截瘫可出现呼吸困难，甚至呼吸停止。

【辅助检查】

1. X线检查　可显示骨折部位、类型和程度，以及关节脱位、棘突间隙改变等。

2. CT、MRI检查　可进一步显示骨骼、关节和椎管的变化。

【处理原则】病人伴有多发性损伤，如颅脑损伤、胸部损伤、腹部损伤，严重的内外出血及休克等危及生命的急症，应优先处理。

1. 胸、腰椎骨折

（1）单纯压缩骨折：椎体压缩不足 1/3 的病人或老年病人不能耐受复位和固定者，<u>卧硬板床</u>，骨折部位加厚枕，使脊柱过伸；3 天后开始腰背肌锻炼，初起臀部不离床左右移动，以后背伸，使臀部离开床面，逐渐加大力度；伤后<u>第 3 个月</u>可以少许下床；3 个月后逐渐增加下床活动的时间。椎体压缩大于 1/3 的年轻病人，可用<u>双踝悬吊法过伸复位</u>，复位后石膏背心固定 3 个月，固定期间坚持每日背肌锻炼。

（2）爆破型骨折：有<u>神经症状</u>和骨折片挤入椎管内者，<u>需手术治疗</u>。

2. 颈椎骨折

（1）稳定型骨折：牵引复位，复位后石膏固定。分为：①颌枕带牵引：轻度压缩骨折采用颌枕带卧位牵引复位，牵引重量 3kg，复位后头颈胸石膏固定 3 个月，石膏干固后可起床活动。②颅骨牵引：压缩明显或双侧椎间关节脱位采用持续颅骨牵引复位，牵引重量 3～5kg，复位后再牵引 2～3 周，头颈胸石膏固定 3 个月。

（2）爆破型骨折：原则上手术治疗，一般经前路手术，祛除骨片、减压、植骨融合及内固定。该类损伤一般病情严重，若存在严重并发伤，待病情稳定后再行手术。

【护理措施】

1. 急救搬运　脊柱骨折、脱位很容易引起脊髓损伤，其中有部分病人由于急救搬运不当引起，故要强调搬运方法。正确的搬运方法：<u>三人平托病人，同步行动，将病人放在脊柱板、木板或门板上</u>；也可将病人保持平直体位，<u>整体滚动到木板上</u>。严禁弯腰、扭腰。如有颈椎骨折、脱位，<u>需要另加一人牵引固定头部</u>，并与身体保持一致，同步行动。

2. 保持皮肤的完整性，预防压疮发生　①轴式翻身：<u>损伤早期应每 2～3 小时翻身 1 次</u>，分别采用仰卧和左、右侧卧位。侧卧时，两腿之间应垫软枕。每2小时检查皮肤1次。②保持清洁干燥和舒适：有条件的可使用特制翻身床、小垫床、明胶床垫、电脑分区域充气床垫、波纹气垫等。注意保护骨突部位，使用气垫或棉圈等使骨突部位悬空，定时对受压的骨突部位进行按摩。保持个人清洁卫生和床单平整干燥。③避免营养不良：保证足够的营养素摄入，提高机体抵抗力。

【健康教育】病人出院后须继续康复锻炼，预防失用性肌萎缩和关节僵硬的发生。

（二）脊髓损伤

【病因】脊髓损伤是脊椎骨折、脱位的严重并发症，移位的椎骨或突入椎管内的骨折片，可压迫或损伤脊髓或马尾神经，引起瘫痪。若损伤平面以下的感觉、运动、反射及括约肌功能部分丧失，为不完全瘫痪；若功能完全丧失为完全瘫痪。胸腰椎骨折引起脊髓损伤出现下肢瘫痪，称为截瘫；如颈髓损伤引起高位瘫痪，称为四肢瘫痪，简称四瘫。脊髓损伤后出现瘫痪，但由于损伤的程度不同，用截瘫指数将瘫痪程度量化。截瘫指数分别用"0""1""2"表示，"0"代表没有或基本没有瘫痪；"1"代表功能部分丧失；"2"代表完全或接近完全瘫痪，一般记录肢体的自主运动、感觉及二便三项功能，最后数字相加即是该病人的截瘫指数。

【临床表现】

1. 脊髓震荡　损伤后短暂的功能障碍，表现为弛缓性瘫痪，损伤平面以下的感觉、运动、反射及括约肌功能丧失，数分钟、数小时或稍长时间逐渐恢复，直至完全恢复，一般不留后遗症。

2. 脊髓挫伤和脊髓受压　伤后出现损伤平面以下的感觉、运动、反射及括约肌功能部分或完全丧失，可以是单侧，也可是双侧，双侧多在同一平面。其预后决定于脊髓损伤的程度、受压解除的时间。一般2~4周后逐渐演变为痉挛性瘫痪，肌张力增高、腱反射亢进，出现病理性锥体束征。胸段脊髓损伤表现为截瘫，颈段损伤表现为四肢瘫，上颈段损伤表现为四肢痉挛性瘫痪，下颈段损伤表现为上肢弛缓性瘫痪，下肢为痉挛性瘫痪。

3. 脊髓半切征　损伤平面以下同侧肢体的运动和深感觉丧失，对侧肢体的痛觉和温度觉丧失。

4. 脊髓断裂　损伤平面以下的感觉、运动、反射和括约肌功能完全丧失。

5. 脊髓圆锥损伤　成人脊髓终止于第1腰椎体的下缘，当第1腰椎骨折可损伤脊髓圆锥，表现为会阴部皮肤鞍状感觉消失、括约肌功能及性功能障碍，而双下肢的感觉和运动功能保持正常。

【并发症】

1. 瘫痪　因脊髓损伤部位和程度不同，表现各异。高位颈髓损伤可导致死亡，低位颈髓损伤可出现高位截瘫，即四肢瘫。

2. 呼吸系统并发症　脊髓损伤瘫痪病人长期卧床，呼吸道内大量分泌物不能排出，引起坠积性肺炎。若为颈髓损伤，呼吸功能直接受到影响，呼吸道感染和呼吸衰竭是脊髓损伤的严重并发症。

3. 泌尿系感染和结石　脊髓损伤后括约肌功能障碍，排尿异常及长期留置尿管，导致泌尿道的感染和结石。长期卧床又易发生骨质脱钙，尿中钙盐增加，促使泌尿系结石的形成。

4. 压疮　脊髓损伤瘫痪病人长期卧床，皮肤感觉丧失，易发生局部神经营养障碍，供血不足，皮肤坏死，形成压疮。

5. 其他　①体温异常：颈髓损伤后体温调节中枢丧失调节功能所致，病人可出现体温过高或过低。②腹胀、便秘：病人长期卧床，胃肠功能受到抑制，出现消化功能和胃肠活动减弱，引起腹胀和便秘。

【辅助检查】

1. X线检查　X线脊柱正、侧位摄片，观察骨折、脱位及移位情况。

2. CT、MRI检查　可显示脊髓受压和椎管内软组织情况。

【处理原则】为防止脊髓进一步损伤，应及早采取合适的固定，尽早解除由椎骨骨折、脱位及血肿等因素对脊髓的压迫，以免压迫过久发生不可恢复的损害。这是保证脊髓功能恢复的关键。

应用激素、脱水利尿药物减轻脊髓水肿，如地塞米松、甲基泼尼松龙或甘露醇等。尽早应用高压氧治疗效果较好。

【护理措施】

1. **心理护理**　脊椎骨折或伴有脊髓损伤，使病人心理负担很大，担心治疗效果、长期卧床、生活不能自理等，表现焦躁不安、性格改变，甚至有轻生念头。要加强心理支持，主动关心病人，使其正视现实，增强治疗信心。

2. **生活护理**　加强生活护理，尽量满足病人的生活需要，坚持做好基础、皮肤和口腔护理，加强大、小便管理。鼓励病人逐渐锻炼，尽量做到生活自理。外伤性截瘫病人3个月后，指导病人练习坐起，逐渐使用拐杖或轮椅下地活动。

3. **饮食护理**　提供富有营养的易消化饮食，鼓励病人多吃水果、蔬菜，多饮水。

4. **体温异常的护理**　①高热护理：酒精擦浴、冰袋、冰帽等物理降温；药物降温；室内保持适宜的温、湿度；多饮水，给易消化饮食。②低温护理：注意保暖，提高室温，物理升温，给易消化营养丰富的饮食。

5. **截瘫并发症的护理**

（1）**呼吸道护理**：疼痛、长期卧床、呼吸肌麻痹等因素均可导致呼吸不畅，发生坠积性肺炎，甚至呼吸衰竭。鼓励病人深呼吸、有效咳嗽、翻身拍背，同时给予雾化吸入抗生素、地塞米松或糜蛋白酶，稀释分泌物以利于排出，必要时吸痰。对于呼吸机辅助呼吸的病人，注意呼吸机的监管。有气管切开的病人，保持呼吸道通畅，加强气管切开的护理。

（2）**泌尿系统护理**：做好留置尿管的护理。早期留置尿管持续引流，2~3周后定时开放，每4~6小时开放1次，平时夹闭，以使膀胱充盈，防止膀胱萎缩及感染，并训练自律性膀胱功能。鼓励病人多饮水，预防泌尿系统感染和结石的发生。

（3）**皮肤护理**：截瘫长期卧床的病人，骨突部位的皮肤长时间受压，易发生压疮。预防的关键是间歇性解除压迫。防治方法是床褥平整、保持皮肤清洁，应用气垫或分区充气床垫，定时翻身（每2~3小时1次，24小时不间断）。对骨突部位进行局部50％乙醇擦洗和按摩。已发生压疮的，浅表的可红外线灯烘烤，压疮深的祛除坏死组织、换药，炎症控制后植皮。

【健康教育】①病人出院后须继续康复锻炼，并预防并发症的发生。②指导病人练习床上起坐，使用轮椅、助行器等上下床和行走。③指导病人及家属应用清洁导尿技术进行间歇导尿，预防长期留置导尿而引起泌尿系感染。④告知病人需定期返院检查；理疗有助于刺激肌收缩和功能恢复。

四、关节脱位病人的护理

（一）关节脱位概述

骨的关节面失去正常的对合关系，称为关节脱位。

【病因】

1. **创伤性脱位**　由外界暴力引起的脱位，是脱位的常见病因。

2. **先天性脱位**　由于胚胎发育异常，导致骨关节结构缺陷，出生后已发生脱位。

3. **病理性脱位**　骨关节患某种疾病，如骨关节结核、骨肿瘤等，使得骨关节结构破坏，关节失去稳定，受到轻微外力发生脱位。

4. **习惯性脱位**　创伤性脱位破坏了关节囊、韧带，使关节松弛，以后再受到轻微外力即可引起脱位。习惯性脱位的引起与初次脱位治疗不当有关系。

【临床表现】

1. **一般表现**　脱位的关节疼痛、肿胀、压痛，关节功能丧失。

2. **特征表现**　畸形、弹性固定、关节盂空虚。

【辅助检查】X线检查确定有无脱位及脱位方向，并了解有无骨折。

【处理原则】

1. 复位　<u>手法复位为主</u>，早期进行手法复位效果好，而且越早越好，脱位后血肿机化、瘢痕组织充填关节盂，给手法复位造成困难。伴有关节内骨折及软组织嵌入、陈旧性脱位手法复位失败的病人采用手术复位。

2. 固定　复位后固定有利于关节囊、韧带及周围软组织得以修复，但时间不可过长，以免引起关节僵硬，一般固定2～3周。

3. 功能锻炼　目的是<u>防止肌肉萎缩、关节僵硬</u>。固定后即开始功能锻炼，早期舒缩患部周围的肌肉及其他关节，去除固定后，逐渐活动患部关节，主动活动为主，被动为辅，配合理疗。

【护理措施】

1. 做好解释与安慰，消除病人精神紧张的情绪或心理负担。

2. 受伤初期、复位与固定后或手术后注意观察伤肢远端皮肤的色泽、温度、感觉和指（趾）活动情况，触摸动脉搏动并与健侧相比较，如发现异常，及时与医师联系。

3. 遵医嘱给予镇静、止痛药物。当病人生活自理有障碍时，采取有效的协助措施，并给予指导和训练。

4. <u>受伤关节早期可冷敷，以减轻局部组织渗血和肿胀。2～3天后可热敷，以促进积血和水肿吸收，加快损伤组织修复。</u>后期必要时配合理疗或使用中药洗剂、擦剂。

5. 维持受伤关节的功能位固定，执行外固定（石膏、牵引）的有关护理措施。

6. 向病人及家属讲解关节脱位治疗和康复的知识，说明功能锻炼的重要性和必要性。

【健康教育】①教育病人要尽早就诊，及时检查，及时进行复位，避免发展成陈旧性脱位。②教育病人及家属充分认识患肢固定的要求及意义，预防习惯性脱位。③伤肢固定期间，指导病人进行脱位关节周围肌群的等长性舒缩活动，并增强患肢其他正常关节的主动运动；解除固定后逐渐增强受伤关节的活动范围及力度，促进该关节功能的恢复。

（二）肩关节脱位

【病因及分类】 多为间接暴力引起，身体侧位跌倒时，手掌着地，外展、外旋的暴力撕破关节囊前部，肱骨头滑出肩胛盂而脱位。也可发生在向后跌倒时，肱骨后侧被撞击，暴力使肩关节前脱位。肩关节脱位依暴力作用方向及受伤时体位分为前脱位、后脱位、下脱位、盂上脱位4种类型，前脱位多见。前脱位又分为喙突下脱位、锁骨下脱位和盂下脱位，以喙突下脱位多见。肩关节脱位可伴有肩锁关节脱位和肱骨大结节撕脱骨折。

【临床表现】 肩部疼痛、肿胀，不能活动，以健手托扶患侧前臂，头部倾斜于患侧。三角肌塌陷，呈"方肩"畸形，原关节盂处空虚。杜加试验阳性，即病人患侧手掌搭在对侧肩上，患侧肘部不能紧贴胸壁；或肘部紧贴胸壁，手掌不能搭在对侧肩上。

【处理原则】

1. 复位　以手法复位，方法有病人取卧位的手牵足蹬法和病人取坐位的牵引回旋法。

2. 固定　复位后将肩关节于内收、内旋、屈肘90°用三角巾悬吊于胸前，固定3周。

3. 功能锻炼　固定期间活动手和腕，解除固定后逐渐活动肩关节。

（三）肘关节脱位

【病因和病理】 肘关节脱位较多见，多由间接暴力引起。跌倒时，上臂伸直，手掌着地，暴力传导至尺、桡骨上端，尺骨鹰嘴突产生杠杆作用，使尺、桡骨近端向后上移位，形成后脱位。肘后方受直接暴力打击，可发生尺骨鹰嘴骨折和肘关节前脱位，少见。严重的肘关节脱位可导致神经、血管损伤，甚至发生Volkmann前臂缺血性挛缩。

【临床表现】 肘部疼痛、肿胀、活动障碍，明显畸形，肘部弹性固定在半屈位，肘后空虚，可摸到凹陷，肘后三点关系失常。

【处理原则】

1. 复位　尽早手法复位，少数手法复位失败采用手术切开复位。

2. 固定　复位后用长臂石膏托固定肘关节于屈肘 90°，前臂三角巾悬吊于胸前，一般固定 2~3 周。

3. 功能锻炼　固定期间活动手指及肩部，去除固定后逐渐活动肘部，以主动活动为主，被动活动要轻柔，以免引起损伤和骨化性肌炎。

（四）髋关节脱位

【病因和病理】髋关节脱位为间接外力所致，即当髋关节屈曲或伴有内收时，膝部受到强大的暴力作用，经股骨干传至股骨头向后冲出关节囊。也可于病人弯腰工作时，暴力作用于腰骶部，同样可使股骨头向后冲出关节囊，发生髋关节后脱位。髋关节脱位按脱位后股骨头的位置分为 3 类：后脱位、前脱位、中心脱位，其中后脱位最多见，占 85%~90%；前脱位和中心脱位少见，多发生于重大交通事故。中心脱位都伴有骨盆骨折，甚至盆腔内脏器损伤，一般都出现失血性休克。

【临床表现】疼痛、功能障碍，患肢出现典型的屈曲、内收、内旋、短缩畸形，臀部可触及股骨头。

【处理原则】

1. 复位　复位宜尽早进行，最好在24 小时内，超过 24 小时后再复位较困难。手法复位有提拉法和旋转法。手法复位失败后行手术复位。

2. 固定　复位后置患肢于外展中立位，皮牵引或穿丁字鞋固定2~3 周，严禁屈曲、内收、内旋动作，避免再脱位。

3. 功能锻炼　固定期间做股四头肌等长收缩，3 周后开始活动关节，4 周后扶拐下地，3 个月内患肢不能负重，以防止股骨头变形。

五、风湿热病人的护理

风湿热是由于A 组乙型溶血性链球菌感染后发生的一种全身结缔组织病。本病常侵犯关节、心脏、皮肤，也可累及神经及其他脏器，7~16岁学龄儿童发病较多见，多发于冬春阴雨潮湿季节。

【病因】 链球菌感染是诱发风湿热的病因。有研究者提出，病毒可能是风湿性心瓣膜病和风湿热的病因，也可能是细菌与病毒协同作用。

【临床表现】

1. 前驱症状　发病前2~5周，常有咽喉炎或扁桃体炎等上呼吸道链球菌感染的临床表现，如发热、咽喉痛、颌下淋巴结肿大、咳嗽等症状。

2. 典型的临床表现

（1）发热：50%~70%的病人可有发热，热型不规则。病轻者常仅有低热或无发热。高热多见于儿童，成人多中等度发热。

（2）关节炎：关节炎约占病例的66%，关节痛占56%。典型的关节炎呈游走性、多发性，同时侵犯数个大关节，以膝、踝、肘、腕、肩关节较常见。急性发作时受累关节表现为红肿、灼热、疼痛和压痛，活动受限制。

（3）心脏炎：可累及心肌、心内膜和心包。心内膜最常侵犯二尖瓣，其次是主动脉瓣。典型心脏炎病人常主诉心悸、气短、心前区不适，可有心尖区收缩期杂音，早期杂音响度容易变异。

（4）环形红斑：发生率在3%以下，为淡红色，环形、中央苍白，多分布在躯干、肢体的近端，时隐时现，大小不一，压之褪色，不痒，有时几个红斑互相融合成不规则环形。

（5）皮下结节：发生率在3%以下，常在心脏炎时出现，多发现于关节伸侧的皮下组织，尤其在肘、膝、腕、枕或胸腰椎棘突处，与皮肤无粘连，无红肿炎症，稍硬、无痛。

（6）舞蹈病：多发生在儿童，在风湿热的后期出现，为一种无目的、不自主的躯干或肢体的动作。

【辅助检查】

1. 急性炎症测定

（1）白细胞总数轻、中度增高，中性粒细胞稍增高。

（2）红细胞沉降率加速（ESR）：但当心功能不全时，由于肝充血导致其造纤维蛋白原功能低下，血沉可不加快。

（3）C反应蛋白阳性：发病时常短暂的升高，起病2周内最为敏感，阳性率可达80%，发病4周后阳性率可下降至25%～30%。

（4）血清糖蛋白或黏蛋白增高：α_1糖蛋白是敏感的急性活动期指标。α_2糖蛋白在急性期后期或迁延活动期持续增高时间较长，是反映急性期修复或慢性增殖期的炎症指标。对不典型病例，血清糖蛋白或黏蛋白的指标较血沉、C反应蛋白更有意义。

2. **链球菌感染的检查** ①咽拭子培养：阳性率在20%～25%之间。②抗链球菌溶血素"O"试验：>500单位为异常。本法是最常用的链球菌抗体血清试验，优点为方法简便、费用较低。③抗去氧核糖核酸酶试验：>250单位为异常。高峰维持时间较长，发病后4～6周达高峰，可维持数月之久。对于迁延病人或舞蹈病病人意义较大。④抗链球菌激酶试验：>80单位为异常。⑤抗透明质酸酶试验：>128单位为异常。

3. **免疫学检查** ①免疫球蛋白增高，IgG和IgM变化较明显。②补体C_3、C_4、C_3增高，C_3在发病第二天就有变化。③循环免疫复合物增高，其阳性率为60%以上，对无并发症的风湿热有活动性诊断的意义。④心肌抗体测定：在风湿热时心肌抗体 >1：20时，有心脏受累的定位诊断意义。⑤心肌抗体吸附试验，阳性率为60%～70%，具有特异性。⑥应用单克隆抗体分析T淋巴细胞及其亚群，可有CD_4/CD_8增高，提示本病有免疫调节的异常。⑦外周血淋巴细胞促凝血活性试验，是较敏感和特异的细胞免疫方法，阳性率为80%。

4. **二维超声心动图检查** 风湿热心脏炎时，可有心脏增大、心包积液、心瓣膜增厚水肿及二尖瓣脱垂的超声心动图改变。

【处理原则】

1. **一般治疗** 应注意保暖，避免潮湿、受寒。急性关节炎病人早期应卧床休息，待血沉、体温正常后开始活动。青霉素是最有效的杀菌剂，常用剂量为每天80万～160万单位，分2次肌内注射，疗程为10～14天。对于慢性或迁延型风湿热，可采用：

①苄星青霉素每 1～3 周 120 万单位，待上呼吸道感染控制后，再维持 1 个月间隔的预防性治疗。②口服抗生素，如红霉素、林可霉素等。

2. 抗风湿治疗

（1）首选药物为非甾体类抗炎药，常用阿司匹林，剂量 4～6g/d，分 3～4 次口服。

（2）采用糖皮质激素治疗，常用泼尼松 30～40mg/d，分 3～4 次口服，待病情稳定后逐渐减量至 10～15mg/d，维持治疗。病情严重者可静脉滴注地塞米松 5～10mg/d 或氢化可的松 200mg/d，待病情稳定后，改为口服激素治疗。

（3）单纯关节炎疗程为 6～8 周，心脏炎的疗程最短。

【护理措施】

1. 心脏炎的护理

（1）病情观察：注意心率、心律及心音，有无烦躁不安、面色苍白、多汗、气急等心力衰竭表现，详细记录，及时处理。

（2）绝对卧床休息：无心脏炎者 2 周，有心脏炎时轻者 4 周，重者 6～12 周，伴心力衰竭者待心功能恢复后再卧床 3～4 周，血沉接近正常时方可逐渐下床活动，活动量应根据心率、心音、呼吸、有无疲劳而调节。一般恢复至正常活动量所需时间是无心脏受累者 1 个月，轻度心脏受累者 2～3 个月，严重心脏炎伴心力衰竭者 6 个月。

（3）加强饮食护理：给予易消化、高蛋白、高维生素食品，有心力衰竭者适当地限制盐和水，少量多餐，详细记录出入水量，并保持大便通畅。

（4）遵医嘱用泼尼松抗风湿治疗，有心力衰竭者加用洋地黄制剂，同时配合吸氧、利尿及维持水、电解质、酸碱平衡等治疗。

（5）做好生活护理。

2. 关节炎的护理　关节痛时，可令病人保持舒适的体位，避免痛肢受压，移动肢体时动作轻柔。做好皮肤护理。

3. 心理护理　关心爱护病人，耐心解释各项检查、治疗、护理措施的意义，争取得到病人的合作。及时解除病人的各种不适感，如发热、出汗、疼痛等，增强病人战胜疾病的信心。

4. 用药护理　抗风湿治疗疗程较长，重症病例泼尼松总疗程8~12周，轻症病例用阿司匹林的总疗程3~6周。服药期间应注意不良反应：阿司匹林可引起胃肠道反应、肝功能损害和出血，饭后服用或同服氢氧化铝可减少对胃的刺激；加用维生素K防止出血，阿司匹林引起多汗时，应及时更衣，以防受凉。泼尼松可引起满月脸、肥胖、消化道溃疡、肾上腺皮质功能不全、精神症状、血压增高、电解质紊乱、抑制免疫等，应密切观察，避免交叉感染及骨折。心力衰竭需用洋地黄治疗，心肌炎时对洋地黄敏感且易出现中毒，注意有无恶心呕吐、心律不齐、心动过缓等不良反应，并应注意补钾。

【健康教育】

1. 注意卫生，居室要通风、防潮、保暖，对人口较集中的场所应尤为注意，以避免链球菌的传播。

2. 加强体育锻炼，提高抗病能力。

3. 对咽喉部链球菌感染情况应积极控制。

4. 预防风湿热复发，首选苄星青霉素每月120万单位肌内注射。如有青霉素过敏可用红霉素或磺胺嘧啶，但需要注意血象，防止白细胞减少症的发生。儿童病人最少预防至18岁，成人病人预防不短于5年。

5. 局部病灶处理：对慢性扁桃体炎或咽喉炎应积极处理，如药物治疗无效，可考虑手术摘除，但术前应无风湿活动，要进行青霉素预防性治疗。

六、类风湿关节炎病人的护理

类风湿关节炎（RA）是一种主要表现为周围对称性的多关节慢性炎症的特质性、系统性、自身免疫性疾病。

特点：发病年龄在20~45岁，女性多见；发病与环境、感染、遗传、性激素和神经精神状态等有关；伴有关节外的系统性损害，累及浆膜、心、肺、眼等器官，70%的病人血清中出现类风湿因子。

【病因】本病病因不明确，可疑原因有某些病原体（细菌、病毒、支原体等）感染人体，某些诱因（潮湿、寒冷、创伤等）作用下，侵及滑膜和淋巴细胞，引发自身免疫反应，产生一种自身抗体 IgM，称类风湿因子（RF）。RF 作为一种自身抗原与体内变性的 IgM 起免疫反应，形成抗原抗体复合物沉积在滑膜组织上，激活补体，产生多种过敏因素，引起关节滑膜炎症，使软骨和骨质破坏加重。

【临床表现】

1. 全身表现　起病缓慢，在明显的关节症状前多有乏力、全身不适、发热、纳差、手足发冷等全身症状。

2. 关节症状

（1）晨僵：①以晨起时最明显。②晨僵的程度和持续时间可作为判断病情活动度的指标。

（2）关节疼痛和肿胀：①关节痛往往是最早的关节症状。②最常出现的部位：腕、掌指关节、近端指关节，大关节亦常受累。③特点：多呈对称性、持续性。

（3）关节畸形及功能障碍：多见于较晚期病人：①急性发作期：梭状指。②病变后期：形成特异性的尺侧偏向畸形，形成关节活动障碍，影响病人生活自理。

（4）关节外表现：①类风湿结节：是本病较特异的皮肤表现，无压痛，呈对称分布。部位：关节隆突部及受压部位皮下，如上肢鹰嘴突、腕、踝等关节。意义：类风湿结节的存在提示本病的活动性。③其他：巩膜炎、结膜炎及脉络膜炎；肺部可有胸膜炎、胸腔积液；心脏损害如心包炎；神经系统损害可有周围神经病变。

【辅助检查】

1. 血液检查　血沉增快，是滑膜炎症的活动性指标；有轻至中度贫血。

2. 免疫学检查　①类风湿因子（RF）：在 80% 病人中呈阳性，其滴度与本病活动性和严重性成正比。②C 反应蛋白：是炎症过程中出现的急性期蛋白，增高说明本病的活动性。

3. 关节滑液检查 在关节有炎症时滑液增多，滑液中的白细胞也明显增多。

4. X 线检查 以手指和腕关节的 X 线片最有价值。本项检查对本病的诊断、关节病变的分期及判断病情变化均很重要。

【处理原则】早期诊断和尽早地进行合理治疗是本病治疗的关键。

1. 一般性治疗

（1）休息：①急性期关节肿痛、发热，内脏受累，病人应卧床休息。②恢复期进行适当的关节功能锻炼，或做理疗，避免关节畸形。

（2）饮食：给予高蛋白质及高维生素饮食，有利于疾病的恢复。

2. 药物治疗

（1）非甾体类抗炎药：常用药物有乙酰水杨酸（阿司匹林）、吲哚美辛、布洛芬。服用后易出现胃肠道不良反应，如胃部不适、恶心、反酸，甚至胃黏膜出血。

（2）慢作用抗风湿药：常用的有甲氨蝶呤（MTX）、雷公藤、青霉胺、硫唑嘌呤、环磷酰胺等，临床上常与非甾体类抗炎药联合应用。本类药物的不良反应是胃肠道不适、黑便、头痛、口腔溃疡、肝功异常和骨髓抑制。

（3）肾上腺皮质激素：常用药物有泼尼松，症状控制后递减，以每日 10mg 维持，逐渐以非甾体类抗炎药代替。

3. 外科手术治疗 ①关节置换术：适用于较晚期有畸形并失去正常功能的大关节，术后可改善关节功能。②滑膜切除术：可以使病情在一定程度上缓解。

【护理措施】

1. 密切观察病情：①观察病人关节疼痛的强度、肿胀畸形的程度、活动情况及病人自理能力并进行评估，制订适宜的帮助计划。②注意观察病人的心理状况。

2. 注意活动与休息

（1）活动期发热或关节肿胀明显时应卧床休息，勿长时间维持抬高头部和膝部的姿势，以免屈曲姿势造成关节挛缩致残。

（2）病情缓解时指导病人进行功能锻炼，如穿脱衣服、进食、如厕等，保持生活自理能力。

（3）运动后可用热敷、热水浴、红外线等理疗方法改善血液循环，缓解肌肉挛缩。

（4）当病变发展至关节强直时，应保持关节的功能位置，必要时用夹板固定，以保持一定的生活自理能力。

3. 疼痛的护理：①关节肿胀、疼痛剧烈时，遵医嘱给予消炎止痛剂。②缓解期帮助和指导病人进行功能锻炼。③采取解除或减轻疼痛的措施：每日清晨起床时进行 15 分钟温水浴或用热水泡手；可用谈话、听音乐等方式分散注意力。

4. 保持病人自理能力：①改善类风湿关节炎病人的生活环境，为病人生活自理创造条件。②病人在改变体位时应先活动一下关节。③对已经造成关节功能障碍的病人，在指导关节锻炼的同时，应有针对性地进行日常生活能力的训练。

5. 做好心理护理。

6. 用药护理：①指导病人按照治疗计划定时、定量服药，不可随意加减药量，或者停药。②用药期间应密切观察药物的不良反应。

【健康教育】

1. 向病人及家属介绍疾病知识，避免诱因，如寒冷、潮湿、过度疲劳、精神刺激、感染等。

2. 介绍服药知识，指导病人按时服药，特别是激素不能随意减量。

3. 指导病人功能锻炼，保持关节适当活动，提高病人的自理能力。

七、系统性红斑狼疮病人的护理

【病因】系统性红斑狼疮（SLE）的病因尚不清楚，目前认为与病毒、性激素、环境因素（阳光照射）、药物（普鲁卡因胺、肼苯达嗪、氯丙嗪）等有关。

【临床表现】　几乎所有病人均有不同程度的肾脏损害，肾功能衰竭和感染是 SLE 的主要致死原因。

1. 发热　无一定热型。

2. 皮肤黏膜损害　常见于暴露部位出现对称的皮疹，典型者在双面颊和鼻梁部有深红色或紫红色蝶形红斑，在手掌的大小鱼际、指端及指（趾）甲周围也可出现红斑。这些都是血管炎的表现。活动期病人有脱发、口腔溃疡。

3. 关节与肌肉疼痛　大多数关节肿痛是首发症状，受累的关节常是近端指间关节、腕、足部、膝和踝关节，呈对称分布，较少引起畸形。肌痛，有时出现肌炎，但很少引起肌肉萎缩。

系统性红斑狼疮和类风湿关节炎关节损害的异同点见下表。

疾病	关节受损的部位	关节受损的特点	关节受损的程度
系统性红斑狼疮	近端指间关节、腕、膝及踝关节	多为对称性、游走性	一般不引起关节畸形
类风湿关节炎	掌指关节和近端指关节，腕、膝、足等关节常见	多呈对称性、游走性、多关节性、持续性	晚期出现关节畸形和功能障碍

4. 脏器损害　①几乎所有 SLE 病人均有肾脏损害，约半数病人有狼疮性肾炎；一旦发展为尿毒症，则成为病人死亡的常见原因。②肺部感染：体温升高，听诊有湿啰音。③消化系统表现：腹泻、消化道出血、急性腹膜炎、肝脏肿大、黄疸等，少数可发生急腹症。④神经系统损伤：出现中枢神经损害常预示病变活动、病情危重、预后不良。⑤血液系统：正色素细胞性贫血。

【辅助检查】

1. 血液检查　轻至中度贫血，病情活动时血沉多增快，1/3病人有血小板减少、白细胞计数减少。

2. 免疫学检查

	特异性	敏感性/阳性率	意义
抗核抗体（ANA）	不高	95%	最佳 SLE 筛选试验
抗 Sm 抗体	99%	25%	SLE 标志性抗体
抗双链 DNA 抗体	95%	70%	确诊 SLE，判断狼疮活动性
CH50、C_3、C_4	较高	—	提示狼疮活动

3. 免疫病理检查　肾穿刺活组织检查对治疗狼疮性肾炎和估计预后有价值。

【处理原则】

1. 一般治疗。

2. 药物治疗

（1）糖皮质激素：目前治疗 SLE 的首选药，通常采用泼尼松，病情好转后缓慢逐渐减量，防止治疗"反跳"。

（2）非甾体类抗炎药：次选药，针对治疗发热、关节肌肉疼痛、关节炎等症状。均为口服药，常用的有阿司匹林、吲哚美辛、布洛芬等。

（3）抗疟药：主要治疗盘状狼疮，通常用磷酸氯喹。可引起视网膜退行性病变，故应定期查眼底。

（4）免疫抑制剂：适用于易复发但因严重不良反应而不能使用激素者，常用的有环磷酰胺、硫唑嘌呤。注意掌握用药的先后顺序及每种药物治疗针对的症状。

【护理措施】

1. 密切观察病情。

2. 注意活动与休息：急性期及疾病活动期应卧床休息，缓解期可适当活动。

3. 做好皮肤护理

（1）挂厚窗帘以免阳光直射，病室做紫外线消毒时安排病人回避。

（2）病人应避免在烈日下活动，必要时穿长袖衣裤，戴遮阳帽、打伞，禁忌日光浴。

（3）保持皮肤的清洁卫生，可用清水冲洗皮损处，每日3次用30℃左右温水湿敷红斑处。

（4）忌用碱性肥皂，避免化妆品及化学药品，防止刺激皮肤。

（5）保持口腔清洁及黏膜完整，脱发的病人应减少洗头次数，每周2次为宜，忌染发、烫发、卷发。

4. 预防感染：SLE病人抵抗力差，易发生感染：①病人宜住单间，减少探视。②严格无菌操作。③注意观察感染迹象，监测生命体征及血白细胞变化。④保持皮肤干燥，注意口腔、皮肤、会阴等易感部位的卫生。

5. 用药护理：激素类药物勿擅自停药或减量，以免造成治疗"反跳"。

常用药物	不良反应	注意事项
糖皮质激素	感染、血糖升高、诱发溃疡、骨质疏松等	观察不良反应 注意激素使用原则
非甾体类抗炎药	胃肠道反应、肝肾损害	饭后服用 监测肝肾功能
抗疟药	视网膜退行性改变	定期查眼底
免疫抑制剂	肝肾损害、脱发、骨髓抑制、出血性膀胱炎等	监测血象、肝肾功能

6. 饮食护理：①饮食以高蛋白、富含维生素、营养丰富、易消化的食物为主，避免刺激性食物。②忌食含有补骨脂素的食物，如芹菜、香菜、无花果等。③肾功能损害者，应给予低盐饮食，适当限水，并记录24小时出入量。④尿毒症病人应限制蛋白的摄入。⑤心脏明显受累者，应给予低盐饮食。⑥消化功能障碍者应给予无渣饮食。

7. 心理护理。

【健康教育】

1. 介绍本病早期诊断和治疗有较好的效果，使病人树立信心，心情愉快。

2. 讲解服药的方法和注意事项，告知药物的不良反应，嘱病人按时服药。

3. 介绍预防感染的方法，保持皮肤、口腔和其他部位的清洁。

4. 嘱病人禁止日光浴，不用肥皂和化妆品，清洁皮肤可使用温水。

5. 告诉病人注意避孕，应在医生指导下妊娠。

八、骨质疏松症病人的护理

骨质疏松症是以骨量减少、骨钙溶出、骨的强度下降、骨的微观结构退化为特征，致使骨的脆性增加，以及易于发生骨折的一种全身性骨骼疾病。

【病因及分类】

1. 原发性骨质疏松症　随着年龄的增长必然发生的一组生理性退行病变。

2. 继发性骨质疏松症　是由其他疾病或药物等一些因素所诱发的骨质疏松。

3. 特发性骨质疏松症　多伴有家族遗传史，多见于 8～12 岁的青少年或成人，女性多于男性，妊娠妇女及哺乳期女性所发生的骨质疏松也列入特发性骨质疏松。

【临床表现】

1. 疼痛　是骨质疏松症最常见、最主要的症状，以腰背痛多见，占疼痛病人的 70%～80%。疼痛沿脊柱向两侧扩散，仰卧或坐位时疼痛减轻，直立时后伸或久立久坐时疼痛加剧，日间疼痛轻，夜间和清晨醒来时加重，弯腰、肌肉运动、咳嗽、大便用力时加重。

2. 身长缩短　驼背是继腰背痛后出现的重要体征之一。特别是脊柱椎体前部，几乎多为松质骨组成，而且此部位是身体的支柱，负重量大，尤其第 11、12 胸椎及第 3 腰椎负荷量更大，容易压缩变形，使脊柱前倾背曲，加剧形成驼背。随着年龄增长，骨质疏松加重，驼背曲度加大，致使膝关节挛缩显著。老年人骨质疏松时，每个椎体缩短 2mm 左右，身长平均缩短 3~6cm。

3. 骨折 骨质疏松症骨折发生的特点：在扭转身体、持物、开窗等室内日常活动时，即使没有较大的外力作用也可发生骨折。骨折发生的部位比较固定，如胸腰椎骨折、桡骨远端骨折、股骨上段及踝关节骨折等。

4. 呼吸系统障碍 胸腰椎压缩性骨折导致脊椎后弯、胸廓畸形，可使肺活量和最大换气量显著减少，病人往往出现胸闷、气短、呼吸困难等症状。

【辅助检查】

1. 生化检查 测定血、尿的矿物质及某些生化指标有助于判断骨代谢状态及骨更新率的快慢，对骨质疏松症的鉴别诊断有重要意义。

2. X 线检查 X 线片仍不失为一种较易普及的检查骨质疏松症的方法。

3. 骨矿密度测量 包括单光子吸收测定法、双能 X 线吸收测定法、定量 CT、超声波测定。

【处理原则】由于骨质疏松症是由一组不同原因的疾病所致，且个体差异也大，故应采取病因治疗和对症治疗相结合的原则。

1. 病因治疗 针对不同病因引起的骨质疏松给予相应处理。

2. 药物治疗 治疗骨质疏松症的药物分为 3 类：骨吸收抑制药物；促进骨形成药物；改善骨质量药物。根据不同原因选择不同药物或综合应用。

【护理措施】

1. 生活护理 注意保暖及避免寒冷刺激，平时洗用之水宜温；冷暖交替时，注意衣服的添减，盖好衣被，避免风寒侵袭；多走平地，勿持重物；睡硬板床，鼓励病人多进行户外活动，多晒太阳，应注意减少和避免病人可能受伤的因素。

2. 饮食护理 应进食高蛋白、高能量、高纤维素、高维生素饮食，摄入足够的钙。老年人从膳食中摄取丰富的钙，才能满足骨中钙的正常代谢，一般每日应不少于850mg；若已发生了骨质疏松症，则每日应不少于1000～2000mg；而且食物中的钙磷比值要高于2:1，才有利于骨质疏松症的预防和治疗。

3. 疼痛护理　①为减轻疼痛，可使用硬板床，取仰卧位或侧卧位，卧位休息数天到1周，疼痛可缓解。②使用骨科辅助物：如背架、紧身衣等。③物理疗法：对疼痛部位给予温热敷，可促进血液循环、减轻疼痛，也可以借助超短波、微波、低频及中频电疗法。

4. 用药护理　①服用钙剂时注意增加饮水量，同时加用维生素 D。②服用二膦酸盐时，应指导病人空腹服用，同时饮清水200～300mL，至少半小时内不能进食或喝饮料，也不能平卧，应采取立位或坐位，以减轻对食管的刺激。③服用性激素必须在医生指导下使用。

5. 预防并发症的护理　对于卧床的病人要保持床单位整洁，定时翻身，防止发生压疮；鼓励病人做深呼吸和扩胸运动，以防肺部感染；保持会阴部清洁，鼓励多喝水，以防泌尿系感染；对于有股骨颈或股骨粗隆骨折的病人，患肢置于外展中立位，防止外旋和内收。

6. 功能锻炼指导　如因骨痛需暂时卧床，也应鼓励在床上尽可能进行四肢和腹背肌肉的主动或被动运动，防止发生废用性肌萎缩和骨质疏松进一步加重。疼痛改善后，应早日争取起床锻炼。

7. 心理护理　针对不同病人的具体病情，给予必要安慰，适当说明，耐心解释，以解除疾病所带来的精神痛苦和顾虑，减轻病人的思想负担，帮助正确认识和对待疾病，并争取亲属配合，增强治疗效果。

【健康教育】

1. 提高认识　养成良好的生活习惯，吸烟、酗酒、饮浓茶和咖啡等是骨质疏松症发病的危险因素。多吃含钙、蛋白质丰富的食物，如牛奶、虾皮、芝麻、豆制品等，有助于矫正负氮平衡，防止骨质疏松和促进骨折愈合。

2. 加强体育锻炼　运动时肌肉收缩是增加骨质的重要因素，负重运动对发展和维持骨质量和骨密度很重要。

3. 促进体内钙的吸收　多晒太阳可促进肠钙吸收及肾小管对钙、磷的重吸收，故增加户外活动、多晒太阳可生成更多可利用的维生素 D，有利于防止骨质疏松症。

扫码关注，
做配套习题

神经系统疾病病人护理核心知识要点

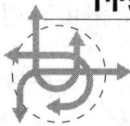

一、神经系统的结构与功能

（一）周围神经系统

1. 脑神经　分别是嗅神经、视神经、动眼神经、滑车神经、三叉神经、展神经、面神经、听神经、舌咽神经、迷走神经、副神经、舌下神经，共有 12 对，有运动纤维和感觉纤维，主要支配头面部。

2. 脊神经　脊神经是和脊髓相连的周围神经，共有 31 对，其中颈神经 8 对，胸神经 12 对，腰神经 5 对，骶神经 5 对，尾神经 1 对。每对脊神经由后根（感觉根）和前根（运动根）组成。脊神经病变的临床表现是受损神经支配范围内的感觉、运动、反射和自主神经功能障碍，其部分和范围因受损神经的分布而异，但又具共同的特性。

（二）中枢神经系统

中枢神经系统由脑和脊髓组成。脑又分为大脑、间脑、小脑和脑干。

1. 脑

（1）大脑：由大脑半球、基底核和侧脑室组成。大脑表面为大脑皮质所覆盖，有脑沟和脑回，大脑半球分为额叶、颞叶、顶叶、枕叶、岛叶和边缘系统。大脑半球的功能双侧不对称，左侧半球在语言、逻辑思维、分析能力及计算能力等方面起决定作用；右侧大脑半球主要在音乐、美术、空间和形状识别、综合能力、短暂视觉记忆等方面起决定作用。

（2）间脑：位于大脑半球与中脑之间，是脑干和大脑半球的连接站。间脑可分为丘脑和下丘脑。

（3）小脑：位于后颅窝，由小脑半球和小脑蚓部组成。其功能为调节肌张力、维持身体平衡、控制姿势步态和协调随意运动。小脑病变可引起共济失调、平衡障碍和构音障碍，见于肿瘤、脑血管病、遗传变性疾病等。

（4）脑干：由中脑、脑桥和延髓组成。脑干是生命中枢，其网状结构能保持正常睡眠与觉醒。

2. 脊髓　脊髓是中枢神经的低级部分，为四肢和躯干的初级反射中枢，呈椭圆形条索状，位于椎管内。脊髓<u>主要功能为传导功能和反射功能</u>。

二、颅内压增高病人的护理

【概述】颅内压正常值为<u>70～200mmH$_2$O（0.7～2kPa），儿童为50～100mmH$_2$O（0.49～0.98 kPa）</u>。当颅腔内容物的体积增加或颅腔容积缩小超过颅腔可代偿的容量，<u>使颅内压持续高于200mmH$_2$O（2kPa）</u>，并出现头痛、呕吐和视神经乳头水肿三大症状时，即称为颅内压增高。

【病因】<u>颅内容物体积增加</u>是颅内压增高最常见的病因。

【临床表现】

1. 颅内压增高

（1）颅内压增高"三主症"：<u>头痛、呕吐和视神经乳头水肿</u>是颅内压增高的典型表现。头痛是颅内压增高最常见的症状，常在晨起或夜间出现，咳嗽、低头、用力时加重。

（2）生命体征改变：早期代偿性出现血压升高，脉压增大，脉搏慢而有力，呼吸深而慢（"二慢一高"），称为 cushing（库欣）征。

2. 脑疝

（1）小脑幕切迹疝：是小脑幕上方的颞叶海马回、沟回通过小脑幕切迹向幕下位移，故又称颞叶沟回疝。典型的临床表现是在颅内压增高的基础上，<u>出现剧烈呕吐、进行性意识障碍</u>，患侧瞳孔最初有短暂的缩小，以后逐渐散大，直接或间接对光反射消失。

（2）枕骨大孔疝：是由小脑幕下的小脑扁桃体经枕骨大孔向椎管内移位，故又称小脑扁桃体疝。病人常有剧烈头痛，以<u>枕后部疼痛为甚</u>，反复呕吐，颈项强直或强迫体位，生命体征改变出现较早，意识障碍出现较晚。当延髓呼吸中枢受压时，病人早期即可突发呼吸骤停而死亡。

【辅助检查】腰椎穿刺可以直接测量颅内压力，同时取脑脊液做化验。但颅内压增高明显时，腰椎穿刺有导致枕骨大孔疝的危险，应避免进行。

【处理原则】病因治疗是最根本的治疗方法。

【护理措施】

1. 一般护理　床头抬高15°~30°的斜坡位，有利于颅内静脉回流，减轻脑水肿；昏迷病人取侧卧位，便于呼吸道分泌物排出。保持呼吸道通畅，持续或间断吸氧。加强生活护理，适当保护病人，避免意外损伤。昏迷躁动不安者切忌强制约束，以免病人挣扎导致颅内压增高。

2. 病情观察　颅内压增高病人若出现患侧瞳孔先小后大、对光反应迟钝或消失，提示小脑幕切迹疝的发生。小脑幕切迹疝压迫患侧大脑，出现对侧肢体瘫痪，肌张力增高，腱反射亢进，病理反射阳性。

3. 防止颅内压骤然升高　①保持呼吸道通畅：昏迷病人或排痰困难者，应配合医生及早行气管切开术。②避免胸、腹腔内压力增高：预防和及时治疗感冒。已发生便秘者切勿用力屏气排便，可用缓泻剂或低压小量灌肠通便，避免高压大量灌肠。

4. 用药的护理　20%甘露醇250mL，在30分钟内快速静脉滴注，每日2~4次。

5. 脑疝的急救与护理　脑疝发生后应保持呼吸道通畅，并给氧，立即使用20%甘露醇200~400mL加地塞米松10mg静脉快速滴入，呋塞米40mg静推，以暂时降低颅内压。

6. 脑室外引流的护理

（1）妥善固定：将引流管及引流瓶（袋）妥善固定在床头。使引流管高于侧脑室平面10~15cm，以维持正常的颅内压。

（2）控制流速和量：引流量以每日不超过500mL为宜，避免颅内压骤降造成危害。

（3）保持引流通畅：避免引流管受压和折叠，若引流管有阻塞，可挤压引流管，将血块等阻塞物挤出，或在严格无菌操作下用注射器抽吸，切不可用盐水冲洗。

（4）严格无菌操作：预防逆行感染，防止空气和脑脊液逆流进入颅内。

（5）拔管指征：引流时间一般为1~2周，开颅术后脑室引流在3~4天；拔管前应行头颅CT检查，并夹闭引流管1~2天，夹管期间应注意病人神志、瞳孔及生命体征变化，观察无颅内压增高症状可以拔管，拔管时先夹闭引流管，以免管内液体逆流入颅内引起感染。

7. 冬眠低温疗法的护理　先按医嘱静脉滴注冬眠药物，通过调节滴速来控制冬眠深度，待病人进入冬眠状态，方可开始物理降温。降温速度以每小时下降1℃为宜，体温降至31~34℃较为理想。在冬眠降温期间不宜翻身或移动体位，以防发生体位性低血压。冬眠低温疗法时间一般为3~5天，停止物理降温，再逐渐停用冬眠药物。

三、急性脑疝病人的护理

【概述】当颅腔内某一分腔有占位性病变时，该分腔的压力比邻近分腔的压力高，脑组织从高压区向低压区移位，导致脑组织、血管及神经等重要结构受压和移位，有时被挤入硬脑膜的间隙或孔道中，从而引起一系列严重临床症状和体征，称为脑疝。

【病因】①损伤引起的各种颅内血肿，如急性硬脑膜外血肿、硬脑膜下血肿、脑内血肿等。②各种颅内肿瘤，特别是位于一侧大脑半球的肿瘤和颅后窝肿瘤。③颅内脓肿。④颅内寄生虫病及其他各种慢性肉芽肿。⑤医源性因素，如腰椎穿刺时释放过多的脑脊液，使颅腔与椎管之间、幕上分腔与幕下分腔之间的压力差增大，可促使脑疝的形成。这种由于医源性因素造成的脑疝，临床医师应予避免。

【临床表现】

1. 小脑幕切迹疝

（1）剧烈头痛及频繁呕吐，并有烦躁不安。

（2）意识改变，表现为嗜睡、浅昏迷以至深昏迷，对外界的刺激反应迟钝或消失。

（3）瞳孔改变，两侧瞳孔不等大，初起时患侧瞳孔略缩小，光反应稍迟钝。随着病情加重，患侧瞳孔逐渐散大，略不规则，直接及间接光反应消失，但对侧瞳孔仍可正常，这是由于患侧动眼神经受到压迫牵拉之故。此外，患侧还可出现眼睑下垂、眼球外斜等症。如脑疝继续发展，则可出现双侧瞳孔散大，光反应消失，这是脑干内动眼神经核受压致功能失常所引起。

（4）运动障碍，大多发生于瞳孔散大侧的对侧，表现为肢体的自主活动减少或消失。脑疝的继续发展使症状波及双侧，引起四肢肌力减退或间歇性地出现头颈后仰、四肢挺直、躯背过伸，呈角弓反张状，称为<u>去大脑强直</u>，是脑干严重受损的特征性表现。

（5）<u>生命体征紊乱</u>，表现为血压、脉搏、呼吸、体温的改变。严重时血压忽高忽低，呼吸忽快忽慢，有时面色潮红、大汗淋漓，有时转为苍白、汗闭，体温可高达 41℃ 以上，也可低至 35℃ 以下而不升，最后呼吸停止、血压下降、心脏停搏而死亡。

2. <u>枕骨大孔疝</u> 病人常只有<u>剧烈头痛</u>、<u>反复呕吐</u>、<u>生命体征紊乱和颈项强直</u>，疼痛、意识改变出现较晚，没有瞳孔的改变，而呼吸骤停发生较早。

【护理措施】

1. 保持呼吸道通畅、给氧、脱水降颅压。

2. 去除引起颅内压增高的附加因素：①保持呼吸道通畅。②做好血压、脉搏、呼吸监测。③保持良好的抢救环境。④重视高体温、水电解质紊乱和酸碱失衡等。

3. 对呼吸骤停者，在迅速降颅压的基础上按脑复苏技术进行抢救：保持呼吸道通畅，加压给氧、循环支持、药物支持。

4. 昏迷病人要保持呼吸道通畅，及时吸痰，排痰困难者可行气管切开。

5. 脑室外引流术：可在短期内有效地降低颅内压，暂时缓解病情，对有脑积水的病例效果特别显著。

6. 减压术：小脑幕切迹疝时可做颞肌下减压术，枕骨大孔疝时可做枕下减压术。减压术常造成脑组织的大量膨出，对脑的功能损害较大，故除非迫不得已不宜采用。

7. 脑脊液分流术：适用于有脑积水的病例，根据具体情况及条件可选用：①脑室脑池分流术。②脑室腹腔分流术。③脑室心房分流术等。

8. 颅内减压术：在开颅术中遇到脑组织大量膨出，无法关闭脑腔时，不得不做部分脑叶切除以达到减压目的。

四、头皮损伤病人的护理

【概述】头皮损伤包括头皮裂伤、头皮血肿和头皮撕脱伤3种。钝器常造成头皮挫伤、不规则的裂伤或血肿；锐器常造成整齐的裂伤；切线方向的暴力或发辫卷入机器则可引起大片头皮撕脱伤。

【临床表现及护理措施】

1. 头皮裂伤　多为锐器或钝器打击所致。出血较多，不易自行停止，严重时发生失血性休克。现场急救可加压包扎止血，在伤后24小时内清创缝合。

2. 头皮血肿　多为钝器打击所致。皮下血肿比较局限，无波动，有时因周围组织肿胀较中心硬，易误诊为凹陷性骨折。帽状腱膜下血肿位于帽状腱膜下疏松组织层内，血肿易扩展，甚至可充满整个帽状腱膜下层，触诊有波动感。骨膜下血肿多由相应颅骨骨折引起，范围局限于某一颅骨，以骨缝为界，血肿张力较高，可有波动感。

头皮血肿应加压包扎，早期冷敷，24小时后热敷，待其自行吸收；血肿较大时可在无菌操作下，行血肿穿刺抽出积血，再加压包扎。

3. 头皮撕脱伤　最严重的头皮损伤，多因妇女长发被卷入转动的机器所致，使头皮自帽状腱膜下或连同骨膜一并撕脱，有时合并颈椎损伤，可分为不完全撕脱和完全撕脱2种，常因剧烈疼痛和大量出血而发生休克。

头皮撕脱的现场急救：应用无菌敷料覆盖创面后，加压包扎止血，同时使用抗生素、止痛药物。完全撕脱的头皮不做任何处理，用无菌敷料包裹，隔水放置于有冰块的容器内随病人一起迅速送至医院。不完全撕脱者争取在伤后 6 ~ 8 小时内清创后缝回原处；如头皮已完全撕脱，清创后行头皮血管吻合，再缝合撕脱的头皮，亦可进行植皮。

五、脑损伤病人的护理

（一）脑震荡

【概念】脑震荡是指头部受到撞击后，立即发生一过性神经功能障碍，无肉眼可见的神经病理改变，但在显微镜下可见神经组织结构紊乱。

【临床表现】病人在伤后立即出现短暂的意识丧失，一般持续时间不超过30分钟，同时伴有面色苍白、出冷汗、血压下降、脉缓、呼吸浅慢，各生理反射迟钝或消失。意识恢复后，对受伤时甚至受伤前一段时间内的情况不能回忆，而对往事记忆清楚，称为逆行性健忘。

【护理措施】脑震荡无须特殊治疗，应卧床休息1 ~ 2周，给予镇静剂等对症处理，病人多在2周内恢复正常。

（二）颅内血肿

【概述】由于创伤等原因，当脑内的或者脑组织和颅骨之间的血管破裂之后，血液集聚于脑内或者脑与颅骨之间，并对脑组织产生压迫时，即形成颅内血肿。颅内血肿是颅脑损伤中常见且严重的继发性病变。

【临床表现】按血肿的来源和部位可分为硬脑膜外血肿、硬脑膜下血肿及脑内血肿等。

1. 硬脑膜外血肿　常因颞侧颅骨骨折致脑膜中动脉破裂所引起，大多属于急性型。病人的意识障碍有 3 种类型：①典型的意识障碍是伤后昏迷有"中间清醒期"，即伤后原发性脑损伤的意识障碍清醒后，在一段时间后颅内血肿形成，因颅内压增高导致病人再度出现昏迷。②原发性脑损伤严重，伤后昏迷持续并进行性加重。③原发性脑损伤轻，伤后无原发性昏迷，至血肿形成后出现继发性昏迷。

2. 硬脑膜下血肿 ①急性硬脑膜下血肿：主要因脑实质血管破裂所致，因多数与脑挫裂伤和脑水肿同时存在，故表现为伤后持续昏迷或昏迷进行性加重，少有"中间清醒期"，较早出现颅内压增高和脑疝症状。②慢性硬脑膜下血肿：较少见，好发于老年人，病程较长，主要表现为慢性颅内压增高症状，有时可有智力下降、记忆力减退、精神失常等智力和精神症状。

【**处理原则**】颅内血肿一经确诊原则上手术治疗，手术清除血肿，并彻底止血。

【**护理措施**】

1. 现场急救 ①首先争分夺秒地抢救心跳骤停、窒息、开放性气胸、大出血等危及病人生命的伤情。颅脑损伤救护时应做到保持呼吸道通畅，注意保暖，禁用吗啡止痛。②开放性损伤有脑组织从伤口膨出时，在外露的脑组织周围用消毒纱布卷保护，再用纱布架空包扎，避免脑组织受压，并及早使用抗生素和TAT。

2. 一般护理

（1）体位：意识清醒者采取斜坡卧位，有利于颅内静脉回流。

（2）营养支持：昏迷病人须禁食，早期应采用胃肠外营养。每天静脉输液量在1500～2000mL，其中含钠电解质500mL，输液速度不可过快。伤后3天仍不能进食者，可经鼻胃管补充营养。

（3）躁动的护理：须查明原因并及时排除，切勿轻率给予镇静剂，以免影响观察病情。对躁动不安的病人不可强加约束，避免因过分挣扎使颅内压进一步增高。

3. 严密观察病情

（1）意识状态：目前通用的格拉斯哥昏迷计分法（GCS），分别对病人的睁眼、言语、运动三方面的反应进行评分，用量化方法来表示意识障碍的程度，最高分为15分，总分低于8分表示昏迷状态。分数越低表明意识障碍越严重。

（2）生命体征：先测呼吸，再测脉搏，最后测血压。伤后生命体征出现"两慢一高"，同时有进行性意识障碍。

（3）瞳孔：伤后立即出现一侧瞳孔散大，是原发性动眼神经损伤所致；伤后瞳孔正常，以后一侧瞳孔先缩小继之进行性散大，并且对光反射减弱或消失，是小脑幕切迹疝的眼征；如双侧瞳孔时大时小，变化不定，对光反射消失伴眼球运动障碍，常是脑干损伤的表现。

（4）锥体束征：原发性脑损伤引起的偏瘫等局灶症状，在受伤当时已出现，且不再继续加重；伤后一段时间出现或继续加重的肢体偏瘫，同时伴有意识障碍和瞳孔变化，多是小脑幕切迹疝压迫中脑的大脑脚，损害其中的锥体束纤维所致。

4. 减轻脑水肿，降低颅内压　按时使用高渗脱水剂、利尿剂、肾上腺皮质激素等药物是减轻脑水肿、降低颅内压力的重要环节。观察用药后的病情变化，根据病情调整应用脱水剂的间隔时间，避免颅内压骤然升高。

5. 预防并发症　昏迷病人生理反应减弱或消失，全身抵抗力下降，容易发生多种并发症，如压疮、关节僵硬、肌肉挛缩、呼吸道和泌尿系统感染。

6. 手术前后的护理　除继续做好上述护理外，应做好紧急手术前的常规准备，手术前 2 小时内剃净头发、洗净头皮、涂擦75% 乙醇并用无菌巾包扎。手术后搬动病人前后应观察呼吸、脉搏和血压的变化。小脑幕上开颅手术后，取健侧或仰卧位，避免切口受压；小脑幕下开颅手术后，应取侧卧或侧俯卧位。手术中常放置创腔引流管，护理时严格注意无菌操作。严密观察并及时发现手术后颅内出血、感染、癫痫及应激性溃疡等并发症。

【健康教育】

1. 对存在失语、肢体功能障碍或生活不能自理的病人，当病情稳定后即开始康复锻炼。要耐心指导病人进行功能锻炼，制订经过努力容易达到的目标，有利于病人树立坚持锻炼和重新生活的信心，并指导家属生活护理方法及注意事项。

2. 有外伤性癫痫的病人，应按时服药控制症状发作，在医生指导下逐渐减量直至停药。不做登高、游泳等有危险的活动，以防发生意外。

六、脑血管疾病病人的护理

【概述】 脑血管疾病是指脑血管破裂出血或血栓形成引起的以脑部出血性或缺血性损伤症状为主要临床表现的一组疾病，又称脑血管意外或脑卒中，俗称脑中风。该病常见于中年以上人群的急性发作，严重者可发生意识障碍和肢体瘫痪，是造成人类死亡和残疾的主要疾病，也是高血压病人的主要致死原因。按其性质通常分为缺血性脑血管疾病和出血性脑血管疾病两大类。

【病因】

1. 高血压病和动脉粥样硬化，是脑血管疾病最主要和最常见的病因。

2. 心脏病，是脑栓塞的主要原因之一。风湿性、高血压性、冠状动脉硬化性心脏病及亚急性细菌性心内膜炎等，均有可能产生附壁血栓，当出现心力衰竭或房颤时，促使血栓脱落，流至脑动脉而发生栓塞。由于栓子可反复脱落，故栓塞容易复发。

3. 颅内血管发育异常所致的动脉瘤、动静脉畸形，是蛛网膜下腔出血和脑出血的常见病因，且常多次破裂出血。

4. 某些炎症可侵犯脑膜、脑血管，或单独侵犯脑血管引起脑动脉炎，如化脓性、结核性、霉菌性炎症和风湿病等，均可引起脑血管疾病。

5. 血液病，如血小板减少性紫癜、红细胞增多症、白血病，常引起出血性脑血管疾病，少数发生缺血性脑血管疾病。

6. 代谢病，如糖尿病、高脂血症等。

7. 各种外伤、中毒、脑瘤、脑肿瘤放射治疗以后等，均可造成缺血性或出血性脑血管疾病。

8. 药物引起，如降压药、镇静剂、利尿剂等，也是诱发缺血性脑血管疾病的重要因素。

【临床表现】

1. 出血性脑血管疾病 多在白天发病，以内囊出血最多见，表现为剧烈头痛、头晕、呕吐（颅内压增高），迅速出现意识障碍。

（1）颜面潮红、意识障碍、脉慢而有力，血压可高达200mmHg 以上，出血常损害<u>内囊而出现偏瘫、偏身感觉障碍、对侧同向偏盲</u>（称为"<u>三偏症</u>"）。

（2）<u>脑桥出血轻者仅有头痛、呕吐，重者表现为出血灶侧周围性面瘫，对侧肢体中枢性瘫痪，称交叉瘫</u>。

（3）当出血波及两侧时可出现<u>四肢瘫，瞳孔呈针尖样</u>。

（4）<u>小脑出血</u>：表现为<u>眩晕、呕吐、枕部头痛、眼球震颤、共济失调</u>。

（5）<u>蛛网膜下腔出血</u>：起病急骤，常在活动中突然发病，表现为<u>剧烈头痛、喷射性呕吐、脑膜刺激征阳性，一般无肢体瘫痪</u>。

2. <u>缺血性脑血管疾病</u> 多发生于有动脉硬化、糖尿病、高脂血症的中老年人，一般无意识障碍，常在睡眠或安静休息时由于血压过低、血流减慢、血黏度增加等因素促使血栓形成而发病。起病先有<u>头痛、眩晕、肢体麻木、无力及一过性失语或短暂脑缺血发作等前驱症状</u>，常于<u>睡眠中或安静休息时发病</u>，早晨起床时才发现半身肢体瘫痪。

（1）<u>短暂脑缺血发作</u>：多为突然起病，持续时间短，可出现偏身感觉障碍、偏瘫或单瘫、单眼失明、眩晕眼震、恶心、呕吐等症状，<u>在 24 小时内恢复正常</u>。

（2）<u>脑栓塞</u>：多发生在静止期或活动后，起病急骤，多无前驱症状。根据梗死部位不同，可表现为肢体活动障碍、感觉障碍、言语障碍、认知障碍、吞咽障碍等。

【辅助检查】CT 能够做出早期诊断，<u>脑出血图像上呈高密度影</u>；脑缺血造成脑组织水肿，<u>在 CT 图像上呈低密度影</u>。

【处理原则】

1. <u>出血性脑血管疾病以降低颅内压和控制血压为主要措施</u>。降颅内压首选 20% 甘露醇快速滴入。头痛剧烈者可遵医嘱给予脱水剂、镇静剂、止痛剂，但禁用吗啡和哌替啶。

2. <u>缺血性脑血管疾病以抗凝治疗为主。脑血栓发病 6 小时内可做溶栓治疗</u>。

【护理措施】

1. 维持或稳定病人生命功能，防止颅内再出血及脑疝发生，改善脑部缺血区的血液供应。

2. 密切观察生命体征、意识及瞳孔的变化，观察脑出血病人是否有颅内压增高现象。如发生颅内压增高，遵医嘱静脉快速滴入甘露醇等脱水剂以降低颅内压，避免脑疝的形成。

3. 脑出血病人应绝对卧床休息，发病 24～48 小时内避免搬动病人，病人侧卧抬高。蛛网膜下腔出血病人应绝对卧床 4 周，限制探视，护理操作应动作轻柔，头部放置冰袋，防止继续脑出血。脑血栓病人采取平卧位，头部禁止使用冰袋及冷敷，以免脑血管收缩、血流减慢而使脑血流量减少。

4. 补充营养：急性脑出血病人在发病 24 小时内禁食，24 小时后如病情平稳可行鼻饲流质饮食。保持水、电解质平衡，根据尿量调整液体摄入，每日控制在 1500mL 左右，注意静滴速度，避免肺水肿。

5. 促进病人肢体功能恢复：急性期应绝对卧床休息，每 2 小时翻身 1 次，以避免局部皮肤受压；进行关节按摩及被动运动，以免造成肢体废用。

七、三叉神经痛病人的护理

【概述】 三叉神经痛是最常见的脑神经疾病，以一侧面部三叉神经分布区内反复发作的阵发性剧烈疼痛为主要表现，女性略多于男性，发病率可随年龄而增长。本病好发生于中老年人，右侧多于左侧，疼痛历时数秒或数分钟，疼痛呈周期性发作，发作间歇期同正常人。

【临床表现】 本病主要表现为在三叉神经分布区内反复发作的阵发性剧烈疼痛。

【处理原则】 首选药物止痛，无效时考虑神经阻滞或手术治疗。卡马西平是首选药，可抑制三叉神经的病理性神经反射；也可选用苯妥英钠、氯硝西泮、巴氯芬等。

【护理措施及健康教育】

1. 宣传三叉神经痛疾病知识，使病人了解该病有突发突止、反复发作、病情逐渐加重的特点。

2. 讲解诱因。不适当的洗脸、刷牙、剃须、咀嚼、吞咽、说话等可诱导发作，向病人和家属介绍减轻疼痛的方法，如洗脸、刷牙、剃须、咀嚼时动作要轻柔，吃软食、小口咽，生活有规律，保证充分身心休息等。

3. 说明乐观对待疾病存在的现实和避免诱因的必要性。指导病人服用卡马西平期间不要独自外出，不能开车或高处作业。

4. 遵医嘱用药，不可随意停、换药物。

八、急性脱髓鞘多发性神经炎病人的护理

【概述】 急性脱髓鞘多发性神经炎是神经系统由体液和细胞免疫共同介导的单相性自身免疫性疾病。

【病因】 本病病因尚未完全阐明，但普遍认为是由免疫介导的迟发型超敏反应，感染是启动免疫反应的首要因素。

【临床表现】

1. 瘫痪 首发症状为四肢对称性无力，从双下肢开始，并逐渐加重和向上发展至四肢，一般是下肢重于上肢，近端重于远端，表现为双侧对称的下运动神经元性瘫痪。严重病例累及肋间肌和膈肌，发生呼吸麻痹，表现为呼吸困难、发绀、咳嗽无力、痰液淤积（呼吸音减弱或消失、肺部啰音等）。急性呼吸衰竭是本病死亡的主要原因。

2. 感觉障碍 起病时肢体远端出现感觉异常，如麻木、蚁走感、针刺感和烧灼感，伴有肌肉酸痛，或轻微的手套、袜套样感觉减退。

3. 脑神经损害 半数以上病人有脑神经损害，而且多为双侧。成人以双侧面神经麻痹多见；儿童以舌咽和迷走神经麻痹多见，出现吞咽困难、构音障碍、呛咳和不能咳痰。

4. 自主神经损害 以心脏损害最常见也最严重，有心律失常、心肌缺血、血压不稳等，可引起突然死亡。

【辅助检查】脑脊液检查：脑脊液改变，在发病 3 周后最明显，表现为细胞数正常而蛋白质明显增高，即<u>蛋白 - 细胞分离现象</u>。这是本病最重要的特征性检查结果。

【护理措施】

1. 一般护理

（1）饮食护理：高热量、高蛋白、丰富维生素、易消化饮食。喂食速度要慢，以免呛咳，严重者鼻饲饮食，进食时及食后 30 分钟宜抬高床头，防止窒息。

（2）预防并发症：经常更换体位，保持瘫痪肢体的功能位，早期做好肢体的运动训练。

2. 病情观察

（1）观察呼吸情况，注意肺活量及血气分析变化。

（2）呼吸肌麻痹致缺氧的表现：呼吸费力、烦躁、出汗、口唇发绀、血氧饱和度降低，动脉血氧分压低于 70mmHg。

3. 用药护理

（1）糖皮质激素：注意应激性溃疡，观察有无胃部疼痛不适和黑便。

（2）安眠、镇静药：可产生呼吸抑制，不能轻易使用，以免掩盖或加重病情。

4. 心理护理　及时了解病人的心理状况，及时疏导负面情绪。

【健康教育】指导病人及家属认识及早进行肢体功能锻炼的重要性，如出现并发症应立即就诊。建立健康的生活方式，注意营养均衡，增强体质和机体抵抗力，避免受凉、感冒、疲劳和创伤等诱因。

九、帕金森病病人的护理

【概述】帕金森病又称震颤麻痹，是一种较为常见的黑质和黑质纹状体通路变性的慢性疾病，临床以<u>静止性震颤</u>、<u>肌强直</u>、<u>运动减少和体位不稳</u>为主要特征。本病好发于 50 岁以上的中老年人，男性略多于女性。本病呈慢性进行性发展，且不能自行缓解，病人主要死于疾病晚期出现的各种并发症。由脑部炎症、肿瘤、代谢障碍、脑动脉硬化及使用某些药物，如氟桂利嗪、氯丙嗪、利血平等原因产生的震颤、肌强直等症状，称为帕金森综合征。

【病因】本病病因尚未阐明，目前认为可能是多因素共同作用的结果。

1. 年龄老化　多巴胺 D_1 受体和 D_2 受体逐年下降，提示年龄老化可能与发病有关。

2. 环境因素　环境中存在分子结构类似甲基苯基四氢吡啶（MPTP，为合成阿片的副产物）的某些工业毒物和农业毒物，是本病的病因之一。

3. 遗传　包括常染色体显性或隐性遗传。

【临床表现】本病起病多缓慢，且呈进行性发展，动作不灵活和震颤为疾病早期的首发症状，随疾病进展出现特征表现。

1. 静止性震颤　始于一侧上肢远端，逐渐扩展到同侧下肢及对侧上下肢。上肢震颤重于下肢，手指呈现有规律的拇指对掌和余指屈曲的震颤，形成"搓丸样动作"。震颤在静止状态时出现且明显，运动时减轻或暂时停止，情绪激动可加重，睡眠时可完全停止。疾病后期，震颤可累计下颌、口唇、舌和头部。少数70岁以上发病者可无震颤。

2. 肌强直　本病的主要特征之一，多从一侧上肢或下肢近端开始，逐渐蔓延至远端、对侧和全身肌肉，表现为被动运动关节时的"铅管样强直"，如合并有震颤，可表现为"齿轮样强直"。病人可出现头部前倾，躯干俯屈，上臂内收，肘关节屈曲，腕关节伸直，手指内收，拇指对掌，指间关节伸直，髋、膝关节均略屈曲等特殊姿势。

3. 运动减少

（1）"写字过小"：书写时字越写越小，上肢不能做精细动作的表现。

（2）"慌张或前冲步态"：行走时起步困难，且步距小，往前冲。

（3）"面具脸"：面肌运动减少的表现。

（4）日常活动受限：如坐下后不能起立，卧床时不能自行翻身；进食困难，手持勺取食物时手发抖，不能将食物准确送入口中；不能独立沐浴、刷牙、修剪指甲、如厕；不能穿脱衣、系鞋带和纽扣等。

（5）严重病人：可因口、舌、腭及咽部肌肉运动障碍而出现流涎，进食时食物在口中咀嚼无力，咽食时发噎或反呛，甚至发生吞咽困难。此外，病人还可出现顽固性便秘、排尿不畅、出汗、言语障碍等。

（6）未及时治疗的晚期病人可有痴呆、抑郁症，也可因严重肌强直和继发性关节僵硬，长期卧床而并发肺炎和压疮。

【辅助检查】本病缺乏有诊断价值的实验室及其他检查。脑脊液中多巴胺的代谢产物高香草酸含量可降低，但缺乏特异性。

【处理原则】帕金森病应以及早使用替代性药物和抗胆碱药物治疗为主，辅以行为治疗，必要时手术治疗，从而达到减轻症状、减少并发症、增强自理能力、延长病人生命的目的。

【护理措施】

1. 生活护理

（1）指导和鼓励病人自我护理，必要时协助病人洗漱、进食、沐浴、料理大小便。

（2）对出汗多的病人，指导其穿柔软、宽松的棉质衣物，经常清洁皮肤，勤换被褥衣物，勤洗澡，若洗澡有困难则应指导其家人协助完成，提供安全保护措施。

（3）对如厕有困难者，应移除去厕所通道上的障碍物，提供必需的辅助便器，指导、训练、鼓励病人尽量使用便器。

（4）穿着、修饰能力差的病人，提供穿衣时适当的隐蔽条件，鼓励病人独立更衣、修饰，必要时提供帮助，更衣时将病人安置在轮椅或椅子上，以便病人有依靠，鼓励病人穿宽松的衣服，建议病人穿不用系带的鞋。

2. 心理护理

（1）建立和谐的护患关系，细心观察病人的心理反应，鼓励病人表达并注意倾听他们的感情和对自己的想法和看法；鼓励病人积极地评价自己，尽量维持过去的兴趣与爱好，帮助培养和寻找新的简单易做的爱好；提供正确的信息，避免批评性意见。

（2）促进病人与社会的交往，为病人创造良好的亲情和人际关系氛围，重获角色责任的愿望和能力，安排家人和朋友多来探视，有助于减轻病人的心理压力；鼓励病人参与病房的活动，尽量多走动，避免对病人过度保护；不要给病人提出过多的要求，协助病人接受他人的帮助，提供机会与有同样经历的人接触和交往，帮助亲人或朋友接受病人的形象改变和感受，以获得社会支持。

（3）指导病人保持衣着整洁和自我形象的尽量完美，提高自我照顾和自我护理的能力，增强治疗和生活的信心。

3. *运动护理*　运动能避免肌肉萎缩及保持关节活动度，运动技巧能改善行走能力及减轻颤抖。在实施运动护理时应注意以下几点。

（1）告诉病人或家属运动锻炼的目的，与病人或家属商定切实可行的运动锻炼计划。

（2）鼓励病人尽量参与各种形式的活动，如散步、打太极拳、做床边体操等，注意保持身体和各关节的活动强度与最大活动范围，做到每星期至少3次，每次至少30分钟。

（3）对有功能障碍如起坐困难者，协助其反复练习起坐动作；对起步较困难或步行时突然僵住不能动的病人，指导其尽量跨大步，向前走时脚尽量抬高，双臂尽量摆动，眼睛注视前方，不要注视地面等；如由家属协助病人行走，应指导其在运动锻炼过程中要活动与休息交替进行；对不能行走的病人，应每日协助其做全关节运动及伸展运动，按摩四肢肌肉，并注意动作轻柔，以免造成病人疼痛。要为功能锻炼的环境配备沙发或座椅，配置床护栏、走道扶手等必要的辅助设施。

4. *饮食护理*　指导病人合理饮食和正确进食，改善营养状况。

（1）进食前向病人介绍造成营养摄入不足的原因、饮食治疗的原则和目的；仔细了解病人的吞咽反应是否灵敏，有无控制口腔活动的能力，是否存在咳嗽和呕吐反射，能否吞咽唾液；准备好有效的吸引装置。

（2）安置体位，餐前、餐后让病人取坐姿坐在椅子上或床沿上保持 10～15 分钟。

（3）从小量食物开始，让病人逐渐掌握进食的每一步，进食时不要催促，并注意保持合适的食物温度，以防进食时烫伤，餐具最好使用不易打碎的不锈钢餐具，不能持筷进食者改用汤勺。

（4）尽可能提供病人便于食用的食物，对咀嚼能力减退的病人提供易咀嚼、易消化的细软、无刺激的食物或半流质饮食，少量分次吞咽。对进流质、饮水反呛病人，经口进食易引起误吸、窒息或吸入性肺炎，应及时给予鼻饲，必要时按医嘱给予静脉维持营养。

（5）饮食以高热量、高维生素、低脂、适量优质蛋白饮食为主，并及时补充水分，蛋白不宜盲目给予过多，以免降低左旋多巴类药物的疗效。

5. **病情观察**　重点观察肌强直、肌震颤及其发展情况，吞咽困难及其程度，每日的进食量及体重变化情况，有无肺炎、压疮等并发症出现。

6. **用药护理**

（1）左旋多巴及混合制剂：嘱病人在进食时服药，以减轻消化道症状。为不影响左旋多巴的疗效，嘱病人不应同时服维生素 B_6。若出现精神症状、不自主运动、每日多次突然波动于严重运动减少和缓解而伴异动两种状态之间（"开－关"现象），或每次服药后药物的作用时间逐渐缩短（"剂末"现象），应报告医生并遵医嘱处理。

（2）抗胆碱能药：合并有前列腺肥大及青光眼者，禁用此类药物。

（3）多巴胺受体激动剂：宜从小剂量开始，逐渐缓慢增加剂量直至有效维持；服药期间嘱病人尽量避免使用维生素 B_6、利血平、氯氮䓬、氯丙嗪等药物，以免降低疗效或导致直立性低血压。

【健康教育】

1. 保持心理平衡，避免情绪紧张、激动，以免加重病情。

2. 坚持参加适量的活动和体育锻炼。运动中应根据病情及自己的体能，把握好方式、强度与时间，以免运动量过大而加重病情；尽量保持最大限度的全关节活动，以防继发性关节僵硬。加强日常生活动作、平衡功能及语言功能等康复训练，以利于增强自理能力；保持生活规律，保证充足休息与睡眠；保证饮食结构与营养合理。

3. 遵医嘱正确用药和坚持用药，了解药物的主要不良反应和处理方法。

4. 定期复查肝、肾功能，监测血压变化。注意病情变化和并发症的表现，发现异常及时就诊。

5. 指导病人病情相对稳定时，尽量参与一些有益身心健康的活动，但在外出时要注意安全，防止意外伤害事故的发生，最好身边有人陪伴，无人陪伴时病人应随身携带有病人姓名、住址和联系电话的"安全卡"。

十、癫痫病人的护理

【概述】 癫痫，即俗称的"羊角风"或"羊癫风"，是大脑神经元突发性异常放电，导致短暂大脑功能障碍的一种慢性疾病。

【病因】

新生儿及婴儿期	先天及围产期因素（缺氧、窒息、头颅产伤）、遗传代谢性疾病、皮质发育异常所致的畸形等
儿童及青春期	特发性（与遗传因素有关）、先天及围产期因素（缺氧、窒息、头颅产伤）、中枢神经系统感染、脑发育异常等
成人期	头颅外伤、脑肿瘤、中枢神经系统感染性因素等
老年期	脑血管意外、脑肿瘤、代谢性疾病、大脑变性病等

【临床表现】

1. 部分性发作为 最常见的类型。

（1）单纯部分性发作：多为症状性癫痫。发作时程较短，一般不超过 1 分钟，无意识障碍，常以发作性一侧肢体、局部肌肉感觉障碍或节律性抽动为特征。

（2）复杂部分性发作：又称精神运动性发作，主要特征是意识障碍，常出现精神症状及自动症。

（3）部分性发作继发为全面性强直-阵挛发作：清醒后如能回忆部分发作时的情景，即称先兆。

2. 全面性发作 全面性发作的特征是发作时伴有意识障碍或以意识障碍为首发症状。

（1）失神发作：通常称小发作，多见于儿童，病人突然意识短暂中断，停止当时的活动，呼之不应，两眼瞪视不动，一般不会跌倒，手中持物可坠落，持续 3～15 秒钟后立即清醒，继续原先的活动，但对发作无记忆。

（2）肌阵挛发作：表现为突然、快速、短暂的肌肉或肌群收缩，一般无意识障碍。

（3）阵挛性发作：仅见于婴幼儿，表现为全身重复性阵挛性抽搐，恢复较强直-阵挛发作快。

（4）强直性发作：常在睡眠中发作，表现为全身强直性肌痉挛，常伴有瞳孔扩大、面色潮红等自主神经紊乱的表现。

（5）全面性强直-阵挛发作：又称大发作，是最常见的发作类型之一，以意识丧失和全身抽搐为特征。

（6）无张力发作：表现为部分或全身肌肉的张力突然降低，造成张口、垂头、肢体下垂和跌倒，持续时间短，一般为 1～3 秒钟，发作后立即清醒并站起。

3. 癫痫持续状态 是指一次癫痫发作持续 30 分钟以上，或连续多次发作、发作间期意识或神经功能未恢复至正常水平。

【辅助检查】脑电图检查：发作时有特异性的脑电图改变，对本病诊断有重要价值。

【处理原则】

1. 合理用药 长期用药者在完全控制发作后应再持续服药3~5年，然后再考虑停药。最好单一药物治疗，如两种以上类型发作同时存在，最多只能用两种药。

2. 癫痫持续状态的治疗 在给氧、防护的同时应迅速制止发作，首选地西泮10~20mg静脉注射，在监测血药浓度的同时静脉滴入苯妥英钠以控制发作。

【护理措施】

1. 发作的护理

（1）发现发作先兆时，<u>迅速将病人就地平放，避免摔伤；解松领口和裤带</u>，摘下眼镜、义齿，在病人头下垫柔软物，移去病人身边的危险物品，以免碰撞。

（2）将病人的<u>头部放低，偏向一侧</u>，使唾液和呼吸道分泌物由口角流出，床边备吸引器，并及时吸除痰液，不可强行喂食，以保持呼吸道通畅。

（3）用牙垫或厚纱布垫在上下磨牙间，以防咬伤舌头及颊部，但不可强行硬塞；抽搐发作时，切不可用力按压肢体，以免造成骨折、肌肉撕裂及关节脱位；发作后病人可有短期的意识模糊，禁用口表测量体温。

（4）严密观察生命体征及神志、瞳孔变化，注意发作过程有无心率加快、血压升高、呼吸减慢或暂停、瞳孔散大等。记录发作持续时间与频率，发作停止后意识恢复的时间，在意识恢复过程中有无自动症，病人有无头痛、疲乏及肌肉酸痛等表现。

2. 用药护理

（1）用药注意事项：尽可能采用单药治疗，直到达到有效或最大耐受量，尽量避免联合用药；坚持长期服药，疗程一般在4~5年；停药遵循缓慢和逐渐减量的原则，一般需6个月以上的时间。切忌癫痫发作控制后自行停药，或间断不规则服药。

（2）药物不良反应的观察和处理：多数抗癫痫药物有胃肠道反应，宜分次餐后口服。苯妥英钠可出现胃肠道反应、牙龈增生、共济失调、粒细胞减少等；卡马西平可引起眩晕、共济失调、白细胞减少、骨髓抑制等；丙戊酸钠可引起食欲不振、恶心呕吐、血小板减少、肝损害等。

3. 癫痫持续状态的护理

（1）迅速建立静脉通路，<u>立即按医嘱缓慢静脉注射地西泮</u>，速度每分钟不超过 2mg。

（2）严密观察生命体征、意识、瞳孔等变化，监测血清电解质和酸碱平衡情况。

（3）保持病室环境安静，床旁加床挡，关节、骨突处用棉垫保护，以免病人受伤。

（4）连续抽搐者应控制入液量，按医嘱快速静脉滴注脱水剂，并给予氧气吸入，以防缺氧所致脑水肿。

（5）保持呼吸道通畅和口腔清洁，24 小时以上不能经口进食的病人，应少量多次给予鼻饲流质。

【健康教育】向病人及其家属介绍有关本病的基本知识及发作时的处理要点，即需就地平躺、头下垫软物、不强行按压肢体，以防受伤；头偏一侧、松解领口和裤带，以保持呼吸道通畅。

十一、化脓性脑膜炎病人的护理

【概述】<u>化脓性脑膜炎是由化脓性细菌感染引起脑脊膜化脓性炎症</u>，常合并化脓性脑炎或脑脓肿，是一种严重的颅内感染性疾病。本病病死率较高，好发于婴幼儿、儿童和老年人。

【病因】机体抵抗力低时，病菌侵入人体形成菌血症，细菌经血液循环进入颅内引起脑膜炎，最常见的致病菌是流感嗜血杆菌、肺炎球菌和脑膜炎双球菌。

本病的感染途径有以下几种：①血行感染，继发于菌血症或身体其他部位化脓性感染灶。②邻近病灶直接侵入，如中耳炎、鼻窦炎、开放性脑外伤等。③颅内病灶直接蔓延，如脑脓肿破入蛛网膜下腔或脑室。④医源性感染，见于脑室引流或腰穿、脑外科手术。

【临床表现】①多呈暴发性或急性起病。②感染症状，发热、畏寒及上呼吸道感染等。③颅压增高，剧烈头痛、呕吐等。④脑膜刺激症状，颈项强直，克氏征、布氏征阳性等。⑤脑实质损害症状，意识障碍、精神症状、抽搐及偏瘫。⑥脑膜炎双球菌菌血症时，可出现皮疹，始为红色斑丘疹，后转为皮肤瘀斑。

【辅助检查】

1. 血常规　白细胞总数及中性粒细胞均升高。

2. 脑脊液检查　压力增高，外观浑浊或呈脓性；白细胞总数增高，多型核占多数；免疫球蛋白 IgG 和 IgM 增高，细菌涂片或细菌培养阳性。

3. 脑电图　成弥散性慢波。

4. 影像学检查　病变早期 CT 或 MRI 检查正常，随着病情的进展，其信号增强。

【处理原则】 针对病原菌选取足量敏感抗生素，防治感染性休克。

1. 抗菌治疗　肺炎球菌选用青霉素或头孢曲松等；流感嗜血杆菌应选氨苄西林或头孢三代；脑膜炎双球菌应选青霉素、氨苄西林或头孢三代；肠道革兰阴性杆菌，如大肠埃希菌、肺炎杆菌、铜绿假单胞菌选氨苄西林或头孢三代。应用抗生素 2～3 天后，复查脑脊液。

2. 皮质激素的应用　地塞米松每日 10～20mg 静脉滴注，连续 3～5 天。

3. 对症治疗　脱水降压，高热予物理降温，保持呼吸道通畅，惊厥者给予镇静。

【常见护理诊断/问题】 ①体温过高：与颅内感染有关。②疼痛 头痛：与颅压增高有关。③躯体移动障碍：与意识障碍、偏瘫有关。④有外伤的危险：与抽搐、偏瘫有关。

【护理措施】 ①绝对卧床休息，床头抬高 15°～30°，提供安静舒适的环境。②头偏向一侧，去枕平卧，遵医嘱使用快速脱水剂。③协助生活护理，做好皮肤护理。④密切观察神志意识、生命体征、瞳孔、表情、姿势等变化。⑤用药护理。⑥健康教育：加强心理沟通，给予心理安慰。

附：小儿化脓性脑膜炎

【概述】 小儿化脓性脑膜炎是小儿常见的感染性疾病之一。由于小儿处于生长发育期间，免疫功能不成熟，机体抵抗力弱，血－脑屏障功能不健全，常易引发感染，尤以婴幼儿感染常见。其临床表现以发热、呕吐、头痛、烦躁、嗜睡、惊厥、脑膜刺激征及脑脊液改变为主要特征。

【病因】 化脓性脑膜炎常见致病菌与患儿年龄关系密切，新生儿及出生小于 2 个月的患儿以革兰阴性杆菌为主，如大肠杆菌、副大肠杆菌等，阳性球菌可见金黄色葡萄球菌感染。出生 2 个月至儿童期时，以流感嗜血杆菌、奈瑟脑膜炎双球菌和肺炎双球菌为主。其传播途径主要是通过上呼吸道感染或皮肤等处的化脓性感染，致病菌由感染灶入血，经血液循环波及脑膜，引起脑膜和脑组织的炎性改变。

【临床表现】

1. 化脓性脑膜炎在小儿任何年龄均可发病。90% 以上的病例在出生后 1 个月至 5 岁之间发生。本病一年四季均有发生，冬春季节感染脑膜炎的患儿，病原菌以肺炎链球菌多见，春秋季常见的有脑膜炎奈瑟菌、B 型流感嗜血杆菌。小儿化脓性脑膜炎可分为 2 种：①暴发型：患儿起病急，发热、头痛、呕吐、烦躁、抽搐等，脑膜刺激征阳性，皮肤迅速出现出血点或瘀斑，意识障碍，血压下降和弥散性血管内凝血，进行性休克等，治疗若不及时，24 小时内死亡。该型常见病原菌为脑膜炎奈瑟菌。②亚急型：发病前数日可有上呼吸道或胃肠道感染的症状，年长儿可诉头痛、肌肉酸痛，婴幼儿则表现发热、呕吐、烦躁、易激惹、精神萎靡、目光凝视、惊厥、昏迷。该型常见病原菌为流感嗜血杆菌或肺炎双球菌。

2. 新生儿化脓性脑膜炎缺乏典型的症状和体征，起病时表现可与新生儿败血症相似，有发热或体温波动，面色青灰、拒乳、凝视、哭声声调高而尖、心率慢、发绀、惊厥；神经系统表现为嗜睡、前囟紧张膨隆，但脑膜刺激征不明显。其病原菌以大肠埃希菌、葡萄球菌多见，故新生儿患败血症时应警惕化脓性脑膜炎的发生。查体可见颅内压增高，头痛、呕吐，婴幼儿可有前囟饱满、颅缝增宽、双侧瞳孔反射不对称，甚至出现脑疝、脑膜刺激征，20%～30%可出现部分或全身惊厥。

3. 并发症：硬脑膜下积液、脑积水、脑室管膜炎。

【辅助检查】

1. 脑脊液　<u>脑脊液检查为小儿化脓性脑膜炎确诊的重要依据</u>：①压力升高，外观混浊或呈脓性，白细胞数明显增多达 $1000×10^6/L$ 以上，以中性粒细胞为主；蛋白升高，糖和氯化物下降。②涂片革兰染色找菌（阳性率70%～90%）。③脑脊液细菌培养加药物敏感试验。④脑脊液检测细菌抗原。

2. 血象　①白细胞总数明显增高，可高达（20～40）$×10^9/L$。②分类以中性粒细胞增加为主，占80%以上。③严重感染时，白细胞可不增高。

3. 其他　血培养、皮肤瘀斑涂片找菌阳性及头颅CT检查等。

【处理原则】早期用药、联合用药、坚持用药、对症处理、治疗并发症及支持疗法，主要采取抗生素进行病原学治疗。

【常见护理诊断/问题】①体温过高：与感染有关。②潜在并发症：脑疝。

【护理措施】

1. 一般护理及饮食管理　①保持病室的温度在18～22℃，湿度50%～60%。②鼓励患儿多饮水，体温高于38.5℃时，应在30分钟内使体温降至正常水平。降温的方法可用物理降温或药物降温，密切监测体温并记录，降温后30分钟测体温1次。遵医嘱定时给予抗生素。协助或给予口腔护理，每日2～3次。给予高蛋白、高热量、高维生素饮食，不能进食者给予鼻饲。准确记录24小时出入量。

2. 观察病情，对症处理　观察皮肤弹性、黏膜湿润的程度。15～30分钟巡视病房1次，定时监测体温、脉搏、呼吸、血压并记录，发现问题及时通知医生并做好抢救准备工作。严密观察患儿生命体征、神志、瞳孔的变化，如有异常（脉搏减慢、呼吸节律不规则、瞳孔不等大等圆、对光反射减弱或消失），遵医嘱给予镇静、脱水药。惊厥发作时将患儿侧卧位或头偏向一侧，备好吸痰物品。

3. **防治并发症** 评估皮肤情况及可能受损的程度。保持皮肤（尤其注意臀部）清洁、干燥，大小便不能控制者应及时更换被污染的用品并冲洗肛周。减少探视的人员及探视次数，绝对卧床休息，治疗及护理工作应相对集中，减少不必要的干扰。

【健康教育】 帮助患儿及家长树立战胜疾病的信心，根据患儿及家长的情况，介绍病情、治疗和护理的目的，取得患儿及家长的配合及信任。预防化脓性脑膜炎，首先预防细菌引起的上呼吸道感染。对恢复期的患儿，应积极进行各种功能训练，减少或减轻后遗症。

十二、病毒性脑膜炎、脑炎病人的护理

【概述】 病毒性脑膜炎是<u>由多种不同病毒引起的中枢神经系统感染性疾病，又称无菌性脑膜炎或浆液性脑膜炎</u>。本病病程多在 2 周以内，一般不超过 3 周，有自限性，预后较好，多无并发症。病毒侵犯脑膜的同时若亦侵犯脑实质，则形成脑炎。

【病因】 本病大多数为肠道病毒感染，包括脊髓灰质炎病毒、柯萨奇病毒 A 和 B、埃可病毒等，成流行或散在发病，<u>主要经粪–口途径传播</u>，少数通过呼吸道分泌物传播。其次为流行性腮腺炎病毒、疱疹病毒和腺病毒感染。

【临床表现】

1. 通常急性起病，有<u>剧烈头痛、发热、呕吐、颈项强直、典型的脑膜刺激征如 Kernig 征阳性</u>，并有全身不适、咽痛、畏光、眩晕、精神萎靡、感觉异常、肌痛、腹痛及寒战等。

2. 部分病人可出现咽峡炎、视力模糊等症状。

3. 肠道病毒感染可出现皮疹，大多与发热同时出现，持续4~10 天。

4. 柯萨奇 A5、A9、A16 病毒和 ECHO 4、6、9、16、30 病毒感染，皮肤典型损害为斑丘疹，皮疹可局限于面部、躯干或涉

及四肢，包括手掌和足底部。柯萨奇 B 组病毒感染可有流行性肌痛（胸壁痛）和心肌炎。

5. 临床神经系统损害症状较少见，偶尔发现斜视、复视、感觉障碍、共济失调、腱反射不对称和病理反射阳性。重者可出现昏睡等神经系统损害的症状。

【辅助检查】

1. 周围血白细胞计数及分类检验　白细胞计数正常或降低或轻度升高，淋巴细胞比例上升，常有异型淋巴细胞。

2. 脑脊液检查　脑脊液无色透明，压力正常或增高，细胞数轻度增加，可达（10～1000）×10⁹/L，早期以多形核细胞为主，8～48 小时后以淋巴细胞为主，糖和氯化物含量正常，蛋白略升高，涂片和培养无细菌发现。

3. 病毒学检查　部分病人脑脊液病毒核酸检测阳性，病毒培养及特异性抗体测试阳性，恢复期血清特异性抗体滴度高于急性期 4 倍以上有诊断价值。

4. 影像学检查　脑部 CT 或 MRI 检查一般无异常。

5. 脑电图　只能提示异常脑功能，不能证实病毒感染性质，以弥漫性或局限性异常慢波背景活动为特征，少数伴有棘波、棘慢综合波。某些病人脑电图也可正常。

【处理原则】本病主要是对症治疗、支持治疗和防治并发症。对症治疗如头痛严重者可用止痛药，脑水肿可适当应用甘露醇。抗病毒治疗可明显缩短病程和缓解症状，针对单纯性疱疹病毒及 EB 病毒多用阿昔洛韦。阿昔洛韦是巨细胞病毒性脑膜炎的首选药物。

【常见护理诊断/问题】①体温过高：与病毒血症有关。②急性意识障碍：与脑实质炎症有关。③躯体移动障碍：与昏迷、瘫痪有关。④营养失调 低于机体需要量：与摄入不足有关。⑤潜在并发症：颅内压增高。

【护理措施】

1. 保持呼吸道通畅　对卧床病人，应注意及时吸痰、排痰、翻身，防止坠积性肺炎和压疮的发生，必要时行气管切开术；高热者进行物理降温；保持水、电解质及酸碱平衡。

2. **高热护理** ①体温上升阶段：寒战时注意保暖。②发热持续阶段：应用退热药时注意补充水分。③退热阶段：及时更换汗湿衣服，防止受凉。

3. **饮食指导** 进食清淡、易消化的饮食，如瘦肉稀饭、面条、青菜汤等。

4. **病情观察** 观察体温、脉搏、呼吸和血压，观察神志状态、瞳孔大小、呼吸节律，防止脑疝的发生。

5. **肢体锻炼** ①使病人瘫痪的肢体处于功能位置。②对于清醒病人，要更多关心、体贴患儿，增强自我照顾能力和信心。③经常与病人交流，促进其语言功能的恢复。④及早对病人肢体肌肉进行按摩及做伸缩运动。⑤恢复期病人，鼓励并协助患儿进行肢体主动功能锻炼。⑥活动时要循序渐进、注意安全、防止碰伤。

6. **昏迷的护理** 取平卧位，头偏向一侧，以便让分泌物排出；可抬高床头30°，利于静脉回流，降低脑静脉窦压力，利于降低颅内压；每2小时翻身1次，拍背促痰排出，预防坠积性肺炎，动作宜轻柔；密切观察瞳孔及呼吸，防止因移动体位致脑疝形成和呼吸骤停；保持呼吸道通畅、给氧，如有痰液堵塞，立即气管插管吸痰，必要时行气管切开或使用人工呼吸机；尽早给予鼻饲，保证热量供应；做好口腔护理；保持镇静，因任何躁动不安均能加重脑缺氧，可使用镇静剂。

【健康教育】向病人介绍病情，做好心理护理，增强战胜疾病的信心，做好智力训练和瘫痪肢体功能训练。

十三、小儿惊厥病人的护理

【概述】惊厥是小儿常见的急症，尤多见于婴幼儿，由于<u>多种原因使脑神经功能紊乱所致</u>，表现为突然的全身或局部肌群呈强直性和阵挛性抽搐，常伴有意识障碍。小儿惊厥的发病率很高，5%~6%的小儿曾有过一次或多次惊厥。惊厥频繁发作或持续状态可危及生命或使患儿遗留严重的后遗症，影响小儿智力发育和健康。

【病因及分类】

1. 按年龄阶段分类

（1）新生儿期：产伤、窒息、颅内出血、败血症、脑膜炎、破伤风和胆红素脑病多见，有时也应考虑到脑发育缺陷、代谢异常、巨细胞包涵体病及弓形体病等。

（2）婴幼儿期：高热、惊厥、中毒性脑病、颅内感染、手足搐搦症、婴儿痉挛症多见，有时也应注意到脑发育缺陷、脑损伤后遗症、药物中毒、低血糖症等。

（3）年长儿：中毒性脑病、颅内感染、癫痫、中毒多见，有时须注意颅内占位性病变和高血压脑病等。

（4）引起惊厥的几种常见疾病：高热惊厥、颅内感染、中毒性脑病、婴儿痉挛症、低血糖症、低镁血症、中毒、低钙血症等。

2. 按病变累及的部位分类　小儿惊厥的病因从感染的有无角度来分，可分为感染性（热性惊厥）及非感染性（无热惊厥）；按病变累及的部位分为颅内与颅外两类。

（1）感染性惊厥（热性惊厥）：①颅内疾病：病毒感染如病毒性脑炎、乙型脑炎；细菌感染如化脓性脑膜炎、结核性脑膜炎、脑脓肿、静脉窦血栓形成；霉菌感染如新型隐球菌脑膜炎等；寄生虫感染如脑囊虫病、脑型疟疾、脑型血吸虫病等。②颅外疾病：高热惊厥、中毒性脑病（重症肺炎、中毒性痢疾、败血症等为原发病）、破伤风等。

（2）非感染性惊厥（无热惊厥）：①颅内疾病：颅脑损伤如产伤、新生儿窒息、颅内出血等；脑发育异常如先天性脑积水、脑血管畸形、头大（小）畸形、脑性瘫痪及神经皮肤综合征；颅内占位性疾病如脑肿瘤、脑囊肿；癫痫综合征如大发作、婴儿痉挛症；脑退行性病变如脱髓鞘性脑病、脑黄斑变性。②颅外疾病：代谢性疾病如低血钙、低血糖、低血镁、低血钠、高血钠、维生素 B_1 或 B_6 缺乏症等；遗传代谢性病如糖原累积病、半乳糖血症、苯丙酮尿症、肝豆状核变性等；全身性疾病如高血压脑病、尿毒症、心律失常、严重贫血、食物或药物及农药中毒等。

【临床表现】本病典型表现为突然发生意识丧失，眼球上翻，凝视或斜视，局部或全身肌群出现强直性或阵挛性抽动，持续数秒至数分钟。若发作持续超过 30 分钟或两次发作间歇意识不能恢复，称惊厥持续状态。

热性惊厥多由上呼吸道感染引起，典型特点有以下几点：①主要发生在 6 个月至 3 岁小儿，男孩多于女孩。②大多发生于急骤高热开始后 12 小时之内。③发作时间短，在 10 分钟之内，发作后短暂嗜睡。④在一次发热性疾病过程中很少连续发作多次，可在以后的发热性疾病中再次发作。⑤没有神经系统异常体征，热退后 1 周做脑电图正常。

【辅助检查】①血、尿、粪常规检查。②血、尿特殊检查：疑苯丙酮尿症时，可做尿三氯化铁试验，或测定血苯丙氨酸含量。③血液生化检查：血糖、血钙、血镁、血钠、尿素氮及肌酐等测定。④脑脊液检查。⑤心电图与脑电图检查。

【处理原则】祛除病因是控制惊厥的根本，有条件者可应用止惊药物（首选地西泮，其次是苯妥英钠、苯巴比妥及水合氯醛等）。

【常见护理诊断/问题】①潜在并发症：脑水肿。②体温过高：与感染或癫痫持续状态有关。③有受伤的危险：与抽搐有关。④恐惧：与对疾病的预后担忧有关。

【护理措施】

1. 惊厥的护理　①取侧卧位，立即松解患儿颈部衣扣，清除口鼻咽分泌物，保持呼吸道通畅，防止分泌物吸入引起窒息。必要时放置牙垫，防止咬破舌头，但牙关紧闭时，不要强力撬开，以免损伤牙齿。②吸氧。③迅速应用止惊药。④准备气管插管和吸痰等用物。⑤注意安全，防止坠床及碰伤。

2. 高热的护理　物理降温可选用25%～35%酒精擦浴、冷盐水灌肠及冰敷降温，冰袋放置于颈旁、腋下及腹股沟等大血管经过处；也可用安乃近滴鼻或其他退热剂。

3. 密切观察病情变化　观察呼吸、面色、脉搏、血压、心音、心率、体温、瞳孔大小、对光反射等重要生命体征，如发现异常，及时通报医生。

4. *明确病因*　根据病情需要，于惊厥停止后，配合医生化验血糖、血钙、血电解质或做腰椎穿刺等针对性检查，以明确病因。

5. *皮肤护理*　保持皮肤清洁干燥，衣被及床单清洁、干燥、平整，以防皮肤感染及压疮发生。

6. *心理护理*　关心体贴患儿，处置操作熟练、准确，取得信任，消除恐惧心理。

【健康教育】对家长予以安慰、解释，争取合作。指导家长掌握止惊的紧急措施（如针刺人中、合谷穴）及物理降温的方法。

扫码关注，
做配套习题

血液、造血器官及免疫系统疾病病人护理核心知识要点

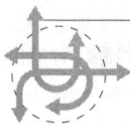

一、血液及造血系统的解剖生理

1. 血液系统的生理　血液系统由血液和造血器官及组织组成。

2. 造血系统的生理　造血系统包括骨髓、脾、肝、淋巴结及分布在全身各处的淋巴组织和单核－巨噬细胞系统。胚胎早期，肝、脾为机体主要的造血器官；胚胎后期至出生后，骨髓成为主要的造血器官。骨髓是人体最主要的造血器官，位于骨髓腔内，有红骨髓和黄骨髓之分。红骨髓为造血组织，黄骨髓为脂肪组织。

二、血液及造血系统常见症状及护理

（一）出血或出血倾向的护理措施

1. 病情观察　注意观察病人出血发生的部位、主要表现形式、发展或消退情况；及时发现新的出血、重症出血及其先兆，并应结合病人的基础疾病及相关实验室或其他辅助检查结果，做出正确的临床判断，以利于及时护理与抢救配合。

2. 一般护理　做好病人的休息与饮食指导；鼓励病人进食高蛋白、高维生素、易消化的软食或半流质食物，禁食过硬、粗糙的食物。

3. 皮肤出血的预防与护理　重点在于避免人为的损伤而导致或加重出血。各项护理操作尽量轻柔；尽可能减少注射次数；静脉穿刺时，应避免用力拍打及揉擦局部；注射或穿刺部位应交替使用，以防局部血肿形成。

4. 鼻出血的预防与护理　①防止鼻黏膜干燥而出血。②避免人为诱发出血。③少量出血时，可用棉球或明胶海绵填塞。

5. 口腔、牙龈出血的预防与护理　指导病人用软毛牙刷刷牙，忌用牙签剔牙；尽量避免食用煎炸、带刺或含骨头的食物；进食时细嚼慢咽，避免口腔黏膜损伤。

6. 眼底及颅内出血的预防与护理　保证充足睡眠，避免情绪激动、剧烈咳嗽和屏气用力等；伴高热病人需及时而有效地降温；伴高血压者需监测血压。

7. 成分输血或输注血浆制品的护理 出血明显者，遵医嘱输注浓缩血小板悬液、新鲜血浆或抗血友病球蛋白浓缩剂等。

（二）发热的护理措施

1. 休息 卧床休息，减少机体消耗，必要时可吸氧。

2. 补充营养及水分 鼓励病人进食高热量、高维生素、营养丰富的半流饮食或软食。指导病人摄取足够的水分以防止脱水，每天至少 2000mL 以上，必要时可静脉补液。

3. 降温 高热病人可先物理降温，有出血倾向者禁用酒精或温水拭浴，必要时给予药物降温。

4. 病情观察与诊治配合 定期监测体温并记录，同时还应注意观察感染灶的症状、体征及其变化情况。

三、缺铁性贫血病人的护理

【概述】缺铁性贫血是体内贮存铁缺乏，导致血红蛋白合成减少而引起的一种小细胞低色素性贫血。本病是各类贫血中最常见的一种。

【病因】①铁摄入量不足：是妇女、儿童缺铁性贫血的主要原因。②铁吸收不良：与胃肠功能紊乱或药物作用有关。③铁丢失过多：慢性失血是成人缺铁性贫血最常见病因。

【临床表现】

1. 缺铁原发病的表现。

2. 一般贫血共有的表现，如面色苍白、无力、易倦、头痛、心悸、气促、耳鸣等。

3. 缺铁性贫血的特殊表现：①组织缺铁表现，如皮肤干燥、角化、萎缩、无光泽，毛发干枯易脱落等。②精神神经系统异常。

【实验室及其他检查】①血象：典型血象呈小细胞低色素性贫血。②骨髓象。③铁代谢的生化检查。④红细胞内卟啉代谢。

【处理原则】①病因治疗。②补铁治疗。③中药治疗。

【常见护理诊断/问题】①营养失调 低于机体需要量：与铁

摄入不足、吸收不良、需要量增加或丢失过多有关。②活动无耐力：与贫血引起全身组织缺氧有关。③口腔黏膜受损：与贫血引起口腔炎、舌炎有关。④有感染的危险：与严重贫血引起营养缺乏和衰弱有关。⑤潜在并发症：贫血性心脏病。

【护理措施】

1. **饮食护理** ①纠正不良饮食习惯：不良的饮食习惯如偏食、挑食，是导致铁摄入量不足的主要原因。②增加含铁丰富的食物的摄取。③促进食物铁的吸收：指导病人均衡饮食，多吃富含维生素 C 的食物，也可加服维生素 C；尽可能避免同时进食或饮用可减少铁吸收的食物或饮料。

2. **铁剂治疗的配合与护理**

（1）口服铁剂的应用与指导：①为预防或减轻胃肠道反应，病人可饭后或餐中服用，反应过于强烈者减少剂量或从小剂量开始。②为促进铁的吸收，应避免同时服用抗酸药（碳酸钙和硫酸镁）及 H_2 受体拮抗剂，可服用维生素 C、乳酸或稀盐酸等酸性药物或食物。③口服液体铁剂时须使用吸管，避免牙齿染黑。④服铁剂期间，粪便会变成黑色，应做好解释，以消除病人的顾虑。⑤强调要按剂量、按疗程服药，定期复查相关实验室检查，以保证有效治疗，避免药物过量而引起中毒或相关病变的发生。

（2）注射铁剂的护理：为减少或避免局部疼痛与硬结形成，注射铁剂应采用深部肌肉注射法，并且经常更换注射部位。首次用药须用 0.5mL 的试验剂量进行深部肌肉注射，同时备好肾上腺素，做好急救准备。若 1 小时后无过敏反应即可按医嘱给予常规剂量治疗。为了避免药液溢出引起皮肤染色，可采取以下措施：①不在皮肤暴露部位注射。②抽取药液后，更换注射针头。③采用"Z"型注射法或留空气注射法。

3. **原发病的治疗配合与护理** 原发病的治疗是有效根治缺铁性贫血的前提和基础。

4. **病情观察** 例如，病人的自觉症状，特别是原发病及贫血的症状和体征；饮食疗法与药物应用的状况；红细胞计数及血红蛋白浓度、网织红细胞计数；铁代谢的有关实验指标的变化。

四、再生障碍性贫血病人的护理

【概念】再生障碍性贫血（简称再障）是由多种原因导致造血干细胞的数量减少、功能障碍所引起的一类贫血，又称骨髓造血功能衰竭症。

【病因】①药物及化学物质：为再障最常见的致病因素，其中以氯霉素最多见。②物理因素。③病毒感染。④遗传因素。⑤其他因素，如少数阵发性睡眠性血红蛋白尿、系统性红斑狼疮、慢性肾衰竭等。

【临床表现】本病临床表现与全血细胞减少有关，主要为进行性贫血、出血、感染，但多无肝、脾、淋巴结肿大。

【实验室及其他检查】①血象：全血细胞减少。②骨髓象：为确诊再障的主要依据，重型再障骨髓增生低下或极度低下。③其他检查。

【处理原则】

1. 支持疗法　①加强保护措施。②对症治疗：控制感染，控制出血，纠正贫血。

2. 针对不同发病机制的治疗

（1）免疫抑制疗法：抗胸腺细胞球蛋白（ATG）、抗淋巴细胞球蛋白（ALG）和环孢素。

（2）促进骨髓造血：①雄激素：为治疗非重型再障的常用药。②造血生长因子。③造血干细胞移植。

【常见护理诊断/问题】①有感染的危险：与粒细胞减少有关。②活动无耐力：与贫血所致机体组织的缺氧有关。③有受伤的危险　出血：与血小板减少有关。④身体意象紊乱：与雄激素的不良反应有关。⑤悲伤：与治疗效果差、反复住院有关。⑥知识缺乏：缺乏有关再障治疗及预防感染和出血的知识。

【护理措施】

1. 病情监测　密切观察病人体温，一旦出现发热，应寻找常见感染灶的症状或体征，并配合医生做好实验室检查的标本采集工作。

2. 预防感染

（1）呼吸道感染的预防：保持室内空气清新、物品清洁，定期使用消毒液擦拭室内家具、地面，并用紫外线或臭氧照射消毒。秋冬季节注意保暖，防止受凉。

（2）口腔感染的预防：督促病人养成进餐前后、睡前、晨起用生理盐水、氯己定、复方茶多酚含漱液或朵贝液交替漱口的习惯。

（3）皮肤感染的预防：保持皮肤清洁、干燥，勤沐浴、更衣和更换床上用品。女性病人尤其注意会阴部的清洁卫生，适当增加局部皮肤的清洗。

（4）肛门感染的预防：睡前、便后用 1∶5000 的高锰酸钾溶液坐浴，每次 15～20 分钟。保持大便通畅，避免用力排便诱发肛裂，增加局部感染的概率。

3. 加强营养支持　鼓励病人多进食高蛋白、高热量、富含维生素的清淡食物，必要时遵医嘱静脉补充营养素以满足机体需要，提高病人的抗病能力。

4. 治疗配合与护理

（1）抗胸腺细胞球蛋白（ATG）和抗淋巴细胞球蛋白（ALG）：用药前做皮肤过敏试验；用药期间遵医嘱联合应用小剂量糖皮质激素，做好保护性隔离。

（2）环孢素：用药期间，需配合医生监测病人的血药浓度、骨髓象、血象、T 细胞免疫学改变及药物不良反应等，以调整用药剂量及疗程。

（3）雄激素：丙酸睾酮为油剂，不易吸收，局部注射常可形成硬块，甚至发生无菌性坏死，故需采取深部、缓慢、分层肌内注射，注意注射部位的轮换，经常检查局部有无硬结。长期应用雄激素类药物可对肝脏造成损害，用药期间应定期检查肝功能。

五、营养性巨幼细胞性贫血病人的护理

【概念】营养性巨幼细胞性贫血指叶酸、维生素 B_{12} 缺乏或某

些影响核苷酸代谢药物的作用，导致细胞核 DNA 合成障碍所引起的贫血。

【病因】

1. 叶酸缺乏的病因　主要原因是需要量增加或摄入不足：①需要量增加。②吸收不良。③摄入量不足。④叶酸排出增加。

2. 维生素 B_{12} 缺乏的病因　①摄入减少。②吸收障碍：为维生素 B_{12} 缺乏最常见的病因。③利用障碍。

【临床表现】

1. 消化系统表现　食欲不振、恶心、腹胀、腹泻或便秘，部分病人发生口角炎、舌炎而出现局部溃烂、疼痛，舌乳头萎缩而令舌面呈"镜面样舌"或舌质绛红呈"牛肉样舌"。

2. 血液系统表现　除贫血的一般表现以外，严重者可因全血细胞减少而出现反复感染和（或）出血，少数病人可出现轻度黄疸。

3. 神经系统表现和精神症状　可有末梢神经炎、深感觉障碍、共济失调等。典型表现为四肢乏力、对称性远端肢体麻木，触、痛觉迟钝或缺失；叶酸缺乏者有易怒、妄想等精神症状；维生素 B_{12} 缺乏者有抑郁、失眠、记忆力下降、幻觉、谵妄、妄想甚至精神错乱、人格变态等。

恶性贫血：除了营养性巨幼细胞性贫血的表现以外，较严重的神经精神症状是其主要特点。

【实验室及其他检查】①外周血象：典型血象呈大细胞性贫血。②骨髓象。③血清叶酸和维生素 B_{12} 浓度测定。④其他检查如胃液分析、胃壁细胞抗体及内因子抗体检测、维生素 B_{12} 吸收试验等。

【处理原则】

1. 病因治疗　为巨幼细胞性贫血得以有效治疗或根治的关键。

2. 补充性药物治疗　①叶酸。②维生素 B_{12}。③若病人同时存在缺铁或治疗过程中出现缺铁的表现，应及时补充铁剂。

【常见护理诊断/问题】①营养失调　低于机体需要量：与叶

酸、维生素 B_{12} 摄入不足、吸收不良及需要量增加有关。②活动无耐力：与贫血引起组织缺氧有关。③口腔黏膜受损：与贫血引起舌炎、口腔溃疡有关。④感知觉紊乱：与维生素 B_{12} 缺乏引起神经系统损害有关。⑤有感染的危险：与白细胞减少导致免疫力下降有关。

【护理措施】

1. 饮食护理　①改变不良的饮食习惯，进食富含叶酸和维生素 B_{12} 的食物。②减少食物中叶酸的破坏：烹调时不宜温度过高或时间过长，且烹饪后不宜久置。③改善食欲：对于胃肠道症状明显或吸收不良的病人，应进食温凉、清淡的软食；口腔溃疡面可涂溃疡膜等。

2. 用药护理　遵医嘱正确用药，并注意药物疗效及不良反应的观察与预防。

3. 预防受伤　末梢神经炎、四肢麻木者，应注意局部保暖、避免受伤；出现共济失调者，行走需要有人陪伴。

六、血友病病人的护理

【概述】血友病是因遗传性凝血因子缺乏引起的一组出血性疾病，分为血友病 A、血友病 B 和遗传性 FⅪ缺乏症，其中以血友病 A 最常见。

【病因】血友病 A 和 B 均为典型的性染色体（X 染色体）连锁隐性遗传（女性遗传、男性发病），同属性染色体连锁隐性遗传性疾病。

【临床表现】

1. 出血　是血友病病人最主要的临床表现。

2. 血肿压迫的表现　血肿形成造成周围神经受压，可出现局部肿痛、麻木及肌肉萎缩；血管受压可造成相应部位组织的瘀血、水肿或缺血、坏死；颈部、咽喉部软组织出血或血肿形成，压迫或阻塞气道，可引起呼吸困难甚至窒息；输尿管受压可引起排尿障碍。

【实验室及其他检查】①血象及血小板功能。②筛查试验。

③确诊试验。④FⅦ:C 或 FⅨ:C 活性检测。

【处理原则】

1. 局部出血的护理　皮肤表面的出血，局部可采用压迫止血法；鼻黏膜出血，可用凝血酶、巴曲酶、止血海绵等药物加压或堵塞止血；出血较多的伤口或拔牙后出血不止者，可采用相关凝血因子的粘贴物覆盖伤口或创面。肌肉出血为自限性，不主张进行血肿穿刺，以防感染。

2. 补充凝血因子　是目前防治血友病病人出血最重要的替代性治疗。常用制剂：FⅧ制剂、FⅨ制剂、新鲜全血或（冷冻）血浆。

3. 药物治疗　①去氨加压素（DDAVP）。②其他药物如达那唑、糖皮质激素、抗纤溶剂等。

【常见护理诊断/问题】①有受伤的危险　出血：与凝血因子缺乏有关。②有失用综合征的危险：与反复多次关节腔出血有关。③焦虑：与终身性出血倾向、担心丧失劳动能力有关。④恐惧：与害怕出血不止，危及生命有关。⑤疼痛：与深部组织血肿或关节腔出血有关。

【护理措施】

1. 预防出血：告诉病人不要负重或进行剧烈的接触性运动；不穿硬底鞋或赤脚走路；使用刀、剪、锯等工具时小心操作，必要时戴防护性手套；尽量避免手术治疗；尽量减少不必要的穿刺或注射，必须时，拔针后局部按压 5 分钟以上，直至出血停止；禁止使用静脉留置针，以免针刺点渗血难止；注意口腔卫生，预防龋齿；遵医嘱用药，避免使用阿司匹林等有抑制凝血机制作用的药物。

2. 局部出血处理的配合：按医嘱实施或配合止血，紧急情况下配合医生救治病人。

3. 正确输注各种凝血因子制品：输全血者必须做好核对工作，避免异型输血；凝血因子取回后，应立即输注；输注过程中密切观察有无输血反应。

4. 用药护理：快速静脉注射 DDAVP 可出现心率加快、颜面潮红、血压升高、少尿及头痛等不良反应，要密切观察，必要时遵医嘱对症处理。

5. 病情观察：监测病人出血情况的变化，以判断疗效，及时发现急重症病人，为有效救治、挽救病人生命赢得时间。

6. 评估关节腔出血与病变。

7. 关节康复训练：针对病变关节进行科学合理的康复训练，是预防血友病病人发生关节失用的重要措施。

七、特发性血小板减少性紫癜病人的护理

【概述】特发性血小板减少性紫癜（ITP）又称自身免疫性血小板减少性紫癜，是最常见的一种血小板减少性疾病。

【病因】①感染。②免疫因素。③肝、脾与骨髓因素。④其他因素，如雌激素、DNA 影响等。

【临床表现】

1. 急性型　多见于儿童，病程为自限性，常在数周内恢复，少数病程超过半年可转为慢性：①起病形式：80% 以上病人起病前 1～2 周有呼吸道感染史，特别是病毒感染，起病急，常有畏寒、发热。②出血表现：全身皮肤瘀点、紫癜及大小不等的瘀斑；鼻腔、牙龈及口腔黏膜出血也较常见；严重者可伴口腔黏膜局部血泡及皮下血肿的形成。③其他：若出血量过大或范围过广，可出现不同程度的贫血、血压降低或失血性休克。

2. 慢性型　常见于 40 岁以下的成年女性，常可反复发作，持续数周、数月或数年不等，少有自行缓解：①起病形式：起病隐匿或缓慢。②出血表现：相对较轻，主要表现为反复出现四肢皮肤散在的瘀点、瘀斑，牙龈出血或鼻出血，女性病人月经过多较常见，甚至是唯一症状。③其他：长期月经过多可出现与出血严重程度相一致的贫血，反复发作者常有轻度脾大。

3. 难治性 ITP　需较大剂量的泼尼松才能维持安全的血小板水平。

【实验室及其他检查】

1. 血象　急性发作期血小板常 $< 20 \times 10^9/L$，慢性型多为

$(30\sim80)\times10^9/L$；白细胞多正常。

2. **骨髓象** 巨核细胞增加或正常，有血小板形成的巨核细胞显著减少（$<30\%$），巨核细胞成熟障碍。

3. **其他** 束臂试验阳性、出血时间延长、血块收缩不良，90%以上病人血小板生存时间明显缩短。

【处理原则】

1. **一般疗法** 血小板明显减少者（$<20\times10^9/L$）、出血严重者应卧床休息，防止创伤。避免使用降低血小板数量、抑制血小板功能及任何引起或加重出血的药物，有效控制高血压等。

2. **糖皮质激素** 为首选药物。

3. **脾切除** 可减少血小板抗体产生及减轻血小板的破坏。

4. **免疫抑制剂** 一般不作为首选，用于以上治疗无效或效果差者，可与糖皮质激素合用提高疗效及减少激素的用量。

5. **急重症的处理** ①血小板输注：紧急补充血小板，以暂时控制或预防严重出血。②大剂量甲泼尼龙。③免疫球蛋白。④血浆置换。

【常见护理诊断/问题】 ①有受伤的危险 出血：与血小板减少有关。②有感染的危险：与糖皮质激素及免疫抑制剂治疗有关。③恐惧：与血小板过低，随时有出血的危险有关。④潜在并发症：颅内出血。

【护理措施】 ①出血情况的监测：注意观察病人出血的发生、发展或消退情况，特别是出血部位、范围和出血量。②预防或避免加重出血。③用药护理：正确执行医嘱，注意药物不良反应的观察和预防。④成分输血的护理。

八、过敏性紫癜病人的护理

【概述】 过敏性紫癜是一种常见的血管变态反应性出血性疾病，主要表现为非血小板减少性皮肤瘀点或紫癜，可伴有过敏表现，多为自限性。

【病因】 ①感染：为最常见的病因和引起疾病复发的原因。②食物。③药物。④其他：如寒冷刺激、花粉、尘埃、昆虫咬伤、疫苗接种等。

【临床表现】

1. 单纯型（紫癜型）　是最常见的临床类型，主要表现为皮肤瘀点、紫癜。

2. 腹型（Henoch 型）　为最具潜在危险和最易误诊的临床类型。除皮肤瘀点或紫癜以外，最常见的表现是腹痛，多位于脐周、下腹或全腹，呈突发的阵发性绞痛，可伴恶心、呕吐、腹泻、便血，肠鸣音活跃或亢进，无明显的腹肌紧张及反跳痛，严重者可发生脱水或并发消化道大出血而出现周围循环衰竭。

3. 关节型　除皮肤紫癜以外，关节部位血管受累常可出现关节肿胀、疼痛、压痛和功能障碍，多见于膝、踝、肘及腕关节。

4. 肾型　是病情最严重且预后相对较差的一种类型，为肾小球毛细血管袢受累所致。该型多见于成年人，多在紫癜发生后 1 周左右出现血尿，或伴蛋白尿、管型尿。

5. 混合型　具备两种以上类型的特点。

【实验室及其他检查】本病缺乏特异性实验室检查。白细胞计数轻度至中度增高，伴嗜酸性粒细胞增多，血小板计数正常；肾型或混合型可有血尿、蛋白尿、管型尿；消化道出血者粪便隐血试验阳性。半数以上病人束臂试验阳性，毛细血管镜检查可见毛细血管扩张、扭曲及渗出性炎症。

【处理原则】

1. 病因治疗　寻找并去除各种致病因素。

2. 药物治疗　①一般性药物。②糖皮质激素。③免疫抑制剂。④对症及其他治疗。

【常见护理诊断/问题】①有受伤的危险　出血：与血管壁的通透性和脆性增加有关。②疼痛：腹痛、关节痛：与局部过敏性血管炎性病变有关。③潜在并发症：慢性肾炎、肾病综合征、慢性肾衰竭。④知识缺乏：缺乏有关病因预防的知识。

【护理措施】

1. 避免诱因。

2. 生活护理：根据具体病情，调整休息与饮食：①卧床休息。②饮食指导：<u>注意避免过敏性食物的摄取</u>。发作期可根据病情选择清淡、少刺激、易消化的普食、软食或半流质饮食。若有消化道出血，避免过热饮食，必要时禁食。

3. 治疗配合与护理：遵医嘱正确、规律给药。

4. 病情观察：密切观察病人出血的进展与变化，了解病情有无缓解，有无新发出血、肾损害、关节活动障碍等表现，病人的自觉症状，皮肤瘀点或紫癜的分布、有无增多或消退；有无水肿及尿量、尿色的变化。对于腹痛的病人，注意评估疼痛的部位、性质、严重程度及持续时间，有无伴随症状，注意腹部的体格检查。

5. 对症护理：协助病人取舒适体位，关节肿痛者要注意局部关节的制动与保暖；必要时可遵医嘱使用解痉剂或消炎止痛剂，注意药物疗效及不良反应的观察与预防。

九、弥散性血管内凝血病人的护理

【概念】弥散性血管内凝血（DIC）是由多种致病因素激活机体的凝血系统，导致机体弥漫性微血栓形成、凝血因子大量消耗并继发纤溶亢进，从而引起全身性出血、微循环障碍乃至单个或多个器官功能衰竭的一种临床综合征。

【病因】①感染性疾病：最多见。②恶性肿瘤。③手术及创伤。④病理产科。⑤医源性因素。⑥其他各系统多种疾病，如肺心病、急性胰腺炎、异型输血、酮症酸中毒、系统性红斑狼疮、移植物抗宿主病等。

【临床表现】①出血：是 DIC 最常见的临床表现之一。②低血压、休克或微循环障碍。③栓塞。④溶血。

【实验室及其他检查】①消耗性凝血障碍方面的检测。②继发性纤溶亢进方面的检测。

【处理原则】

1. <u>去除诱因，治疗原发病</u> 是有效救治 DIC 的前提和基础。

2. <u>抗凝疗法</u> 是终止 DIC、减轻器官功能损伤、重建凝血－抗凝血功能平衡的重要措施，一般应在有效治疗基础疾病的前提下，与补充凝血因子的治疗同时进行。

（1）肝素应用：是 DIC 首选的抗凝疗法。

（2）其他抗凝及抗血小板聚集药物：复方丹参注射液具有类似抗凝血酶的活性与效应，作用安全、有效，无须严密的血液学监测，可单独或与肝素合用。

3. 补充凝血因子和血小板　适用于血小板及凝血因子明显减少，且已进行基础病变及抗凝治疗，但 DIC 仍未能有效控制的病人。

4. 抗纤溶治疗　适用于继发性纤溶亢进为主的 DIC 晚期，一般应在已进行有效原发病治疗、抗凝治疗及补充凝血因子的基础上应用。

5. 其他　尿激酶溶栓疗法适用于 DIC 后期，脏器功能衰竭明显而经上述治疗无效者；糖皮质激素治疗，但不作为常规应用。

【常见护理诊断/问题】①有受伤的危险 出血：与 DIC 所致的凝血因子被消耗、继发性纤溶亢进、肝素应用有关。②气体交换受损：与肺栓塞有关。③潜在并发症：休克、呼吸衰竭、急性肾衰竭、多器官功能衰竭等。

【护理措施】

1. 出血的观察

（1）临床观察：注意出血部位、范围及其严重程度的观察，有助于病情及其治疗效果的判断。

（2）实验室检查指标的监测：这是 DIC 救治的重要环节，因为实验室检查结果可为 DIC 的临床诊断、病情分析、指导治疗及判断预后提供极其重要的依据。应正确、及时采集和送检各类标本，关注检查结果，及时报告医生。

2. 抢救配合与护理　①迅速建立两条静脉通道：以保证抢救药物的应用和液体补充。注意保持静脉通路的通畅。②用药护理：熟悉 DIC 救治过程中各种常用药物的名称、给药方法、主要不良反应及其预防和处理，遵医嘱正确配制和应用有关药物，尤其是抗凝药物的使用。

3. 一般护理　卧床休息，根据病情选择合适的体位；注意保暖；加强皮肤护理，防止压疮；协助排便，必要时保留尿管；遵医嘱进食流质或半流质饮食，必要时禁食；给予吸氧。

4. 病情观察　严密观察病情变化，及时发现休克或重要器官功能衰竭；定时监测病人的生命体征、神志和尿量变化，记录24小时出入量；观察皮肤的颜色与温、湿度等。此外，还应注意原发病的观察。

扫码关注，
做配套习题

肿瘤病人护理核心知识要点

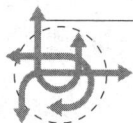

一、肿瘤概论

（一）肿瘤的形态结构

1. 肉眼观肿瘤形态 肉眼观肿瘤形态多种多样，并可在一定程度上反映肿瘤的良恶性，学界一般将肿瘤分为良性和恶性两大类。

（1）肿瘤的数目和大小：肿瘤的数目、大小不一，多为一个，有时也可为多个。肿瘤的大小与肿瘤的性质（良性、恶性）、生长时间和发生部位有一定关系。生长于体表或较大体腔内的肿瘤有时可生长得很大，而生长于密闭的狭小腔道内的肿瘤一般较小。肿瘤极大者，通常生长缓慢，多为良性；恶性肿瘤生长迅速，短期内即可带来不良后果，故常长不大。

（2）肿瘤的形状：肿瘤的形状多种多样，有息肉状（外生性生长）、乳头状（外生性生长）、结节状（膨胀性生长）、分叶状（膨胀性生长）、囊状（膨胀性生长）、浸润性包块状（浸润性生长）、弥漫性肥厚状（外生伴浸润性生长）、溃疡状伴浸润性生长。形状上的差异与其发生部位、组织来源、生长方式和肿瘤的良恶性密切相关。

（3）肿瘤的颜色：一般肿瘤的切面呈灰白或灰红色，视其含血量的多寡、有无出血、变性、坏死等而定，有些肿瘤会因其含有色素而呈现不同的颜色，故可以根据肿瘤的颜色推断为何种肿瘤。如脂肪瘤呈黄色，恶性黑色素瘤呈黑色，血管瘤呈红色或暗红色。

（4）肿瘤的硬度：与肿瘤的种类、肿瘤的实质与间质的比例及有无变性、坏死有关。实质多于间质的肿瘤一般较软；相反，间质多于实质的肿瘤一般较硬。瘤组织发生坏死时较软，发生钙化或骨化时则较硬。脂肪瘤很软，骨瘤很硬。

2. 肿瘤的镜下组织结构 肿瘤的组织结构多种多样，但所有肿瘤的组织成分都可分为实质和间质两部分。

（1）肿瘤的实质：肿瘤实质是肿瘤细胞的总称，是肿瘤的主要成分。

（2）肿瘤的间质：肿瘤的间质成分不具特异性，起着支持和营养肿瘤实质的作用。

（二）肿瘤的异型性

肿瘤组织无论在细胞形态和组织结构上，都与其发源的正常组织有不同程度的差异，这种差异称为异型性。异型性是肿瘤异常分化在形态上的表现，异型性小，说明分化程度高；异型性大，说明分化程度低。区别这种异型性的大小是诊断肿瘤，确定其良、恶性的主要组织学依据。良性肿瘤细胞的异型性不明显，一般与其来源组织相似；恶性肿瘤常具有明显的异型性。

（三）肿瘤的生长方式和扩散

1. 肿瘤的生物学特性　具有局部浸润和远处转移是恶性肿瘤最重要的特点，并且是恶性肿瘤致人死亡的主要原因。

2. 肿瘤的生长方式　肿瘤可以呈膨胀性生长、外生性生长和浸润性生长。

（1）膨胀性生长：是大多数良性肿瘤所表现的生长方式，肿瘤生长缓慢，不侵袭周围组织，一般不明显破坏器官的结构和功能，与周围组织分界清楚，手术容易摘除，摘除后不易复发。

（2）外生性生长：发生在体表、体腔表面或管道器官（如消化道、泌尿生殖道）表面的肿瘤，常向表面生长，形成突起的乳头状、息肉状、菜花状的肿物，良性、恶性肿瘤都可呈外生性生长。

（3）浸润性生长：为大多数恶性肿瘤的生长方式。由于肿瘤生长迅速，浸润并破坏周围组织，肿瘤往往没有包膜或包膜不完整，与周围组织分界不明显。临床触诊时，肿瘤固定不活动，手术切除这种肿瘤时，为防止复发，切除范围应该比肉眼所见范围大。

3. 肿瘤的扩散

（1）直接蔓延。

（2）转移：良性肿瘤不转移，只有恶性肿瘤才转移，常见转移途径有：①淋巴转移：上皮组织的恶性肿瘤多经淋巴转移。

②血行转移：各种恶性肿瘤均可发生。③种植性转移：常见于腹腔器官的癌瘤。

（四）肿瘤的临床表现

1. 局部症状　肿瘤在所占据的组织中形成肿块。肿块可引起继发症状，如疼痛、压迫、溃疡、出血、感染、梗阻或功能障碍等，使病人感到不适与痛苦，特别是肿瘤压迫与侵犯神经时，会有不同程度的疼痛。

2. 全身症状　早期肿瘤常无全身症状，或仅有轻微乏力不适、食欲不振；中、晚期肿瘤，由于肿瘤消耗大量营养物质并产生许多毒素，病人陆续出现较明显的全身症状，如体重下降、虚弱、发热、贫血、水肿、腹水、皮肤及关节疾患、广泛脏器转移所致的症状等。

（五）肿瘤的发病机制

肿瘤在本质上是基因病。各种环境的和遗传的致癌因素以协同或序贯的方式引起 DNA 损害，从而激活原癌基因和（或）灭活肿瘤抑制基因，加上凋亡调节基因和（或）DNA 修复基因的改变，继而引起表达水平的异常，使靶细胞发生转化。被转化的细胞多先呈克隆性的增生，经过一个漫长的多阶段的演进过程，其中一次克隆相对无限制地扩增，通过附加突变，选择性地形成具有不同特点的亚克隆（异质化），从而获得浸润和转移的能力（恶性转化），形成恶性肿瘤。

（六）致癌因素及机制

1. 化学致癌因素

（1）间接作用的化学致癌物：多环芳烃、芳香胺类与氨基偶氮染料、亚硝胺类、真菌毒素等。

（2）直接作用的化学致癌物：亚硝胺类，多环芳香烃类，烷化剂类，氯乙烯，某些金属如铬、镍、砷等。

2. 物理致癌因素　离子辐射引起各种癌症，长期的热辐射也有一定的致癌作用，金属元素镍、铬、镉、铍等对人类也有致癌的作用。临床上有些肿瘤还与创伤有关，如骨肉瘤、睾丸肉瘤、脑瘤病人常有创伤史。另一类与肿瘤有关的异物是寄生虫。

3. 病毒和细菌致癌　RNA 致瘤病毒、DNA 致瘤病毒。

（七）肿瘤的命名原则

1. 良性肿瘤的命名　在组织或细胞类型的名称后面加一个"瘤"字。例如，腺上皮的良性肿瘤，称为腺瘤；平滑肌的良性肿瘤，称为平滑肌瘤。

2. 恶性肿瘤的命名

（1）上皮组织的恶性肿瘤统称为癌：这些肿瘤表现出向某种上皮分化的特点。命名方式是在上皮名称后加一个"癌"字。例如，鳞状上皮的恶性肿瘤称为鳞状细胞癌，腺上皮的恶性肿瘤称为腺癌。有些癌具有不止一种上皮分化，如肺的"腺鳞癌"同时具有腺癌和鳞状细胞成分。未分化癌是指形态或免疫表型可以确定为癌，但缺乏特定上皮分化特征的癌。

（2）间叶组织的恶性肿瘤统称为肉瘤：这些肿瘤表现出向某种间叶组织分化的特点。间叶组织包括纤维组织、脂肪、肌肉、血管和淋巴管、骨、软骨组织等。命名方式是在间叶组织名称之后加"肉瘤"二字，如纤维肉瘤、脂肪肉瘤、骨肉瘤。未分化肉瘤是指形态或免疫表型可以确定为肉瘤，但缺乏特定间叶组织分化特征的肉瘤。同时具有癌和肉瘤两种成分的恶性肿瘤称为癌肉瘤。在病理学上，癌是指上皮组织的恶性肿瘤。平常所谓"癌症"，泛指所有恶性肿瘤，包括癌和肉瘤。

二、食管癌病人的护理

食管癌是常见的消化道肿瘤，发病年龄多在 40 岁以上，男性多于女性。食管癌以中胸段多见，其次为下胸段及上胸段；绝大多数为鳞状上皮癌，其次是腺癌；按病理形态分为髓质型、蕈伞型、溃疡型和缩窄型，其中以髓质型最多见，恶性程度高。淋巴转移是食管癌的主要转移途径，血行转移较晚。

【概念】食管癌指由食管鳞状上皮或腺上皮的异常增生所形

成的恶性病变。

【病因】食管癌的病因至今尚不完全清楚。

分类	发病原因
正常刺激	饮食中缺乏动物蛋白质、微量元素（钼、铁、锌、氟、硒）、维生素 A 或维生素 B，与食管癌变有关
长期刺激	长期饮烈性酒、吸烟、饮食粗硬、过热或进食过快，可造成食管长期刺激和损伤，增加了对致癌物的易感性
慢性刺激	龋齿、口腔不洁、食管慢性炎症等慢性刺激与食管癌的发生也有关系

【临床表现】

早期	症状多不明显，偶有咽下食物哽噎感、停滞感或异物感；胸骨后闷胀不适或疼痛，疼痛多为隐痛、刺痛或烧灼样痛。间歇期可无症状，易被病人忽略
中期和晚期	中、晚期的典型症状为进行性吞咽困难，初为吞干食困难，继而半流质困难，最后流质也难以咽下

随着病情发展，肿瘤侵及邻近器官并出现相应症状，如声音嘶哑、持续性胸背部痛；如形成气管食管瘘时，可出现进食呛咳和肺部感染。肿瘤发生淋巴转移时，可出现锁骨上淋巴结肿大。晚期病人可有不同程度脱水、消瘦、贫血和低蛋白血症等恶液质，出现肝大、触及肿块，胸水、腹水等。

【辅助检查】

细胞学检查	带网气囊食管脱落细胞学检查是一种简便易行的普查筛选诊断方法
X 线检查	食管吞钡造影检查早期食管癌可见局限性食管黏膜皱襞增粗和中断，小的充盈缺损或龛影；中晚期食管癌可显示病变部位管腔不规则充盈缺损、管腔狭窄，病变段管壁僵硬等典型征象

内镜检查	食管纤维内镜能在直视下观察病变形态，并可钳取活组织做病理学检查
CT 和 MRI 检查	显示食管癌向腔外扩展的范围，以及淋巴结转移情况

【处理原则】食管癌以手术治疗为主，配合放疗和化疗等综合治疗。

分期	治疗方法
早期	首选根治性切除手术，手术切除病变食管并重建食管，常采用胃或结肠经食管床上提至胸腔内与食管残端吻合
晚期	不能切除的病例宜做姑息性减状通路手术，如食管腔内置管术或胃造瘘术等，以解决病人的进食困难

【常见护理诊断/问题】①营养失调 低于机体需要量：与吞咽困难、手术后禁食有关。②焦虑：与对癌症的恐惧及担心疾病预后有关。③潜在并发症：吻合口瘘、肺部感染、乳糜胸。

【护理措施】

1. 营养支持　高蛋白、高热量、富含维生素的流质或半流质饮食。不能进食者，需要提供肠内、肠外营养，并做好血生化监测，必要时输全血、血浆或清蛋白，以纠正低蛋白血症和贫血。

2. 心理护理　加强与病人和家属的沟通，讲解治疗的新进展及配合治疗的注意事项。

3. 放疗、化疗的护理　向病人解释治疗目的。放疗 2～3 周时易出现放射性食管炎，表现为进食烧灼痛，此时病人应避免进干、硬食物，以免发生食管穿孔。放疗期间因病变部位水肿使进食困难加重，应预先向病人做好解释工作。

4. 手术病人的护理

（1）术前护理

1）一般护理：做好术前常规护理，吸烟者术前 2 周戒烟；训练病人深呼吸、有效咳嗽排痰的动作；积极治疗口腔慢性病灶。

2）消化道准备：术前3天给流质饮食，餐后饮温开水漱口，以冲洗食管。每餐后或睡前口服新霉素及甲硝唑溶液，以起到食管黏膜消炎的作用。对食管梗阻的病人，术前3天每晚插胃管用抗生素生理盐水冲洗食管，以减轻组织水肿，降低术后感染及吻合口瘘的发生率。行结肠代食管手术者应做好肠道准备：术前3~5天口服肠道抗生素，如甲硝唑或新霉素等；术前2天进食无渣流质；术前晚行清洁灌肠或全肠道灌洗后禁饮禁食。手术日晨放置胃管及十二指肠营养管，通过梗阻部位时不能强行插入，以免穿破食管。通过有困难者，胃管置于梗阻部位上端，手术中由医生在旁指导插入胃内。

（2）术后护理

1）一般护理：术后待病人麻醉清醒，生命体征平稳后取半卧位。术后每15~30分钟测量生命体征1次，记录24小时液体出入量，观察伤口敷料有无脱落及渗血渗液等。

2）做好胸腔闭式引流管护理：保持胸腔闭式引流通畅，观察引流液量、性状并记录。若术后3小时内胸腔闭式引流量为每小时100mL，呈鲜红色并有较多血凝块，病人出现烦躁不安、血压下降、脉搏增快、尿少等血容量不足的表现，应考虑有活动性出血；若引流液量多，由清亮渐转浑浊，则提示有乳糜胸，应及时报告医师，协助处理。

3）胃肠减压护理：食管癌切除行胃代食管术后，易发生胃内气体及液体潴留，膨胀的胃造成吻合口张力增加，并在胸内直接压迫心肺，干扰呼吸循环功能。胃肠减压应保持胃管通畅，若引流不畅时，可用少量生理盐水低压冲洗。如胃管脱出后不应再盲目插入，避免戳穿吻合口。结肠代食管手术后，如从管内吸出大量血性液体，或呕出大量咖啡样液伴全身中毒症状，应考虑代食管的结肠有坏死的可能，需立即通知医生并协助处理。

4）饮食的护理：术后3~5天内严格禁饮禁食，禁食期间持续胃肠减压，经静脉补充液体和营养。术后禁食时间应适当延长，待肛门排气后即可停止胃肠减压。留置十二指肠营养管的病人，先滴入少量温盐水，次日开始滴入38~40℃的营养液，每次

200~300mL，如无不适可逐渐增加至 2000~2500mL/d。术后第10天拔除十二指肠营养管，开始经口进流食，一般术后 2 周改半流食。未留置十二指肠营养管者，经禁食 5~6 天可给全清流食，每 2 小时给 100mL，每日 6 次。流食 1 周后改为半流食，半流食1 周后可进普食。

5）并发症的观察与处理：①吻合口瘘：是食道癌手术后最严重的并发症，多发生在术后 5~7 天。其原因是消化道内容物漏出导致胸膜腔感染，表现为持续高热、呼吸困难、胸痛、患侧胸膜腔积气积液，全身中毒症状明显，重者可发生感染性休克。处理：立即禁食禁饮、胃肠减压、胸腔闭式引流、抗感染治疗和营养支持等。②乳糜胸：乳糜胸多因伤及胸导管所致，多发生在术后 2~10 天，少数病例可在 2~3 周后出现。术后早期由于禁食，乳糜液含脂肪甚少，胸腔闭式引流可为淡血性或淡黄色液。恢复进食后，乳糜液漏出增多，大量积聚在胸腔内，可压迫肺及纵隔并向健侧移位。病人表现为胸闷、气急、心悸，甚至血压下降。如未及时治疗，可在短时期内造成全身消耗、衰竭死亡。一旦发生乳糜胸，即置胸腔闭式引流，及时排除胸腔内乳糜液，促使肺膨胀。可负压持续吸引，有利于胸膜形成粘连，同时采用胃肠外营养支持治疗。③肺不张、肺部感染：由于疼痛限制病人呼吸、咳嗽，或胃上拉至胸腔内使肺受压等因素，术后易发生肺不张、肺感染。患有慢性肺部疾病者，术前戒烟、控制肺内感染；术后加强呼吸道管理、翻身、叩背、协助病人有效咳痰。

6）胃造瘘病人护理：食管癌晚期手术无法切除癌肿时，常采用胃造瘘作为姑息性减状手术，方法是在胃前壁做一小口，向胃腔内置入一根橡皮管，此管从前腹壁戳创引出，手术 72 小时后，胃与腹壁的腹膜粘连形成一个瘘管，通过导管灌注食物或手术后行胃肠减压。

【健康教育】①饮食指导。②结肠代食管术后，因结肠逆蠕动，病人口腔常嗅到粪臭气味，应向病人耐心解释，一般经半年后症状会逐步减轻，并指导其注意口腔卫生。③术后循序渐进地进行肩关节功能锻炼，避免长期制动造成肩关节僵硬和上肢肌肉萎缩。④定期复查，坚持后续放疗、化疗。

三、胃癌病人的护理

胃癌是消化道常见的恶性肿瘤，多见于<u>胃窦部</u>，约占50%，高发年龄为40~60岁。

【概念】胃癌是源自胃黏膜上皮的恶性肿瘤。

【病因】本病病因尚未完全清楚，目前认为与胃溃疡、萎缩性胃炎、胃息肉恶变有关；<u>胃幽门螺杆菌也是重要因素之一</u>；其他与环境、饮食及遗传因素亦有关。<u>淋巴转移是胃癌的主要转移途径</u>，发生较早，晚期最常见的是肝转移，其他如肺、脑、肾、骨。

【临床表现】

症状	早期无明显症状，半数病人较早出现<u>上腹隐痛</u>，一般服药后可暂时缓解。当胃窦梗阻时有<u>恶心、呕吐宿食</u>，贲门部癌可有<u>进食梗阻感</u>。少量出血时粪便隐血试验阳性。晚期病人出现恶病质
体征	查体早期可仅有<u>上腹部深压痛；晚期病人可扪及上腹部肿块</u>。若出现肝脏等远处转移时，可有<u>肝大、腹水、锁骨上淋巴结肿大</u>。发生直肠前凹种植转移时，直肠指诊可摸到肿块

【辅助检查】

内镜检查	<u>纤维胃镜是诊断早期胃癌的有效方法</u>，可直接观察病变部位，并做活检确定诊断。超声胃镜能观察到胃黏膜以下各层次和胃周围邻近脏器的图像
影像学检查	X线钡餐检查：X线气钡双重对比检查可发现较小而表浅的病变 腹部超声检查：主要用于观察胃的邻近脏器受浸润及淋巴结转移的情况 螺旋CT检查：有助于胃癌的诊断和术前临床分期
实验室检查	粪便隐血试验常呈持续阳性

【处理原则】<u>早期发现、早期诊断和早期治疗是提高胃癌疗</u>

效的关键。手术是首选的方法，辅以化疗、放疗及免疫治疗等以提高疗效。

1. 手术治疗　①根治性手术。②微创手术。③姑息性切除术。④短路手术。

2. 化疗　是最主要的辅助治疗方法。

3. 其他治疗　包括放疗、热疗、免疫治疗、中医药治疗等。

【常见护理诊断/问题】①焦虑或恐惧：与胃癌确诊、手术危险性、并发症的发生有关。②营养失调 低于机体需要量：与摄入食物不足、消化吸收不良、肿瘤所致消耗性代谢、消化道对化疗的反应、禁饮食、呕吐等有关。③舒适的改变：与顽固性呃逆、切口疼痛有关。④潜在并发症：胃癌穿孔、出血、幽门梗阻、化疗副作用及手术后相关并发症。

【护理措施】

1. 缓解病人的焦虑与恐惧。

2. 改善病人的营养状况

（1）术前营养支持：护士应根据病人的饮食和生活习惯，合理制定饮食。给予高蛋白、高热量、高维生素、低脂肪、易消化和少渣的食物；对不能进食者，应遵医嘱给予静脉输液，补充足够的热量，必要时输血浆或全血，以改善病人的营养状况，提高其对手术的耐受性。

（2）术后营养支持的护理：①肠外营养支持。②早期肠内营养支持。③饮食护理。

3. 采用有效措施，促进舒适感：①体位：全麻清醒前取去枕平卧位，头偏向一侧。麻醉清醒后，若血压稳定取低半卧位，有利于呼吸和循环，减轻切口缝合处张力，减轻疼痛不适。②保持有效的胃肠减压：减少胃内积气、积液。③镇痛：对切口疼痛所致的不适，可遵医嘱给予镇痛药物。④休息：为病人创造良好的休息环境，保证病人的休息和睡眠。

4. 并发症的观察、预防和护理

（1）术后出血：包括胃和腹腔内出血：①病情观察。②禁食和胃肠减压：胃肠减压的负压要适当，避免负压过大损伤胃黏膜。观察胃肠减压引流液的量和颜色。胃手术后 24 小时内可有少量暗红色或咖啡色液体从胃管引出，一般不超 100~300mL，以后胃液逐渐转清。若术后短期内从胃管引流出大量鲜红色血液，持续不止，应警惕有术后出血，需及时报告医师处理。③加强对腹腔引流的观察：观察和记录腹腔引流液的量、颜色和性质；若术后持续从腹腔引流管引出大量新鲜性液体，应怀疑有腹腔内出血，须及时通知医生处理。④止血和输血：若病人术后发生胃出血，应遵医嘱应用止血药物和输新鲜血等，或用冰生理盐水洗胃。若经非手术疗法不能有效止血或出血量500mL/h，应积极完善术前准备，并做好相应的术后护理。

（2）感染：①完善术前准备：术前良好的胃肠道和呼吸道准备。②体位：全麻清醒前取去枕平卧位，头偏向一侧，以免呕吐时发生误吸。清醒后若血压稳定取低半卧位，有利于腹腔渗出液积聚于盆腔，一旦感染，便于引流。③口腔护理：减少细菌的繁殖。④保持腹腔引流通畅及妥善放置引流管。⑤术后早期活动。

（3）吻合口瘘和残端破裂：①术前准备。②维持有效的胃肠减压，可防止胃肠道内积液、积气，减轻胃肠内压力。③加强观察和记录：注意观察病人的生命体征和腹腔引流情况。④保护瘘口周围皮肤。⑤支持治疗的护理：根据医嘱补液，维持水、电解质和酸碱平衡。⑥合理使用抗菌药：遵医嘱合理使用抗菌药物。

（4）消化道梗阻：若病人出现恶心、呕吐、腹胀，甚至腹痛和肛门排便排气停止，应警惕消化道梗阻和残胃蠕动无力所致的胃排空障碍。

（5）倾倒综合征：①早期倾倒综合征：主要指导病人通过饮食加以调整，包括少量多餐，避免过甜、过咸、过浓的流质饮食；宜进低碳水化合物、高蛋白饮食；进餐时限制饮水喝汤；进餐后平卧 10~20 分钟。多数病人可缓解。②晚期倾倒综合征：出现症状时稍进饮食，尤其是糖类即可缓解。饮食中减少碳水化合物含量，增加蛋白质比例，少量多餐可防止其发生。③碱性反流性胃炎：轻者遵医嘱口服胃黏膜保护剂、胃动力药；重者准备手术，同时做好相应的心理护理。④营养相关问题：加强饮食调节，食用高蛋白、低脂食物，补充铁剂与足量维生素。

【健康教育】①向病人及家属讲解胃癌相关的防治知识，以增强病人和家属治疗疾病的信心。②对手术治疗的病人，讲解合理的饮食调理计划及注意的事项、手术后并发症的表现及预防。③对化疗的病人，解释化疗的必要性、药物的副作用及预防，以及治疗期的注意事项。④嘱病人出院后定期检查，并接受医护人员的康复指导，注意休息和适当的体育活动。

四、原发性肝癌病人的护理

原发性肝癌是发生于肝细胞和肝内胆管上皮细胞的癌，是我国常见的恶性肿瘤之一。肝癌流行于我国东南沿海地区，好发于40~50岁年龄段，男女比例约为2:1。近年来肝癌发病率有增高趋势，年死亡率位居我国恶性肿瘤的第二位。

【概念】原发性肝癌是指非转移因素产生的，原本就是在肝细胞或肝内胆管细胞发生的癌肿瘤，而不是由其他器官组织的癌症转移来的。

【病因及分型】本病的病因和发病机制迄今未明，可能与病毒性肝炎、肝硬化、黄曲霉菌、亚硝胺类致癌物、水土因素等有关。临床注意到肝癌病人常有急性肝炎→慢性肝炎→肝硬化→肝癌的病史。

原发性肝癌分型：①大体分型：结节型（多见，多伴有肝硬化），巨块型，弥漫型。②组织学分型：肝细胞型（我国以肝细胞型为主），胆管细胞型，混合型。

【临床表现】

1. 症状　早期缺乏特异性表现，晚期可有局部和全身症状。

（1）肝区疼痛：为最常见和最主要的症状，约半数以上病人以此为首发症状，多呈间歇性或持续性钝痛或刺痛。

（2）消化道和全身症状：常表现为食欲减退、腹胀、恶心、呕吐或腹泻等，易被忽视。可有不明原因的持续性低热或不规则发热，抗菌药治疗无效。早期，病人消瘦、乏力不明显；晚期，体重呈进行性下降，可伴有贫血、出血、水肿等恶病质表现。

2. 体征　肝大，为中、晚期肝癌的主要临床体征，晚期病人可出现黄疸和腹水。

3. 其他　可有癌旁综合征的表现，如低血糖、红细胞增多症、高胆固醇血症及高钙血症；如发生肺、骨、脑等肝外转移，还可呈现相应部位的临床症状。此外，病人还可出现肝性脑病、上消化道出血、癌肿破裂出血及继发性感染等并发症。

【辅助检查】

实验室检查	甲胎蛋白（AFP）测定：对诊断肝细胞癌有相对专一性，阳性率约为70%，是目前诊断原发性肝癌最常用、最重要的方法
影像学检查	B超检查：能发现直径为2~3cm或更小的病变，诊断正确率可达90%，是目前肝癌定位检查中首选的一种方法 CT和MRI检查：可检出直径1cm左右的小肝癌，诊断符合率达90%以上
肝穿刺活组织检查	多在B超引导下行细针穿刺活检，具有确诊意义

【处理原则】

手术治疗	肝切除术是目前治疗肝癌最有效的方法，主要术式有肝叶切除、半肝切除、肝三叶切除或局部肝切除等
不能手术治疗	手术不能切除的肝癌，可视病情单独或联合应用肝动脉结扎、肝动脉插管化疗、冷冻、激光、微波、射频等方法，有一定疗效
其他治疗	放疗、免疫治疗、基因治疗等

【常见护理诊断/问题】①预感性悲哀：与担忧疾病预后和生存期限有关。②疼痛 肝区疼痛：与肿瘤迅速生长导致肝包膜张力增加或手术、放疗、化疗后的不适有关。③营养失调 低于机体需要量：与厌食、化学药物治疗的胃肠道不良反应及肿瘤消耗有关。④潜在并发症：出血、肝性脑病、膈下积液或脓肿等。

【护理措施】

1. 加强心理支持。

2. 减轻或有效缓解疼痛。

3. 改善营养状况

（1）术前：原发性肝癌病人宜采用高蛋白、高热量、高维生素饮食。选择病人喜爱的食物种类，安排舒适的环境，少量多餐。此外，还可给予营养支持、输血等，以纠正低蛋白血症，提高手术耐受力。

（2）术后：禁食、胃肠减压，待肠蠕动恢复后逐步给予流质、半流质，直至正常饮食。病人术后肝功能受影响，易发生低血糖，禁食期间应从静脉输入葡萄糖液或营养支持。术后 2 周内适量补充血清蛋白和血浆，以提高机体抵抗力。

4. 并发症的预防和护理

（1）出血

1）术前：①改善凝血功能：术前 3 天给维生素 K_1 肌内注射，以改善凝血功能，预防术中、术后出血。②癌肿破裂出血：是原发性肝癌常见的并发症。告诫病人尽量避免致肿瘤破裂的诱因，如剧烈咳嗽、用力排便等致腹内压骤升的动作。加强腹部体征的观察，若病人突然主诉腹痛，伴腹膜刺激征，应高度怀疑肿瘤破裂出血，应及时通知医师，积极配合抢救。少数出血可自行停止。

2）术后：①密切观察病情变化。②体位与活动：手术后病人若血压平稳，可给予半卧位，为防止术后肝断面出血，一般不鼓励病人早期活动。术后 24 小时内卧床休息，避免剧烈咳嗽，以免引起术后出血。③引流液的观察：手术后当日可从肝旁引流管引流出血性液体 100 ~ 300mL，若血性液体增多，应警惕腹腔内出血，应做好再次手术止血的准备。

（2）肝性脑病：病情观察；吸氧；避免肝性脑病的诱因；禁用肥皂水灌肠，便秘者可口服乳果糖，促使肠道内氨的排出。

（3）膈下积液及脓肿：膈下积液和脓肿是肝切除术后的一种严重并发症。术后引流不畅或引流管拔除过早，使残肝旁积液、积血，或肝断面坏死组织及渗漏胆汁积聚造成膈下积液，如果继发感染则形成膈下脓肿。

【健康教育】①注意防治肝炎，不吃霉变食物。有肝炎、肝硬化病史者和肝癌高发区人群应定期体格检查，做 AFP 测定、B 超检查，以期早期发现、及时诊断。②坚持后续治疗，应树立战胜疾病的信心。根据医嘱坚持化疗或其他治疗。③注意营养摄入。④保持大便通畅，防止便秘，可适当应用缓泻剂，预防血氨升高。⑤病人应注意休息，如体力许可，可做适当活动或参加部分工作。⑥自我观察和定期复查。⑦给予晚期病人精神上的支持，鼓励病人和家属共同面对疾病。

五、胰腺癌病人的护理

胰腺癌是恶性度很高的消化系统肿瘤，在我国发病率有上升的趋势。本病 40 岁以上好发，男性多于女性。90% 的病人在诊断后 1 年内死亡。胰腺癌好发于胰头部，常浸润累及胰周围器官或组织，早期即可发生淋巴转移。壶腹部癌包括胆总管末端、壶腹部和十二指肠乳头附近的肿瘤。胰头癌与壶腹部癌临床表现相似，治疗和护理也相同。

【概念】胰腺癌主要起源于胰管上皮细胞，少数起源于胰腺腺泡细胞，分布于胰头、胰体及胰尾，是胰腺外分泌腺的一种恶性程度较高的肿瘤。

【病因】本病病因尚不清楚。吸烟被认为是胰腺癌的主要危险因素，香烟烟雾中的亚硝胺有致癌作用。高蛋白和高脂肪饮食可增加胰腺对致癌物质的敏感性。此外，糖尿病、慢性胰腺炎病人发生胰腺癌的危险性高于一般人群。

【临床表现】本病无特异症状，<u>最常见的有腹痛、黄疸和消瘦</u>。

上腹痛和上腹饱胀不适	<u>是最常见的首发症状</u>。早期由于胰胆管梗阻，管腔内压增高，呈上腹钝痛、胀痛，可放射至后腰部。少数病人呈剧痛。胰体部癌则以腹痛为主要症状，夜间较白天明显。晚期癌浸润腹腔神经丛，使腹痛加重，日夜腹痛不止，常取膝肘位缓解疼痛

续表

黄疸	<u>是胰头癌最主要的症状和体征</u>。黄疸（癌肿侵及或压迫胆总管）一般是进行性加重，可伴有瘙痒症；大便呈陶土色
消化道症状	如食欲减退、腹胀、消化不良、腹泻或便秘。部分病人可有恶心、呕吐。晚期癌瘤侵及十二指肠或胃，可出现上消化道梗阻或出血
乏力和消瘦	患病初期即有乏力、消瘦、体重下降，是由于饮食减少、消化不良、休息、睡眠不足和癌瘤增加消耗等因素所致

【辅助检查】

1. **实验室检查**　可有血淀粉酶、空腹血糖增高；血清碱性磷酸酶（AKP）增高；血清胆红素进行性增高，以直接胆红素升高为主，常提示胆道有部分梗阻，需进一步检查肿瘤存在的可能性。

2. **影像学检查**

（1）B超检查：胰腺及壶腹部有增大肿块，胆管、胰管扩张，胆囊肿大等，可检出直径在2cm以上的癌肿。内镜超声检查（EUS）能发现直径在1cm以下的癌肿。

（2）CT检查：<u>是检查胰腺疾病可靠的方法</u>，能较清晰地显示胰腺的形态、肿瘤的位置、肿瘤与邻近血管的关系及后腹膜淋巴结转移情况，以判断肿瘤切除的可能性。增强CT扫描帮助意义更大，能发现直径在2cm左右的胰腺癌。

（3）磁共振胰胆管成像（MRCP）：能显示胰、胆管梗阻的部位和胰胆管扩张的程度，且具有无创性、多维成像、定位准确的特点，<u>也是可靠的诊断手段</u>。

（4）经内镜逆行性胰胆管造影术（ERCP）：可了解十二指肠乳头部及胰管和胆管情况，了解阻塞受压部位和性质。

【处理原则】早期发现、早期诊断和早期手术治疗。<u>手术切除是胰头癌治疗的有效方法</u>。

1. **手术治疗**　胰腺癌未有远处转移者，应争取手术切除。

手术术式是胰头十二指肠切除术（Whipple 术），即切除远端胃、胆囊、胆总管、十二指肠、胰头和空肠上段。切除后再将胆、胰、胃与空肠重建，重建有不同方式。为防止术后残胰复发癌，可行全胰切除术。为达到根治目的，手术同时要将所属淋巴结清除。

2. 辅助治疗　化学治疗、免疫疗法、放疗及服用维生素、中药等。

【常见护理诊断/问题】①焦虑或恐惧：与担心预后等因素有关。②疼痛：与癌症浸润、扩散有关。③营养失调 低于机体需要量：与食欲下降、肿瘤消耗等有关。④潜在并发症：术后出血、胰瘘、胆瘘、继发性糖尿病、切口或腹腔感染等。

【护理措施】

1. 术前护理　①改善营养状况：供给高蛋白、高糖饮食，应大量补充维生素。口服胰酶制剂和胆盐。必要时采取鼻饲营养支持或肠外营养支持。②经皮肝穿刺胆道引流术（PTCD）的护理：PTCD 能有效缓解黄疸程度，改善手术前肝功情况。要妥善固定导管，始终保持引流通畅。一般置管 2 周为宜，对有胆道感染者可适当延长引流日期，待炎症控制后考虑手术安排。③积极采取保肝措施：至少在手术前 1 周执行保肝措施，手术前要使凝血酶原时间正常。④控制血糖。⑤预防感染：遵医嘱手术前 1 天开始使用抗生素。有 PTCD 者，手术前 2~3 天即可用药。必要时手术前 3 天口服肠道抗生素，手术前 1 天清洁灌肠。⑥皮肤护理：黄疸致皮肤瘙痒者，指导病人涂抹止痒药物，避免指甲抓伤皮肤。疼痛者给予有效的止痛护理。⑦术前准备：手术前安置胃管。⑧心理护理：做好病人和家属的心理工作。

2. 术后护理　密切观察，补液治疗，预防感染，引流护理，并发症护理。

【健康教育】①40 岁以上，近期出现持续性上腹痛、闷胀、食欲减退、消瘦，应及时去医院就诊。②病人出院后如出现消化功能不良、腹泻等，多是由于胰腺切除后剩余胰腺功能不足，适当应用胰酶可减轻症状。③鼓励病人吃高蛋白、高糖、低脂及富含脂溶性维生素的饮食。④嘱病人按期检测血糖、尿糖，出现异常时及时药物治疗。⑤每 3~6 个月复查 1 次，如出现发热、进行性消瘦、乏力、贫血等应及时诊断与处理。⑥避免暴饮暴食，戒烟酒。

六、大肠癌病人的护理

大肠癌是结肠癌和直肠癌的总称，是胃肠道常见的恶性肿瘤，发病率仅次于胃癌。本病好发于 40~60 岁，在我国以直肠癌最为多见，乙状结肠癌次之。

【概念】大肠癌是指大肠黏膜上皮在环境或遗传等多种致癌因素作用下发生的恶性病变，其中由黏膜上皮发生的恶性肿瘤统称为大肠癌，为胃肠道最常见的恶性肿瘤。

【病因】本病的确切发病原因目前尚不清楚。根据流行病学调查和临床观察结果认为，大肠癌的发生与个人生活史、既往疾病史及家族遗传史等因素有关。

1. 个人饮食及生活习惯　长期高脂、高动物蛋白食物能使粪便中的甲基胆蒽物质增多，甲基胆蒽可诱发大肠癌。少纤维食品使粪便通过肠道速度减慢，使致癌物质与肠黏膜接触时间延长，增加致癌作用。缺少适度体力活动者也易患大肠癌。

2. 癌前病变　大肠慢性炎症性疾病史，如溃疡性结肠炎、结肠克罗恩病（胃肠道慢性炎性肉芽肿性疾病）等，已被列为癌前疾病。

3. 遗传因素　流行病学调查发现，有为数不少的大肠癌家族，说明大肠癌与遗传因素关系密切。抑癌基因突变和遗传不稳定性使其成为大肠癌的易感人群。

【转移途径】①直接浸润。②淋巴转移：大肠癌最常见的转移途径。③血行转移。④种植转移。

【临床表现】大肠癌病人早期多无症状或症状轻微，易被忽视。随着病程的发展与病灶的增大，可产生一系列症状。

1. 结肠癌　由于癌肿病理类型和部位的不同，临床表现也有区别，一般右侧结肠癌（肠腔较大）以便秘、腹泻、血便等全身中毒症状及贫血、腹部肿块为主要表现；左侧结肠癌（肠腔相对较小，水分已吸收，粪便已成形）则以慢性肠梗阻为显著。

（1）排便习惯和粪便性状改变：最早出现的症状，多表现为排便次数增多、腹泻、便秘、粪便带脓血或黏液等。

（2）腹痛：早期症状之一，常为定位不确切的持续性隐痛或仅为腹部不适或腹胀感，晚期合并肠梗阻时则表现为腹痛加重或出现阵发性绞痛。

（3）腹部肿块：晚期可发生慢性不全性结肠梗阻，左侧结肠癌有时以急性完全性结肠梗阻为首先表现。

（4）肠梗阻：可扪及肿块，质地坚硬，呈结节状；肿块固定，且有明显的压痛。应注意，有时触及的肿块是梗阻近侧肠腔内的积粪。

（5）全身症状：由于癌肿溃烂、慢性失血、感染、毒素吸收等原因，病人可出现贫血、消瘦、乏力、低热等，晚期可出现肝大、黄疸、水肿、腹水、直肠前凹肿块、锁骨上淋巴结肿大及恶病质等。

2. **直肠癌** 早期仅有少量便血或排便习惯改变，易被忽视。当病程发展并伴感染时，才出现显著症状。

（1）直肠刺激症状：癌肿溃烂或感染时，病人可出现直肠刺激症状等表现，如便意频繁及排便习惯改变，肛门坠胀、里急后重、排便不尽感，粪便表面带血及黏液，甚至脓血便等。晚期有下腹痛。

（2）黏液血便：癌肿侵犯肠管致狭窄时，可出现粪便变形、变细。当造成肠腔部分梗阻后，有腹痛、腹胀、肠鸣音亢进等不完全性肠梗阻的表现。

（3）相关症状：癌肿侵犯前列腺、膀胱，可出现尿频、尿痛、血尿等；侵犯骶前神经可出现骶尾部剧烈持续性疼痛；晚期病人出现肝转移时，可有腹水、肝大、黄疸、贫血、消瘦、水肿、恶病质等表现。

【辅助检查】

直肠指检		直肠癌的首选检查方法。在我国 75% 以上的直肠癌病人经直肠指检可触及肿瘤。直肠指检可了解癌肿的部位、大小、范围、距肛缘的距离、固定程度及与周围组织的关系等
实验室检查	大便潜血试验	大便潜血检查可作为大规模普查或对高危人群筛查大肠癌的初筛手段，阳性者再做进一步检查
	血液检查	癌胚抗原测定对大肠癌的诊断、监测复发有一定价值
影像学检查	钡剂灌肠X 线检查	结肠癌的重要检查方法，能判断结肠癌的位置，并能了解有无多发性癌及结直肠息肉病等
	B 超检查	普通 B 超检查能显示腹部肿块、淋巴转移或肝转移等情况，大肠癌病人应常规进行 B 超检查
	CT 检查	可了解直肠癌盆腔内扩散情况，有无侵犯膀胱、子宫及盆壁，是手术前常用的检查方法。腹部 CT 扫描可帮助判断有无肝转移等
内镜检查		可通过直肠镜、乙状结肠镜或纤维结肠镜检查，观察病灶的部位、大小、形态、肠腔狭窄的程度等，并可取活组织做病理检查，是诊断大肠癌最有效、可靠的方法

【处理原则】 大肠癌的治疗是以手术切除为主的综合治疗。

治疗方法	具体方法
手术治疗	结肠癌根治术：①右半结肠切除术。②横结肠切除术。③左半结肠切除术。④乙状结肠癌的根治切除术
	直肠癌根治术：①局部切除。②腹会阴部联合直肠癌根治术。③经腹直肠癌切除术。④经腹直肠癌切除、近端造口、远端封闭手术（Hartmann 手术）。⑤姑息性手术。⑥其他手术
化学治疗	大肠癌根治术的辅助治疗，提高 5 年生存率

治疗方法	具体方法
放射治疗	直肠癌手术切除的辅助疗法，有提高疗效的作用。手术前放疗可以提高手术切除率、降低病人的手术后复发率；手术后放疗仅适用于直肠癌晚期病人、手术未达到根治或手术后局部复发的病人
其他治疗	可用电灼、液氮冷冻和激光凝固、烧灼等局部治疗或放置金属支架，以改善症状；中医药治疗可配合化疗、放疗或手术后治疗，以减轻毒副作用；基因治疗、导向治疗、免疫治疗等，其疗效尚待评价

【常见护理诊断/问题】 ①焦虑或恐惧：与对癌症治疗缺乏信心及担心结肠造口影响生活、工作有关。②营养失调 低于机体需要量：与癌症的消耗及手术创伤、饮食控制等因素有关。③有皮肤完整性受损的危险：与粪便刺激造瘘口周围皮肤有关。④知识缺乏：缺乏有关手术前肠道准备及结肠造口的护理知识等。⑤自我形象紊乱：与结肠造口、排便方式改变有关。⑥社交障碍：与排便方式改变、存在异味及担心亲戚朋友产生反感有关。⑦潜在并发症：腹腔、盆腔或切口感染，尿潴留及泌尿系感染，肠吻合口瘘，造瘘口出血、坏死、狭窄、脱出或回缩，排便失禁等。

【护理措施】

1. 术前护理

护理措施	具体内容
心理护理	关心病人，根据病情做好安慰、解释工作
加强营养支持	给予病人高蛋白、高热量、富含维生素及易消化的少渣饮食。必要时可少量多次输血，以纠正贫血和低蛋白血症。出现肠梗阻的病人有明显脱水时，应及时纠正水、电解质及酸碱平衡紊乱，提高机体对手术的耐受力

护理措施		具体内容
肠道准备	传统肠道准备法	手术前3天进少渣半流质饮食,手术前2天起进流质饮食,以减少粪便的产生,有利于肠道清洁;手术前3天口服肠道抗菌药物,如庆大霉素及甲硝唑等,抑制肠道细菌;由于控制饮食及服用肠道抗菌药物,使维生素K的合成及吸收减少,故应于手术前3天开始口服或肌内注射维生素K;手术前1天10时左右口服1次缓泻剂,如液状石蜡或蓖麻油20~30mL,或硫酸镁15~20g,以排出肠道内积存的粪便;手术前2天晚用1%~2%肥皂水灌肠1次,手术前1天晚及手术日晨清洁灌肠,禁用高压灌肠,以防刺激肿瘤导致癌细胞扩散;若病人有慢性肠梗阻症状,应适当延长肠道准备的时间。目前有人主张直肠癌手术前不灌肠而只服泻剂
	全肠道灌洗法	为免除灌肠造成癌细胞扩散的可能,可选用全肠道灌洗法。于手术前12~14小时开始口服37℃左右等渗平衡电解质溶液,引起容量性腹泻,以达到彻底清洗肠道的目的。一般灌洗全过程需3~4小时,灌洗液量不少于6000mL。对年老体弱、心肾等重要器官功能障碍和肠梗阻的病人不宜选用
	口服甘露醇肠道准备法	该法较简便,病人于手术前1天午餐后0.5~2小时内口服5%~10%的甘露醇1500mL左右。年老体弱、心肾功能不全者禁用
坐浴及阴道冲洗		直肠癌病人手术前2天每晚用1:5000高锰酸钾溶液坐浴;女性直肠癌病人遵医嘱于手术前3天每晚冲洗阴道,以备手术中切除子宫及阴道

续表

护理措施	具体内容
术晨准备	手术日晨放置胃管和留置导尿管
其他	协助医师做好手术前各项检查；常规准备手术中使用的抗肿瘤药物

2. 术后护理

护理措施	具体内容
严密观察病情	每半小时观察病人的意识并测量血压、脉搏、呼吸 1 次，做好记录。病情稳定后，酌情延长间隔时间
体位	病情平稳时，宜改为半卧位，以利引流
饮食	禁饮食，持续胃肠减压，通过静脉补充水、电解质及营养。准确记录 24 小时出入水量，防止体液失衡。手术后 2~3 天肠蠕动恢复、肛门或人工肛门排气后可拔除胃管，停止胃肠减压，进流质饮食
引流管及局部伤口护理	大肠癌根治术后常放置腹腔引流管，直肠癌根治术后常规放置骶前引流管，并予负压吸引。要保持腹腔及骶前引流管通畅，避免受压、扭曲、堵塞，防止渗血、渗液潴留于残腔；密切观察并记录引流液的色、质、量等，一般骶前引流管放置 5~7 天，当引流管引流量少、色清时，方可拔除。密切观察引流管处伤口情况，注意有无红肿、压痛等感染现象，保持敷料干燥、清洁，如敷料湿透时，应及时更换
留置导尿管护理	直肠癌根治术后，导尿管一般放置 1~2 周，必须保持其通畅，防止扭曲、受压，观察尿液情况，并详细记录；做好导尿管护理，每日冲洗膀胱 1 次、尿道口护理 2 次，防止泌尿系感染；拔管前先试行夹管，每 4~6 小时或病人有尿意时开放，以训练膀胱舒缩功能，防止排尿功能障碍

护理措施		具体内容
排便护理		大肠癌手术后尤其是 Dixon 手术后病人，可出现排便次数增多或排便失禁，应指导病人调整饮食；进行肛门括约肌舒缩练习；便后清洁肛门，并在肛周皮肤涂抹氧化锌软膏以保护肛周皮肤
结肠造口护理	造口局部护理	注意造口肠管有无因张力过大、缝合不严、血运障碍等因素造成回缩、出血、坏死。手术后 1 周或造口处伤口愈合后，每日扩张造瘘口 1 次，防止造口狭窄。注意病人有无恶心、呕吐、腹痛、腹胀、停止排气排便等肠梗阻症状，若病人进食后 3~4 天未排便，可用液状石蜡或肥皂水经结肠造口做低压灌肠，注意橡胶肛管插入造口不超过 10cm，压力不能过大，以防肠道穿孔
	保护腹壁切口	手术后 2~3 天肠功能恢复后，结肠造口排出粪样物增多。一般宜取造口侧的侧卧位，并用塑料薄膜将腹壁切口与造口隔开，以防流出的稀薄粪便污染腹壁切口而引起感染；及时清除流出的粪液，造口周围皮肤涂氧化锌软膏，以防粪液刺激造成皮肤炎症及糜烂
	正确使用造口袋	病人起床活动时，协助病人佩戴造口袋。应选择袋口合适的造口袋，袋口对准造口并与皮肤贴紧，袋囊朝下，用有弹性的腰带固定造口袋；当造口袋的 1/3 容量被排泄物充满时，须及时更换，每次更换新袋前先用中性皂液或 0.5% 氯己定（洗必泰）溶液清洁造口周围皮肤，再涂上氧化锌软膏，同时注意造口周围皮肤有无红、肿、破溃等现象

续表

护理措施		具体内容
结肠造口护理	饮食指导	注意饮食卫生，避免食物中毒等原因引起腹泻；避免食用产气性食物、刺激性食物或易引起便秘的食物，鼓励病人多吃新鲜蔬菜、水果
	结肠造口术后的心理护理	首先应注意病人是否出现否认、抑郁或愤怒的情绪反应，鼓励病人及亲属说出对造口的感觉和接受程度，针对不同原因采取相应的教育措施，使病人能正视并接受造口的存在；鼓励亲属参与病人对造口的护理，与病人及亲属共同讨论有关造口自我护理的注意事项，指导处理步骤，协助病人逐步获得独立护理造口的能力；当病人达到预定目标时，应给予适当的鼓励；鼓励病人逐渐适应造口并恢复正常生活，参加适量的运动和社交活动
并发症的预防和护理	切口感染及裂开	观察病人体温变化及局部切口情况，保持切口清洁、干燥，及时更换敷料。加强支持，促进伤口愈合。Miles 手术后的病人，下肢外展适当限制，以免造成会阴部切口裂开；会阴部可于骶前引流管拔除后，开始用温热的 1∶5000 高锰酸钾溶液坐浴，每日 2 次；手术后常规使用抗生素预防感染

续表

护理措施		具体内容
并发症的预防和护理	吻合口瘘	结肠癌切除术后或直肠癌 Dixon 手术后可能发生吻合口瘘，多因手术前肠道准备不充分、低蛋白血症及手术造成局部血供差等所致，常发生于手术后 1 周左右。应注意观察病人有无腹膜炎的表现，有无腹腔内或盆腔内脓肿的表现，有无从切口渗出或引流管引流出稀粪样肠内容物等。对有大肠吻合口的手术后病人，手术后 7～10 天内严禁灌肠，以免影响吻合口的愈合。若发生瘘，应保持充分、有效的引流，若引流不畅，必要时可手术重新安置引流管；使用有效抗生素控制感染；给予 TPN 以加强营养支持

【健康教育】

1. **防癌教育**　告知病人合理搭配膳食营养，避免高脂肪、高动物蛋白饮食，多食新鲜蔬菜与水果；积极预防和治疗血吸虫病及大肠癌的癌前期疾病；积极参加防癌普查工作；对近期内出现腹泻、便秘，或腹泻与便秘交替、粪便带脓血或黏液，持续性腹部隐痛或腹胀不适，原因不明的贫血、乏力或体重减轻及腹部扪及肿块等，应及时到医院进行有关检查；对有家族史及癌前期疾病者，应进行筛选性及诊断性检查；由于大肠癌常被误诊为慢性痢疾、痔、慢性结肠炎等，故对这些疾病应保持高度的警惕性。

2. **手术前教育**　手术前应向病人说明肠道准备的目的，解释肠道准备的方法，以取得病人的配合；手术前留置导尿管、胃管及其他诊疗和护理措施的重要性亦应向病人及亲属解释清楚，以取得合作。

3. **手术后教育**　①教会病人人工肛门的护理：介绍结肠造口的护理方法和护理用品，目前自然排便法采用的造口袋可分为一件式和两件式。指导病人用适量温水（500～1000mL）经导管灌入造口内，定时结肠造口灌洗以训练有规律的肠道蠕动，从而养成类似正常人的排便习惯。②出院后的造口护理：每1～2周扩张造口1次，持续2～3个月。若发现造口狭窄、排便困难时，应及时到医院检查处理。③饮食护理：合理安排饮食，应摄入产气少、易消化的少渣食物，忌生冷、辛辣等刺激性食物，避免饮用碳酸饮料；饮食必须清洁卫生，积极预防腹泻或便秘。腹泻时可用收敛性药物，便秘时可自行扩肛或灌肠。④社交护理：参加适量活动，保持心情舒畅。平时可融入正常人的生活和社交。⑤出院随访：定期随访，一般在手术后每3～6个月复查1次。继续化疗的病人要定期检查血常规，尤其是白细胞和血小板计数。

七、肾癌病人的护理

　　肾癌是泌尿系统常见恶性肿瘤之一，其发病率在泌尿系肿瘤中仅次于膀胱癌而占第二位。本病发生原因至今不明确，当肾癌逐渐长大向外扩展时，可引起血尿。本病好发于50～70岁，诊断时平均年龄65岁，20岁以下少见，罕见于儿童，男性与女性的比例约为2∶1。

　　【概念】肾癌是起源于肾实质泌尿小管上皮系统的恶性肿瘤，全称为肾细胞癌，又称肾腺癌，简称为肾癌，是最常见的肾实质恶性肿瘤。

　　【病因】本病病因不明，吸烟可能是危险因素，目前认为与环境接触、职业暴露、染色体畸形、抑癌细胞基因缺失等有关。此外，接触石棉、皮革制品也与肾癌发病有关。遗传在本病发病中也有重要作用。

　　【临床表现】

肾癌三联征	血尿	肾癌最早出现的症状，表现为无痛间歇性肉眼血尿或有的只是镜下血尿，故不易引起注意
	肿块	肿瘤较大时可在腹部或腰部发现肿块，质坚硬
	腰痛	多为钝痛或隐痛，肿瘤侵犯周围脏器和腰大肌时疼痛较重且为持续性

副瘤综合征	（以前称肾外表现）10%～40%的肾癌病人可出现，表现为低热、高血压、红细胞沉降率较正常人快、贫血、精索静脉曲张且平卧位不消失
转移症状	25%～30%的病人因转移症状就诊，如病理骨折、咳嗽、咯血、神经麻痹等

【辅助检查】

1. B超检查　简单易行，能鉴别肾实质性肿块与囊性病变。有些无症状的肾癌，往往在常规体检时被超声扫描发现。

2. X线检查　平片可见肾外形增大、不规则，偶有钙化影。造影可见肾盏、肾盂因受肿瘤挤压而有不规则变形、狭窄、拉长或充盈缺损。

3. CT、MRI检查　CT是目前诊断肾癌最可靠的影像学方法，有助于早期诊断和鉴别肾实质内肿瘤的性质、肾囊肿等。

【处理原则】　本病以手术为主，手术方法包括部分肾切除术、根治性肾切除术。肾癌直径小于3cm，可以行保留肾组织的局部切除术。如瘤体较大，可在手术前1天先行肾动脉栓塞治疗，使瘤体缩小，减少术中出血，提高肿瘤的切除率和手术的安全性。

【常见护理诊断/问题】　①疼痛：与肾癌的生长刺激或压迫有关。②营养失调 低于机体需要量：与长期血尿、癌肿消耗、手术创伤有关。③恐惧与焦虑：与对疾病和手术的恐惧、担心疾病的预后有关。④潜在并发症：出血、感染。

【护理措施】

1. 术前护理　①心理护理。②注意引起低热原因的鉴别与观察。③注意病人尿液颜色的变化。④注意病人疼痛性质的观察，有无突然肾绞痛及腰部持续疼痛的发生。⑤如肿瘤过大，协助做好肾动脉栓塞术及肾动脉插管化疗的护理。⑥对贫血病人保证营养的摄入，遵医嘱给予输血等支持治疗。

2. 术后护理　①观察生命体征。②做好伤口引流管的观察和护理。③根治性肾切除术病人术后麻醉期已过、血压平稳，可取半卧位。肾部分切除的病人应卧床 1~2 周，以防出血。④监测肾功能，准确记录 24 小时尿量。⑤注意观察病人有无憋气、呼吸困难等症状，以及早发现有无胸膜破裂的症状，发现异常及时通知医生。⑥术后禁食，待肠功能恢复后可进食。⑦适当应用镇静剂，减轻疼痛，利于活动；有效咳嗽和排痰。

【健康教育】①注意尿液颜色的变化，如有血尿出现，及早到医院就诊。②嘱病人慎用对肾功能有损害的药物，保护健侧肾功能。③告知病人复查的意义，遵医嘱定期复查。定期复查胸部 X 线，可及早发现肺部转移灶。④指导病人定时进行生物治疗及免疫治疗。

八、膀胱癌病人的护理

【概述】膀胱癌是指发生在膀胱黏膜上的恶性肿瘤。膀胱癌是最常见的泌尿系统肿瘤，好发于 50~70 岁，男性多于女性，为 4∶1。

【病因】长期接触某些致癌物质；吸烟是最常见的致癌因素；膀胱慢性感染与异物长期刺激等。

【临床表现】

1. 症状

（1）血尿：为膀胱肿瘤最常见和最早出现的症状，常表现为间歇性肉眼血尿，可自行减轻或消失，易给病人造成"好转"或"自愈"的错觉而贻误治疗。

（2）膀胱刺激征：尿频、尿急、尿痛，常为膀胱癌的晚期表现。

（3）其他：三角区及膀胱颈部肿瘤可梗阻膀胱出口，造成排尿困难，甚至尿潴留；骨转移病人有骨痛，腹膜后转移或肾积水病人可出现腰痛。

2. 体征　多数病人无体征，当肿瘤增大到一定程度，可触及下腹部肿块。

【辅助检查】

影像学检查	B超检查	膀胱充盈情况下可以看到肿瘤的位置、大小等特点
	X线检查	排泄性尿路造影可了解肾盂、输尿管有无肿瘤，膀胱造影可见充盈缺损
	CT、MRI检查	可了解肿瘤浸润深度及局部转移病灶
实验室检查		尿脱落细胞检查可找到肿瘤细胞，但分化良好者不易检出
膀胱镜检查		是诊断膀胱癌最直接、最重要的检查手段，能直接观察肿瘤位置、大小、数目、形态、浸润范围等，并可取活组织检查

【处理原则】 本病是以手术治疗为主的综合治疗，原则上单发、表浅、较小的肿瘤可采取保留膀胱的手术；较大、多发、反复复发及三角区肿瘤，应行膀胱全切术。凡保留膀胱的手术治疗，术后需要进行膀胱内药物灌注治疗，以预防或推迟肿瘤复发。

【常见护理诊断/问题】 ①焦虑或恐惧：与担心术后排尿方式改变有关。②排尿异常：与术后膀胱造瘘（留置引流管）有关。③知识缺乏：缺乏膀胱癌的治疗、护理方面的知识。④疼痛：与手术所致的组织损伤有关。⑤自我形象紊乱：与膀胱癌手术后所致尿流改道有关。

【护理措施】

1. 术前护理 ①心理护理。②观察血尿程度。③观察有无膀胱刺激症状。④注意饮食。⑤行膀胱全切肠道代膀胱术的病人，按肠切除术前准备。

2. 术后护理 ①观察生命体征。②膀胱冲洗的护理。③膀胱肿瘤电切术后6小时，病人即可进食，以营养丰富、粗纤维饮食为主。④膀胱全切术后应持续胃肠减压。⑤回肠膀胱术后的护理。⑥预防感染。⑦引流管的护理。

【健康教育】

1. 术后适当锻炼，加强营养，增强体质。

2. 禁止吸烟，对密切接触致癌物质者加强劳动保护，可能会防止或减少膀胱肿瘤的发生。

3. 用药指导：若病情允许，术后半个月行放疗和化疗。

4. 定期复查：①浸润性膀胱癌术后定期复查肝、肾、肺等脏器功能，及早发现转移病灶。②放疗、化疗期间，定期查血、尿常规，一旦出现骨髓抑制，应暂停治疗。③任何保留膀胱的手术后病人都应有严密的随访，须定期复查膀胱镜。

5. 自我护理。

九、宫颈癌病人的护理

宫颈癌是最常见的妇科恶性肿瘤之一，以鳞状细胞癌最为多见，其次为腺癌和鳞腺癌。宫颈癌病变多发生在宫颈外口的原始鳞柱交接部与生理性鳞柱交接部间所形成的移行带区。宫颈癌的癌前病变称为宫颈上皮内瘤样变，其中包括宫颈不典型增生及宫颈原位癌。宫颈癌有较长的癌前病变阶段，宫颈细胞学检查可使宫颈癌得到早期诊断、早期治疗。

【概念】宫颈癌又称子宫颈癌，指发生在宫颈阴道部或移行带的鳞状上皮细胞及宫颈管内膜的柱状上皮细胞交界处的恶性肿瘤。

【病因】本病病因目前尚未完全明确，国内外大量临床和流行病学资料表明，过早性生活、早育、多产、宫颈慢性炎症及有性乱史者发病率明显增高。此外，宫颈癌的发病还与经济状况、种族和地理因素有关。近年来大量的研究表明，人乳头瘤病毒（HPV）感染是宫颈癌发生的主要危险因素。

【临床表现】

症状	接触性出血	早期表现为同房后出血或双合诊检查后出血，以后可出现月经间期出血或绝经后出血，晚期出血量可增多，甚至癌肿破坏大血管造成大出血
	排液	多发生在阴道出血后，早期量少，呈白色或淡黄色，随肿瘤组织的破溃可产生浆液性的分泌物；晚期可出现脓性分泌物或米汤样恶臭排液

续表

症状	疼痛	为晚期的症状，由于侵犯宫旁组织和神经，可出现严重持续性腰骶部或坐骨神经痛。病灶压迫输尿管或直肠，可出现尿频、尿急、肛门坠胀等
	其他	晚期由于病变广泛，可因静脉、淋巴回流受阻致输尿管积水、尿毒症。长期疾病消耗可出现恶病质
体征	外生型	宫颈表面有息肉样或乳头样赘生物向外生长，形成菜花状
	内生型	宫颈肥大、质硬，表面光滑或有轻度溃疡，宫颈段膨大如桶状
	溃疡型	癌组织脱落出现凹陷性溃疡或如火山口样空洞
	颈管型	病灶隐蔽在宫颈管，由特殊的浸润性生长扩散到宫颈管，病灶浸润阴道壁时可形成冰冻骨盆

【辅助检查】①宫颈脱落细胞学检查：<u>宫颈癌筛查的主要方法</u>。②宫颈和宫颈管活体组织检查：<u>确定宫颈癌前病变和宫颈癌的最可靠方法</u>。③宫颈碘试验：在碘不染色区取材活检可提高诊断率。④阴道镜检查、造影、膀胱镜检查、直肠镜检查：有助于确定癌肿临床分期。

【处理原则】根据病人的临床分期、年龄及全身情况确定治疗方案。常用的治疗方法有以下几种：①手术治疗：采用子宫根治及盆腔淋巴清扫术。②放射治疗：早期以腔内照射为主；晚期以外照射为主，内照射为辅。③手术及放射综合治疗：用于病灶较大的病人，术前放疗缩小病灶再行手术。④化学药物治疗：主要用于晚期或复发转移的病人。

【常见护理诊断/问题】①知识缺乏：缺乏术前准备及术后注意事项的相关知识。②焦虑：与恶性肿瘤有关。③疼痛：与腹部手术伤口有关。④有感染的危险：与腹部伤口、留置导尿管及其他引流管有关。⑤自我形象紊乱：与子宫、卵巢摘除，雌激素分泌不足有关。

【护理措施】

1. 一般护理

（1）心理护理：向病人及家属讲解手术范围、手术方法、术后可能出现的不适及应对方法，减轻病人心理压力，鼓励病人克服放化疗的副作用并坚持完成疗程，以提高生存率。

（2）饮食指导：①指导病人进食高蛋白、高热量、易消化、富含维生素的食物。②手术当日禁食，术后第1天可以进流食，根据排气的情况逐渐进食半流食、普食。③注意在排气前不能饮牛奶、豆浆及含糖的饮料，以防止胀气的发生。

（3）活动指导：术前指导病人练习床上翻身及肢体活动，预防术后血栓形成。

2. 术前护理　如果手术范围仅为全子宫切除术，则按妇科开腹手术前护理常规做术前准备；如果行宫颈癌根治术，则需做以下准备。

（1）皮肤准备：术前1日备皮，剃除自剑突下至大腿上1/3处及会阴部、两侧至腋中线范围内的所有汗毛和阴毛，并彻底清洁脐部。

（2）配血：宫颈癌根治术常规配血800～1000mL，以备手术当中使用。

（3）阴道准备：术前1日用肥皂水擦洗阴道2次，用0.2‰的碘伏溶液冲洗阴道，并在后穹窿处放入甲硝唑，放药后嘱病人平卧5～10分钟再活动。术日当天清晨用0.2‰的碘伏溶液冲洗阴道，用碘酒酒精消毒宫颈。

（4）肠道准备：术前3日改无渣饮食，按医嘱给肠道制菌药物。术前1日清洁肠道，晚上视排便的情况给予洗肠。术前1日晚10点以后禁食，晚12点以后禁水直至手术。术日当天为接台手术者如感到饥饿可遵医嘱给予静脉输液。术前当日晨视排便情况给予灌肠。

（5）留置尿管：术日晨插尿管，由于术后保留尿管7～14天，应使用抗菌尿管及抗反流尿袋，以减少泌尿系感染的发生。

（6）对于年老、体弱、营养条件差、极度消瘦的病人，手术前可以在骶尾、肩胛部、足跟等受压的骨隆突处贴减压贴膜，预防压疮的发生。

3. 术后护理

（1）体位：根据手术情况按全麻或硬膜外麻醉术后护理常规，观察病人的神志、意识，保持呼吸道通畅，防止误吸。

（2）严密监测生命体征，常规使用心电监护。

（3）观察阴道出血量的颜色、性质、量。

（4）观察伤口渗血的情况。

（5）保持各种引流管的通畅，并观察记录引流液的颜色、性质和量。

（6）术后保留尿管1~2周，观察尿的颜色、性质和量及病人尿道口的情况；保留尿管期间每天擦洗尿道口及尿管2次，每周更换尿袋；保持尿管通畅并使尿袋低于尿道口水平，防止逆行感染。

（7）活动：手术后6~8小时后即可在床上翻身活动，术后第1日可改半卧位，根据体力于下午或术后第2日下地活动。

（8）预防静脉血栓：术后正确穿着抗血栓压力带以促进下肢静脉的回流，减少静脉血栓的发生。

4. 晚期宫颈癌病人的对症护理

（1）宫颈癌并发大出血：应及时报告医生，备齐急救药物和物品，配合抢救，并以明胶海绵及纱布条填塞阴道，压迫止血。

（2）有大量米汤样或恶臭脓样阴道排液者，可用1：5000高锰酸钾溶液擦洗阴道。擦洗时动作应轻柔，以免引起大出血。

（3）持续性腰骶部痛或腰腿痛者可适当选用止痛剂。

（4）有贫血、感染、消瘦、发热等恶病质表现者，应加强护理，预防肺炎、口腔感染、压疮等并发症，按医嘱行支持疗法和抗生素治疗。

5. 子宫动脉栓塞化疗术的护理　子宫颈癌Ⅱb期及以上较晚期的病人因肿瘤侵犯周围组织范围较宽，为能争取手术机会，术前会先行子宫动脉栓塞化疗术，以使肿瘤组织局限。

（1）心理护理：讲解化疗的作用、副作用等相关知识。

（2）术前护理：①备皮：术前1日备皮，<u>范围是脐水平至大腿上1/3、两侧至腋中线，以腹股沟处最为重要</u>。②术前测空腹体重、身高，以准确计算化疗药物的剂量。③术日晨禁食、禁水。

（3）术后护理：①术后穿刺点加压包扎24小时。②术后24小时可适当床上翻身活动，<u>但插管侧下肢制动24小时，同时注意观察同侧的足背动脉搏动</u>。③术后保留尿管24小时。④严密观察阴道出血量和伤口出血量。⑤给病人讲解化疗药的副作用及应对措施，并遵医嘱给药，以减轻毒副反应。⑥术后疼痛：遵医嘱给予止痛药。

【健康教育】

1. 告知病人宫颈癌发病相关高危因素及防范措施。

2. 教育已婚妇女定期进行防癌普查，积极治疗宫颈炎、子宫颈上皮非典型增生（宫颈CIN），阻断宫颈癌的发生。

3. 鼓励病人调整心理状态，积极参加社交活动，保持乐观态度，提高生活质量。

4. 教育病人养成良好的卫生习惯，避免不洁及无保护性生活。

5. 对病人进行术后性生活的指导，教育病人要根据疾病恢复情况及复查结果并在医生的指导下逐渐恢复性生活。

6. 告知病人肿瘤随访的目的和重要性，使其积极配合随访：①随访时间：第1年内，出院后1个月行首次随访，以后每2～3个月复查1次；第2年，每3～6个月复查1次；第3～5年后，每半年复查1次；从第6年开始每年复查1次。出现不适症状应立即就诊。②随访内容：内容包括术后检查、血常规检查和胸部X线检查。

7. 向病人讲解疼痛、腹胀的应对措施，指导病人使用放松技术，如缓慢的深呼吸、全身肌肉放松、听音乐等。

十、子宫肌瘤病人的护理

子宫肌瘤是由子宫平滑肌组织增生而形成的女性生殖系统中<u>最常见的良性肿瘤，多见于育龄妇女</u>。子宫肌瘤为球形实质性肿瘤，多发或单个，大小不一，表面光滑，表面有一层由子宫肌层受肌瘤压迫而形成的假包膜。当肿瘤生长快、血运不足，发生缺血，造成一系列变性，可引起急性或慢性退行性变，<u>常见变性有玻璃样变、囊性变、红色变、肉瘤变及钙化</u>。

本病按肌瘤所在部位可分为宫体肌瘤和宫颈肌瘤；按肌瘤与子宫肌层的位置关系分为肌壁间肌瘤、浆膜下肌瘤（可触及下腹包块）、黏膜下肌瘤（可造成出血量过大）3 类。

【概念】子宫肌瘤主要是由子宫平滑肌细胞增生而成，其中有少量纤维结缔组织作为一种支持组织而存在，故称为子宫平滑肌瘤，简称子宫肌瘤。

【病因】本病的确切病因目前尚未找到。有资料表明，子宫肌瘤的发生和生长可能与以下因素有关：①雌激素可以使子宫肌细胞增生肥大，肌层变厚，子宫增大。②孕激素可刺激子宫肌瘤细胞核分裂，促进肌瘤生长。③神经的调节控制也可影响卵巢功能及激素代谢，从而促进子宫肌瘤的发生和生长。

【临床表现】

症状	月经异常	小肌瘤一般无月经量的改变，大的肌壁间肌瘤可出现月经周期缩短、经期延长、月经量增大、不规则阴道出血等。肌瘤发生坏死、溃疡、感染时，可出现持续性或不规则阴道出血或脓血性排液
	腹部肿块	病人可于下腹部扪及块状肿物，尤其于清晨膀胱充盈将子宫推向上方，肿物更为明显，易扪及
	白带增多	由于肌瘤使宫腔面积变大，腺体分泌物增多，盆腔充血，白带增多。当黏膜下肌瘤脱出于阴道内并发生感染时，白带增多且多为脓性或血性，同时有腐烂组织自阴道排出
	疼痛	一般病人无腹痛，当肌瘤压迫盆腔脏器、神经、血管时可出现腰酸、腰痛、下腹坠胀，且经期加重。当浆膜下肌瘤发生蒂扭转时可出现急性腹痛。肌瘤红色变性时，腹痛剧烈并伴有发热

续表

症状	压迫症状	肌瘤较大时可压迫邻近器官引起相应症状，如尿频、排尿障碍、尿潴留、便秘、排便困难等
	不孕或流产	肌瘤压迫输卵管或使宫腔变形，造成流产或不孕
	贫血	因长期月经过多可出现继发性贫血
体征	其体征与肌瘤的大小、位置、数目及有无变性有关

【辅助检查】①超声检查：了解肌瘤大小、生长部位、数量及血流有无变性。②宫腔镜检查：主要用于观察黏膜下肌瘤的大小、位置。③腹腔镜检查：主要用于观察肌壁间肌瘤和浆膜下肌瘤的大小、位置。④诊断性刮宫：探测宫腔深度，了解有无子宫内膜病变。

【处理原则】根据病人年龄、症状、肌瘤大小、生育要求而选择治疗方案，可采用保守治疗方法和手术治疗方法，目前手术仍是子宫肌瘤的主要治疗方法。

【常见护理诊断/问题】①有感染的危险：与长期反复出血造成贫血、机体抵抗力下降，宫腔内总有开放血窦，细菌易从阴道侵入宫腔有关。②焦虑：与反复阴道出血、担心恶变或影响生育有关。③活动无耐力：与子宫不规律出血、月经过多引起贫血有关。④知识缺乏：缺乏子宫肌瘤相关知识。

【护理措施】

一般护理	心理护理	为病人提供表达内心感受的机会，讲解有关疾病的知识，减轻病人的焦虑情绪
	营养支持	为病人提供高热量、高蛋白、高维生素、含铁丰富的食物，以增强机体抵抗力
	环境护理	为病人提供安静、舒适的休养环境，保障病人充足睡眠
	活动	协助病人术后早期下床活动
	外阴护理	保持外阴部的清洁干燥，每日擦洗外阴2次

疾病护理	①阴道出血量多的病人应住院观察和治疗。②严密观察生命体征变化，如有无面色苍白、脉搏细数等症状。③保留会阴垫以准确估计阴道流血量。大出血时，应及时与医师联系，及时处理。④注意观察手术后病人的体温、腹痛、手术切口及血常规的变化，及时发现感染征象，并报告医生给予处理。⑤药物治疗的病人要注意观察用药后的反应。⑥病人如出现急性腹痛、体温升高，应立即住院观察处理，并做好术前准备

【健康教育】

1. 宣传月经的有关知识，提高病人自我保护意识。

2. 告知病人定期复诊，按时接受随访指导。

3. 指导病人出院后应加强营养，适当活动，月经期间应多休息，避免疲劳。

4. 指导病人坚持按时药物治疗。

5. 全子宫切除的病人术后可有少量暗红色阴道流血，血量逐渐减少。若术后 7～8 天出现阴道流血，多为阴道残端肠线吸收所致，出血量不多者暂观察；出血较多者可以明胶海绵压迫止血或缝合残端。术后 1 个月应到医院随访，检查伤口愈合情况。

6. 对于贫血需要补充铁剂的病人应告知服用铁剂的注意事项。

十一、卵巢肿瘤病人的护理

卵巢肿瘤是女性生殖器官的常见恶性肿瘤，可发生于任何年龄，是女性生殖器三大恶性肿瘤之一。因本病早期无明显症状，一旦发现往往已属晚期，故死亡率居妇科恶性肿瘤之首。

【概念】 卵巢肿瘤是卵巢上皮细胞的肿瘤。

【病因】 本病的发病原因目前尚不明确，可能与年龄、生育史、高胆固醇饮食、持续排卵和内分泌因素及家族遗传等因素有关。

【临床表现】

症状	腹部不适	早期主要表现为消化不良、腹胀、餐后常出现胃肠胀气伴腹痛等消化道症状，同时可有腹部包块、腹水、腹围增大
	内分泌功能异常	可出现月经紊乱、月经量增多或减少、闭经
	消瘦	常见于晚期病人，严重者可出现恶病质
	卵巢三联征	年龄大于 40～60 岁、卵巢功能障碍及胃肠道症状
体征	妇科检查可触及腹部包块；全身检查腹部有包块，腹水，叩诊可有移动性浊音；晚期全身淋巴结增大、肝脾肿大	

【辅助检查】①盆腔彩超：实性或囊实性包块、血流丰富，腹水。②肿瘤标记物 CA125：是目前被认为对卵巢上皮性肿瘤较为敏感的肿瘤标记物，阳性率达 80%～90%，但特异性不高，须结合临床进行综合分析。③甲胎蛋白（AFP）：是诊断内胚窦瘤的特异性肿瘤标记物。④细胞学检查：腹水中找癌细胞。

【处理原则】

1. **手术治疗** 是卵巢恶性肿瘤的主要治疗方法。

2. **化学药物治疗** 由于卵巢恶性肿瘤对化疗敏感，故化疗为重要的辅助治疗。

【常见护理诊断/问题】①知识缺乏：缺乏术前准备及术后注意事项的相关知识。②焦虑：与恶性肿瘤有关。③疼痛：与腹部手术伤口有关。④有感染的危险：与腹部伤口、留置尿管、引流管有关。⑤自我形象紊乱：与子宫、卵巢摘除，雌激素分泌不足有关。

【护理措施】

1. **一般护理** ①饮食护理。②肿瘤过大或伴有腹水，出现压迫症状，如心悸、气促，不能平卧者，可取半坐卧位。③腹部膨隆过大的病人，应严密观察血压、脉搏、呼吸的变化，有呼吸困难者，应遵医嘱给予氧气吸入。④长期卧床者，应加强生活护理，如口腔护理及皮肤护理，防止并发症的发生。⑤教会病人有效咳嗽的方法。⑥讲解术后可能出现的不适和应对措施，如疼痛、腹胀。⑦心理护理，指导病人应对焦虑的方法。⑧提供良好的睡眠环境，以保证睡眠质量。

2. 术前护理 ①向病人耐心讲解腹部术前常规准备的目的（如备皮、配血、保留尿管、灌肠、阴道灌洗等）；可能采取的麻醉方式；术后可能出现的不适和应对措施。②术前准备：配血量要达到 800 ~ 1000mL。③手术前对于消瘦的病人可使用减压贴膜预防压疮。

3. 术后护理 ①体位：根据手术情况按全麻或硬膜外麻醉术后护理常规，观察病人的神志、意识，保持呼吸道通畅，防止误吸。②严密监测生命体征，常规使用心电监护。③观察阴道出血的颜色、性质、量。④观察伤口渗血的情况。⑤保持各种引流管的通畅，并观察记录引流液的颜色、性质和量。⑥术后保留尿管 2 ~ 3 天，观察尿的颜色、性质和量及病人尿道口的情况；保留尿管期间每天擦洗尿道口及尿管 2 次，每天更换尿袋；保持尿管通畅并使尿袋低于尿道口水平，防止逆行感染。拔除尿管时动作轻柔，避免损伤尿道黏膜；拔除尿管后鼓励病人多饮水、尽早排尿。⑦饮食：手术当日禁食，术后第 1 天可以进食流食，根据排气的情况逐渐进食半流食、普食。注意在排气前不能饮牛奶、豆浆及含糖的饮料，以防止胀气的发生。⑧活动：术后 6 ~ 8 小时后即可在床上翻身活动，术后第 1 日可改半卧位，根据体力于下午或术后第 2 日下地活动。⑨预防静脉血栓。⑩心理护理。

【健康教育】①提高妇女保健、防病治病的意识。②进食有营养、清淡、易消化的食物，少食多餐，改善营养状况。③鼓励病人参加社交活动，调整心理状态，保持乐观态度，提高生活质量。④给予化疗病人心理支持，并告诉病人辅助治疗的重要性，鼓励病人克服放化疗的副作用并坚持完成疗程，以提高生存率。⑤动员家庭成员关心和爱护病人，让病人体会到家庭、社会的爱，提高战胜疾病的信心。⑥指导病人和家属学会各种护理技术，如帮助病人更换引流袋，保持伤口清洁等。⑦指导病人坚持随诊，尽早发现复发的先兆，及时检查和治疗。

十二、葡萄胎病人的护理

葡萄胎是一种良性滋养细胞疾病，又称良性葡萄胎。良性葡萄胎病变局限于子宫内，不侵入肌层，也不发生远处转移。其病理特点为滋养细胞呈不同程度的增生，间质水肿，间质内血管消失。

【病因】本病的发病原因尚不清楚，目前认为可能与营养不良、病毒感染、种族因素、卵巢功能失调、细胞遗传异常及免疫功能等因素有关。

【临床表现】

1. 完全性葡萄胎　阴道流血是最常见的症状；子宫异常增大、变软；妊娠呕吐；妊娠期高血压疾病征象；卵巢黄素化囊肿；腹痛；甲状腺功能亢进征象。

2. 部分性葡萄胎　除阴道流血以外，病人常没有完全性葡萄胎的典型症状。易被诊为不全流产或过期流产，需对流产组织进行病理学检查方能确诊。

【辅助检查】①超声检查：诊断葡萄胎的重要辅助检查方法。②人绒毛膜促性腺激素（HCG）测定。③产科检查。④多普勒胎心监测。

【处理原则】

1. 清除宫腔内容物　葡萄胎的诊断一经确定后，应立即给予清除。

2. 子宫切除术　年龄超过 40 岁的病人，可直接切除子宫、保留附件。

3. 黄素化囊肿的处理　一般情况下不需要处理，但当发生囊肿扭转时应手术治疗。

4. 预防性化疗　对于具有恶变倾向的葡萄胎病人选择性地采取预防性化疗。

【常见护理诊断/问题】①焦虑：与担心清宫手术及预后有关。②功能障碍性悲哀：与分娩的期望得不到满足及对未来妊娠担心有关。③有感染的危险：与长期阴道出血、贫血造成免疫力下降有关。

【护理措施】

1. 一般护理 ①心理护理。②严密观察病情。③做好治疗配合：刮宫前配血，建立静脉通路并备好催产素、抢救药品及物品，以防大出血造成的休克。④预防感染。

2. 清宫术的护理 ①术前护理。②术中护理：严密观察病人有无面色苍白、出冷汗、口唇发绀的表现，及时测量血压、脉搏，防止出血性休克的发生。③术后护理：术后将刮出组织送病理检查。同时注意观察阴道出血及腹痛情况。

【健康教育】

1. 告知病人进高蛋白、高维生素、易消化饮食，适当活动，保持睡眠充足。

2. 保持外阴清洁，以防感染。

3. 教病人正确留取尿标本，要求正确留取中段尿。

4. 教育病人预防感染，保持外阴清洁，每日清洗外阴。葡萄胎清宫术后禁止性生活 1 个月，以防止感染。

5. 告知病人注意体温的变化，体温升高随时就诊。

6. 做好避孕宣教，告知病人应坚持避孕 2 年，避孕方法最好选用工具避孕（阴茎套或阴道隔）。

7. 定期随访：第 1 次刮宫后每周随访 1 次血、尿 HCG，阴性后仍需每周复查 1 次，3 个月内如一直阴性改为每半月检查 1 次，共 3 个月，如连续阴性，改为每月检查 1 次，持续半年；第 2 年起每半年 1 次，共随访 2 年。在随访血、尿 HCG 的同时，应注意有无阴道异常流血、咳嗽、咯血及其他转移灶症状。定时做妇科检查、盆腔 B 超及 X 线胸片或胸部 CT 检查。

十三、绒毛膜癌病人的护理

绒毛膜癌是一种高度恶性的滋养细胞肿瘤，病人多为育龄妇女，其中50%继发于葡萄胎，少数发生于足月产、流产及异位妊娠后。绒毛膜癌多发生在子宫，<u>早期可通过血行转移至全身各个组织器官，引起出血坏死，常见的转移部位依次为肺、阴道、脑及肝等</u>。滋养细胞发生恶变，显微镜下检查典型的病变为滋养细胞极度不规则增生，增生与分化不良的滋养细胞排列成片状，<u>侵入子宫内膜和肌层，并伴有大量出血和坏死，绒毛结构消失</u>。

【病因】本病发生的确切病因目前尚不完全清楚，研究显示其可能与营养状况、染色体异常、病毒感染及社会经济等因素有关。

【临床表现】

原发灶表现	阴道出血	葡萄胎清除后、流产或足月产后出现不规则阴道流血，量多少不定，或月经恢复正常数月后又出现阴道流血。长期流血可致继发贫血
	子宫复旧不全或不均匀增大	葡萄胎排空后4～6周子宫未恢复正常大小，质软，也可表现为子宫不均匀性增大
	卵巢黄素化囊肿	葡萄胎清除后、流产或足月产后，卵巢黄素化囊肿可持续存在
	腹痛	若肿瘤组织穿破子宫，可引起急性腹痛和腹腔内出血症状。黄素化囊肿发生扭转或破裂时也可出现急性腹痛
	假孕症状	表现为乳房增大，乳头、乳晕着色，外阴、阴道、宫颈着色，生殖道质地变软
转移灶表现（转移共同特点：局部出血）	肺转移	<u>最常见</u>；常为咳嗽、血痰或反复咯血、胸痛、呼吸困难。常急性发作，少数情况下可出现肺动脉高压和急性肺衰竭。当转移灶较小时也可无任何症状
	阴道、宫颈转移	转移灶常位于阴道前壁，局部呈现紫蓝色结节，破溃后可大出血

	肝转移	预后不良。表现为上腹部或肝区疼痛，若病灶穿破肝包膜可出现腹腔内出血
转移灶表现（转移共同特点：局部出血）	脑转移	预后凶险，为主要的死亡原因。按病情进展可分为 3 期：①瘤栓期：表现为一过性脑缺血症状，如暂时性失语、失明、突然跌倒等。②脑瘤期：表现为头痛、喷射性呕吐、偏瘫、抽搐直至昏迷。③脑疝期：表现为颅内压升高，脑疝形成，压迫生命中枢而死亡

【辅助检查】①绒毛膜促性腺激素测定持续高值。②超声检查：诊断子宫内病灶。③X 线检查：为肺转移的常规检查。④CT和 MRI 检查：主要用于诊断脑转移。⑤组织学检查。

【处理原则】本病以化疗为主、手术和放疗为辅的综合治疗。

【常见护理诊断/问题】①活动无耐力：与化疗副作用有关。②潜在自尊低下：与长时间住院和接受化疗有关。③潜在并发症：肺转移、阴道转移、脑转移。④营养低下：与恶性肿瘤消耗及药物副作用有关。⑤恐惧或焦虑：与担心疾病预后不良有关。

【护理措施】

1. 一般护理　①心理护理。②严密观察病情：腹痛；阴道出血。③做好治疗的配合。④减轻不适感觉。⑤预防感染：化疗首先出现的反应是白细胞减少，故应预防感染的发生。

2. 转移病人的护理

（1）阴道转移：①阴道转移病人应尽早开始应用化疗，以便结节尽快消失。②阴道转移结节未破溃的病人应以卧床休息为主，活动时勿用力过猛过重，以免因摩擦引起结节破溃出血。③减少一切增加腹压的因素。④注意饮食，保证热量及蛋白质的需要，同时要粗细搭配及保证维生素的供给。⑤做好大出血抢救的各种准备，严密观察病情变化。⑥避免不必要的阴道检查及盆腔检查。

（2）肺转移：①卧床休息，减轻病人消耗，呼吸困难者半卧位并吸氧。②按医嘱给予镇静剂及化疗药。③大量咯血时有窒息、休克甚至死亡的危险，给予头低侧卧位并保持呼吸道的通畅，轻击背部，排除积血。

（3）脑转移：①病室环境护理。②病情观察。③生活护理。④皮肤护理。⑤准确记录出入量。⑥脑转移抽搐的护理。

【健康教育】①进食高蛋白、高维生素、易消化的饮食，鼓励病人多进食，以增强机体抵抗力。②注意休息，不过分劳累，阴道转移者应卧床休息，以免引起破溃大出血。③注意外阴清洁，以防感染。④恢复期节制性生活，做好避孕。⑤出院后严密随访，警惕复发。第 1 年每月随访 1 次，1 年后每半年随访 1 次，持续至 3 年后改为每年 1 次至 5 年，此后每 2 年随诊 1 次。随访内容同葡萄胎。

十四、白血病病人的护理

白血病亦称血癌，是<u>一类造血干细胞异常的克隆性恶性疾病，是骨髓造血干细胞克隆性增生形成的恶性肿瘤</u>，系造血干细胞的恶性病变。大量异常的白细胞及幼稚细胞（白血病细胞）在骨髓和其他造血组织中进行性、弥漫性异常增生，进入血流并浸润、破坏其他器官和组织，抑制正常造血功能，使正常造血细胞减少。

（一）白血病概述

【病因】①病毒。②放射：电离辐射可致白血病已被肯定。③化学因素：<u>苯</u>及其衍生物已被认为可致白血病，其他如<u>氯霉素</u>、保泰松、烷化剂及细胞毒药物。④遗传因素。

【分类】本病根据白血病细胞成熟程度和白血病自然病程分为急性和慢性两类：①急性白血病：起病急；骨髓及外周血中多为原始细胞及早幼细胞；原始细胞一般超过 30%。②慢性白血病：起病缓慢；骨髓及外周血中以异常的成熟细胞为主，伴有幼稚细胞；原始细胞常不超过 10% ~15%。

（二）急性白血病

【临床表现】急性白血病有四大症候群。

发热	<u>大多数发热由继发感染所致，感染最主要的原因是成熟粒细胞缺乏。以口腔炎最多见</u>，牙龈炎、咽峡炎也是常见的感染，还可发生肺部感染及肛周炎、肛周脓肿，严重时可致菌血症或败血症。最常见的致病菌为：<u>革兰阴性杆菌</u>
出血	<u>出血最主要原因是血小板减少</u>。出血部位可遍及全身，<u>常见皮肤瘀点瘀斑、鼻出血、齿龈出血</u>、口腔血肿、子宫出血，眼底出血可影响视力。<u>颅内出血最为严重</u>，常表现头痛、呕吐、瞳孔大小不等、瘫痪，甚至<u>昏迷或突然死亡</u>
贫血	贫血常为<u>早期表现</u>，原因：正常红细胞生成减少、无效性红细胞生成、溶血、出血
白血病细胞浸润不同部位的表现	①肝脾及淋巴结肿大。②骨骼和关节：<u>胸骨下端常有局部压痛</u>。四肢关节痛和骨痛以儿童多见。③<u>中枢神经系统白血病</u>：化疗药物不易通过血脑屏障，隐藏在中枢神经系统的白血病细胞不能被有效杀伤，导致中枢神经系统白血病。发作时间：多发生在疾病<u>缓解期</u>；表现：<u>脑膜或中枢神经系统症状</u>——头痛、呕吐、颈强直，重者抽搐、昏迷，但不发热，脑脊液压力增高。④其他部位：皮肤浸润表现为弥漫性斑丘疹、结节性红斑等；牙龈可增生、肿胀；睾丸受浸润表现无痛性肿大，多为一侧性

【辅助检查】

血象	多数病人白细胞计数增高，可超过 $100 \times 10^9/L$；分类检查以原始和（或）早幼细胞为主；病人有不同程度的正常细胞性贫血
骨髓象	<u>骨髓检查是确诊白血病及其类型的重要依据</u>；骨髓象：多为明显活跃或极度活跃，主要为白血病性原始细胞和幼稚细胞正常粒系、红系细胞及巨核细胞系统均显著减少

续表

免疫学检查	鉴别诊断：用于急淋和急非淋的区别，T细胞和B细胞白血病的区别
其他	染色体和基因检查：白血病病人血液中尿酸浓度及尿液中尿酸排泄均增加

【处理原则】

1. 对症治疗：病情较重的病人须卧床休息，最好将病人安置在隔离病室或无菌层流室进行治疗。

（1）防治感染：<u>严重感染是白血病病人主要死亡原因</u>，应用广谱抗生素治疗。

（2）控制出血：出血严重，血小板计数 $<20\times10^9/L$，应输浓缩血小板悬液或新鲜血。

（3）纠正贫血：严重贫血可输浓缩红细胞或全血。

（4）<u>预防尿酸性肾病</u>：由于大量白血病细胞被破坏，可产生尿酸肾结石，引起肾小管阻塞，严重者可致肾功能衰竭，病人表现少尿或无尿。因此，<u>要求病人多饮水，给予别嘌醇</u>以抑制尿酸合成。

2. 化学治疗：急性白血病的化疗过程分为诱导缓解及巩固强化治疗两个阶段。

（1）诱导缓解：是指从化疗开始到完全缓解。完全缓解标准：是急性白血病的症状、体征消失，血象和骨髓象基本正常。

目前多采用联合化疗：急淋白血病<u>首选VP方案</u>，即长春新碱每周1~2mg，静脉注射，泼尼松40~60mg/d，分次口服，可连续用药4~5周；急非淋白血病一般常用DA方案。

（2）巩固强化治疗：是继续消灭体内残存的白血病细胞，防止复发，延长缓解期，争取治愈。急淋白血病共计治疗3~4年；急非淋白血病共计治疗1~2年。

3. 中枢神经系统白血病的防治：常用<u>药物是甲氨蝶呤，在缓解前或后鞘内注射</u>。

4. 骨髓移植。

【常见护理诊断/问题】①组织完整性受损：与血小板过低致皮肤黏膜出血有关。②潜在并发症：脑出血。③活动无耐力：与白血病引起的贫血、白血病致代谢率增高、化疗药物的副作用有关。④有感染的危险：与正常粒细胞减少，免疫力低下有关。⑤体温过高：与白血病引起的感染有关。⑥疼痛　全身骨骼痛：与白血病细胞浸润骨骼有关。⑦预感性悲哀：与白血病久治不愈有关。⑧恐惧：与急性白血病疾病性质有关。⑨知识缺乏：缺乏对急性白血病预防出血、感染的知识。

【护理措施】

1. 病情观察。

2. 保证休息、活动和睡眠：活动与休息可以交替进行，以休息为主。

3. 饮食护理：给予高蛋白、高维生素、高热量饮食。恶心、呕吐者，应在停止呕吐后指导病人进行深呼吸和有意识吞咽，以减轻恶心症状，可少量多次进食，并可遵医嘱给予止吐药。同时保证每天饮水量。

4. 化疗不良反应的护理：①局部反应：某些化疗药物，如柔红霉素、氮芥、阿霉素等多次静注可引起静脉炎，药物静注速度要慢，在静注后要用生理盐水冲洗静脉，以减轻刺激。若发生静脉炎需及时使用普鲁卡因局部封闭或冷敷。②骨髓抑制：定期查血象、骨髓象。③胃肠道反应。④其他：长春新碱能引起末梢神经炎、手足麻木感，停药后可逐渐消失；柔红霉素、三尖杉酯碱类药物可引起心肌及心脏传导损害，用药时要缓慢静滴；甲氨蝶呤可引起口腔黏膜溃疡，可用 0.5% 普鲁卡因含漱，减轻疼痛，便于进食和休息；环磷酰胺可引起脱发及出血性膀胱炎所致血尿，嘱病人多饮水，有血尿必须停药。

[加强对化疗药物副作用记忆和理解，用药护理需注意] 柔红霉素三尖杉，损伤心脏与心肌；甲氨蝶呤害口腔，长春新碱肢麻痹；环磷酰胺起血尿，鼓励饮水尿可稀；化疗药物抑骨髓，肝脏损害必须预。

5. 预防感染：加强口腔护理、会阴护理，做好保护性隔离，防止交叉感染。

6. 输血或输血浆护理：病人全血减少或贫血明显，遵医嘱输血或血浆，以恢复抵抗力及体力。

【健康教育】①长期接触放射性核素或苯类等化学物质的工作者，不可忽略防护措施，应定期查血象。②坚持巩固治疗、建立养病生活方式。③出院后要安排适宜养病的生活方式，保证休息和营养，注意个人卫生，定期门诊复查血象。

（三）慢性粒细胞白血病

慢性白血病按细胞类型分为粒细胞、淋巴细胞、单核细胞三型，我国以慢性粒细胞白血病（简称慢粒）多见。其临床特点：粒细胞明显增多，可有脾肿大。

【临床表现】慢性粒细胞白血病自然病程可分为慢性期、加速期及急变期。

1. 慢性期　慢性期可持续 1 ~ 4 年。出现低热、乏力、多汗或盗汗、消瘦等代谢亢进的表现。脾脏肿大是最突出的体征，可达脐平面，甚至可深入盆腔，质地坚实，表面平滑，无压痛。大多数病人可有胸骨中下段压痛，是本病重要的体征。

2. 加速期　1 ~ 4 年内可进入加速期。表现为不明原因的高热、体重下降、虚弱，脾脏迅速肿大，骨、关节痛及逐渐出现的贫血。

3. 急变期　表现与急性白血病相似。

【辅助检查】

血象	白细胞数明显增高，晚期可达 $100 \times 10^9/L$ 以上；中性粒细胞显著增多
骨髓象	骨髓增生明显至极度活跃，其中以中幼粒、晚幼粒、杆状核粒细胞明显增多；慢性期原粒细胞低于 10%
染色体检查	90% 以上慢粒病人血细胞中出现 Ph 染色体（费城染色体），少数病人 Ph 染色体呈阴性，此类病人预后较差
血生化检查	血及尿中尿酸浓度增高，与化疗后大量白细胞破坏有关

【处理原则】

1. 化学治疗 化疗药物中首选羟基脲：①马利兰：又称白消安，为最常用的药物，不良反应：主要是骨髓抑制，还可引起皮肤色素沉着、阳痿或停经等。②羟基脲。

2. 干扰素 α干扰素治疗慢粒慢性期病人效果较好，约70%的病人可获缓解。副作用：发热、恶心、食欲减退、血小板减少及肝功能异常。

3. 骨髓移植 在慢粒慢性期缓解后尽早进行，移植成功者可获得长期生存或治愈。

4. 其他治疗 ①脾放射：脾大明显而化疗效果不佳时，可做脾区放射治疗。②服用别嘌醇且每日饮水1500mL以上，可以预防化疗期间细胞破坏过多过速引起的尿酸性肾病。

5. 慢粒急性变的治疗 按急性白血病的化疗方法治疗。

【常见护理诊断/问题】①有感染的危险：与慢粒正常粒细胞减少有关。②活动无耐力：与慢粒贫血有关。③知识缺乏：缺乏慢粒疾病知识。④潜在并发症：尿酸性肾病。

【护理措施】

1. 休息与活动 治疗期间要注意休息，尤其贫血较重病人（血红蛋白60g/L以下），以休息为主，不可过劳。

2. 饮食护理 进食高蛋白、高维生素食品，每日饮水1500mL以上。

3. 症状护理 脾大显著，易引起左上腹不适，可采取左侧卧位，尽量避免弯腰和碰撞腹部，避免脾破裂。

4. 用药护理 遵医嘱给病人服用白消安（或羟基脲），定期复查血象。

5. 病情观察 有无脾破裂征象。

【健康教育】①慢性期缓解后应向病人及家属讲解疾病知识，争取缓解时间延长。②饮食指导：给病人提供高热量、高蛋白、高维生素的饮食，尽量给予易消化吸收、易于氧化分解的糖类食物以补充消耗的热量，防止体内蛋白质过度分解。③定期门诊复查，出现贫血加重、发热、脾大时，要及时到医院检查。

十五、骨肉瘤病人的护理

骨肉瘤是最常见的<u>原发性恶性骨肿瘤</u>，恶性程度高，预后差。本病发病年龄以 10~20 岁青少年多见，40 岁以上发病多为继发性；好发于<u>长管状骨干骺端，股骨远端、胫骨和肱骨近端</u>。其组织学特点是瘤细胞直接形成骨样组织或未成熟骨，故又称成骨肉瘤。近年来，由于早期诊断和化疗的发展，骨肉瘤的 5 年存活率大大提高。

【概念】骨肉瘤是指瘤细胞能直接产生骨样组织或未成熟骨的一种恶性结缔组织肿瘤。

【临床表现】本病早期症状为<u>疼痛和局部肿胀</u>，可发生在肿瘤出现以前，起初为间断性疼痛，逐渐转为持续性剧烈疼痛，尤以夜间为甚。骨端近关节处可见肿块，触之硬度不一，有压痛，局部皮温高，静脉怒张，可伴有<u>病理性骨折</u>。肺转移发生率较高。

【辅助检查】X 线检查示骨质表现为成骨性、溶骨性或混合性破坏，病变多起于骺端，因肿瘤生长及骨膜反应可见<u>三角状新骨，称 Codman 三角，或垂直呈放射样排列，称日光射线现象</u>。

【处理原则】骨肉瘤采用以手术为主的综合治疗。术前大剂量化疗，然后做根治性瘤段切除、灭活再植或置入假体的保肢手术。无保肢条件者行截肢术，截肢平面应超过病骨的近侧关节。术后仍需做大剂量化疗。

【常见护理诊断/问题】①躯体活动障碍：与疼痛、关节功能受限及制动有关。②活动无耐力：与恶病质、长期卧床及化疗等有关。③自我形象紊乱：与截肢和化疗引起的副作用有关。

【护理措施】

1. 缓解疼痛，促进肌肉、关节功能恢复。

2. 增强耐力，加强化疗护理

（1）化疗期间的护理。

（2）化疗后的观察和护理：①胃肠道反应：最常见，可在化疗前半小时给予止吐药物，以预防恶心、呕吐。②骨髓抑制：定期检查血常规，一般用药后 7～10 天，即可有白细胞和血小板的下降。若白细胞降至 $3 \times 10^9/L$、血小板降至 $80 \times 10^9/L$，应停止用药，给予病人支持治疗。③皮肤及附件受损：化疗病人均有脱发，可在头部放置冰袋降温，减少毛囊部血运，降低头部皮下组织的血药浓度，预防脱发。④心、肝、肾功能：定期检查肝、肾功能及心电图。鼓励病人多饮水，尿量保持在每日 3000mL 以上，预防泌尿系感染。

3. 促进病人对自我形象的认可，向病人解释脱发是暂时现象，停药后头发可再生，建议病人戴假发或帽子修饰。

4. 截肢术后的护理

（1）体位：术后 24～48 小时应抬高患肢，预防肿胀。下肢截肢者，每 3～4 小时俯卧 20～30 分钟，并将残肢以枕头支托，压迫向下；仰卧位时，不可抬高患肢，以免造成膝关节的屈曲挛缩。

（2）观察和预防术后出血：注意观察截肢术后肢体残端的渗血情况，创口引流液的性质和引流量。对于渗血较多者，可用棉垫加弹性绷带加压包扎；若出血量较大，应立即扎止血带止血，并告知医师，配合处理。因此，截肢术后病人床旁应常规放置止血带，以备急用。

（3）幻肢痛：绝大多数截肢病人在术后相当长的一段时间内感到已切除的肢体仍然有疼痛或其他异常感觉，称为幻肢痛。疼痛多为持续性，尤以夜间为甚，属精神因素性疼痛。护士应引导病人注视残肢，接受截肢的现实。应用放松疗法等心理治疗手段逐渐消除幻肢感。对于持续时间长的病人，可轻叩残端，或用理疗、封闭、神经阻断的方法消除幻肢痛。

（4）残肢功能锻炼：一般术后 2 周，伤口愈合后开始功能锻炼。方法是：用弹性绷带每日反复包扎，均匀压迫残端，促进软组织收缩；残端按摩、拍打及蹬踩，增加残端的负重能力。制作临时义肢，鼓励病人拆线后尽早使用，可消除水肿，促进残端成熟，为安装义肢做准备。

【健康教育】①保持平稳心态，树立战胜疾病的信心。②恶性肿瘤病人应坚持按计划接受综合治疗。③指导病人正确使用各种助行器，如拐杖、轮椅等，尽快适应新的行走方式。④制定康复锻炼计划，指导病人按计划锻炼，调节肢体的适应能力，以最大程度恢复病人的生活自理能力。⑤定期复诊。

十六、颅内肿瘤病人的护理

颅内肿瘤又称脑瘤，包括来源于脑组织、脑膜、脑血管、脑垂体、脑神经及残余胚胎组织的原发性肿瘤，以及来自颅外其他部位恶性肿瘤转移到颅内的继发性肿瘤。颅内肿瘤以神经胶质瘤最为常见，其次为脑膜瘤、垂体腺瘤、听神经瘤等。颅内肿瘤约半数为恶性肿瘤，发病部位以大脑半球最多，其次是鞍区、小脑脑桥角、小脑等部位。无论是良性还是恶性肿瘤，随着肿瘤增大破坏或压迫脑组织，使颅内压增高，造成脑疝而危及病人生命。

【概念】颅内肿瘤亦称脑肿瘤，肿瘤发生自脑、脑膜、脑垂体、颅神经、脑血管和胚胎残余组织者，称为原发性颅内肿瘤。由身体其他脏器组织的恶性肿瘤转移至颅内者，称为继发性颅内肿瘤。

【病因】本病病因至今尚不明确，少数系先天发育过程中胚胎性残余组织演变而成。

【临床表现】因肿瘤病理类型和所在部位不同，颅内肿瘤有不同的临床表现。颅内压增高和局灶症状是其共同的表现。

1. 颅内压增高 约90%的病人出现颅内压增高的症状和体征，通常呈慢性、进行性加重过程。随着肿瘤增大，若未得到及时治疗，轻者引起视神经萎缩，病人视力减退，重者可引起脑疝。

2. 局灶症状与体征 不同部位的肿瘤对脑组织浸润破坏、直接刺激和压迫不同引起的症状各异，如一侧肢体运动和感觉障碍、精神异常、视觉障碍、共济失调等；鞍区肿瘤会引起视力改变和内分泌功能障碍；临床上可根据局灶症状判断病变部位。位于脑干等重要部位的肿瘤早期即出现局部症状，而颅内压增高症状出现较晚。

【辅助检查】①影像学检查：CT 或 MRI 检查。②血清内分泌激素检查。

【处理原则】

手术治疗	最直接、有效的方法，辅以化疗和放疗。神经导航、微创外科技术在神经外科的应用，拓宽了手术适应证和范围。晚期病人亦可采用姑息性手术治疗，如脑室引流、去骨瓣减压术等以缓解颅内高压
放射治疗	肿瘤位于重要功能区或部位深者不宜手术；对放射线敏感的恶性肿瘤可选用放射治疗，分内照射和外照射法
化学治疗	逐渐成为重要的综合治疗手段之一
降颅内压	常用脱水、激素治疗、冬眠低温和脑脊液外引流等，以缓解症状，为手术治疗争取时间
其他	如免疫、基因、中医药等治疗方法，在进一步探索中

【常见护理诊断/问题】①自理缺陷：与肿瘤压迫导致肢体瘫痪或开颅手术有关。②潜在并发症：脑疝、颅内出血、癫痫、尿崩症。

【护理措施】

1. 术前护理

（1）颅内压增高的护理：严格卧床休息，采取床头抬高15°～30°的斜坡卧位，利于颅内静脉回流，降低颅内压。避免剧烈咳嗽和用力排便，防止颅内压骤然升高导致脑疝的发生。便秘时可使用缓泻剂，禁止灌肠。

（2）预防意外损伤：评估病人生活自理的能力及颅内压增高与癫痫发作的危险因素，采取相应的预防措施，防止跌倒及撞伤。

（3）皮肤准备：按头颅手术要求准备，病人手术前每日清洁头发，术前 1 天检查病人头部皮肤是否有破损或毛囊炎，手术前 2 小时剃光头发后，需要消毒头皮戴上手术帽。

2. 术后护理　①体位。②严密观察病情。③保持呼吸道通畅。④营养和补液。⑤创腔引流的护理：在肿瘤切除后的创腔内放置引流物，达到引流手术残腔内血性渗液和气体，使残腔逐步闭合的目的。

3. 术后并发症的观察和护理

（1）颅内出血：多发生在手术后 24～48 小时内。病人表现为意识清楚后又逐渐嗜睡，甚至昏迷或意识障碍进行性加重，并有颅内压增高和脑疝症状。

（2）癫痫：手术后因脑损伤、脑缺氧、脑水肿等因素而诱发癫痫，癫痫发作时采取保护性措施，立即松解病人衣领，头部偏向一侧，保持呼吸道通畅，使用牙垫防止舌咬伤，保障病人安全。保持病室安静，减少外界刺激，禁止口腔测量体温，应按时服用抗癫痫药，控制症状发作。

（3）尿崩症：垂体腺瘤等手术累及下丘脑影响抗利尿激素分泌，病人出现多尿、多饮、口渴，每日尿量大于 4000mL，尿比重低于 1.005。在给予垂体后叶素治疗时，应准确记录出入液量，根据尿量的增减和血清电解质含量调节用药剂量。

【健康教育】颅内肿瘤病人一般均需接受化疗和放疗，向病人和家属介绍后续治疗的必要性和方法。术后有功能障碍者，应与病人和家属制定康复计划。出院后定期复查。

十七、乳腺癌病人的护理

乳腺癌是女性常见的恶性肿瘤之一，也是女性最常见的癌症死亡原因。多数乳腺癌起源于乳管上皮，少数起源于腺泡。

乳腺癌病理分型 {
非浸润性癌：此型为早期，预后较好
早期浸润性癌：分早期浸润性导管癌和早期浸润性小叶癌
浸润性特殊癌：分化一般较高，预后尚好
浸润性非特殊癌：临床最常见
其他罕见癌：如炎性乳腺癌
}

【病因】本病病因尚不清楚，大多数发生在 40～60 岁绝经期前后的妇女。其发病原因多数认为与性激素紊乱有关。乳腺是雌激素、孕激素及泌乳素等内分泌激素的靶器官，其中雌酮及雌二醇与乳腺癌的发病有直接关系。

乳腺癌发生的易感因素：①乳腺癌家族史。②内分泌因素。③月经婚育史。④乳腺良性疾病。⑤饮食与营养。

【临床表现】本病早期表现为患侧乳房出现无痛、单发的小肿块，病人多在无意中发现而就医。常发生在乳房的外上象限，其次在乳晕区和内上象限。肿块质硬，表面不光滑，边缘不整齐，与周围组织分界不清。早期尚可被推动，乳癌晚期可侵犯胸肌和胸壁，使肿块固定不易推动。

随着肿块体积增大，侵及周围组织，可引起乳房外形改变。若癌块侵犯连接腺体与皮肤的 Cooper 韧带，使之收缩，导致皮肤表面凹陷，称为"酒窝征"；如癌肿侵犯近乳头的大乳管，则可使乳头偏移、抬高或内陷，造成两侧乳头位置不对称；癌肿继续增大，与皮肤广泛粘连，当皮内或皮下淋巴管被癌细胞堵塞时，可出现皮肤淋巴水肿，在毛囊处形成许多点状凹陷，使皮肤呈"橘皮样"改变。若乳房较小，而肿块较大时，乳房局部隆起。乳腺癌晚期皮肤破溃形成菜花样溃疡，其表面易出血，且有恶臭的分泌物。

乳腺癌淋巴结转移多见于同侧腋窝，开始为少数散在的淋巴结肿大，质硬，无压痛，尚可推动。随后肿大的淋巴结增多，并融合成团，甚至与皮肤和深部组织粘连，不易推动。如果堵塞腋窝主淋巴管时，则发生上肢淋巴水肿。晚期可有锁骨上淋巴结转移及肺、肝、骨等远处转移症状。

【辅助检查】

1. 影像学检查　X 线钼靶摄片和干板照相检查，对区别乳房肿块性质有一定的价值，可用于乳腺癌的普查；超声显像能发现直径在 1cm 以上的肿瘤，属无损伤性检查，主要用于鉴别囊性肿块与实质性肿块。

2. 活组织病理检查　可用细针穿刺肿块吸取组织细胞做细胞学检查。对疑为乳腺癌者，最好是做好乳腺癌根治术的准备，将肿块连同周围乳腺组织一并完整切除，术中做快速冰冻病理学检查。如确诊为乳腺癌，根据切缘有无癌残留等情况选择手术方式。

【处理原则】本病以<u>手术治疗为主，辅以化学药物、内分泌、放射治疗和生物治疗等综合治疗</u>。手术方式有乳腺癌根治术、扩大根治术、改良根治术、全乳切除术和保留乳房的乳腺癌切除术。<u>手术方式的选择应根据病理分型、临床分期及辅助治疗的条件而定</u>。

乳腺癌根治术的手术范围广，切口上端起自锁骨下端至腹直肌上段，切除肿瘤周围<u>3cm 宽的皮肤</u>，细致剥离皮片内侧到胸骨旁，外侧到腋中线，将整个乳房、胸肌、腋下和锁骨下淋巴结及脂肪组织整块切除；如在上述手术中，<u>保留胸肌，称为乳腺癌改良根治术</u>，是目前常用的手术方式。<u>如在乳腺癌根治术中同时切除胸廓内动、静脉及其周围的淋巴结，称为扩大根治术</u>。

【常见护理诊断/问题】①焦虑或恐惧：与对癌症的预后及乳房缺失有关。②躯体移动障碍：与切口瘢痕牵拉有关。③潜在并发症：手术后伤口皮瓣坏死。

【护理措施】

1. 术前护理：①心理护理。②<u>妊娠期或哺乳期的乳腺癌病人，前者应立即终止妊娠；后者应断乳，以免因体内激素水平活跃而加快癌肿发展</u>。③手术前常规准备：应按手术范围准备皮肤，如需植皮者，要做好供皮区的皮肤准备。对高龄病人应做心肺功能检查，如有异常应及时处理，以减少术中、术后心肺功能失代偿的并发症。

2. 术后护理：①卧位：<u>待血压平稳后取半卧位</u>，以利于引流和改善呼吸功能。②密切观察病情。③预防患侧手臂水肿：<u>因腋窝淋巴结切除后，上肢淋巴回流受阻，或因组织粘连压迫静脉等原因，可出现患侧上肢水肿</u>。术后患侧上肢用软枕垫高，并进行上肢远心端的按摩，以促进静脉和淋巴的回流。<u>绝对禁止在术侧手臂测血压、注射或抽血，以免加重循环障碍</u>。④<u>伤口护理</u>。

3. 化疗或放疗的护理。

4. 内分泌治疗的护理：绝经前妇女主要采用手术切除卵巢或用放射线照射卵巢的方法，以消除体内雌激素的来源，<u>称为去势</u>

治疗，以达到抑制乳腺癌及其转移灶生长的目的。使用雄激素对绝经前病人也有同样作用，但用雄激素治疗会出现多毛症、嗓音变粗等男性化现象，应事先做好解释工作，取得病人的合作。

【健康教育】①患侧上肢功能锻炼。②出院病人的指导：指导病人自我心理调节，保持豁达开朗的心境和稳定的情绪。介绍出院后化疗、放疗的方案及复查日期。手术后 5 年内应避免妊娠，因为妊娠可促使乳腺癌复发。③普及妇女自查乳房知识。

十八、子宫内膜癌病人的护理

子宫内膜癌是指子宫体内膜发生的癌，以腺癌为主，又称宫体癌，根据病变形态和范围可分为弥漫型和局限型 2 种；显微镜下可见 4 种类型：内膜样腺癌、腺癌伴鳞状上皮分化、透明细胞癌、浆液性腺癌。子宫内膜癌是女性生殖器官常见的三大恶性肿瘤之一。

【病因】本病病因目前尚不清楚，可能与持续的雌激素刺激且无孕激素拮抗下发生子宫内膜增生症，甚至癌变有关。另外，未婚、未育少育、肥胖、高血压、糖尿病、绝经延迟及其他心血管疾病病人发生子宫内膜癌的比例增加。当前遗传因素日趋受到关注，约 20% 的子宫内膜癌病人有家族史。

【临床表现】

1. 阴道流血　主要表现为不规则阴道流血，量一般不多。绝经后出现阴道流血为典型症状；未绝经者表现为经量增多、经期延长或经间期出血。

2. 阴道排液　为浆液性或血性分泌物，合并感染可见脓性或脓血性排液，并有恶臭。

3. 疼痛　晚期癌肿浸润周围组织，压迫神经引起下腹部和腰骶部疼痛，并向下肢及足部放射。癌肿堵塞宫颈管引起宫腔积脓时，出现下腹部胀痛和痉挛性疼痛。

【辅助检查】

1. 分段诊断性刮宫　简称分段诊刮，是诊断子宫内膜癌最可靠的方法。

2. 其他诊断检查　细胞学检查、超声检查、子宫镜检查及MRI、CT、淋巴造影检查，均有助于确诊。

【处理原则】

1. 手术治疗　子宫内膜癌病人的首选。

2. 放射治疗　治疗子宫内膜癌的有效方法之一。

3. 药物治疗　孕激素、抗雌激素制剂、化学药物。

【常见护理诊断/问题】①有感染的危险：与癌症长期慢性消耗，化疗药物引起的骨髓抑制、白细胞减少及用药后免疫力低下有关。②有皮肤完整性受损的危险：与放疗有关。③疲乏：与严重呕吐及癌症慢性消耗有关。④自我形象紊乱：与化疗引起的面部色素沉着及头发脱落有关。⑤焦虑：与癌症及化疗引起的难以忍受的恶心、呕吐有关。

【护理措施】①一般护理：为病人提供安静的休养环境，保证病人的休息和睡眠时间。尽量集中医疗护理操作，减少对病人的医源性干扰。②心理护理。③饮食护理。④身体恢复后适当地进行功能锻炼。⑤术后积极预防并发症的发生：预防压疮；预防坠积性肺炎；预防下肢深静脉血栓。⑥化疗的病人定期检查血象、肝肾功能。⑦完成治疗后定期做盆腔检查、阴道细胞学检查，了解疾病的发展情况。

【健康教育】

1. 普及防癌知识。

2. 对绝经期有不规则阴道流血的高危妇女，一旦发现问题及时做宫颈涂片和诊断性刮宫，以便早发现、早诊断、早治疗。

3. 严格掌握雌激素的使用指征，指导用药后的自我监护方法及随访措施。

4. 随访指导：子宫内膜癌的复发率为10%~20%，绝大多数的复发时间在3年以内。治疗结束后应继续定期随访，监测异常情况，及早发现复发灶，给予及早处理。随访时间：一般在术后2年内，每3~6个月1次；术后3~5年，每6~12个月1次；病人有不适感觉，应及时就诊检查。晚期或癌肿无法切净等特殊病人应按医生要求进行随访。

十九、原发性支气管肺癌病人的护理

肺癌多数起源于支气管黏膜上皮，故也称支气管肺癌。本病发病大多在 40 岁以上，以男性多见，男女之比（3~5）:1。

【病因及分类】

1. **病因** 本病病因尚不完全明确，认为与下列因素有关：①长期大量吸烟。②化学和放射性物质的致癌作用。③体内因素：如免疫状态、代谢活动、遗传因素、肺部慢性感染等。④生物学方面。

2. **分类** 按细胞类型分为4种类型。

鳞状细胞癌（鳞癌）	约占 50%。50 岁以上的男性占大多数
小细胞癌（未分化小细胞癌）	发病率比鳞癌低，发病年龄较轻，多见于男性，恶性程度高，生长快，较早出现淋巴和血行转移，对放射和化学药物治疗虽较敏感，但在各型肺癌中预后最差
腺癌	发病年龄较小，女性相对多见
大细胞癌	较少见，多为中心型

3. **转移途径** ①直接扩散。②淋巴转移：常见的扩散途径。③血行转移。

【临床表现】 本病的临床表现与部位、大小，是否压迫、侵犯邻近器官，以及有无转移等密切相关。

1. **早期** 特别是周围型肺癌多无症状。癌肿增大后，常出现刺激性咳嗽，痰中带血点、血丝或断续地少量咯血；大量咯血则很少见。少数肺癌病人由于肿瘤造成较大的支气管不同程度的阻塞，可出现胸闷、哮鸣、气促、发热和胸痛等症状。

2. **晚期** 肺癌压迫、侵犯邻近器官、组织或发生远处转移时，可出现与受累组织相关的征象：①压迫或侵犯膈神经：同侧膈肌麻痹。②压迫或侵犯喉返神经：声带麻痹、声音嘶哑。③压迫上腔静脉：面部、颈部、上肢和上胸部静脉怒张，皮下组织水

肿，上肢静脉压升高。④侵犯胸膜：胸膜腔积液，常为血性；大量积液可引起气促。⑤癌肿侵犯胸膜及胸壁：有时可引起持续性剧烈胸痛。⑥侵入纵隔，压迫食管，引起吞咽困难。⑦上叶顶部肺癌，亦称 Pancoast 肿瘤。

3. **非转移性的全身症状**　如骨关节综合征（杵状指、骨关节痛、骨膜增生等）、Cushing 综合征、重症肌无力、男性乳腺增大、多发性肌肉神经痛等。

【辅助检查】

胸部 X 线检查	在肺部可见块状阴影，边缘不清或呈分叶状，周围有毛刺。若有支气管梗阻，可见肺不张；若肿瘤坏死液化，可见空洞
痰细胞学检查	起源于较大支气管的中央型肺癌，表面脱落的癌细胞随痰咳出，若痰中找到癌细胞即可明确诊断
支气管镜检查	诊断中心型肺癌的阳性率较高，可在支气管腔内直接看到肿瘤大小、部位及范围，并可取或穿刺组织做病理学检查，亦可经支气管取肿瘤表面组织或支气管内分泌物进行细胞学检查
其他	纵隔镜、放射性核素扫描、经胸壁穿刺活组织检查、转移病灶活组织检查、胸水检查等

【处理原则】本病采用综合治疗，以手术治疗为主，结合放射、化学药物、中医药及免疫治疗等。

1. **手术治疗**：目的是彻底切除肺部原发癌肿病灶和局部及纵隔淋巴结。肺切除术的范围取决于病变的部位和大小。周围型肺癌，一般施行肺叶切除术；中心型肺癌，多施行肺叶或一侧全肺切除术。

2. **放射治疗**：是从局部消除肺癌病灶的一种手段。小细胞癌对放射疗法敏感性较高，鳞癌次之，腺癌和细支气管肺泡癌最低。

3. **化学治疗**：与手术、放射治疗综合应用，以防止癌肿转移复发，提高治愈率。

4. 中医药治疗。

5. 免疫治疗。

【常见护理诊断/问题】①气体交换受损：与肺组织病变、手术、麻醉等因素有关。②低效性呼吸形态：与肿瘤阻塞支气管、肺膨胀不全、呼吸道分泌物潴留、肺换气功能降低等有关。③焦虑/恐惧：与担心手术、疼痛、疾病的预后等因素有关。④疼痛：与手术所致组织损伤有关。⑤潜在并发症：出血、感染、肺不张、心律失常、哮喘发作、支气管胸膜瘘、肺水肿、急性呼吸窘迫综合征。

【护理措施】

1. 术前护理　①减轻焦虑。②纠正营养和水分的不足。③改善肺泡的通气与换气功能；预防手术后感染：戒烟；保持呼吸道通畅；口腔护理；预防感染，遵医嘱给予抗生素。④术前指导。

2. 术后护理　①维持呼吸道通畅：给氧，协助深呼吸和咳嗽，稀释痰液，必要时予以吸痰。②观察生命体征：手术后 2～3 小时内，每 15 分钟测生命体征 1 次；脉搏和血压稳定后改为 30 分钟至 1 小时测量 1 次；注意有无呼吸窘迫的现象，若有异常，立即报告医生。③予以合适体位：麻醉清醒且血压稳定者可取半坐卧位，以利于呼吸和引流；肺段切除术或楔形切除术者，尽量选择健侧卧位；一侧肺叶切除者，如呼吸功能尚可，可取健侧卧位，如呼吸较差，取平卧位；全肺切除术者，避免过度侧卧，可取 1/4 侧卧位。④减轻疼痛。⑤维持液体平衡和补充营养。⑥活动与休息。⑦伤口护理：检查敷料是否干燥，有无渗血，发现异常及时报告医师。⑧维持胸腔引流通畅。

【健康教育】

1. 告诉病人出院回家后数星期内，仍应进行呼吸运动及有效的咳嗽。

2. 注意保持良好的口腔卫生，避免出入公共场所或与上呼吸道感染者接近，避免居住或工作于布满灰尘、烟雾及化学刺激物品的环境，戒烟。

3. 保持良好的营养状况，每天有充分的休息与活动。

4. 若有伤口疼痛、剧烈咳嗽及咯血等症状，或有进行性倦怠情形，应返院复诊。

5. 化疗药物有抑制骨髓造血功能和胃肠道反应的副作用，治疗过程中应注意血象的变化，定期到医院复查血细胞和肝功能等。

扫码关注，
做配套习题

内分泌、营养及代谢性疾病病人护理核心知识要点

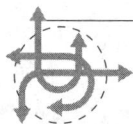

一、内分泌系统的解剖生理

（一）内分泌系统的组成

内分泌系统由人体内分泌腺（下丘脑、垂体、靶腺器官）及具有内分泌功能的脏器、组织及细胞组成，包括下丘脑、垂体、靶腺器官（甲状腺、甲状旁腺、肾上腺、胰岛、性腺）等。这些特殊的腺体所分泌的活性物质，称之为激素，直接进入血液或淋巴。

功能：内分泌系统是在神经支配和物质代谢反馈调节基础上释放激素，调节人体代谢过程、脏器功能、生长发育、生殖衰老等许多生理活动和生命现象，维持人体内环境稳定。

1. 下丘脑　人体最重要的神经内分泌器官，是神经系统与内分泌系统联系的枢纽。

作用：下丘脑的神经内分泌细胞，具有神经和内分泌两种特性，能将传入的神经信号转变成神经激素性信使，再作用于垂体，对整个内分泌系统起调节作用。

下丘脑分泌的释放激素：①促甲状腺激素释放激素（TRH）。②促性腺激素释放激素（GnRH）：包括黄体生成激素释放激素和卵泡刺激素释放激素。③促肾上腺皮质激素释放激素（CRH）。④生长激素释放激素（GHRH）。⑤泌乳素释放因子（PRF）。⑥黑色素细胞刺激素释放因子（MRF）等。

下丘脑分泌的释放抑制激素：①生长激素释放抑制激素（GHRIH）。②泌乳素释放抑制因子（PIF）。③黑色素细胞刺激素释放抑制因子（MIF）。

2. 垂体　主要的中枢性内分泌腺，位于颅底蝶鞍内，分前、后两叶。

（1）垂体（前叶）分泌下列激素：促甲状腺激素（TSH）、促肾上腺皮质激素（ACTH）、黄体生成激素（LH）、卵泡刺激素（FSH）、生长激素（GH）、泌乳素（PRL）、黑色素细胞刺激素（MSH）。

（2）神经垂体（后叶）主要储藏下丘脑分泌的抗利尿激素和催产素：①抗利尿激素（ADH）的作用：肾远曲小管及集合小管，使水分再吸收增加而使尿浓缩为高渗性，从而调节体内水量、有效血容量、渗透压及血压。②催产素（OXT）的作用：主要在分娩时刺激子宫收缩，促进分娩后泌乳，也有轻度抗利尿作用。

3. 甲状腺 人体内最大的内分泌腺体，位于气管上端、甲状软骨两侧，左右各一叶。滤泡是甲状腺结构和分泌的功能单位，产生并分泌甲状腺素（T_4）及三碘甲腺原氨酸（T_3）。

甲状腺激素的作用：①对热能代谢起促进作用。②小剂量可促进酶及蛋白质合成，并加强热能的产生。③大剂量则抑制蛋白质合成，血浆、肝及肌肉中游离氨基酸增高。④对糖代谢的作用呈两面性。⑤甲状腺滤泡旁 C 细胞分泌降钙素（CT）抑制骨钙的再吸收，与甲状旁腺激素（PTH）一起调节钙、磷代谢，降低血钙水平。

4. 甲状旁腺 分泌甲状旁腺激素（PTH），其作用有：①促进破骨细胞活动，增加骨钙的再吸收。②促进肾小管钙的再吸收，减少尿钙排出。③与降钙素及 1,25 - 二羟维生素 D_3 [1,25 $(OH)_2D_3$] 共同调节体内钙、磷代谢。

5. 肾上腺 分为皮质及髓质两部分，生理作用各异。

（1）肾上腺皮质：分泌以醛固酮为主的盐类皮质激素、以皮质醇等为主的糖类皮质激素、脱氢睾雄酮等性激素：①醛固酮：促进肾远曲小管和集合管重吸收钠、水和排出钾。②皮质醇：参与物质代谢，能抑制蛋白质合成，促进其分解，使脂肪重新分布，有抑制免疫、抗炎、抗过敏、抗病毒和抗休克作用。③性激素：具有促进蛋白质合成及骨骺愈合的作用。

（2）肾上腺髓质：分泌肾上腺素、去甲肾上腺素：①肾上腺素：作用于 α 和 β 受体，使皮肤、黏膜、肾血管、平滑肌收缩（因 α 受体占优势），以及参与体内物质代谢。②去甲肾上腺素：主要作用于 α 受体，有强烈的收缩血管作用而使血压升高。

6. 胰岛

（1）分类：胰岛有 5 种分泌不同激素的细胞：①A 细胞：约

占 25%，分泌胰高血糖素。②β 细胞：占 60% 以上，为胰岛的主要细胞，分泌胰岛素。③D 细胞：较少，分泌生长激素释放抑制激素。④D1 细胞：分泌肠血管活性肽（VIP）。⑤PP 细胞：分泌胰多肽。

（2）作用

1）胰岛素：①促进葡萄糖进入脂肪及肌肉细胞而被利用及肝糖原合成。②抑制肝糖原异生，并促进三羧酸循环而使血糖下降。③促进脂肪、蛋白质、DNA、RNA 等合成。④抑制脂肪分解而生成游离脂肪酸及酮体。⑤抑制糖及蛋白质分解，以调节血糖的稳定。

2）胰高血糖素：能促进肝糖原分解而使血糖上升，促进脂肪、蛋白质分解，加强糖异生而使血糖升高，与胰岛素起拮抗作用。

7. 性腺

（1）男性性腺为睾丸，功能为产生精子，分泌雄激素。

雄激素的作用：①刺激男性性器官发育。②男性第二性征的出现。③维持其成熟状态。④促进蛋白质的合成、骨骼生长、绒细胞生成。⑤促进精细管上皮生成精子等。

（2）女性性腺为卵巢，功能为产生卵子，分泌雌激素和孕激素。

1）雌激素的主要作用：①刺激女性性器官发育。②女性第二性征的出现，并维持其正常状态。

2）孕激素主要为孕酮，由黄体所分泌，其主要作用有：①作用于子宫内膜，使其在增生期基础上进入分泌期，准备受精卵着床及正常妊娠的进行。②促进乳腺生长发育。③还有致热作用，使排卵后基础体温升高。④在水钠代谢方面有抗醛固酮作用。

8. 其他　松果体素，有抑制性腺和甲状腺的功能。

（二）内分泌系统的功能调节

1. 下丘脑　通过神经细胞支配和控制垂体。

2. 垂体　控制周围靶腺而影响全身。

在生理状态下，下丘脑、垂体和靶腺激素的相互作用处于相对平衡状态：①当下丘脑、垂体功能减退时，靶腺功能也减退，腺体萎缩，分泌减少。②当下丘脑、垂体功能亢进时，靶腺功能也亢进，激素分泌增多。③下丘脑、垂体受反馈抑制的作用减弱而分泌相应促激素增多。

二、单纯性甲状腺肿病人的护理

【概述】　单纯性甲状腺肿是因缺碘、先天性甲状腺激素合成障碍或致甲状腺肿物质等多种原因引起的<u>非炎症性、非肿瘤性甲状腺肿大</u>。特点：不伴甲状腺功能减退或亢进表现。<u>碘缺乏是地方性甲状腺肿的最常见原因</u>。

【病因】

1. <u>缺碘和摄碘过多</u>：缺碘是<u>地方性甲状腺肿最常见的原因</u>。摄碘过多也可引起甲状腺肿，由于碘过多可抑制甲状腺有机碘形成，因而甲状腺激素合成发生障碍。

2. <u>致甲状腺肿物质</u>：<u>如硫脲类药物、硫氰酸盐、保泰松、碳酸锂等可阻碍甲状腺激素合成引起甲状腺肿</u>。

3. 先天性甲状腺激素合成障碍。

【临床表现】　甲状腺常呈<u>轻、中度弥漫性肿大</u>，<u>表面平滑</u>，<u>质地较软</u>，可出现颈部增粗和颈前肿块，扪及甲状腺有多个（或单个）结节并引起压迫症状：压迫气管可引起咳嗽、呼吸困难；<u>压迫食管可引起吞咽困难</u>；<u>压迫喉返神经引起声音嘶哑</u>。胸骨后甲状腺肿：<u>使上腔静脉回流受阻</u>，表现为面部青紫、水肿、颈部与胸部浅静脉扩张。病程较长者，甲状腺内形成的结节可有自主甲状腺激素分泌功能，出现自主性功能性甲亢。在地方性甲状腺肿流行地区，如自幼碘缺乏严重，可出现地方性呆小病。

【辅助检查】

1. 甲状腺功能检查　<u>血清 TT_4、TT_3 正常</u>，TT_4/TT_3 的比值常增高。血清 TSH 水平一般正常。

2. 甲状腺摄[131]I 率及 T_3 抑制试验　<u>摄[131]I 率增高但无高峰前移</u>，可被 T_3 所抑制。当甲状腺结节有自主功能时，可不被 T_3

抑制。

3. 甲状腺扫描　可见弥漫性甲状腺肿，常呈均匀分布。

【处理原则】

1. 药物治疗　使用碘剂、甲状腺制剂。

2. 手术治疗　单纯性甲状腺肿一般不宜手术治疗。当出现压迫症状、药物治疗无好转者，或疑有甲状腺结节癌变时应手术治疗。

【常见护理诊断/问题】①自我形象紊乱：与颈部外形异常有关。②知识缺乏：缺乏单纯性甲状腺肿的相关防治知识。③潜在并发症：碘甲状腺功能亢进症等。

【护理措施】

1. 一般护理　①心理护理。②饮食指导：指导病人多食海带、紫菜等海产品及含碘丰富的食物。

2. 病情观察　观察病人甲状腺肿大的程度、质地，有无结节和压痛，以及颈部增粗的进展情况。

3. 用药护理　指导病人遵医嘱准确服药，不可随意增多和减少；观察药物治疗的效果和不良反应。结节性甲状腺肿病人避免大剂量使用碘治疗，以免诱发甲亢。

【健康教育】

1. 在地方性甲状腺肿流行地区，开展防治的宣传教育工作，指导病人补充碘盐，指出这是预防缺碘性地方性甲状腺肿最有效的措施。

2. 指导碘缺乏病人和妊娠期妇女多进食含碘丰富的食物，如海带、紫菜等海产类食品。避免摄入大量阻碍甲状腺激素合成的食物和药物，食物有卷心菜、花生、菠菜、萝卜等，药物有硫氰酸盐、保泰松、碳酸锂等。

3. 嘱病人按医嘱准确服药和坚持长期服药，以免停药后复发。教会病人观察药物疗效及不良反应。

三、甲状腺功能亢进症病人的护理

【概述】甲状腺功能亢进症（简称甲亢）是各种原因导致

甲状腺激素功能增强，甲状腺激素分泌过多引起的一组临床综合征。临床上以高代谢综合征及甲状腺肿大为主要表现。

甲亢以 Graves 病（毒性弥漫性甲状腺肿）最多见。Graves 病女性多见，高发年龄为 20~50 岁。

【病因和发病机制】①自身免疫。②遗传。③诱发因素：感染、创伤、精神刺激、劳累等。

【临床表现】

1. T_3、T_4 过多综合征

（1）高代谢综合征：由于 T_3、T_4 分泌过多促进营养物质代谢，病人产热与散热明显增多，出现怕热、多汗，皮肤温暖湿润，低热等。

（2）精神神经系统：易激动、紧张焦虑、注意力不集中、记忆力减退，失眠；腱反射活跃，伸舌和双手向前平伸时有细震颤。

（3）心血管系统：心率增快、心肌收缩力增强，收缩压增高、舒张压降低致脉压增大，心律失常以房性期前收缩最常见。

（4）运动系统：由于蛋白质分解增加，多数病人有肌无力、肌萎缩、行动困难，临床上呈慢性甲亢性肌病。不少病例可伴有周期性麻痹，还可伴有重症肌无力等。

（5）消化系统：病人食欲亢进、消瘦，严重者呈现恶液质；大便频繁，甚至慢性腹泻。

（6）血液系统：白细胞计数偏低，可伴血小板减少性紫癜；部分病人有轻度贫血。

（7）生殖系统：女性常有月经稀少、闭经；男性多阳痿、乳房发育；男女生育力均下降。

2. 甲状腺肿大　呈弥漫性对称性肿大，质地较软，可伴有震颤及杂音，为本病的重要体征。

3. 眼征

（1）单纯性突眼（良性突眼）：由于交感神经兴奋性增加，眼外肌群及上睑肌张力增高所致，可恢复。突眼度≤18mm，可无自觉症状，仅眼征阳性。

（2）浸润性突眼（恶性突眼）：与自身免疫有关，眼球后水肿、淋巴细胞浸润，突眼度 > 18mm；病人主诉怕光、复视、视力减退，可合并眼肌麻痹；由于眼球高度突出致角膜外露，易受外界刺激，引起充血、水肿、感染、重则失明。

［甲亢临床表现记忆方法］甲亢症，很特殊，眼睛大，脖子粗。烦热多汗夜失眠，情绪波动手震颤。脉搏增快心里慌，高压高来低压降。食欲亢进体重减，停经脱发常出现。

4. 甲状腺危象

（1）诱因：应激、感染、^{131}I 治疗反应、手术准备不充分等。

（2）临床表现：①T≥39℃。②心率≥140 次/分。③恶心、厌食、呕吐、腹泻、大汗、休克。④神情焦虑、烦躁、嗜睡或谵妄、昏迷。⑤可合并心衰、肺水肿等。

【辅助检查】

1. 基础代谢率（BMR）　正常为 - 10% ~ +10%，约95%的本病病人增高。测定：在禁食 12 小时、睡眠 8 小时以上、静卧、空腹状态下进行。常用 BMR 简易计算公式：BMR% = 脉压 + 脉率 - 111。

2. 甲状腺摄^{131}I率　①正常：2 小时为 5% ~25%；24 小时为 20% ~45%。②发病：升高，高峰前移，可鉴别病因。

3. 血清总 T_3、总 T_4（TT_3、TT_4）　升高，为甲状腺功能基本筛选试验，不受外来碘干扰，甲亢时增高。

4. 血清游离 T_4（FT_4）、游离三碘甲状腺原氨酸（FT_3）　具有生理活性的甲状腺激素，不受 TBG 影响，是诊断临床甲亢的首选指标。

5. 促甲状腺激素（TSH）　明显降低，有助于甲亢诊断，是反映甲状腺功能最敏感的指标。

6. 促甲状腺激素释放激素（TRH）兴奋试验　本试验安全，可用于老人及心脏病病人。

【处理原则】

1. 一般治疗　保证休息及营养，避免情绪波动，可适当使用镇静催眠剂，还可给予受体阻滞剂等。

2. **抗甲状腺药物** 目前常用药物分为硫脲类（甲硫氧嘧啶、丙硫氧嘧啶），咪唑类（他巴唑、甲亢平）。作用机制：抑制甲状腺过氧化物酶，阻断甲状腺激素合成，具有一定的免疫抑制作用。副作用主要是粒细胞减少及药疹。粒细胞缺乏为致命性。

3. **手术治疗** 适用于甲状腺较大、结节性甲状腺肿、怀疑恶变等。

4. **放射性碘治疗** 利用^{131}I释放的β射线破坏甲状腺腺泡上皮，减少甲状腺素的合成与释放。适用于30岁以上、不能用药物或手术治疗或复发者，禁用于妊娠哺乳妇女、肝肾功能差者、活动性结核患者等。放射性碘治疗可致永久性甲低。

5. 甲状腺危象的治疗

（1）密切观察神志变化：定时测量生命体征并做详细记录；昏迷者注意口腔及皮肤护理，预防压疮及肺部感染。

（2）对症及处理并发症：①高热可做药物或物理降温，必要时使用异丙嗪进行人工冬眠。禁用阿司匹林。②补充足量液体。③持续低流量给氧。④积极治疗感染、肺水肿等并发症。

（3）抑制甲状腺激素合成及T_4转变T_3首选丙硫氧嘧啶，口服或胃管灌入。

（4）抑制已合成的甲状腺激素释放入血可选用碘化钠或卢戈氏碘液。

【常见护理诊断/问题】 ①营养失调 低于机体需要量：与机体高代谢致代谢需求超过能量摄入有关。②活动无耐力：与蛋白质分解增加、甲亢性心脏病、肌无力等有关。③组织完整性受损：与浸润性突眼有关。④自我形象紊乱：与突眼和甲状腺肿大引起的身体外观改变有关。⑤焦虑：与神经系统功能改变、甲亢所致全身不适等因素有关。⑥潜在并发症：甲状腺危象。

【护理措施】

1. 一般护理

（1）避免各种刺激，保持病室安静、清爽，室温保持在20℃左右，避免强光和噪音刺激。轻者可适当活动，但不宜紧张和劳累，重者则应卧床休息。

（2）饮食护理给予高热量、高蛋白、高脂肪、高维生素饮食，<u>限制含纤维素高的食物</u>，禁止摄入刺激性强的食物及饮料，避免进食含碘丰富的食物，注意补充水分。

2. 症状护理：有突眼者，应加强眼部护理，如经常点眼药水，<u>外出时戴茶色眼镜</u>，以避免强光与灰尘的刺激，<u>睡前涂眼药膏</u>、<u>戴眼罩</u>，<u>抬高头部</u>，<u>低盐饮食</u>，以减轻眼球后软组织水肿。

[顺口溜加强甲亢突眼护理的记忆] 眼罩墨镜防刺激，常滴眼药经常提。高枕低盐减水肿，眼部症状收效奇。

3. 用药护理：抗甲状腺药物的常见不良反应有以下几种：①粒细胞减少：严重者可致粒细胞缺乏症，主要发生在治疗开始后2～3个月内，需定期复查血常规。<u>当白细胞低于3×10^9/L或中性粒细胞低于1.5×10^9/L时应停药</u>。②皮疹。③中毒性肝病，用药前、后要检查肝功能。

4. 预防甲状腺危象：避免精神刺激；预防和尽快控制感染；坚持治疗，不能自行停药；手术和放疗前做好充分的准备。

5. 心理护理。

四、甲状腺功能减退症病人的护理

【概述】甲状腺功能减退症简称甲减，是由多种原因引起的甲状腺激素合成、分泌或生物效应不足所致的一组内分泌疾病。本病按起病年龄分为3型：呆小病、幼年型甲减、成年型甲减。

本病特点：黏液性水肿为典型表现。

【病因】

1. 原发性甲状腺功能减退症 多数为甲状腺本身疾病所引起。病因：<u>炎症（自身免疫反应或病毒感染等）、放疗（如^{131}I治疗）、甲状腺大部分或全部手术切除后、缺碘</u>、遗传因素、甲状腺内广泛转移性癌等。

2. 垂体性甲减 如肿瘤、手术、放疗、产后垂体缺血性坏死等，导致垂体 TSH 不足而继发甲状腺功能减退症。

3. 下丘脑性甲减 罕见。

4. 甲状腺激素不敏感综合征 少见。

【临床表现】

1. 一般表现　①畏寒，少汗，乏力，少言。②体温偏低，动作缓慢。③食欲减退而体重无明显减轻。④典型黏液性水肿表现：表情淡漠，眼睑水肿，面色苍白，唇厚舌大，皮肤干燥、增厚、粗糙、脱屑，毛发脱落，眉毛稀疏（外 1/3 脱落）。少数病人指甲厚而脆，多裂纹，踝部呈非凹陷性水肿，手足掌面呈姜黄色。

2. 各系统表现

（1）精神神经表现：记忆力减退、智力低下、反应迟钝，嗜睡、精神抑郁，有神经质表现，严重者发展为猜疑型精神分裂症，后期呈痴呆、幻觉、木僵、昏睡或惊厥，黏蛋白沉积可致小脑功能障碍，出现共济失调、眼球震颤等。

（2）心血管系统表现：窦性心动过缓。心浊音界扩大、心音减弱。超声检查可发现心包积液、胸腔或腹腔积液。久病者由于血胆固醇增高，易并发冠心病。

（3）消化系统表现：畏食、腹胀、便秘等，严重者可出现麻痹性肠梗阻或黏液水肿性巨结肠。由于胃酸缺乏或维生素 B_{12} 吸收不良，可导致缺铁性贫血或恶性贫血。

（4）呼吸系统表现：肺泡通气量减少。呼吸肌功能障碍，氧分压降低，呈缺氧状态。

（5）内分泌系统表现：性欲减退，女性常月经过多、经期延长和不育；男性出现阳痿。

（6）肌肉与关节表现：肌肉软弱乏力，寒冷时可有暂时性肌强直、痉挛、疼痛等。

3. 黏液性水肿昏迷

（1）常见诱因：寒冷、感染、手术、严重躯体疾病、中断甲状腺激素替代治疗和使用麻醉、镇静剂。

（2）临床表现：嗜睡，低体温（体温 < 35℃），呼吸减慢，心动过缓，血压下降，四肢肌肉松弛，反射减弱或消失，甚至昏迷、休克、心肾功能不全而危及生命。

【辅助检查】

1. 血常规及生化检查　①轻、中度贫血。②血糖正常或偏低。③血胆固醇、甘油三酯常增高。

2. 甲状腺功能检查　①血清 TSH：升高，最敏感的诊断指标。②血 TT_4（或 FT_4）：降低，早于 TT_3（或 FT_3）。③血 TT_3（或 FT_3）：下降，仅见于后期或病重者。④甲状腺摄^{131}I率：降低。

3. 判定病变部位的检查　①血 TSH：原发性甲减者增高，下丘脑－垂体性甲减者常降低。②TRH 兴奋试验：血清 TSH 无升高反应者提示垂体性甲减；延迟升高者为下丘脑性甲减；如 TSH 基值已增高，TRH 刺激后更高，提示原发性甲减。③血清 T_3、T_4 增高：血清 TSH 基值或对 TRH 兴奋试验反应正常或增高，临床无甲亢表现，提示为 TH 不敏感性甲减。④影像学检查：有助于异位甲状腺、下丘脑－垂体病变等的确定。

【处理原则】本病主要是对症处理和甲状腺素替代治疗。

甲状腺制剂替代治疗：适用各种类型的甲减，永久性甲减病人需终身服用。常用药：左甲状腺素（L－T_4）口服。治疗目标：用最小剂量纠正甲减而不产生明显不良反应，使血 TSH 值恒定在正常范围（0.5～5mU/L）内。

【常见护理诊断/问题】①活动无耐力：与甲状腺激素合成分泌不足有关。②体温过低：与机体基础代谢率降低有关。③有皮肤完整性受损的危险：与皮肤组织营养障碍有关。④社交障碍：与甲状腺功能低下致精神情绪改变有关。⑤便秘：与胃酸缺乏或维生素 B_{12} 吸收不良有关。⑥潜在并发症：黏液性水肿昏迷。

【护理措施】

1. 一般护理：①给予高蛋白、高维生素、低钠、低脂肪饮食，鼓励病人摄取足够水分以防止脱水。②调节室温在 22～23℃之间，加强保暖。③加强皮肤护理。

2. 心理护理。

3. 便秘的护理：①创造良好的排便环境，养成规律排便的习惯。②指导病人每日进行适度的运动。③多食粗纤维食物，摄入足够的水分。④必要时根据医嘱给予轻泻剂。

4. 病情观察。

5. 用药护理：①指导病人按时服用左甲状腺素。②注意遵医嘱的剂量准确给药，不可任意减量或增量。③服用利尿剂时，需记录 24 小时液体出入量。④替代治疗效果最佳的指标为血 TSH 恒定在正常范围内，应告知长期替代者 6~12 个月检测 1 次。

6. 黏液性水肿昏迷的护理

（1）迅速建立静脉通道：①按医嘱补充甲状腺素：静脉注射左甲状腺素至病人清醒后改口服左甲状腺素片。②静滴氢化可的松 200~300mg，待病人清醒及血压稳定后遵医嘱减量。③每日静脉滴注 5%~10% 葡萄糖盐水 500~1000mL，必要时输血。

（2）注意保暖，保持呼吸道通畅，及时吸氧，必要时配合医生行气管插管或气管切开术。

（3）监测病情：监测生命体征、尿量、水电解质及酸碱平衡、动脉血气分析的变化，记录液体出入量。

（4）其他：控制感染，配合休克、昏迷的抢救。

【健康教育】①告知病人发病原因及自我护理的注意事项。②做好个人卫生，冬季要注意保暖。③对需终生替代治疗者，向其解释终生服药的重要性和必要性，不可随意停药或变更剂量，以防导致心血管疾病等严重后果。④指导病人自我监测甲状腺素服用过量的症状。

五、库欣综合征病人的护理

【概述】库欣综合征指由多种原因导致肾上腺分泌过多糖皮质激素（主要是皮质醇）所引起的症状群。主要表现：满月脸、多血质、向心性肥胖、皮肤紫纹、痤疮、糖尿病倾向、高血压和骨质疏松等。

【病因】①Cushing 病：垂体分泌 ACTH（促肾上腺皮质激素）过多，导致双侧肾上腺增生，分泌大量的皮质醇，此类型最多见。②异位 ACTH 综合征：由垂体以外的癌瘤产生 ACTH，最常见的是肺癌。③原发性肾上腺皮质肿瘤。④不依赖 ACTH 的双侧小结节性增生或大结节性增生。

【临床表现】

1. 代谢紊乱：脂肪代谢障碍。

原因：体内脂肪分解与合成均受到促进，使脂肪转移重新分布。

特征性表现：向心性肥胖——满月脸、水牛背、球形腹，四肢瘦小。

2. **蛋白质代谢障碍**

原因：蛋白质分解加速、合成抑制，形成负氮平衡。

表现：①皮肤形成紫纹，以臀部外侧、下腹部、大腿内外侧等处多见，呈对称性分布。②肌肉萎缩无力，腰酸背痛，严重时站立困难，行动不便。③骨质疏松：以脊椎和肋骨明显，脊柱变性可发生自发性骨折。

3. **糖代谢障碍**

原因：皮质醇有拮抗胰岛素的作用，抑制糖利用，促进糖异生。

表现：血糖升高。

4. 电解质紊乱：轻度水肿或低钾血症。

5. 多器官功能障碍：①心血管病变：高血压常见。②性功能异常：女性月经稀少、不规则或闭经，多伴不孕，轻度脱毛，痤疮常见；男性性欲减退、睾丸变软、阴茎缩小，出现阳痿，背部及四肢体毛增多。③神经精神症状：情绪不稳定，烦躁、失眠，严重者精神变态，或可发生偏执狂。④皮肤色素沉着：异位ACTH综合征病人明显。

6. 感染。

【辅助检查】

1. 糖皮质激素分泌异常的检查　①血浆皮质醇水平增高且昼夜节律消失。②24小时尿17－羟皮质类固醇和尿游离皮质醇升高。③小剂量地塞米松抑制试验。

2. 病因诊断检查　①大剂量地塞米松试验：能被抑制到对照值的50%以下者，病变大多为垂体性；不能被抑制者，为原发性肾上腺皮质肿瘤或异位ACTH综合征。②ACTH试验：垂体性病和异位 ACTH 综合征者有反应，高于正常，原发性肾上腺皮质肿瘤则大多数无反应。

3. 影像学检查　包括肾上腺超声检查、蝶鞍区断层摄片及 CT、MRI 检查等。

【处理原则】①手术治疗。②放射治疗。③药物治疗：主要使用肾上腺皮质激素合成阻滞药，如双氯苯二氯乙烷、美替拉酮、氨鲁米特、酮康唑。

【常见护理诊断/问题】①自我形象紊乱：与 Cushing 综合征引起身体外观改变有关。②体液过多：与糖皮质激素过多引起水钠潴留有关。③有感染的危险：与皮质醇增多导致机体免疫力下降有关。④有受伤的危险：与蛋白质代谢异常和钙吸收障碍有关。

【护理措施】

1. 一般护理　①提供安全、舒适的环境，保证病人的睡眠。尽量取平卧位，抬高双下肢，以利于静脉回流。②给予高蛋白、高钾、高钙、低钠、低热量、低碳水化合物饮食，并发糖尿病者应给予糖尿病饮食。③心理护理。

2. 病情观察　①注意观察血压、心律、心率变化。②观察有无低钾血症的表现。③注意观察病人进食量和有无糖尿病表现。

3. 用药护理　①应用肾上腺皮质激素合成阻滞药治疗时，应注意观察疗效和副作用。②副作用：食欲减退、恶心、呕吐、嗜睡、共济失调等，偶有皮疹和发热反应。

4. 感染和外伤的预防和护理

(1) 本病存在感染易感性：①保持皮肤、阴部、衣着、用具等清洁卫生，减少感染机会。②观察体温变化。③一旦发生感染应按医嘱及早治疗，以免扩散。

(2) 减少安全隐患：①对有广泛骨质疏松和骨痛的病人，应嘱注意休息，避免过度劳累。②移除环境中不必要的家具或摆设，浴室应铺上防滑脚垫，防止因碰撞或跌倒引起外伤或骨折。③避免剧烈运动，严防摔伤。

【健康教育】①告知病人有关疾病过程及治疗方法，指导病人正确使用肾上腺皮质激素合成阻滞药和学会观察药物疗效及不良反应。②教会病人自我护理，避免感染，保持心情愉快。③指导病人和家属有计划地安排力所能及的生活及活动，增强自信心和自尊感。

六、糖尿病病人的护理

【概述】糖尿病是由不同原因引起<u>胰岛素分泌绝对或相对不足</u>及靶细胞对胰岛素敏感性降低，致使体内糖、蛋白质和脂肪代谢异常，是最为常见的内分泌代谢疾病。

糖尿病可分为以下几型：①1 型糖尿病（曾称为<u>胰岛素依赖型糖尿病，IDDM</u>）。原因：胰岛 β 细胞破坏引起胰岛素绝对缺乏，胰岛呈现病毒性炎症或自身免疫破坏，可产生胰岛细胞抗体。特点：发病与遗传、自身免疫和环境因素有关；<u>见于年轻人，易发生酮症酸中毒</u>；儿童多属此类型，<u>需用胰岛素治疗</u>。②2 型糖尿病（曾称为<u>非胰岛素依赖型糖尿病</u>，NIDDM）。原因：对胰岛素发生抵抗。特点：有家族性发病倾向，多见于 40 岁以上成人，超体重者占多数。③其他特殊类型糖尿病。④妊娠期发生糖耐量减低称为妊娠期糖尿病。

【临床表现】

1. 1 型糖尿病 儿童多见，起病较急剧，常因感染、饮食不当或情绪激惹而诱发。<u>典型症状为多尿、多饮、多食和体重下降</u>，即"三多一少"。约有 40% 患儿首次就诊即表现为糖尿病酮症酸中毒，常由于急性感染、过食、诊断延误或突然中断胰岛素治疗等而诱发，且年龄越小者发生率越高。

2. 2 型糖尿病 代谢紊乱综合征，出现血糖升高、糖尿、多尿、多饮、体重下降。

3. 并发症

（1）慢性并发症：①感染：可引起全身各部位各种感染，<u>以皮肤、泌尿系统多见</u>。②血管病变：<u>血管病变所致心、脑、肾等严重并发症是糖尿病病人的主要死亡原因</u>，引起高血压、冠心病、脑血管意外、视网膜病变、肾功能衰竭、下肢坏疽等。③神经病变：非常多见，以周围神经病变最常见。特点：对称性，下肢较上肢严重。表现：四肢麻木、刺痛感、蚁走感、感觉过敏或消失；晚期运动神经受累，肌张力降低，肌无力，肌萎缩以至瘫痪。④眼部病变：视网膜病变是致盲的主要原因之一。除视网膜病变以外，白内障、青光眼均易发生。⑤糖尿病足：可分为神经性、缺血性和混合性3类。表现：足部溃疡与坏疽，是糖尿病病人截肢、致残的主要原因之一。

（2）急性并发症：糖尿病酮症酸中毒最常见：①原因：脂肪动员和分解加速，大量脂肪在肝脏经 β 氧化产生大量分解产物——酮体（包括乙酰乙酸、β 羟丁酸、丙酮），引起血酮体水平升高及尿酮体出现，临床上称为酮症。酸性的酮体（乙酰乙酸及 β 羟丁酸均为纯酸）进一步堆积，超过体内酸碱平衡的调节能力，则血 pH 值下降，形成酮症酸中毒。该并发症多见于 1 型糖尿病，2 型糖尿病在某些诱因情况下也可发生。②诱因：胰岛素、口服降糖药剂量不足或治疗中断；感染；生理压力（手术、妊娠、分娩）；饮食不当。③临床表现：早期酮症阶段仅有多尿、多饮、疲乏等，继之出现食欲不振、恶心、呕吐、头痛、嗜睡、呼吸深大（Kussmaul 呼吸）、呼气中出现烂苹果味（丙酮所致）；后期脱水明显、尿少、皮肤干燥、血压下降、休克、昏迷，以至死亡。

【辅助检查】

1. **尿液检查**　通常分段收集一定时间内的尿液，以了解24小时内尿糖的动态变化。尿酮体阳性提示有酮症酸中毒，尿蛋白阳性提示可能有肾脏的继发损害。

2. **血糖**　空腹血糖≥7mmol/L（126mg/dL），和（或）餐后 2h 血糖≥11.1 mmol/L（200mg/dL）可确诊本病。

3. **口服葡萄糖耐量试验（OGTT）**　对诊断有疑问者可进行。试验当天晨空腹取血测血糖后，将75g 无水葡萄糖溶于300mL 水中，协助病人于 5 分钟内服下，从服糖第一口开始计时，其后0.5 小时、1 小时、2 小时、3 小时分别抽血测血糖。

4. **糖化血红蛋白（GHb）测定**　明显高于正常，可反映取血前 8~12 周的血糖水平。

5. 血气分析　pH < 7.3，HCO_3^- < 15mmol/L 时即证实有代谢性酸中毒存在。

6. 其他　胆固醇、甘油三酯、游离脂肪酸均增高，胰岛细胞抗体可呈阳性。

【处理原则】本病采用胰岛素替代、饮食控制和运动锻炼相结合的综合治疗方案。目的是消除临床症状，预防并纠正糖尿病酮症酸中毒，防止糖尿病引起的血管损害，保证患者正常的生活活动。

1. 糖尿病酮症酸中毒的治疗　酮症酸中毒是儿童糖尿病急症死亡的主要原因。

（1）液体疗法：①纠正脱水、酸中毒和电解质紊乱。②酮症酸中毒时脱水量约为100mL/kg，可按此计算输液量，再加继续丢失量后为 24 小时总液量。③见尿补钾。

（2）胰岛素的应用：采用小剂量胰岛素持续静脉输入。

2. 长期治疗措施

（1）饮食管理：是糖尿病最基本的治疗措施（进行计划饮食而不是限制饮食）。目的：在于减轻胰岛负担，降低血糖，维持正常血糖和保持理想体重。

原则：以控制总热量为原则，实行低糖、低脂（以不饱和脂肪酸为主）、适当蛋白质、高纤维素（可延缓血糖吸收）、高维生素饮食。饮食治疗应特别强调定时、定量。

（2）药物治疗

1）口服降糖药分为以下 3 类：①磺脲类：作用机制：直接刺激胰岛 β 细胞释放胰岛素。适用范围：轻中度型糖尿病尤其是胰岛素水平较低或分泌延迟者。常用药物：第一代的代表药物为甲苯磺丁脲（D_{860}），第二代的代表药物为格列本脲（优降糖）、格列齐特（达美康）和格列喹酮（糖适平）。②双胍类：作用机制：增加外周组织对葡萄糖的摄取和利用，抑制葡萄糖异生及肝糖原分解，起降低血糖作用。适用范围：体形肥胖的 2 型糖尿病，常用药物：苯乙双胍（降糖灵）；二甲双胍（降糖片、美迪康、迪化糖锭、格华止、立克糖），餐后分次服用。肾功能异常、

老年人不宜使用。③葡萄糖苷酶抑制剂：作用机制：抑制小肠 α
葡萄糖苷酶活性，减慢葡萄糖吸收，降低餐后血糖。常用药物：
阿卡波糖（拜糖平），分次与餐同服。

2）胰岛素的使用：①适应证：1 型糖尿病；2 型糖尿病急性
并发症：酮症酸中毒、非酮症高渗性昏迷、乳酸性酸中毒；对口
服降糖药无效的 2 型糖尿病；糖尿病合并应激及其他情况，如手
术、妊娠、分娩、严重感染、心脑血管急症、肝肾疾患。②剂
型：根据作用时间分为速效（普通）、中效及长效制剂。③用法：
各类胰岛素均可皮下注射，仅速效制剂还可静脉注射。一般初始
先用速效制剂，小量开始，逐渐增量，分 4 次于早、中、晚餐前
30 分钟、睡前皮下注射。

（3）运动治疗：通过运动增加葡萄糖的利用，有利于血糖的
控制：①原则：强调因人而异、循序渐进、相对定时、定量、适
可而止。②运动的种类：有氧运动。③运动时间及强度：运动时
间选择餐后 1 小时，可达较好的降糖效果，最好不要空腹运动，
以免发生低血糖，外出运动时携带糖果。运动量的简易计算方
法：脉率 = 170 - 年龄。

【常见护理诊断/问题】①营养失调 低于机体需要量：与胰
岛素缺乏所致代谢紊乱有关。②潜在并发症：酮症酸中毒、低血
糖。③有感染的危险：与蛋白质代谢紊乱所致抵抗力低下酮症酸
中毒有关。④知识缺乏：与患者和家属缺乏糖尿病治疗的知识和
技能有关。

【护理措施】

1. 一般护理：①生活有规律，身体情况许可，可进行适当的
运动，以促进糖类的利用。②注意个人卫生，预防感染。③按时
测量体重以作为计算饮食和观察疗效的参考。④必要时记录出入
水量。

2. 病情观察。

3. 饮食控制：原则上饮食控制以能保持正常体重、减少血糖
波动、维持血脂正常为原则。用量以每日所需热卡 1000 +〔年龄
（岁）×80～100〕。全日热量分配：早餐 1/5，中餐和晚餐分别

为2/5，每餐中留出少量（5%）作为餐间点心。饮食中能源的分配：蛋白质20%、糖类50%、脂肪30%。注意每日进食应定时、定量，勿吃额外食品。

4. 使用胰岛素的护理

（1）胰岛素的注射：①胰岛素保存：<u>禁止冷冻</u>；为防止注射部位脂肪萎缩，<u>使用期间放在室温20℃以下</u>。②注意有效期和单位换算，剂量应准确。③混合注射胰岛素时，<u>先抽正规胰岛素，再抽鱼精蛋白锌胰岛素</u>。④<u>注射部位的选择与轮换：皮下注射</u>。⑤<u>低血糖反应</u>：最常发生，危险性也较大。表现：<u>疲乏，强烈饥饿感，出冷汗</u>。处理：喝白糖水，静脉注射50%的葡萄糖。

[胰岛素使用注意事项要牢记] <u>禁止冷冻冰箱存，用前恢复至室温，注射部位需轮换，小针抽取计量准。混合先抽正规剂，血糖下降要注意。</u>

（2）防止胰岛素过量或不足：①<u>胰岛素过量</u>：就是在午夜至凌晨时<u>发生低血糖</u>。处理：需减少胰岛素用量。②胰岛素用量不足：发生"清晨现象"。表现：患儿不发生低血糖，却在清晨5～9时呈现血糖和尿糖增高。处理：加大晚间胰岛素注射剂量或将注射时间稍往后移。

（3）儿童糖尿病根据病情发展调整胰岛素剂量：①急性代谢紊乱期：自症状出现到临床确诊，<u>一般不超过1个月</u>，除血糖增高、糖尿和酮尿症以外，部分患儿表现为酮症酸中毒，需积极治疗。②暂时缓解期：此时胰岛β细胞恢复分泌少量胰岛素。患儿对外源性胰岛素的需要量减少，这种暂时缓解一般持续数周，最长可达半年以上。③强化期：经过缓解期后，患儿出现血糖增高、尿糖不易控制现象，必须注意随时调整胰岛素用量，直至青春期结束为止。④永久糖尿病期：青春发育期后，病情渐趋稳定，胰岛素用量亦较固定。

5. 口服降糖药物的护理：①磺脲类药物应在<u>饭前半小时口服，包括糖适平、优降糖等</u>。②双胍类药物进餐时或餐后服，包括降糖灵（片），禁用于肝肾功能不良、心肺功能不全、低氧血症等人群。③阿卡波糖应<u>与第一口饭同时嚼服</u>，溃疡病、胃肠炎症忌用。

6. 运动锻炼：注意运动时间以<u>进餐 1 小时后，2～3 小时以内为宜</u>。不在空腹时运动，运动后有低血糖症状时可加餐。

7. 糖尿病酮症酸中毒的护理：①密切观察病情变化，监测血气、电解质及血糖、尿糖和尿酮体的变化。②纠正水、电解质、酸碱平衡的紊乱，保证出入量的平衡。③协助胰岛素治疗，严密监测血糖波动，随时调整用药方案。

8. 预防感染。

9. 预防并发症：按时做血糖、尿糖测定；根据测定结果调整胰岛素的注射剂量、饮食量及运动量；定期进行全面身体检查。

10. 心理护理。

【健康教育】①护理人员应向家属详细介绍有关知识，帮助病人逐渐学会自我护理，以增强其战胜疾病的自信心。②同时加强管理制度，定期随访复查。③做好家庭记录，包括饮食、胰岛素注射的次数和剂量、尿糖情况等。

七、痛风病人的护理

【概述】痛风是嘌呤代谢障碍引起的代谢性疾病，临床上分为原发性和继发性两大类。原发性多由先天性嘌呤代谢异常所致，继发性则由某些系统性疾病或者药物引起。

【病因】本病病因尚不清楚。

1. 可能受地域、民族、饮食习惯的影响。

2. 高尿酸血症与痛风发病率差异较大。临床上仅有部分高尿酸血症病人发展为痛风，在酸性环境下，尿酸可析出结晶，沉积在骨关节、肾脏和皮下等组织，造成组织病理学改变，导致痛风性关节炎、痛风性肾病和痛风石等。<u>痛风性肾病是痛风特征性的病理变化之一</u>。

3. 痛风病人常有家族史，属多基因遗传缺陷。

【临床表现】本病多见于 40 岁以上的男性，女性多在更年期后发病。

1. **无症状期**　仅有波动性或持续性高尿酸血症，<u>长达数年至</u>

数十年，随年龄增长痛风的患病率增加。

2. 急性关节炎期　①急性关节炎：为痛风的首发症状，多在午夜或清晨突然起病，多呈剧痛，数小时内出现受累关节的红、肿、热、痛和功能障碍，单侧跖趾及第1跖趾关节最常见。②发病诱因：多于春秋发病，酗酒、过度疲劳、关节受伤、关节疲劳、手术、感染、寒冷、摄入高蛋白、高嘌呤食物等为常见的诱因。③初次发作常呈自限性，数日内自行缓解。本病特有的表现：受累关节局部皮肤出现脱屑和瘙痒。④伴高尿酸血症。

3. 痛风石及慢性关节炎期　①痛风石：痛风的特征性临床表现。常见：耳轮、跖趾、指间和掌指关节。②多关节受累：多见于关节远端。表现为关节肿胀、僵硬、畸形及周围组织的纤维化和变性。

4. 肾脏病变　①痛风性肾病：起病隐匿，早期仅有间歇性蛋白尿，晚期可发展为肾功能不全。②尿酸性肾石病：肾尿酸结石呈泥沙样，常无症状，结石较大者可发生肾绞痛、血尿。

【辅助检查】

1. 血尿酸测定　正常：男性为 150～380μmol/L，女性为 100～300μmol/L。男性 >420μmol/L、女性 >350μmol/L 则可确定为高尿酸血症。

2. 尿尿酸测定　限制嘌呤饮食5天后，每日尿酸排出量超过 3.57mmol，可认为尿酸生成增多。

3. 滑囊液或痛风石内容物检查　是确诊本病的依据。

4. X 线检查　①急性关节炎期：可见非特征性软组织肿胀。②慢性期或反复发作后：可见软骨缘破坏，关节面不规则，特征性改变为穿凿样、虫蚀样圆形或弧形的骨质透亮缺损。

【处理原则】

1. 一般治疗　①控制饮食总热量，适当运动，防止超重、肥胖。②限制饮酒和限制高嘌呤食物，如动物内脏的摄入。③多饮水，每天 2000mL 以上，增加尿酸的排泄。④慎用抑制尿酸排泄的药物。⑤避免各种诱发因素和积极治疗相关疾病。

2. 高尿酸血症的治疗

（1）肾功能良好的病人，应用排尿酸药。用药期间应多饮水，并口服碳酸氢钠；已有尿酸盐结石形成，或每日尿排出尿酸盐＞3.57mmol（600mg）时不宜使用。常用药物：①苯溴马隆：不良反应轻，少数病人有胃肠道反应。②丙磺舒：不良反应：5％的病人可出现皮疹、发热、胃肠道刺激等。

（2）应用抑制尿酸生成药物。常用药物：别嘌醇。不良反应：胃肠道刺激、皮疹、发热、肝损害、骨髓抑制等。

（3）应用碱性药物。作用：碱化尿液，使尿酸不易在尿中积聚形成结晶。常用药物：碳酸氢钠口服。不良反应：长期大量服用可致代谢性碱中毒，因钠负荷过高引起水肿。

3. 急性痛风性关节炎期的治疗 ①绝对卧床，抬高患肢，避免负重。②迅速应用秋水仙碱：是治疗急性痛风性关节炎的特效药物，越早用药疗效越好。不良反应：恶心、呕吐、厌食、腹胀和水样腹泻；白细胞减少、血小板减少等骨髓抑制表现及脱发等。发生率高达40％～75％。

4. 非甾体类抗炎药 常用药物：吲哚美辛、双氯芬酸、布洛芬、罗非昔布。注意：禁止同时服用两种或多种非甾体类抗炎药，活动性消化性溃疡、消化道出血为禁忌证。

5. 糖皮质激素 在不能使用秋水仙碱和非甾体类抗炎药时或治疗无效可考虑使用。该类药物的特点是起效快、缓解率高，但停药后容易出现症状"反跳"。

6. 发作间歇期和慢性期的处理 实施高尿酸血症治疗，维持血尿酸正常水平，较大痛风石或经皮溃破者可手术剔除。

7. 其他 痛风常与代谢综合征伴发，应积极控制血压、血脂，减肥，控制体重。

【常见护理诊断/问题】①疼痛 关节痛：与尿酸盐结晶、沉积在关节引起炎症反应有关。②躯体活动障碍：与关节受累、关节畸形有关。③知识缺乏：缺乏与痛风有关的饮食知识。

【护理措施】

1. 休息与体位：急性关节炎期绝对卧床休息，抬高患肢，避免受累关节负重。待关节痛缓解72小时后，逐渐恢复活动。

2. 局部护理：①手、腕或肘关节受累时：用夹板固定制动。受累关节给予湿敷，<u>24小时内冰敷或25%硫酸镁湿敷</u>，减少局部炎性渗出，消除关节的肿胀和疼痛。<u>24小时后热敷</u>，促进局部组织渗出物的吸收。②痛风石严重时，可能导致局部皮肤破溃发生，故要注意维持患部清洁，避免发生感染。

3. 饮食护理：①饮食宜清淡、易消化。②忌辛辣和刺激性食物。③热量应限制在5020~6276kJ/d（1200~1500kcal/d）。④蛋白质控制在1g/（kg·d）。⑤碳水化合物占总热量的50%~60%。⑥<u>避免进食高嘌呤食物</u>：如动物内脏、鱼虾类、河蟹、肉类、菠菜、蘑菇、黄豆、扁豆、豌豆、浓茶饮酒等。⑦指导病人进食碱性食物：如牛奶、鸡蛋、马铃薯、各类蔬菜、柑橘类水果。⑧多饮水，每天应饮水2000mL以上，最好饮用矿泉水，碱化尿液，促进尿酸排泄。

4. 病情观察：①观察关节疼痛的部位、性质、间隔时间。②观察病人受累关节情况。③了解病人有无诱发因素。④观察病人有无痛风石的体征，防止感染发生。⑤观察病人的体温变化，有无发热等。⑥监测血尿酸、尿尿酸的变化。

5. 心理护理。

6. 用药护理：遵医嘱服药，严格按医嘱剂量，按时执行，观察药物疗效，及时处理不良反应，嘱病人多饮水。

【健康教育】①知识宣教。②心理指导。③饮食指导：严格控制饮食，避免进食高蛋白和高嘌呤的食物，忌饮酒，每天至少饮水2000mL。④运动指导：适度运动，保护关节：运动后疼痛达1~2小时，应暂时停止此项运动；使用大肌群，如能用肩部负重者不用手提，能用手臂者不要用手指；交替完成轻、重不同的工作；经常改变姿势，保持受累关节舒适。自我保护的指导。

八、小儿营养不良病人的护理

【概述】小儿营养不良是因缺乏能量和（或）蛋白质引起的一种营养缺乏症，多见于 3 岁以下的婴幼儿，主要表现为体重减轻、皮下脂肪减少和皮下水肿，常伴有各个器官不同程度的功能紊乱。

【病因】

1. 长期摄入不足　喂养不当是婴儿营养不良的主要原因，母乳不足而未及时添加其他乳品；骤然断奶而未及时添加辅食；奶粉配制过稀；长期以淀粉类食品喂养为主；较大儿的营养不良是婴儿营养不良的继续，或因不良饮食习惯如长期偏食、挑食等引起。

2. 消化吸收障碍　消化系统解剖或功能的异常，如唇裂、腭裂、幽门梗阻、迁延性腹泻、过敏性肠炎、肠吸收不良综合征等，均可影响食物的消化和吸收。

3. 需要量增多　急、慢性传染病（如麻疹、伤寒、肝炎、结核）后的恢复期，双胎早产、生长发育快速时期等均可因需要量增多而造成相对不足。

4. 消耗量过大　糖尿病、大量蛋白尿、长期发热、烧伤、甲状腺功能亢进、恶性肿瘤等均可使蛋白质消耗或丢失增多。

【临床表现】营养不良早期表现为体重不增，随后患儿体重下降。皮下脂肪逐渐减少以至消失，皮下脂肪消耗的顺序依次是腹部、躯干、臀部、四肢，最后是面部。腹部皮下脂肪层厚度是判断营养不良程度的重要指标之一。随着病程的进展，营养不良程度由轻变重，各种临床症状也逐步加重。有血清蛋白降低时可出现营养不良性水肿。婴儿常有饥饿性便秘或腹泻。

营养不良并发症：①营养性贫血。②多种维生素和微量元素缺乏。③感染，如上呼吸道感染、支气管肺炎、鹅口疮、结核病、中耳炎、尿路感染等。④自发性低血糖，若不及时诊治，可致死亡。

临床上根据各种症状的程度，将营养不良分为 3 度。

婴幼儿不同程度营养不良的特点如下。

项目	I 度（轻）	II 度（中）	III 度（重）
体重低于正常均值	10%～25%	25%～40%	40%以上
腹部皮下脂肪厚度	0.8～0.4cm	<0.4cm	消失
身高（长）	尚正常	低于正常	明显低于正常
消瘦	不明显	明显	皮包骨样
皮肤	尚正常	干燥、苍白	明显苍白、无弹性，可出现瘀点
肌张力	正常	明显降低、肌肉松弛	肌张力低下、肌肉萎缩
精神状态	正常	烦躁不安	萎靡，反应低下，抑郁与烦躁交替

【辅助检查】本病最突出的表现是血清白蛋白浓度降低，但不够灵敏；胰岛素样生长因子 I 水平反应灵敏，且不受肝功能的影响，是早期诊断营养不良的可靠指标。还有多种血清酶活性、血糖、血浆胆固醇水平降低，各种维生素及微量元素缺乏。

【处理原则】尽早发现，早期治疗，采取综合性治疗措施，包括调整饮食及补充营养物质；祛除病因，治疗原发病；控制继发感染；促进消化和改善代谢功能；治疗并发症。

【常见护理诊断/问题】①营养失调 低于机体需要量：与能量和（或）蛋白质摄入不足和（或）需要、消耗过多有关。②有感染的危险：与机体抵抗力低下有关。③潜在并发症：低血糖。④知识缺乏：患儿家长缺乏营养知识及育儿知识。

【护理措施】

1. 饮食管理 原则为循序渐进，逐渐补充。根据营养不良的程度、消化功能来调整饮食的量及种类。

对于轻度营养不良患儿，在基本维持原膳食的基础上，较早添加含蛋白质和热量较高的食物。开始每日可供给热量 250～330kJ/kg（60～80kcal/kg），以后逐渐递增。

对于中、重度营养不良患儿，热能和营养物质的供给应由低到高，逐渐增加。供给热量从每日 165~230kJ/kg（45~55kcal/kg）开始，逐步少量增加；若消化吸收能力较好，可逐渐增加到每日 500~727kJ/kg（120~170kcal/kg），并按实际体重计算所需热能。待体重恢复，可供给正常生理需要量。

选择食物的原则：一是适合患儿的消化能力，轻度营养不良患儿，可从牛奶开始，逐渐过渡到带有肉末的辅食。中、重度营养不良患儿则可先给稀释奶或脱脂奶，再给全奶，然后才能给带有肉末的辅食。二要符合营养需要，即高蛋白、高能量、高维生素的饮食，还要根据情况适当补充铁剂。

2. 促进消化、改善食欲　遵医嘱给予各种消化酶（胃蛋白酶、胰酶等）和 B 族维生素口服，以助消化；给予蛋白同化类固醇制剂如苯丙酸诺龙肌注，以促进蛋白质的合成和增进食欲。必要时少量多次输血或静滴氨基酸、脂肪乳等静脉营养物质。

3. 预防感染　保持皮肤清洁、干燥，防止皮肤破损；做好口腔护理，保持生活环境舒适卫生，注意做好保护性隔离，防止交互感染。

4. 观察病情　密切观察患儿尤其是重度营养不良患儿的病情变化。观察有无低血糖、维生素 A 缺乏、酸中毒等临床表现，发现病情变化应及时报告，并做好急症抢救准备。每日记录进食情况及对食物的耐受情况，定期测量体重、身高及皮下脂肪的厚度，以判断治疗效果。

5. 提供舒适的环境，促进生长发育　合理安排生活，减少不良刺激，保证患儿精神愉快和有充足的睡眠；对住院治疗的患儿，鼓励父母陪伴；及时纠正先天畸形，进行适当的户外活动和体格锻炼，促进新陈代谢，以利于生长发育。

【健康教育】向患儿家长解释导致营养不良的原因，介绍科学育儿的知识，指导母乳喂养、混合喂养和人工喂养的具体执行方法，纠正小儿的不良饮食习惯；合理安排生活作息，坚持户外活动，保证充足睡眠；预防感染，按时进行预防接种；先天畸形患儿应及时手术治疗；做好生长发育监测。

九、小儿维生素 D 缺乏性佝偻病病人的护理

【概述】维生素 D 缺乏性佝偻病是由于体内维生素 D 缺乏，导致钙、磷代谢紊乱，造成以骨骼病变为特征的全身慢性营养性疾病。本病主要见于 2 岁以下的婴幼儿，为我国儿科重点防治的四病之一。

【病因】

1. 日光照射不足　体内维生素 D 的主要来源为皮肤内 7 - 脱氢胆固醇经紫外线照射生成。紫外线不能通过普通玻璃窗，在北方，因寒冷季节长、日照时间短，小儿户外活动少，紫外线量明显不足，可使内源性维生素 D 生成不足。

2. 维生素 D 摄入不足　天然食物含维生素 D 少，不能满足婴幼儿需要。若日光照射不足或未添加鱼肝油等，则易患佝偻病。

3. 生长过速　早产儿或双胎体内储存维生素 D 不足，出生后生长速度较快，所需维生素 D 多，若未及时补充，极易发生佝偻病。

4. 疾病与药物的影响　胃肠道、肝胆或肾脏疾病影响维生素 D 及钙、磷的吸收和利用，致钙、磷代谢障碍；长期服用抗惊厥药物可使维生素 D 加速分解为无活性的代谢产物；服用糖皮质激素可对抗维生素 D 对钙转运的调节。

【临床表现】本病好发于 3 个月至 2 岁的小儿，主要表现为生长中的骨骼改变、肌肉松弛和非特异性神经精神症状。临床分期如下。

1. 初期　多见于 3 个月以内的小儿，主要表现为非特异性神经精神症状，如易激惹、烦躁、睡眠不安、夜间啼哭，常伴与室温、季节无关的多汗，尤其头部多汗而刺激头皮，致婴儿常摇头擦枕，出现枕秃。此期常无骨骼病变。

2. 激期　初期患儿若未经适当治疗，可发展为激期。此期出现典型的骨骼病变。

（1）骨骼改变：①头部：3 ~ 6 个月患儿可见颅骨软化，重

者可出现乒乓球样的感觉；<u>7～8个月患儿可有方颅或鞍形颅</u>；前囟增宽及闭合延迟；出牙延迟、牙釉质缺乏并易患龋齿。②胸部：<u>胸廓畸形多见于1岁左右</u>小儿。胸部骨骼出现肋骨串珠，以第7～10肋最明显；膈肌附着处的肋骨受膈肌牵拉而内陷形成郝氏沟；胸骨突出或凹陷。③四肢：<u>6个月以上小儿腕、踝部肥厚</u>的骨骺形成钝圆形环状隆起，称佝偻病手镯或脚镯；小儿开始行走后，由于骨质软化，因负重可出现下肢弯曲，形成"O"型腿或"X"型腿。久坐者可见脊柱后凸或侧弯。

（2）运动功能发育迟缓：患儿肌肉发育不良。<u>肌张力低下，韧带松弛</u>，表现为头颈软弱无力，坐、立、行等运动功能落后，腹肌张力下降，腹部膨隆如蛙腹。

（3）神经、精神发育迟缓：<u>重症患儿脑发育受累</u>，条件反射形成缓慢，患儿表情淡漠，语言发育迟缓，免疫功能低下，常伴发感染。

3. 恢复期　经适当治疗后，患儿临床症状和体征减轻或接近消失，精神活泼，肌张力恢复。

4. 后遗症期　多见于2岁以后小儿，临床症状消失，仅遗留不同程度的骨骼畸形。

【辅助检查】

1. 初期　常无明显骨骼改变，<u>X线检查可正常或钙化带稍模糊</u>；<u>血清25－（OH）D_3下降</u>，血钙正常或稍低，血磷降低，钙磷乘积稍低（30～40），碱性磷酸酶正常或增高。

2. 激期　患儿血钙稍降低，血磷明显降低，碱性磷酸酶增高。<u>X线检查长骨钙化带消失，干骺端呈毛刷样、杯口状改变</u>，骨骺软骨带增宽，骨密度减低，骨干弯曲畸形或青枝骨折。

3. 恢复期　血清钙、磷逐渐恢复正常。碱性磷酸酶开始下降，1～2个月恢复正常。

4. 后遗症期　血生化正常，X线检查骨骺干骺端病变消失。

【处理原则】本病治疗目的在于控制病情活动，防止骨骼畸形。<u>治疗应以口服维生素D为主</u>，剂量为每日50～100μg（2000～4000IU）或1,25－（OH）$_2D_3$ 0.5～2μg，视临床和X线检查情况，

4 周后改预防量，维生素 D 每日 400IU。注射法：对于有并发症的佝偻病及无法口服者，一次肌内注射维生素 D 20 万～30 万 IU，2～3 个月后口服预防量。治疗 1 个月后复查效果。除采用维生素 D 治疗以外，应注意加强营养，及时添加辅食，坚持每日户外活动。膳食中钙摄入不足时，应适当补充钙剂。严重骨骼畸形者需外科手术矫治。

【常见护理诊断/问题】 ①营养失调 低于机体需要量：与日光照射不足和维生素 D 摄入不足有关。②有感染的危险：与免疫功能低下有关。③知识缺乏：患儿家长缺乏佝偻病的预防及护理知识。

【护理措施】

1. 户外活动 指导家长每日带患儿进行一定时间的户外活动，直接接受阳光照射。生后 2～3 周即可带婴儿户外活动，冬季也要保证每日 1～2 小时户外活动时间。夏季应避免太阳直射，可在阴凉处活动，尽量多暴露皮肤。冬季室内活动时开窗，让紫外线能够透过。

2. 补充维生素 D ①提倡母乳喂养，按时添加辅食，给予富含维生素 D、钙、磷和蛋白质的食物。②遵医嘱给予维生素 D 制剂，注意维生素 D 过量中毒表现，如过量立即停服维生素 D。

3. 预防骨骼畸形和骨折 衣着柔软、宽松，床铺松软，避免早坐、站、行；避免久坐、久站，以防发生骨骼畸形。严重佝偻病患儿肋骨、长骨易发生骨折，护理操作时应避免重压和强力牵拉。

4. 加强体格锻炼 对已有骨骼畸形可采取主动和被动运动的方法矫正。如遗留胸廓畸形，可做俯卧位抬头展胸运动；下肢畸形可施行肌肉按摩，"O"型腿按摩外侧肌，"X"型腿按摩内侧肌，以增加肌张力，矫正畸形。对于行外科手术矫治者，指导家长正确使用矫形器具。

5. 预防感染 保持空气清新，温、湿度适宜，阳光充足，避免交互感染。

【健康教育】 给孕妇及患儿父母讲述有关疾病的预防、护理知识，鼓励多进行户外活动和晒太阳，选择富含维生素 D、钙、磷和蛋白质的食物；宣传母乳喂养，尽早开始户外活动；新生儿出生2周后每日给予维生素 D 400～800IU；对于处于生长发育高峰的婴幼儿，更应加强户外活动，给予预防量维生素 D 和钙剂，并及时添加辅食；在预防用药的同时，告知家长过量服用可造成中毒。以示范和指导练习的方式教授户外活动、日光浴、服维生素 D 及按摩肌肉矫正畸形的方法。

十、小儿维生素 D 缺乏性手足搐搦症病人的护理

【概念】维生素 D 缺乏性手足搐搦症主要是由于维生素 D 缺乏，血钙降低，导致神经肌肉兴奋性增高，出现惊厥、喉痉挛或手足抽搐等症状，多见于6个月以内的婴幼儿。

【病因】血清钙离子降低是引起惊厥、喉痉挛、手足抽搐的直接原因。维生素 D 缺乏的早期，钙吸收减少，血钙降低，而甲状旁腺分泌不足，不能促进骨钙动员和增加尿磷排泄，致血钙进一步下降。血钙的正常值为 2.1～2.6mmol/L，当血钙为 1.75～1.88mmol/L 或血清钙离子浓度在1mmol/L 时，即可出现上述症状。

【临床表现】本病典型的临床表现为惊厥、手足抽搐、喉痉挛发作，并有不同程度的激期佝偻病的表现。

1. 惊厥　惊厥发作多见于婴儿，特别是佝偻病患儿，常于户外活动后发作，表现为突然发生两眼上翻、面肌抽动、四肢抽动、神志不清。发作时间持续数秒至数分钟，发作时间持续久者可有发绀。发作停止后意识恢复，精神萎靡而入睡，醒后活泼如常。发作次数可数日1次至1日数次甚至数十次。一般不发热，发作轻时仅有短暂的眼球上窜和面肌抽动，神志清楚。

2. 手足抽搐　手足抽搐多见于较大的婴儿、幼儿和年长儿童，表现为突然发生手足肌肉痉挛成弓状，手腕屈曲，手指僵直，拇指内收贴紧掌心，踝关节僵直，足趾弯曲向下，发作停止后活动自如。

3. 喉痉挛　喉痉挛主要见于2岁以下的小儿，表现为喉部肌

肉、声门突发痉挛，出现呼吸困难，吸气时喉鸣。严重者可发生窒息而死亡。

4. 特殊体征　在不发作时，可通过刺激神经肌肉引出下列体征：①面神经征：以手指或叩诊锤轻击患儿颧弓与口角间的面颊，可引起眼睑和口角抽动者为阳性。②陶瑟征：以血压计袖带包裹上臂打气后，使血压维持在收缩压与舒张压之间，5 分钟之内该手出现痉挛状为阳性。③腓反射：用叩诊锤骤击膝下外侧腓神经处，可引起足向外侧收缩者为阳性。

【辅助检查】血钙处于 1.75～1.88mmol/L（7～7.5mg/dL），血磷正常或偏高。

【处理原则】

1. 急救处理　立即吸氧，保持呼吸道通畅；控制惊厥与喉痉挛，可用 10% 水合氯醛每次 40～50mg/kg 保留灌肠；或地西泮，每次 0.1～0.3mg/kg，肌内或静脉注射。喉痉挛者需立即将舌头拉出口外，进行人工呼吸或加压给氧，必要时行气管插管或气管切开。

2. 钙剂治疗　常用 10% 葡萄糖酸钙 5～10mL，以 10% 葡萄糖液稀释 1～3 倍后缓慢静脉推注（10 分钟以上）或滴注，惊厥反复发作时可 6 小时重复 1 次，直至惊厥控制后改为口服钙剂。

3. 维生素 D 治疗　症状控制后按维生素 D 缺乏性佝偻病补充维生素 D。

【常见护理诊断/问题】①有窒息的危险：与惊厥、喉痉挛发作有关。②营养失调　低于机体需要量：与维生素 D 缺乏有关。③知识缺乏：患儿家长缺乏维生素 D 缺乏性手足搐搦症相关知识。

【护理措施】

1. 控制惊厥、喉痉挛：遵医嘱立即使用镇静剂、钙剂。静脉注射钙剂时需缓慢推注（10 分钟以上）或滴注，以免因血钙骤升发生呕吐甚至心脏停搏；避免药液外渗，以免造成局部坏死。

2. 防止窒息：密切观察惊厥、喉痉挛的发作情况，做好气管插管或气管切开的术前准备。一旦发现症状应及时吸氧，喉痉挛者需立即将舌头拉出口外，同时将患儿头偏向一侧，清除口鼻分泌物，保持呼吸道通畅，避免吸入窒息；对已出牙的小儿，应在上、下门齿间放置牙垫，避免舌被咬伤；必要时行气管插管或气管切开。

3. 定期户外活动，补充维生素 D。

【健康教育】指导家长合理喂养，合理安排儿童日常生活，坚持每天有一定时间的户外活动，遵医嘱补充维生素 D，适量补充钙，以预防维生素 D 缺乏性手足搐搦症复发及治疗佝偻病。教会家长惊厥、喉痉挛发作时的处理方法，如使患儿平卧，松开衣领，颈部伸直，头后仰，以保持呼吸道通畅，同时呼叫医护人员。

扫码关注，
做配套习题

损伤、中毒病人护理核心知识要点

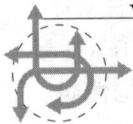

一、损伤病人的护理

二、烧伤病人的护理

三、休克病人的护理

四、毒蛇咬伤病人的护理

五、腹部损伤病人的护理

六、急性一氧化碳中毒病人的护理

七、急性有机磷农药中毒病人的护理

八、镇静催眠药中毒病人的护理

九、酒精中毒病人的护理

十、中暑病人的护理

十一、淹溺病人的护理

十二、细菌性食物中毒病人的护理

十三、小儿气管、支气管异物的护理

十四、破伤风病人的护理

十五、肋骨骨折病人的护理

十六、常见四肢骨折病人的护理

十七、骨盆骨折病人的护理

十八、颅骨骨折病人的护理

一、损伤病人的护理

【分类】

1. 闭合伤 受伤部位皮肤、黏膜仍保持完整，多由钝性暴力所致，包括挫伤、扭伤、挤压伤、爆震伤。

2. 开放伤 受伤部位皮肤、黏膜的完整性遭到破坏，有伤口和出血，包括擦伤、刺伤、切割伤、裂伤、撕脱伤、火器伤。

【处理原则】

1. 闭合伤 如无内脏合并伤，多不需特殊处理，可自行恢复。如骨折脱位，及时复位固定，逐步进行功能锻炼；如颅内血肿、内脏破裂等，应紧急手术。

2. 开放伤 清洁伤口、及早清创缝合、应用抗生素。伤后12小时内使用抗生素；清创应争取在伤后6~8小时内实施。

【护理措施】

1. 急救 ①抢救生命：优先处理危及生命的紧急情况，如心搏骤停、窒息、活动性大出血、张力性或开放性气胸、休克、腹腔内脏脱出等。②迅速有效止血：使用止血带止血时，每隔1小时放松2~3分钟，避免引起肢体缺血坏死。③维持循环功能稳定：包扎伤口，妥善固定骨折。④安全转运病人：搬运前四肢妥善固定，疑有脊柱骨折，应三人以平托法或滚动法将病人平卧于硬板上，防止脊髓损伤；胸部损伤重者，宜取伤侧向下的低斜坡卧位，以利健侧呼吸；运转途中病人头部应朝后（与运行方向相反），避免脑缺血突然死亡。

2. 软组织闭合伤的护理 ①观察病情：密切观察生命体征的变化。②局部制动：抬高患肢15°~30°，以减轻肿胀和疼痛。③配合局部治疗：促进功能恢复（早期局部冷敷，避免局部肿胀和渗血）。

3. 软组织开放伤的护理 ①对污染伤口进行清创缝合。②感染伤口应加强换药，积极控制感染。③换药顺序：先清洁伤口，再污染伤口，最后感染伤口。④浅表肉芽伤口的处理：肉芽水肿可用5%氯化钠溶液湿敷；如创面脓液稠厚且坏死组织多，应用硼酸（优琐）等湿敷。

二、烧伤病人的护理

【病理分期】

1. **休克期** 发生在烧伤后48小时内，是导致病人死亡的主要原因，由于大量血浆外渗至组织间隙及创面引起。体液渗出多自伤2~3小时开始，6~8小时最快，至36~48小时达高峰。

2. **感染期** 创面从渗出逐渐转化为吸收为主，创面及组织中的毒素和坏死分解产物吸收入血，引起中毒症状。

3. **修复期** 组织烧伤后，在炎症反应的同时，创面已开始了修复过程。

【临床表现】

1. **烧伤面积**

（1）**中国新九分法**：口诀：三三三，五六七，十三十三二十一，双臀占五会阴一，小腿十三双足七。

（2）**手掌法**：以病人本人五指并拢的1个手掌面积约为1%计算，适合较小面积烧伤的估测。

部位	成人各部位面积（%）	小儿各部位面积（%）
头颈	9×1=9（发部3，面积3，颈部3）	9＋（12－年龄）
双上肢	9×2=18（双手5，双前臂6，双上臂7）	9×2
躯干	9×3=27（腹侧13，背侧13，会阴1）	9×3
双下肢	9×5+1=46（双臀5，双大腿21，双小腿13，双足7）	46－（12－年龄）

2. **烧伤深度**

（1）**I度烧伤**：伤及表皮浅层，表面红斑状、干燥、烧灼感，3~7天脱屑愈合。

（2）**浅II度烧伤**：伤及表皮的生发层和真皮乳头层。大小不一的水疱形成，创面红润、潮湿，疼痛剧烈。2周左右愈合，有色素沉着。

（3）深Ⅱ度烧伤：伤及<u>真皮层</u>。基底苍白与潮红相间、创面潮湿，痛觉迟钝。3～4周愈合，常留有瘢痕。

（4）Ⅲ度烧伤：伤及<u>皮肤全层</u>，可达皮下、肌肉或骨骼。痛觉消失，创面无水疱，呈蜡白或焦黄，甚至炭化成焦痂。

【护理措施】

1. 现场急救　①脱离热源：热液浸渍的衣裤可冷水冲淋后剪开取下；如系生石灰烧伤，可先去除石灰粉粒，再用清水长时间地冲洗。②抢救生命：是急救的首要原则，及时处理窒息、心跳骤停、大出血、开放性气胸等危急情况。③预防休克：实施补液方案，尽量避免饮白开水。轻者饮用淡盐水，中度以上者建立静脉通道。④保护创面：可用无菌敷料或干净布单覆盖包裹。⑤尽快转运：途中持续输液，保持呼吸道通畅。

2. 静脉输液

（1）补液量

1）第一个24小时补液量为创面丢失量＋日需要量。

<u>体重（kg）×烧伤面积（％）×1.5mL＋2000mL</u>

2）第二个24小时补丢失量为第一个24小时计算量的一半，其中日需要量不变。

电解质液和胶体溶液的比例一般为2∶1，当广泛烧伤（≥60%）时为1∶1。

（2）补液种类与安排：①电解质液首选<u>平衡盐液</u>，胶体液首选<u>血浆</u>。②烧伤后在首个8小时内输入上述总量的1/2。

（3）观察指标：①<u>尿量</u>：是判断血容量是否充足的简便而可靠的指标。②成人每小时尿量大于30mL，有血红蛋白尿时要维持在50mL以上。

三、休克病人的护理

【概述】休克是<u>各种强烈致病因素</u>作用于机体，使循环功能急剧减退，<u>组织器官微循环灌流严重不足</u>，以至重要生命器官机能、代谢严重障碍的全身危重病理过程。休克是一种急性综合征，在这种状态下，全身有效血流量减少，微循环出现障碍，导致重要的生命器官缺血缺氧，即身体器官需氧量与得氧量失调。

【临床表现】休克的发病过程可分为休克早期和休克期（休克期又分为休克中期、休克晚期），也可称为休克代偿期和休克抑制期（休克抑制期又分为休克进展期、休克难治期）。

1. 休克代偿期（休克早期）　休克刚开始时，人体对血容量减少有一定的代偿能力，这时中枢神经系统的反应是兴奋性提高，病人表现为精神紧张、兴奋或烦躁不安。血容量减少的症状还不是很明显，病人开始出现皮肤苍白、四肢发冷、心跳呼吸加快、尿量减少等症状。如果在休克早期能够及时诊断、治疗，休克很快就会好转，但如果不能及时有效治疗，休克会进一步发展，进入休克期。

2. 休克进展期（休克中期）　休克没有得到及时治疗，就会进入可逆性失代偿期。这时病人的主要临床表现为血压进行性下降，心脑血管失去自身调节或血液重新分布中的优先保证，冠状动脉和脑血管灌流不足，出现心脑功能障碍，心搏无力，病人神志淡漠甚至转入昏迷；肾血流量长时间严重不足，出现少尿甚至无尿；皮肤发凉加重、发绀，可出现花斑。失代偿初期经积极救治仍属可逆，但若持续时间较长则进入休克难治期。

3. 休克难治期（休克晚期）　休克发展的晚期阶段，不可逆性失代偿期。主要临床表现为血压进行性下降，给升压药仍难以恢复。脉搏细速，中心静脉压降低，静脉塌陷，出现循环衰竭，可致病人死亡；毛细血管无复流；由于微循环瘀血不断加重和弥漫性血管内凝血（DIC）的发生，全身微循环灌流严重不足，细胞受损乃至死亡，心、脑、肺、肾等脏器出现功能障碍甚至衰竭。

【分类】休克在临床上大体可分为以下几种类型：①出血性休克。②感染中毒性休克。③心源性休克。④过敏性休克。⑤创伤性休克。⑥神经源性休克。⑦血流阻塞性休克。⑧内分泌性休克。

【并发症】休克可发生心力衰竭、急性呼吸衰竭、急性肾功能衰竭、脑功能障碍和急性肝功能衰竭等并发症。

【护理措施】

1. 绝对卧床休息，避免不必要的搬动，应取平卧位或休克卧位，注意保温。

2. 尽快消除休克原因，如止血、包扎、固定，镇静、镇痛（有呼吸困难者禁用吗啡），抗过敏，抗感染。

3. 给氧，鼻导管给氧 2~4L/min，每 4 小时清洗导管 1 次，保持通畅，必要时可用面罩吸氧。呼吸衰竭时可给呼吸兴奋药。

4. 保持静脉输液通畅，必要时可做静脉切开，以利于血容量的补充和用药，纠正水、电解质紊乱及酸中毒，按病情掌握药量、滴速，保证准确及时给药。

5. 保持呼吸道通畅，及时吸痰，必要时用药物雾化吸入，有支气管痉挛可给氨茶碱、氢化可的松，药物剂量遵医嘱执行，如出现喉头梗阻时，行气管切开。

6. 早期在扩容疗法同时可酌情应用血管收缩药，如去甲肾上腺素、间羟胺等药物提升血压，一般维持在 80~100/60~70mmHg 即可，不可过高。当血容量补足时，也可用血管扩张药，如异丙肾上腺素、苄胺唑啉等。输入此类药物时应密切观察血压、心率和尿量，避免药液外溢至血管外。

7. 密切观察病情变化，及时报告医生并准确记录：①密切观察心率、呼吸、血压的变化，根据病情 15~30 分钟测量 1 次。②体温每 4 小时测 1 次，低于正常体温时要保暖，高于正常体温时应给予物理降温。避免体温骤降，以免虚脱加重休克。③观察意识，当中枢神经细胞轻度缺氧时，病人表现烦躁不安或兴奋，甚至狂躁，随着休克加重，由兴奋转抑制，病人表现为精神不振、反应迟钝甚至昏迷，对此病人应适当约束以防意外损伤，亦可使用镇静剂，但需注意血压。④注意皮肤色泽及肢端温度，如面色苍白常表示有大出血；口唇或指甲发绀，说明微循环血流不足或瘀滞；当胸前或腹壁有出血时，提示有 DIC 出现；如四肢厥冷表示休克加重，应保温。⑤注意尿量、颜色、比重、pH 值，病情重或尿少者应留置导尿，每小时记录 1 次尿量，如每小时在 17mL 以下或尿闭，应及时报告医生处理，以防急性肾衰。保持尿管通畅，预防泌尿系统逆行感染。⑥严密观察心率变化，如脉速、末梢紫绀伴有颈静脉怒张、呼吸困难、咳血性泡沫痰，提示心力衰竭，应及时报告医生处理。⑦测中心静脉压，可作为调整血容量及心功能之标志。休克期 CVP 在 $10cmH_2O$ 以下应补充血容量，不宜使其超过 $12 \sim 15cmH_2O$，否则有发生肺水肿危险；如 CVP 高于 $15cmH_2O$，而休克尚未纠正者，应给予强心药。⑧休克病人根据病情立即抽血验血常规、血型及血钾、钠、氯，CO_2 结合力和血浆蛋白，红细胞比积等，以作为抗休克治疗的用药依据。

8. 按时做好压疮护理及口腔护理，预防并发症的发生。

9. 饮食可给予高热量、高维生素的流质饮食，不能进食者给予鼻饲。

四、毒蛇咬伤病人的护理

【概述】毒蛇咬伤主要发生在南方农村和山区，一般以夏秋季最为多见，咬伤部位以四肢多见。毒蛇咬人时，毒液从其唇腭上的一对唇上腺排出，经过毒牙的导管注入人体，通过淋巴和静脉回流到达全身，引起严重的全身中毒而危及伤者生命。一般毒蛇头部多呈三角形，色彩斑纹鲜明，被咬处皮肤留下一对大而深的牙痕，全身有中毒症状。无毒蛇蛇头呈椭圆形，色彩斑纹不鲜明，被咬皮肤的牙痕小且呈锯齿状，无全身中毒症状。

【病因和发病机制】蛇毒是含有多种毒性蛋白质、溶组织酶及多肽的复合物，按毒性可分为神经毒素、血液毒素和混合毒素。其中神经毒素对中枢神经和神经肌肉节点有选择性毒性作用，可麻痹感觉神经末梢引起肢体麻木，阻断运动神经与横纹肌之间的神经传导，引起横纹肌弛缓性麻痹，代表性毒蛇有金环蛇、银环蛇、海蛇、响尾蛇等。血液毒素种类多，成分复杂，对血细胞、血管内皮细胞及组织有破坏作用，可引起出血、溶血、休克或心力衰竭等，代表性毒蛇有五步蛇、竹叶青、蝰蛇、龟壳蛇等。混合毒素兼有神经、血液毒素特点，代表性毒蛇有眼镜蛇、眼镜王蛇、蝮蛇等。

【临床表现】被毒蛇咬伤后，病人出现症状的快慢及轻重与毒蛇种类、蛇毒的剂量与性质有明显的关系。当然咬伤的部位、伤口的深浅及病人的抵抗力也有一定的影响。毒蛇在饥饿状态下主动伤人时，排毒量大，后果严重。

1. 神经毒素致伤的表现　伤口局部出现麻木，知觉丧失，或仅有轻微痒感。伤口红肿不明显，出血不多，约在伤后半小时，感觉头昏、嗜睡、恶心、呕吐、乏力，重者出现吞咽困难、声嘶、失语、眼睑下垂及复视，最后可出现呼吸困难、血压下降及休克，致使机体缺氧、发绀、全身瘫痪，如抢救不及时则最后出现呼吸及循环衰竭，病人可迅速死亡。神经毒素吸收快，危险性大，又因局部症状轻，常被人忽略。伤后的第 1~2 天为危险期，一旦度过此期，症状就能很快好转，而且治愈后不留任何后遗症。

2. 血液毒素致伤的表现　咬伤的局部迅速肿胀，伤口剧痛，流血不止。伤口周围的皮肤常伴有水泡或血泡，皮下瘀斑，组织坏死并不断向近侧发展。严重时全身广泛性出血，如结膜下瘀血、鼻衄、呕血、尿血等。个别病人还会出现胸腔、腹腔出血及颅内出血，最后导致出血性休克。病人可伴头晕、恶心、呕吐、腹泻、关节疼痛及高热。由于症状出现较早，一般救治较为及时，故死亡率可低于神经毒致伤的病人。但由于发病急，病程较持久，故危险期也较长，治疗过晚则后果严重。治愈后常留有局部及内脏的后遗症。

3. 混合毒素致伤的表现　兼有神经毒素及血液毒素的症状。从局部伤口看类似血液毒致伤，如局部红肿、瘀斑、血泡、组织坏死及淋巴结炎等；从全身来看，又类似神经毒致伤。此类伤员死亡原因仍以神经毒素为主。

【处理原则】立即伤口近端环形缚扎伤肢，延缓毒素吸收扩散；尽快局部清创排毒，全身应用蛇药、抗蛇毒血清等中和蛇毒；对症及支持疗法，防治休克、弥漫性血管内凝血、急性心衰、呼衰、肾衰等并发症。

【护理措施】

1. 现场急救　急救原则是阻止蛇毒吸收，尽快使蛇毒从局部排出。

(1) 镇静：病人切勿惊慌奔跑，以免加速蛇毒的扩散和吸收。

(2) 环形缚扎：立即在伤口的近心端10cm用止血带或布带等环形结扎。松紧以阻止静脉和淋巴回流为度。

(3) 伤口排毒：大量冷水冲洗伤口，边冲洗边从伤肢的近心端向伤口方向及周围反复轻柔挤压，排出伤口内蛇毒。伤口冲洗后，用锐器在咬痕处挑开，深达皮下，扩大创口排出蛇毒。血液毒蛇咬伤者禁忌切开，防止出血不止。若救援者用吮吸伤口的方法（救援者口腔应无伤口），随吸随漱口，则排毒效果更佳。

(4) 转送病人：转运途中注意病情变化，伤肢不宜抬高。

2. 急诊护理

(1) 病情观察：密切监测生命体征、意识、呼吸循环功能、尿量等，观察全身中毒症状的进展；注意肢体肿胀、伤口引流情况。

(2) 伤口处理：患肢下垂，用尖刀在伤口周围多处切开，用拔火罐、吸乳器等方法抽吸残余蛇毒。用3%过氧化氢溶液或1∶5000高锰酸钾溶液冲洗伤口，然后用高渗盐水或1∶5000高锰酸钾溶液湿敷。局部降温可减缓毒素吸收速度。

(3) 解毒措施：静脉输液，促进蛇毒从尿中排出，输液时要注意心肺功能。应用单价和多价抗蛇毒血清，用前需做过敏试验，结果阳性应用脱敏注射法。口服和外敷解蛇毒中成药，常用蛇药有南通（季德胜）蛇药、上海蛇药等，此外，半边莲、白花蛇舌草、七叶一枝花等新鲜草药对毒蛇咬伤也有效。胰蛋白酶有直接分解蛇毒作用，可取2000U加入0.05%普鲁卡因20mL，在伤口四周做局部浸润或在伤口上方做环状封闭。也可用0.25%普鲁卡因20mL加地塞米松5mg环状封闭，有止痛、抗感染、消肿和减轻过敏的作用。

(4) 对症及支持疗法的护理：鼓励病人多饮水，不能进食者给予静脉补液以利排毒及纠正水、电解质和酸碱平衡紊乱。选用抗生素防止合并感染，注射破伤风抗毒素。同时积极预防休克及多器官功能障碍综合征。

五、腹部损伤病人的护理

【分类】腹部损伤分为开放性和闭合性两大类。在闭合性腹部损伤中最常见受损脏器为脾脏。

【临床表现】

1. 单纯腹壁损伤 局部肿胀、疼痛，有时可见皮下瘀斑。

2. 实质性脏器破裂 <u>主要表现为腹腔内出血</u>，病人有面色苍白、出冷汗、脉搏快而细弱等失血性休克表现。

3. 空腔脏器破裂 临床上以腹膜炎的表现为主。

【辅助检查】①<u>血尿是泌尿器官损伤的重要标志</u>。②胰腺损伤时多有血或尿淀粉酶值升高。③诊断性腹腔穿刺对判断腹腔内脏有无损伤和哪一类脏器损伤有很大帮助。

【护理措施】

1. 急救 ①抢救生命，先抢救危及生命的伤情。②禁食、胃肠减压。③对有内脏脱出者<u>不可回纳腹腔</u>以免污染，可用<u>消毒或清洁碗盖住脱出内脏</u>。

2. 内脏损伤的护理 ①病人绝对卧床，不随意搬动。②做好术前准备，做到"四禁"，即禁食禁饮、禁忌灌肠、禁用泻药、禁用吗啡等止痛药物。

3. 术后护理 ①体位：先按麻醉要求安置体位，<u>血压平稳改为半卧位</u>。②禁食、胃肠减压：术后禁食 2～3 天，肛门排气后无腹胀可从进少量流食开始。③静脉输液和观察病情。④切口护理：保持敷料干燥、不脱落，如有渗血、渗液及时更换。⑤鼓励早期活动和做好腹腔引流护理。

4. 腹腔脓肿的防治 ①<u>盆腔脓肿</u>：最为常见，主要表现为直肠或膀胱刺激症状，如里急后重、尿频尿急等。②膈下脓肿：以<u>右膈下脓肿</u>多见，患侧季肋部持续性钝痛，深呼吸时加重，并向肩背部放射，可伴有呃逆。

六、急性一氧化碳中毒病人的护理

[一氧化碳中毒口诀] 煤气中毒，脑先受损；樱桃红色，典

型体征；碳氧测定，最能确诊；一旦发生，脱离环境；导管给氧，八至十升；清醒以后，休息两周；以免发生，迟发脑病。

七、急性有机磷农药中毒病人的护理

【临床表现】本病表现为急性中毒全身损害。

1. 毒蕈碱样症状　主要是副交感神经末梢兴奋所致，表现为头晕、头痛、流涎、瞳孔缩小等。

2. 烟碱样症状　主要是横纹肌运动神经过度兴奋，表现为肌纤维颤动。

3. 中枢神经系统症状　急性严重中毒症状消失后 2~3 周极少数病人可发生迟发性多发神经病。急性中毒症状缓解后，迟发性神经病发生前，多在急性中毒 24~96 小时突然发生死亡，称为"中间综合征"。

【辅助检查】全血胆碱酯酶活力测定是诊断有机磷农药中毒的主要指标：①轻度中毒：全血胆碱酯酶活力一般在 50%~70%。②中度中毒：全血胆碱酯酶活力降至 30%~50%。③重度中毒：全血胆碱酯酶活力降至 30% 以下。

【处理原则】

1. 迅速清除毒物　①口服中毒者反复洗胃，可以清水、2% 碳酸氢钠（敌百虫禁用）或 1∶5000 高锰酸钾溶液进行洗胃。②皮肤黏膜吸收中毒者应立即脱离现场，脱去污染衣服，禁用热水或酒精擦洗。

2. 使用抗胆碱药　最常用的药物为阿托品：①阿托品化表现：病人瞳孔较前扩大、颜面潮红、口干、皮肤干燥、肺部湿啰音减少或消失、心率加快等。②阿托品中毒表现：瞳孔扩大、烦躁不安、意识模糊、谵妄、抽搐、昏迷和尿潴留等。

八、镇静催眠药中毒病人的护理

【病因】

1. 苯二氮䓬类：①长效类（半衰期 >30 小时）：氯氮䓬、地西泮、氟西泮。②中效类（半衰期 6~30 小时）：阿普唑仑、奥沙西泮、替马西泮。③短效类：三唑仑。

2. 巴比妥类：①长效类：巴比妥、苯巴比妥。②中效类：戊巴比妥、异戊巴比妥、布他比妥。③短效类：司可巴比妥、硫喷妥钠。

3. 非巴比妥非苯二氮䓬类。

4. 吩噻嗪类。

【临床表现】

1. 急性中毒

（1）苯巴比妥中毒：①轻度：嗜睡、情绪不稳定、注意力不集中、记忆力减退、共济失调、步态不稳、眼球震颤。②重度：进行性中枢性神经系统抑制。

（2）苯二氮䓬类中毒：嗜睡、头晕、语言含糊不清、意识模糊、共济失调。

（3）非巴比妥非苯二氮䓬类中毒：①水合氯醛：心律失常、肝肾功能损害。②格鲁米特：意识障碍周期性波动。③甲喹酮：明显呼吸抑制。④甲丙氨酯：血压下降。

（4）吩噻嗪类中毒：锥体外系表现（震颤麻痹综合征、静坐不能、急性肌张力障碍反应）。

2. 慢性中毒 ①意识障碍和轻躁狂状态。②智能障碍。③人格变化。

3. 戒断综合征 自主神经系统兴奋性增高和轻、重症神经异常。

【辅助检查】①血液、尿液、胃液中药物浓度测定。②血液生化检查。③动脉血气分析。

【处理原则】

1. 急性中毒的治疗 ①维持昏迷病人重要脏器功能。②清除毒物。③特效解毒疗法。④对症治疗。

2. 慢性中毒的治疗 ①逐步缓慢减少药量，停用镇静催眠药物。②请精神科医生会诊，进行心理治疗。

3. 戒断综合征的治疗 用足量镇静催眠药控制戒断症状，稳定后逐渐减少药量以至停药。

【常见护理诊断/问题】①清理呼吸道无效。②组织灌注量改变。③有皮肤完整性受损的危险。④潜在并发症。

【护理措施】①严密观察病情。②密切观察生命体征的变化。③保持清洁、卫生。④指导病人预防肺部感染的方法。⑤饮食护理。

九、酒精中毒病人的护理

【临床表现】①急性中毒：<u>兴奋期、共济失调期、昏迷期</u>。②戒断综合征。③慢性中毒。

【处理原则】①急性中毒：严重急性中毒时可用<u>血液透析</u>促使体内乙醇排出。②戒断综合征：病人应安静休息，保证睡眠。

十、中暑病人的护理

【临床表现】

1. **热衰竭** <u>为最常见的一种</u>，由于大量出汗导致失水、失钠，主要表现为头痛、头晕、口渴、脉搏细速、血压下降等。

2. **热痉挛** 血液中钠、氯浓度降低而引起肌肉痉挛。

3. **热射病** 以<u>高热、无汗、意识障碍</u>"三联征"为典型表现。

4. **日射病** 脑组织充血、水肿，出现剧烈头痛。

【处理原则】

1. **热衰竭** 纠正血容量不足，静脉补液。

2. **热痉挛** 给予含盐饮料。

3. **热射病** 迅速采取降温措施：①物理降温：<u>肛温降至38℃时暂停降温</u>。②药物降温：常用药物为<u>氯丙嗪</u>。③对症治疗：伴抽搐时可<u>肌注地西泮</u>；伴休克时<u>动脉快速推注4℃5%葡萄糖盐水</u>。

【健康教育】①加强防暑降温知识的宣传，对于高温气候耐受差的老人、产妇、体弱者更应做好防暑措施。②高温作业工人、夏季田间劳动的农民，每天补充含<u>盐0.3%</u>的饮料。

十一、淹溺病人的护理

【辅助检查】①水淹溺者的<u>血钠、钾、氯化物可有轻度降低，有溶血时血钾往往增高</u>。②海水淹溺者<u>血钙和血镁增高</u>。

【救护措施】

1. 现场救护　①迅速将病人救出水。②保持呼吸道通畅：立即清除口、鼻腔内淤泥等。③倒水处理：采用头低脚高的体位将肺内及胃内积水排出。④心肺复苏：对于呼吸和心跳停止的病人立即进行心肺复苏术。

2. 医院内救护　①维持呼吸功能及循环功能。②监测病情变化。③复温和保温。④对症处理：对淡水淹溺者可静滴3%氯化钠溶液500mL，对海水淹溺者可予5%葡萄糖溶液或低分子右旋糖酐纠正血液浓缩。

十二、细菌性食物中毒病人的护理

【概述】细菌性食物中毒是因进食细菌或细菌毒素污染的食物而引起的<u>急性感染中毒性疾病</u>。细菌性食物中毒常呈<u>暴发或集体发病</u>，有共同的传染源，即被细菌或其毒素污染的食物，<u>夏秋季细菌容易繁殖，发病人数多</u>。

【病因】

1. <u>沙门氏菌属</u>　<u>是细菌性食物中毒最常见的病原菌之一</u>。沙门氏菌进入人体肠道后主要引起胃肠道反应。部分病人有畏寒、发热等中毒症状。

2. 嗜盐菌（副溶血性弧菌）　是多形态杆菌，革兰染色阴性，中毒后主要病变在胃黏膜、空肠及回肠，表现为急性胃肠炎。

3. 变形杆菌　为革兰染色阴性杆菌，引起胃肠道过敏反应。

4. 大肠杆菌及副大肠杆菌　革兰染色阴性杆菌，能引起胃肠炎的菌种目前已确定15组血清型，其中致病性较强的称为"致病性大肠杆菌"。

5. 金黄色葡萄球菌（简称金葡菌）　革兰染色阳性球菌。

6. 肉毒杆菌　革兰染色阳性，属厌氧菌。人食入外毒素污染的食物后引起中毒，毒素经消化道吸收后，选择性地作用于运动神经与副交感神经，抑制神经传导介质的释放，引起肌肉瘫痪。

【临床表现】本病潜伏期短，多在进食被污染的食物后数小时发病。

1. 沙门氏菌属食物中毒　潜伏期一般为 4~24 小时，短可 2 小时，长可达 2~3 天。起病急，畏寒、发热伴呕吐、腹痛、腹泻等，大便呈水样便，量多，深黄色或绿色，有恶臭。严重者有脱水征及中毒症状。小儿重症病人可出现昏迷、惊厥等。病程一般 3~5 天。

2. 嗜盐菌食物中毒　潜伏期一般为 6~20 小时。有严重的上腹部绞痛和腹泻，多为水样便，典型者为洗肉水样便。可有脱水表现，病程一般为 3~5 天。

3. 变形杆菌食物中毒　起病急骤，呈胃肠炎型和过敏型两类症状。胃肠炎型潜伏期为 3~20 小时，表现有恶心、呕吐、腹痛、腹泻、头晕、头痛和发热，病程 1~3 天。过敏型潜伏期为 1/2~2 小时，主要表现皮肤潮红、酒醉样，头痛及荨麻疹等，伴有胃肠道症状，病程 1~2 天。

4. 致病性大肠杆菌食物中毒　潜伏期通常为 4~6 小时。起病急，以腹痛腹泻为主要症状，重症者有发热。

5. 金黄色葡萄球菌食物中毒　潜伏期短，通常为 2~5 小时。恶心、呕吐最为剧烈，呕吐物可含胆汁、黏液或血液，水样腹泻可导致虚脱。体温大多正常或偏高，多于 1~2 天内恢复。

6. 肉毒杆菌食物中毒　潜伏期 6~36 小时。以神经系统症状为主，如眼肌和咽肌瘫痪、言语及呼吸困难等。体温一般不高，胃肠道症状轻。一般于数日内恢复，病重者可因呼吸中枢麻痹而死亡。

【护理措施】

1. 一般护理　①隔离与消毒：按消化道隔离。呕吐物与排泄物消毒处理。②休息与活动：卧床休息。③营养与饮食：忌食多脂肪、多纤维食物，流食或半流食，宜清淡，多饮盐糖水。吐泻、腹痛剧者暂禁食。④日常卫生。⑤病情观察。

2. 对症护理　①体液不足的护理：补足液体，及时纠正水与电解质紊乱及酸中毒。②腹泻的护理：保持卫生，坐浴，腹痛时热敷或给药。③呼吸衰竭的护理：吸氧，及早气管切开，呼吸麻痹者用人工呼吸器。

十三、小儿气管、支气管异物的护理

【临床表现】①异物进入气管和支气管，即发生剧烈呛咳、喘憋、面色青紫和不同程度的呼吸困难，片刻后缓解或加重。②阵发性、痉挛性咳嗽是气管、支气管异物的一个典型症状。

【护理措施】①减少患儿哭闹。②做好手术宣教，减轻家长焦虑情绪。

【手术护理】

1. 术前护理　①准备氧气、气管切开包、负压吸引器、急救药品等。②密切观察患儿病情，如有烦躁不安、呼吸困难加重、三凹征明显、口唇发绀等情况应及时通知医生。③内镜下取出异物，是唯一有效的治疗方法。

2. 术后护理　观察有无喉头水肿、纵隔气肿、皮下气肿引起的呼吸困难。内镜检查取出异物后，患儿在4小时后方可进食。

十四、破伤风病人的护理

【临床表现】①潜伏期：平均为 6～12 天。②前驱症状：以张口不便为特点。③典型症状：肌肉呈阵发性强烈痉挛。起始表现为咀嚼不便、张口困难，随后牙关紧闭；面部痉挛时呈苦笑面容；颈项和四肢肌痉挛时共同形成"角弓反张"。

【处理原则】①清除毒素来源：用3% 过氧化氢溶液冲洗伤口。②中和游离毒素：注射破伤风抗毒素（TAT）。③控制并解除痉挛：是治疗的重要环节。④防治并发症，应用抗生素，首选青霉素。

【护理措施】①环境要求：保持安静，减少一切刺激，遮光，防止噪声，治疗、护理等各项操作尽量集中。②协助病人大小便、穿衣、进食。③遵医嘱用药并观察疗效。④严格隔离消毒：所有器械、敷料均需专用，用过或污染的敷料焚烧处理。

【健康教育】①宣传破伤风防治知识，避免不洁生产。②创伤后预防破伤风最有效、最可靠的方法是彻底清创和注射 TAT。③出现较深切口、切口被人畜粪便污染、院外急产等情况应及时到医院就诊。

　　［破伤风口诀］破伤风，厌氧菌；伤口深，易入侵；潜伏期，一星期；咀嚼肌，先受累；张口难，先出现；呼吸肌，易痉挛；要注意，免窒息；控痉挛，中心环；青霉素，控感染；病房暗，免抽搐；敷料烧，防传染。

十五、肋骨骨折病人的护理

【病因】①肋骨骨折多由直接或间接暴力所致。②单根肋骨骨折对呼吸影响不大。③多根多处肋骨骨折后胸廓软化，产生反常呼吸运动，又称连枷胸。

【现场急救】①对于出现反常呼吸的病人，用厚棉垫加压包扎以减轻或消除胸壁的反常呼吸运动。②清理呼吸道分泌物。③密切观察生命体征、神志、呼吸困难等情况。

十六、常见四肢骨折病人的护理

【分类】①按骨折端与外界是否相通分类：闭合性骨折、开放性骨折。②按骨折的程度及形态分类：不完全骨折、完全骨折。③按骨折处的稳定性分类：稳定性骨折、不稳定性骨折。④按骨折后时间长短分类：新鲜骨折、陈旧骨折。

【临床表现】

1. 全身表现　①休克：骨盆骨折。②发热。

2. 局部表现　①一般表现。②骨折专有体征：畸形、假关节活动（异常活动）、骨擦音或骨擦感。

3. 骨折的并发症　①早期并发症：休克，血管、神经损伤，骨筋膜室综合征，脂肪栓塞，感染。②晚期并发症：关节僵硬，骨化性肌炎，愈合障碍，畸形愈合，创伤性关节炎，缺血性骨坏死，缺血性肌挛缩。

【处理原则】

1. 复位　首要步骤。

2. 固定　①外固定：小夹板固定，石膏绷带固定。②持续牵引固定：皮牵引和骨牵引。③内固定：复位准确且固定牢靠，但具有创伤的缺点。

3. 功能锻炼　①锻炼早期（伤后1~2周）：主要进行患肢肌肉的收缩和舒张练习。②中期（伤后3~6周）：进行受累关节上、下两个关节的活动。③晚期（伤后6~8周）：进行患肢全面功能锻炼。

【护理措施】

1. 促进神经循环功能的恢复　①预防和纠正休克。②保暖。③取合适体位，促进静脉回流：休克病人平卧，患肢抬高；合并骨筋膜室综合征者避免患肢高于心脏水平影响血供。

2. 减轻疼痛　①药物镇痛。②物理方法止痛。

3. 预防感染　加强伤口护理。

4. 牵引的护理　①观察病情：注意肢体远端颜色、温度、感觉和运动功能。②对抗牵引：床脚抬高15~30cm，以对抗牵引力量。③保持有效牵引：注意牵引绳是否脱轨、滑轮是否灵活、牵引重锤是否拖地等现象。

5. 并发症的护理　①皮肤破溃、压疮。②牵引针滑脱。③牵引针孔感染：针孔处滴75%乙醇，每日2次。④定时测量肢体长度：防止牵引力量不足或过度牵引。

6. 石膏固定的护理　①石膏干固前护理：禁止搬动和压迫，加速干固。②保持石膏清洁。③观察是否有血液循环受阻和神经受压征象。④并发症的预防及护理：压疮（包扎石膏时避免指尖按压；避免石膏内填塞）；骨筋膜室综合征（避免包扎过紧，密切观察，发现后迅速减压）。

7. 指导功能锻炼　①固定部位肌肉等长收缩练习。②未固定部位进行关节活动。③鼓励病人生活自理。

十七、骨盆骨折病人的护理

【概念】骨盆骨折多由直接暴力挤压骨盆所致，多伴有并发症和多发伤。

【病因】本病常见原因有交通事故、意外摔倒或高处坠落等。年轻人骨盆骨折主要是由于交通事故和高处坠落引起。老年人骨盆骨折最常见原因是摔倒。

【临床表现】①血压下降或休克。②局部肿胀、压痛、畸形，骨盆反常活动，会阴部瘀斑，肢体不对称。③骨盆分离试验和骨盆挤压试验阳性。④可合并腹膜后血肿和腹内器官损伤。

【并发症】①腹膜后血肿。②腹腔内脏损伤。③膀胱或后尿道损伤。④直肠损伤。⑤神经损伤。

【辅助检查】X线和CT检查能直接反映是否存在骨盆骨折及其类型。

【处理原则】首先处理休克和各种危及生命的并发症，再处理骨折。

1. 非手术治疗 ①卧床休息：骨盆边缘骨折、骶尾骨骨折应根据损伤程度卧硬板床休息3~4周，以保持骨盆的稳定。②复位与固定：不稳定性骨折可用骨盆兜悬吊牵引、髋人字石膏、骨牵引等方法达到复位和固定的目的。

2. 手术治疗 ①骨外固定架固定术：适用于骨盆环双处骨折病人。②切开复位钢板内固定术：适用于骨盆环两处以上骨折病人，以保持骨盆稳定。

【常见护理诊断/问题】①组织灌溉不足：与骨盆损伤、出血等有关。②排尿和排便形态异常：与膀胱、尿道、腹内脏器或直肠损伤有关。③有皮肤完整性受损的危险：与骨盆骨折和活动障碍有关。④躯体活动障碍：与骨盆骨折有关。

【护理措施】

1. 术前护理 ①术前做好病人的心理疏导，使病人以平稳的心态接受手术。②骨盆兜悬吊牵引，适用于骨盆环一处骨折者。③严重骨盆骨折时，应协助医师先处理危及生命的并发症，如建立静脉通路、抗休克、治疗内脏出血等，其次才是骨折本身。④平卧硬板床休息，不稳定型骨折尽量避免搬运，搬运病人时臀部应充分支托；为防止压疮可使病人平卧，将手伸至病人骶尾部给予按摩。⑤术前一天备皮，备皮时防止损伤皮肤。⑥遵医嘱做药敏试验。⑦术前练习床上大小便。

2. **术后护理** ①手术当日需绝对卧床休息，严禁半坐卧位，密切观察肢体血运及感觉情况。②密切观察生命体征：严密观察心电、血压、血氧饱和度的变化，每半小时记录1次。③观察有无血尿、无尿、急性腹膜炎的表现，及时发现及时处理。④做好皮肤护理，每2小时协助翻身1次，保持轴线翻身。⑤引流管的护理：保持引流管的通畅，观察引流液的性质、颜色和量，严格无菌操作，防止逆行感染，详细记录。⑥尿道损伤不全或完全断裂，应留置尿管2周以上，每日行会阴消毒，更换尿袋，防止尿路感染。妥善固定尿管，待病情稳定后做进一步处理。⑦加强营养支持，给予高热量、高蛋白、纤维素丰富、易消化的食物，保持大便通畅。

十八、颅骨骨折病人的护理

【临床表现】

骨折部位	瘀斑部位	脑脊液漏	可能损伤的脑神经
颅前窝	"熊猫眼征""兔眼征"	鼻漏	1、2
颅中窝	耳后乳突区	耳、鼻漏	7、8
颅后窝	耳后及枕下部、咽后壁	无	9~12

【处理原则】①颅盖骨线形骨折或凹陷性骨折下陷轻者无须处理。②骨折凹陷范围超过3cm、深度超过1cm则需手术治疗。③颅底骨折本身无须特殊处理，重点是预防颅内感染。④脑脊液漏4周不自行愈合者，可考虑做硬脑膜修补术。

【预防颅内感染的护理措施】①体位：取半坐位，头偏向患侧。②保持局部清洁：每日2次清洁及消毒外耳道、鼻腔或口腔，<u>注意棉球不可过湿</u>，<u>以免液体逆流入颅</u>。劝告病人勿挖鼻、抠耳。<u>注意不可堵塞鼻腔</u>。③避免颅内压骤升：嘱病人勿用力屏气排便、咳嗽、擤鼻涕或打喷嚏等，以免颅内压骤然升高导致气颅或脑脊液逆流。④<u>严禁从鼻腔吸痰或放置鼻胃管</u>，<u>禁止耳鼻滴药、冲洗和堵塞</u>，<u>禁忌做腰穿</u>。

扫码关注，
做配套习题

传染病病人护理核心知识要点

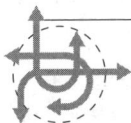

一、传染病概论

1. 传染病的特征、基本条件及预防

传染病的特征	基本特征	①有病原体。②有传染性。③有流行病学特征。④有免疫性
	临床特征	①病原体被清除。②隐性感染（最常见）。③显性感染。④病原携带状态。⑤潜伏性感染
传染病流行的基本条件	传染源	①病人。②隐性感染者。③病原携带者。④受感染的动物
	传播途径	①空气传播。②经水传播。③饮食传播。④接触传染。⑤虫媒传播。⑥土壤传播。⑦血液、体液传播
	人群易感性	①婴幼儿：缺乏特异性免疫。②青壮年：接触机会多。③免疫缺陷者：多种微生物易感
传染病的预防	管理传染源	①病人管理。②接触者管理。③病原携带者管理。④感染动物管理
	切断传播途径	①环境卫生管理。②做好消毒隔离工作
	保护易感人群	①增强非特异性免疫力。②增强特异性免疫力（主动免疫与被动免疫）

2. 传染病的分类　《中华人民共和国传染病防治法》将传染病分为3类：甲类共2种，鼠疫和霍乱；乙类共26种；丙类共11种。

二、麻疹病人的护理

麻疹是由麻疹病毒引起的急性呼吸道传染病，以发热、咳嗽、流涕、结膜炎、口腔麻疹黏膜斑及全身皮肤斑丘疹为特征。本病传染性强，易并发肺炎。

【病因、发病机制及流行病学】

传染源	麻疹病人是唯一的传染源
传染性	出疹前 5 天至出疹后 5 天均有传染性，如合并肺炎，传染性可延长至出疹后 10 天
传播途径	主要经呼吸道飞沫传播，密切接触者可经污染病毒的手传播
易感人群	麻疹疫苗普及后，青少年及成人发病率相对上升
发病季节	全年均可发病，以冬、春季为主

【临床表现】

分期	持续时间	临床表现
潜伏期	一般 7～14 天，平均 10 天	可有低热、全身不适
前驱期（出疹前期）	从发热至出疹一般 3～4 天	发热＋上感＋麻疹黏膜斑（90% 以上的患儿于发疹前 24～48 小时出现），有早期诊断价值
出疹期	多在发热后 3～4 天出现皮疹	初见于耳后发际、颈部，渐至面部、躯干、四肢及手心足底，为淡红色充血性斑丘疹
恢复期	出疹 3～4 天后	皮疹按出疹的先后顺序消退，可有糠麸样脱屑及浅褐色色素沉着

并发症：支气管肺炎、喉炎、心肌炎、麻疹脑炎等。

【辅助检查】

1. 血常规　白细胞总数减少，淋巴细胞相对增多。如淋巴细胞严重减少，提示预后不良，中性粒细胞增多提示继发细菌感染。

2. 血清学检查　出疹 1～2 天内即可从血中检出特异性 IgM 抗体，有早期诊断价值。

3. 病原学检查　从呼吸道分泌物中分离出麻疹病毒可做出特异性诊断。

【处理原则】麻疹无特异疗法，**以加强护理、对症治疗、预防感染为处理原则**。有并发症者给予相应治疗。补充维生素 A 可减少并发症的发生。

【护理措施】

维持正常体温	处理麻疹高热时需兼顾透疹，不宜用药物或物理方法强行降温，尤其禁用酒精擦浴、冷敷
保持皮肤黏膜的完整	勤剪指甲，防止抓伤皮肤导致继发感染
保证营养	以清淡、易消化的流食、半流食为宜，少量多餐
观察病情	麻疹并发症多且重，一旦发现，及时通知医生处理
隔离患儿	采取呼吸道隔离至出疹后 5 天，并发者延至出疹后 10 天（疹前疹后各 5，合并 10）。接触的易感儿隔离观察 21 天（潜伏期 6～18 天）
切断传播途径	通风消毒，患儿衣被及玩具等在阳光下暴晒 2 小时，医务人员接触患儿后，须在日光下或流动空气中停留 30 分钟以上
保护易感人群	对 8 个月以上未患过麻疹的小儿应接种麻疹疫苗，7 岁时进行复种。易感儿接触麻疹后 5 日内注射免疫球蛋白，可免于发病

三、水痘病人的护理

水痘是由水痘–带状疱疹病毒引起的急性传染病，临床特征为皮肤和黏膜相继出现并同时存在斑疹、丘疹、疱疹和结痂，全身症状轻微。病后可获持久免疫。

【病因、发病机制及流行病学】

传染源	水痘病人是唯一的传染源
传染性	出疹前 1～2 天至疱疹结痂为止均有传染性
传播途径	病毒存在于患儿上呼吸道鼻咽分泌物及疱疹液中经飞沫或直接接触传播

续表

易感人群	人群普遍易感，主要见于儿童，以 2～6 岁为高峰
发病季节	一年四季均可发病，冬春季高发

【临床表现】

	发病	潜伏期约 2 周，前驱期仅 1 天左右
典型水痘	皮疹特点	分批出现，初始为红色斑疹或斑丘疹，迅速发展为清亮、椭圆形小水疱，疱疹易破溃，2～3 天开始干枯结痂。不同性状的皮疹同时存在是水痘皮疹的重要特征
	皮疹分布	向心性分布，躯干多，四肢少
	黏膜疱疹	可出现在口腔、咽、结膜和生殖器等处，易破溃形成溃疡
	病程发展	为自限性疾病，一般 10 天左右自愈
并发症		常见皮肤继发性细菌感染，也可并发水痘肺炎、脑炎等

【辅助检查】 白细胞总数正常或稍高，血清特异性抗体检查滴度增高 4 倍以上可确诊，疱疹刮片可见多核巨细胞及核内包涵体。

【处理原则】

基本原则		为自限性疾病，无并发症时以一般治疗和对症处理为主
抗病毒治疗		阿昔洛韦是目前首选药物，在水痘发病后 24 小时内应用才有效
对症治疗	皮肤瘙痒	局部应用炉甘石洗剂或口服抗组胺药
	高热	予退热剂，禁用阿司匹林，其可诱发 Reye 综合征
	并发症	进行相应对症治疗
其他		皮质激素治疗。可导致病毒播散，一般不宜使用

【护理措施】

维持皮肤完整	室温适宜，衣被不宜过厚（患儿不适，增加痒感），皮肤瘙痒难忍时，可分散其注意力，或用温水洗浴、局部涂炉甘石洗剂或 5% 碳酸氢钠溶液，亦可遵医嘱口服抗组胺药物
降低体温	可用物理降温，忌用阿司匹林，以免增加 Reye 综合征的危险
病情观察	如有异常尽早通知医生
预防感染传播	无并发症的患儿多在家隔离治疗，隔离至疱疹全部结痂或出疹后 7 天止（病程 10 天，出疹前 2 天至结痂都有传染性）。易感儿接触后应隔离观察 3 周（潜伏期 2 周）

四、流行性腮腺炎病人的护理

流行性腮腺炎是由腮腺炎病毒引起的急性呼吸道传染病，以腮腺肿大、疼痛为特征，多伴发热和咀嚼受限，可累及其他腺体和器官。

【病因、发病机制及流行病学】

传染源	人是腮腺炎病毒的唯一宿主，病人和隐性感染者为本病传染源
传染性	自腮腺肿大前 1 天至消肿后 3 天均具传染性
传播途径	通过飞沫、直接接触传播，亦可经唾液污染的食具、玩具等途径传播
易感人群	5 ~ 15 岁的儿童及青少年好发
发病季节	全年均可发病，以冬春季为主

【临床表现】

典型病例	发病时间	潜伏期14 ~ 25 天，平均 18 天
	腮腺肿大	疾病的首发体征。通常先起于一侧肿大，以耳垂为中心，向前、后、下发展，边缘不清，表面发热但不红，有疼痛及触痛，张口、咀嚼特别是食酸性食物时胀痛加剧

侵入其他系统	脑膜脑炎	发热、头痛、呕吐、颈项强直等症状
	睾丸炎	<u>男孩最常见的并发症</u>，多为单侧受累，睾丸肿胀疼痛，半数会萎缩，双侧萎缩导致不育
	急性胰腺炎	腮腺肿胀数日后，表现为<u>上腹疼痛，有压痛，伴发热、寒战、呕吐等</u>
	其他	可有心肌炎、肾炎等

【辅助检查】

血常规	白细胞总数<u>正常或稍低</u>，淋巴细胞相对<u>增多</u>
血清、尿淀粉酶	发病早期增高，第 2 周左右恢复正常
血清抗体检测	血清特异性 IgM 抗体阳性提示近期感染
病毒分离	病人唾液、尿液、脑脊液、血中可分离出病毒

【处理原则】 本病是自限性疾病，无特殊疗法，主要是对症和支持治疗。可采用中医药内外兼治。

【护理措施】

减轻疼痛	局部冷敷	可减轻炎症充血和疼痛
	保持口腔清洁	防止继发感染
	清淡饮食，避免辛辣	以免引起唾液分泌增多，肿痛加剧
控制体温	物理或药物降温	高热者的对症处理
密切观察病情	有无脑膜脑炎、睾丸炎、急性胰腺炎等	及时对症治疗
睾丸炎的护理	丁字带＋冷敷	以减轻疼痛

五、病毒性肝炎病人的护理

【分类】

	HAV	HBV	HCV	HDV	HEV
基因组	线状单链RNA	DNA病毒	单股正链RNA	单股环状RNA	单股正链RNA
抗体系统	早期IgM，表示近期感染，持续8~12周；少数IgG表示过去感染，可保持多年	HBV颗粒又叫Dane颗粒，详见后述	不是保护性抗体，是HCV感染的标志	HDVAg最早出现，抗HDV不是保护性抗体	抗HEVIgM在发病初期产生，是近期感染的标志

【病因与流行病学】

1. 甲型肝炎、乙型肝炎、丙型肝炎

	传染源	传播途径	易感人群
甲型肝炎	甲型肝炎无病原携带者，传染源为急性期和隐性感染者	以粪-口传播为主（戊肝）	抗-HAV阴性者
乙型肝炎	急、慢性乙型肝炎病人和病毒携带者	母婴传播，血液、体液传播（包括丁肝）	抗-HBs阴性者
丙型肝炎	急、慢性病人和病毒携带者		普遍易感

2. 两对半检查

HBsAg	HBsAb	HBeAg	HBeAb	HBcAb	意义
+	−	+	−	+	"大三阳"
+	−	−	+	+	"小三阳"
+	−	−	−	−	感染早期或携带者
−	+	−	−	−	疫苗或乙肝恢复

【临床表现】

潜伏期	甲型肝炎平均 30 天，乙型肝炎 70 天，丙型肝炎 50 天，丁型肝炎 28～140 天，戊型肝炎 40 天	
急性黄疸型肝炎	黄疸前期	5～7 天，这一期传染性最强，ALT↑
	黄疸期	2～6 周，胆红素↑，尿胆红素（＋），肝脾大，肝区痛，巩膜和皮肤黄染，尿色加深，约 2 周达到高峰
	恢复期	平均持续 4 周，肝功能恢复正常
急性无黄疸型肝炎	较黄疸型肝炎多见。主要表现为消化道症状，常不易被发现，为容易被忽略的重要传染源	
慢性肝炎仅见于乙、丙、丁 3 型肝炎	慢性迁延性肝炎	急性肝炎迁延半年以上
	慢性活动性肝炎	病程超过半年，各项症状明显（肝大，质地中等以上，伴肝掌、蜘蛛痣、毛细血管扩张或肝病面容，进行性脾大，肝功能持续异常，可伴有肝外器官损害等特征）
重型肝炎	急性	起病 10 天以内出现肝衰竭、肝性脑病、肝明显缩小
	亚急性	起病 10 天以上，腹水往往较明显，易发展为坏死性肝硬化
	慢性	在慢性肝炎的基础上出现亚急性重型肝炎

【辅助检查】

1. 血清检查。

2. 尿胆红素检测：①黄疸型肝炎：尿胆原和尿胆红素↑。②淤胆型肝炎：尿胆红素↑，尿胆原↓或（－）。

3. 肝炎病毒病原学（标记物）检测。

【处理原则】

基本原则	综合性治疗，以休息、营养为主；辅以适当药物治疗；避免使用损害肝脏的药物	
隔离	甲型、戊型肝炎	按肠道传染病隔离 3~4 周
	乙型、丙型、丁型肝炎	按血源性传染病及接触传染病隔离
	乙型、丁型肝炎	急性期应隔离到 HBsAg 转阴
休息	急性肝炎	早期，应住院或卧床休息
	慢性肝炎	适当休息，避免过劳
饮食	急性肝炎	进易消化、维生素含量丰富的清淡食物
	慢性肝炎	宜高蛋白饮食（肝性脑病时，限制蛋白入量）
药物治疗	急性肝炎	主要是支持疗法和对症治疗
	慢性肝炎	抗病毒、调整免疫、保护肝细胞，防止纤维化、改善肝功能、改善微循环等中西医结合治疗措施
	重型肝炎	加强护理，进行监护，密切观察病情。采取阻断肝细胞继续坏死、促进肝细胞再生、改善肝脏微循环、预防和治疗各种并发症等综合措施并加强支持疗法

【护理措施】

1. 做好隔离，避免传染他人

甲型肝炎、戊型肝炎	消化道隔离
乙型肝炎、丙型肝炎和丁型肝炎	血液－体液隔离
排泄物	使用 5% 含氯消毒剂消毒后再倾倒
被污染的物品	可在 0.5% 的含氯消毒剂中浸泡 30 分钟或沸水煮 30 分钟消毒

医护人员自我防护	一旦出现针刺伤,先挤出伤口血再流水冲,边挤边冲,立即注射高效的免疫球蛋白,检查病毒的抗原与抗体,以后3个月、半年复查

2. **休息与活动** 急性肝炎、慢性肝炎活动期、重型肝炎的病人应卧床休息,以降低机体代谢率,增加肝脏的血流量,有利于肝细胞修复。需协助做好病情严重病人进餐、沐浴、如厕等生活护理。待症状好转、黄疸减轻、肝功能改善后,逐渐增加活动量,以不感疲劳为度。肝功能正常 1~3 个月后可恢复日常活动及工作,但仍应避免过度劳累和重体力劳动。

3. **饮食护理**

(1) 肝炎急性期:宜进食清淡、易消化、富含维生素的流质饮食。如进食量太少,不能满足生理需要,可遵医嘱静脉补充葡萄糖、脂肪乳和维生素。

(2) 黄疸消退期:可逐渐增加饮食,避免暴饮暴食,少食多餐。注意调节饮食的色、香、味,保证营养摄入。补充蛋白质,以优质蛋白为主,如牛奶、瘦猪肉、鱼等;补充碳水化合物,以保证足够热量;脂肪以耐受为限,多选用植物油;多食水果、蔬菜等含维生素丰富的食物。

(3) 肝炎后肝硬化、重型肝炎:血氨偏高时的饮食要求参照"肝性脑病"的饮食要求。

(4) 要避免长期摄入高糖高热量饮食:尤其有糖尿病倾向和肥胖者,以防诱发糖尿病和脂肪肝。腹胀者可减少产气食品如牛奶、豆制品等的摄入。禁饮酒。

4. **病情观察** ①观察有无精神或神志的改变,警惕肝性脑病的发生。②观察有无出血倾向,皮肤有无出血点,有无黑便、呕血等。③观察黄疸有无消退或加重。④观察水肿有无消退或加重。

5. **皮肤护理** ①保持周围环境清洁:为缓解或控制病人的皮肤痒感,可用温水或适宜病人温度的水擦拭,着棉质、宽松、透气衣物。②保护皮肤的完整性：避免抓伤皮肤，保持指甲平整，必要时睡觉戴手套；防干裂，用润肤油或乳液外涂皮肤；选用中性肥皂或浴液清洁皮肤，暂时不用化妆品。③预防感染：保持皮肤清洁，注意个人卫生，勿搔抓皮肤，避免皮肤受伤。

6. 水肿的护理 腹水病人给予半卧位，准确记录 24 小时出入量，监测体重或腹围，防止皮肤压疮，遵医嘱静脉补充白蛋白，补充优质高蛋白饮食。

7. 心理护理 经常与病人沟通，建立良好的护患关系。鼓励病人宣泄悲伤和孤独等情绪，并为病人保密。向病人讲解疾病的治疗、自我保健及预后，使病人正确了解自身的传染性，树立病人积极的人生观，保持乐观情绪和战胜疾病的信心。

六、艾滋病病人的护理

艾滋病又称获得性免疫缺陷综合征（AIDS），是由人免疫缺陷病毒（HIV，一种单链 RNA，逆转录病毒）所引起的传染病。本病主要通过性接触和血液传播。

【病因与流行病学】

传染源	病人和 HIV 无症状病毒携带者
传染性	病毒主要存在于血液、精液、子宫和阴道分泌物中，其他体液如唾液、眼泪和乳汁也有传染性
传播途径	性接触传染是主要传播途径；针头注射及血源途径；母婴传播；其他途径
易感人群	高危人群为男性同性恋者、多个性伴侣者、静脉药物依赖者和血制品使用者

【临床表现】

1. 临床分期 本病潜伏期长，一般认为 2～10 年可发展为艾滋病，可分为 4 期。

分期	特点	备注
急性感染期（Ⅰ期）	症状常较轻微，易被忽略	感染后 2~6 周，血清 HIV 抗体可呈阳性反应。症状持续 3~14 天后自然消失
无症状感染期（Ⅱ期）	无任何症状	可检出 HIV 及 HIV 抗体，持续 2~10 年或更长
持续性全身淋巴结肿大期（Ⅲ期）	除腹股沟淋巴结以外，其他部位两处或以上淋巴结肿大	肿大一般持续 3 个月以上，无自觉症状
艾滋病期（Ⅳ期）	艾滋病病毒感染的最终阶段	易发生机会性感染及恶性肿瘤，如感染原虫、真菌、结核杆菌、病毒等

2. 各系统的临床表现

呼吸系统	肺孢子菌肺炎最为常见，是本病机会性感染死亡的主要原因
胃肠系统	白色念珠菌、疱疹病毒和巨细胞病毒引起的口腔炎、食管炎及溃疡
神经系统	可出现头痛、癫痫、进行性痴呆等
皮肤黏膜	表现为卡氏肉瘤、舌乳头状瘤的感染、外阴疱疹与尖锐湿疣
眼部	表现为巨细胞病毒性视网膜炎、弓形虫视网膜炎

【辅助检查】

血常规		贫血，白细胞、血小板减少，血沉加快
免疫学检查		T 细胞绝对值下降，CD_4^+ T 淋巴细胞计数下降，CD_4/CD_8 比值 <1。此检查有助于判断治疗效果及预后
血清学检查	HIV-1 抗体	p24 和 gp120 抗体，用 ELISA 法连续两次阳性可确诊
	HIV 抗原	可用 ELISA 检测 p24 抗原
HIV-RNA		既有助于诊断，又可判断治疗效果及预后

【**处理原则**】目前仍缺乏根治 HIV 感染的药物，多采用综合治疗：抗 HIV 病毒治疗，预防和治疗机会性感染，增加机体免疫功能，支持疗法及心理方面的关怀。其中以抗病毒治疗最为关键。

【**护理措施**】①隔离：执行血液/体液隔离的同时实施保护性隔离。②心理护理：尊重病人，建立信心。③严密观察病情：观察生命体征、神经、精神和皮肤受损情况。④预防感染：做好隔离。⑤生活护理：鼓励病人独立完成自理，增强病人的自我价值感。

七、流行性乙型脑炎病人的护理

流行性乙型脑炎简称乙脑，是由乙型脑炎病毒引起，以脑实质炎症为主要病变的中枢神经系统急性传染病。

【**病因、发病机制及流行病学**】

传染源	人和动物感染乙脑病毒后，可发生病毒血症，成为传染源。猪是乙脑主要传染源及中间宿主
传染性	乙脑是人畜共患的自然疫源性疾病
传播途径	蚊虫是乙脑主要传播媒介
易感人群	流行区小儿为易感人群，非流行区任何年龄人群均有易感
好发季节	夏秋季流行

【**临床表现**】

1. 分期

（1）潜伏期：4～21 天，一般为 10～14 天。

（2）前驱期：一般 1～3 天，起病多急骤，体温在 1～2 天内高达 39～40℃，伴头痛、恶心和呕吐。

（3）极期：持续 7 天左右。主要表现为脑实质受损症状。临床表现如下表。

高热	体温高达 40℃ 以上，持续 7~10 天
意识障碍	嗜睡、谵妄、昏迷或定向力障碍等，持续 1 周左右
惊厥	局部小抽搐，肢体阵挛性抽搐，全身抽搐或强直性痉挛，持续数分钟至数十分钟不等，均伴意识障碍
呼吸衰竭	重症病人出现，<u>高热、惊厥及呼吸衰竭是极期的严重症状</u>，三者互为因果、相互影响。呼吸衰竭常为死亡主因
颅内高压	表现为剧烈头痛、喷射性呕吐，脑膜刺激征阳性
其他	浅反射减弱、消失，深反射先亢进后消失，肌张力增加等

（4）恢复期：此期体温逐渐下降，神经、精神症状好转，一般 2 周左右。

（5）后遗症期：指恢复期神经系统残存症状超过 6 个月尚未恢复者。主要表现为意识障碍、痴呆、失语、肢体瘫痪、扭转痉挛及精神障碍等。

2. 分型

分型	体温	特点
轻型	38~39℃	神志清楚或有轻度嗜睡，头痛、呕吐不明显，无惊厥、呼吸困难。病程 5~7 天，多无后遗症
中型	39~40℃	头痛、呕吐，嗜睡或浅昏迷，惊厥，脑膜刺激征阳性。病程 7~10 天，恢复期有轻度神经或精神症状
重型	40~41℃	昏迷、反复惊厥，颅内压增高，脑膜刺激征明显。病程 10~14 天，多留有后遗症
极重型	>41℃	体温 41℃ 以上，深昏迷，常出现呼吸衰竭和脑疝。病死率高，存活者有明显后遗症

【辅助检查】血常规、脑脊液、血清学及脑 CT 检查等。特异性 IgM 抗体在病后 3~4 天即可出现，2 周达到高峰，有早期诊断价值。

【处理原则】全身支持和对症治疗。处理好高热、惊厥、呼吸衰竭是抢救乙脑病人的关键。

【护理措施】

1. 降低体温　密切观察和记录体温，及时采取有效降温措施。

2. 保持呼吸道通畅　鼓励并协助病人翻身、拍背；痰液黏稠者给予超声雾化吸入，必要时吸痰；给氧，减轻脑损伤。

3. 控制惊厥　一旦出现，让病人取仰卧位，头偏向一侧，松解衣服和领口，清除口鼻分泌物，遵医嘱使用止惊药物。

4. 密切观察　记录生命体征、意识、瞳孔等的变化。

八、猩红热病人的护理

猩红热是由 A 组乙型溶血性链球菌引起的急性传染病，临床以发热、咽峡炎、草莓舌、全身弥漫性鲜红色皮疹和退疹后片状脱皮为特征。

【病因、发病机制及流行病学】

传染源	病人及带菌者为传染源
传染性	发病前 24 小时至疾病高峰传染性最强
传播途径	空气飞沫直接传播
易感人群	以 3~7 岁儿童发病率高
好发季节	四季皆可发病，以春季多见

【临床表现】

发热	多为高热，伴头痛、乏力、全身不适等
咽峡炎	咽部及扁桃体充血、肿胀，表面有脓性渗出物
并发症	急性肾小球肾炎、风湿病等

皮疹	时间	发热后第 2 天出现，于 48 小时达高峰，持续 1 周左右，按出疹顺序逐渐蜕皮
	发展	始于耳后、颈部及上胸部，迅速波及全身
	特点	针尖大小的充血性皮疹，压之褪色，触之有砂纸感，疹间无正常皮肤，有痒感

续表

皮疹	帕氏线	肘窝、腹股沟等处皮疹密集，易摩擦出血呈紫红色线状
	口周苍白圈	面部仅有充血而无皮疹，口鼻周围充血不明显，相比之下略显苍白
	杨梅舌	舌被覆白苔，3～4天后白苔脱落，舌乳头红肿突起
	躯干特点	糠皮样脱屑，手掌足底可见大片状脱皮，呈"手套""袜套"状。无色素沉着

【辅助检查】白细胞总数增高，中性粒细胞占80%以上，取咽拭子或其他病灶分泌物培养，可检测到溶血性链球菌。

【处理原则】青霉素为首选药物。对青霉素过敏或耐药者可用红霉素或头孢菌素治疗。

【护理措施】

发热的护理		急性期绝对卧床，予以降温，多饮水，进食营养丰富、易消化食物
皮肤护理		保持皮肤、黏膜完整。脱皮时可涂凡士林或液体石蜡，有大片脱皮时嘱患儿不要用手强行撕脱，须用消毒剪刀剪掉，以防感染
预防感染	隔离患儿	隔离至症状消失后1周，连续咽拭子培养3次阴性
	切断传播途径	患儿分泌物污染的食具、玩具、衣被等采用含氯消毒液浸泡、擦拭、蒸煮或日光暴晒等措施
	易感人群	密切接触者需观察7天

九、中毒型细菌性痢疾病人的护理

中毒型细菌性痢疾是由志贺菌属的痢疾杆菌引起的肠道传染病，是急性细菌性痢疾的危重型，临床以突发高热、嗜睡、反复惊厥、迅速发生休克和昏迷为特征。

【病因、发病机制及流行病学】

传染源	病人和带菌者
传染性	对外界抵抗力较强，耐寒、耐湿，但不耐热和阳光，常用的各种消毒剂均可将其灭活
传播途径	消化道（粪－口途径）传播
易感人群	平素体格健壮、营养状况好的 2 ~ 7 岁小儿
好发季节	夏秋季多见

【临床表现】

普通型		起病急，高热可伴有发冷寒战，继之出现腹痛、腹泻、里急后重。开始为稀便，迅速转变为黏液脓血便
中毒型（起病急＋高热＋反复惊厥＋迅速心衰、呼衰）	休克型	感染性休克表现
	肺型	主要表现为呼吸窘迫综合征
	脑型	中枢神经系统表现，神志不清、反复惊厥为主要表现
	混合型	兼有以上两种表现，最凶险，死亡率最高

【辅助检查】

血常规	白细胞总数和中性粒细胞增高
便常规	黏液脓血便，镜检可见大量脓细胞、红细胞及巨噬细胞
便培养	分离出痢疾杆菌是确诊最直接的证据。送检标本应做到尽早、新鲜，选取黏液脓血部分多次送检，以提高检出率。如当时患儿尚无腹泻，可用冷盐水灌肠取便，必要时重复进行

【处理原则】①降温止惊：物理或药物降温。②治疗循环、呼吸衰竭：扩充血容量，吸氧。③防止脑水肿：首选 20% 甘露醇快速静脉注射。④控制感染：对痢疾杆菌敏感的阿米卡星、头孢噻肟钠、头孢曲松钠等静脉滴注，病情好转后改口服。

【护理措施】

维持正常体温	监测体温，对症退热，控制体温在37℃左右
维持有效血液循环	适当保暖，建立静脉通路
密切观察病情变化	监测体征，密切观察神志、面色、瞳孔、尿量等，准确采集大便送检
用药护理	遵医嘱予抗生素、镇静剂、脱水剂、利尿剂等
心理护理	减轻家长焦虑情绪
预防疾病的传播	对患儿采取肠道隔离至临床症状消失后1周或连续3次便培养阴性为止

十、结核病病人的护理

肺结核是结核分枝杆菌（抗酸杆菌）引起的肺部慢性传染性疾病。结核分枝杆菌可侵及全身多个脏器，但以肺部最为常见。

【病因、发病机制及流行病学】

传染源	排菌肺结核病人为重要传染源
传染性	此菌对外界抵抗力较强，在阴湿处能生存5个月以上；但在烈日暴晒下2~7小时或煮沸100℃5分钟能被杀死，70%乙醇接触2分钟亦可杀菌
传播途径	主要经呼吸道传播，也可通过污染的食物或食具感染

【临床表现】

症状	全身症状	午后低热、盗汗、乏力、食欲不振、体重下降等
	呼吸系统	咳嗽，多以干咳为主，或少量黏液痰，咯血、胸痛及呼吸困难。临床上引起咯血最常见原因是肺结核
体征	听诊	肺结核好发于肺尖，在肩胛间区及锁骨上下部咳嗽后闻及湿啰音有重要意义。呼吸音减弱
	触诊	可有患侧呼吸运动减弱，语颤增强，气管向患侧移位
	叩诊	呈浊音

【辅助检查】

1. X 线检查　是诊断肺结核的重要方法。

2. 痰中找到结核杆菌　是诊断肺结核的最可靠依据。

3. 结核菌素试验PPD 试验　硬结直径＜5mm，阴性（－）；5~9mm，弱阳性（＋）；10~19mm，中度阳性（＋＋）；≥20mm 或＜20mm，但有水疱或坏死，强阳性（＋＋＋）。

【处理原则】

化疗	适应证	活动性肺结核
	原则	早期、联合、适量、规律、全程
	目的（作用）	杀菌、灭菌、防止耐药性产生
其他治疗	对症治疗	大量咯血必须积极治疗，畅通呼吸，止血；止血药物首选垂体后叶素，妊娠、高血压、冠心病病人禁用。年老体弱、肺功能不全者要慎用镇咳药，以免抑制咳嗽引起窒息
	激素	中毒症状严重者可减轻炎症和变态反应
	胸穿	每次抽液＜1L，以防抽液过多使纵隔复位太快，引起循环障碍

【护理措施】

预防措施	做好隔离，预防传染，如吐痰后在纸上焚烧，接种卡介苗（最有效的预防措施），开放性肺结核家庭的其他成员以异烟肼预防	
一般护理	注意休息，有高热等明显中毒症状及咯血者应卧床休息，高热量、高蛋白、高纤维素饮食	
药物不良反应的护理	链霉素	耳聋和肾功能损害
	对氨基水杨酸	胃肠道刺激、变态反应
	异烟肼	周围神经炎、中毒性反应
	乙胺丁醇	球后视神经炎

咯血的护理	准备工作	解释＋取得配合
	一般护理	卧床休息，取患侧卧位，利于健侧通气，防止扩散
	用药护理	注意不良反应，<u>应用垂体后叶素</u>，<u>速度勿过快</u>
	饮食护理	大咯血者暂禁食，小咯血进流食
	预防窒息及抢救	观察＋备抢救用品＋人工呼吸
心理护理	（略）	

扫码关注，
做配套习题

皮肤及皮下组织疾病
病人护理核心知识要点

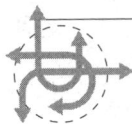

一、疖和痈病人的护理

（一）疖的护理

疖常发生于毛囊和皮脂腺丰富的头部、面部、颈部、背部等。致病菌以金黄色葡萄球菌为主。

【临床表现】初起时，局部皮肤出现红、肿、痛的小结节，以后逐渐增大呈圆锥形隆起，数日后结节中央因组织坏死而变软，出现黄白色脓栓，脓栓脱落后破溃流脓。

疖一般无全身症状。面部"危险三角区"的疖受到挤压时，细菌可进入颅内的海绵状静脉窦，引起化脓性海绵状静脉窦炎，出现延及眼周的进行性红肿，伴有疼痛及压痛，并有寒战、高热、头痛、呕吐、意识障碍等表现。

【处理原则】早期促使炎症消退，局部化脓时及早将脓液排出，及时纠正全身症状。脓肿有波动感时，及时切开引流。

【健康教育】保持皮肤清洁，预防海绵状静脉窦炎。避免表皮受伤。严禁挤压面部"危险三角区"的疖，以免引起颅内海绵状静脉窦炎。

（二）痈的护理

痈常发生在皮肤较厚的颈部和背部。致病菌以金黄色葡萄球菌为主。

【临床表现】痈呈一片稍隆起的紫红色浸润区，界限不清，表面有几个突出点或者脓点，疼痛较轻；皮肤硬肿范围扩大，脓点增加，中央部呈紫褐色凹陷，破溃后呈蜂窝状，其内含坏死组织和脓液。痈可向周围和深部组织发展，伴有区域内淋巴结肿痛，病人伴有全身症状，寒战、高热、食欲不佳和全身不适，白细胞计数及中性粒细胞比例增加，严重者可致脓毒血症及全身化脓性感染症状，危及生命。

【处理原则】初期只有红肿时，局部涂以 2% 碘酊，痈范围大、中央坏死组织较多时，及时手术切开，排出脓液，清除坏死组织。敷生肌散促进肉芽生长，但唇痈不宜采用。出现全身症状时，注意休息，加强营养，及时给予广谱抗生素以控制脓毒血症。

【健康教育】保持皮肤清洁，注意个人卫生。疼痛严重者，遵医嘱给予止痛剂。

二、急性蜂窝织炎病人的护理

急性蜂窝织炎的致病菌主要是溶血性链球菌，其次为金黄色葡萄球菌、大肠杆菌等。

【临床表现】表浅的（皮下）急性蜂窝织炎，局部有红、肿、热和剧痛，中央区呈暗红色，边缘稍淡，与周围正常皮肤无明显分界，压痛明显。口底、颌下与颈部的急性蜂窝织炎，易致喉头水肿或压迫气管，引起呼吸困难甚至窒息。

【处理原则】对厌氧菌感染者，用3%过氧化氢溶液冲洗伤口。口底、颌下的急性蜂窝织炎张力特别高，应尽早切开减压，以防喉头水肿，气管受压而窒息。

【健康教育】重视皮肤日常清洁卫生，防止损伤。老年人和婴儿抗感染能力较弱，应重视日常护理。

三、手部急性化脓性感染病人的护理

手部急性化脓性感染的致病菌主要为金黄色葡萄球菌。

【临床表现】

1. 甲沟炎表现为一侧甲沟局部红、肿、热、痛。脓肿向下蔓延可形成指甲下脓肿，指甲下可见灰白色积脓，有剧痛和局部压痛。

2. 脓性指头炎初起，指尖有针刺样疼痛，以后指头肿胀、发红、疼痛剧烈。因局部张力较高，当指动脉受压，疼痛转为搏动样跳痛，多伴有发热、全身不适、血白细胞计数增加等全身症状。

【处理原则】初期，局部热敷、理疗，甲沟已有脓液时，在甲沟处做切开引流；形成甲下脓肿者，可行拔甲术。脓性指头炎若疼痛剧烈，局部张力较大时，应及时在末节患指侧面做纵行切开减压引流。

【健康教育】保持清洁，加强劳动保护，预防损伤。伤后应用碘酊消毒，无菌纱布包扎，以防感染，及早就诊治疗。

四、急性淋巴管炎和淋巴结炎病人的护理

急性淋巴管炎和淋巴结炎的致病菌主要是化脓性链球菌。

【临床表现】

1. 急性淋巴管炎　分为网状淋巴管炎和管状淋巴管炎。网状淋巴管炎即为丹毒。管状淋巴管炎分浅、深两种。浅层急性淋巴管炎，在病灶表面出现一条或多条"红线"，硬而有压痛。深层急性淋巴管炎不出现红线，但患肢肿胀，有条形压痛区。

2. 急性淋巴结炎　轻者仅有局部淋巴结肿大，略有压痛，重者局部有红、肿、热、痛，甚至形成脓肿并伴有全身症状。

【处理原则】急性淋巴结炎一旦形成脓肿则要切开引流。应用抗菌药物、休息、患肢抬高。

【健康教育】重视皮肤日常护理，及早就诊治疗，急性淋巴结炎形成脓肿则要切开引流。

扫码关注，
做配套习题

妇产科疾病病人护理核心知识要点

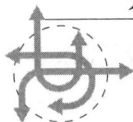

一、女性生殖系统解剖与生理

二、妊娠期妇女的护理

三、分娩期妇女的护理

四、产褥期妇女的护理

五、流产病人的护理

六、早产病人的护理

七、过期妊娠病人的护理

八、妊娠期高血压疾病病人的护理

九、异位妊娠病人的护理

十、胎盘早期剥离病人的护理

十一、前置胎盘病人的护理

十二、羊水量异常病人的护理

十三、多胎妊娠及巨大胎儿产妇的护理

十四、胎儿宫内窘迫病人的护理

十五、胎膜早破病人的护理

十六、妊娠期合并症妇女的护理

十七、产力异常病人的护理

十八、产道异常病人的护理

十九、胎位异常病人的护理

二十、产后出血病人的护理

二十一、羊水栓塞病人的护理

二十二、子宫破裂病人的护理

二十三、产褥期感染病人的护理

二十四、晚期产后出血病人的护理

一、女性生殖系统解剖与生理

（一）女性生殖系统解剖

1. 外生殖器

（1）阴阜：为耻骨联合前面隆起的脂肪垫。青春期开始生长阴毛，分布呈尖端向下的三角形。阴毛为女性第二性征之一。

（2）大阴唇：一对隆起的皮肤皱襞，位置邻近两股内侧，起自阴阜，止于会阴。皮下脂肪层富含血管、淋巴管和神经。局部受伤，<u>出血易形成大阴唇血肿</u>。

（3）小阴唇：位于大阴唇内侧，一对薄皱襞，无毛，富含神经末梢，敏感。

（4）阴蒂：勃起性组织（与男性阴茎海绵体相似），位于两小阴唇顶端的联合处。

（5）阴道前庭：两小阴唇之间的裂隙。前达阴蒂。后界为阴唇系带。在此区域内，前方有尿道外口；后方有阴道口。

（6）前庭大腺：位于大阴唇后部，左右各一。腺管细长（1～2cm），向内侧开口于前庭后方小阴唇与处女膜之间的沟内，性兴奋时分泌黄白色黏液，正常情况检查时不能触及，若因感染腺管口闭塞，形成<u>前庭大腺脓肿</u>；或仅腺管开口闭塞使分泌物集聚，形成<u>前庭大腺囊肿</u>，则两者均能看到或触及。

（7）尿道口：略呈圆形，位于阴蒂头的后下方及前庭前部。

（8）阴道口及处女膜：阴道口位于尿道口后方、前庭的后部，为阴道的开口，其大小、形状常不规则。阴道口周缘覆有一层较薄黏膜，称处女膜。膜的两面均为鳞状上皮所覆盖，其间含结缔组织、血管与神经末梢，有一孔多在中央，孔的形状、大小及膜的厚薄因人而异。

2. 内生殖器　女性内生殖器包括<u>阴道、子宫、输卵管及卵巢</u>，后二者称子宫附件。

（1）阴道：为性交器官，月经血排出及胎儿娩出的通道。

位置和形态：位于真骨盆下部中央，呈上宽下窄的管道，前壁长 7～9cm，与膀胱和尿道相邻；后壁长 10～12cm，与直肠贴近。上端包围宫颈，环绕宫颈周围的部分称阴道穹窿，按其位置分为前、后、左、右四部分，其中后穹窿最深，为盆腔最低部位，临床上可经此处穿刺或引流。下端开口于阴道前庭后部。

组织结构：阴道壁由黏膜、肌层和纤维组织膜构成，有很多横纹皱襞，故有较大伸展性。阴道黏膜呈淡红色，由复层鳞状上皮细胞覆盖，无腺体，阴道黏膜受性激素影响有周期性变化。幼女及绝经后妇女的阴道黏膜上皮甚薄，皱襞少，伸展性小，容易创伤而感染。阴道壁因富有静脉丛，故局部受损伤易出血或形成血肿。

（2）子宫

位置和形态：子宫位于骨盆腔中央，呈倒置梨形，是产生月经和孕育胎儿的空腔器官。重约50g，长 7～8cm，宽 4～5cm，厚 2～3cm；宫腔容量约5mL。上部较宽称宫体，上端隆突部分称宫底，宫底两侧为宫角，与输卵管相通。子宫下部较窄，呈圆柱状，称子宫颈。宫体与宫颈的比例，婴儿期为 1∶2，成年妇女为 2∶1。子宫峡部是在宫体与宫颈之间形成的最狭窄部分，在非孕期长约1cm。宫颈内腔呈梭形，称为宫颈管。成年妇女长 2.5～3cm，其下端称宫颈外口。未产妇的宫颈外口呈圆形；已产妇的宫颈外口受分娩影响形成大小不等的横裂，分为前唇和后唇。

组织结构：①子宫体：子宫壁由 3 层组织构成，外层为浆膜层，中间层为肌层，内层为子宫内膜。肌层最厚，非孕时厚约0.8cm，由平滑肌束及弹力纤维所组成，肌束纵横交错如网状。肌层中含血管，子宫收缩时血管被压缩，能有效制止产后子宫出血。子宫内膜分为功能层和基底层两部分。功能层：子宫内膜表面2/3，从青春期开始，受卵巢激素影响，能发生周期性变化；基底层：余下 1/3 靠近子宫肌层的内膜，无周期性变化。②宫颈：主要由结缔组织构成，亦含有平滑肌纤维、血管及弹力纤维。宫颈管黏膜：上皮细胞呈单层高柱状，黏膜层有许多腺体能分泌碱性黏液，形成宫颈管内的黏液栓，将宫颈管与外界隔开。宫颈阴道部为复层鳞状上皮覆盖，表面光滑。宫颈外口柱状上皮与鳞状上皮交界处是宫颈癌的好发部位。宫颈黏膜受性激素影响也有周期性变化。

子宫韧带：共有 4 对：①圆韧带：有使宫底保持前倾位置的作用。②阔韧带：维持子宫在盆腔的正中位置。③主韧带：起固定宫颈位置的作用，为保持子宫不致向下脱垂的主要结构。④宫骶韧带：维持子宫处于前倾位置。

（3）输卵管：输卵管为卵子与精子相遇的场所，也是向宫腔运送受精卵的管道。根据输卵管的形态由内向外可分为 4 部分：间质部、峡部、壶腹部（卵子受精的场所）、伞部（有"拾卵"作用）。

（4）卵巢：具有生殖和内分泌功能，产生和排出卵细胞，以及分泌性激素。卵巢扁椭圆形，成年妇女的卵巢约 4cm×3cm×1cm，重 5~6g，呈灰白色；35 岁后开始逐渐缩小，绝经后卵巢萎缩变小变硬。卵巢表面无腹膜，生发上皮为单层立方上皮覆盖；卵巢白膜，是生发上皮内的一层纤维组织。再往内为卵巢组织，分皮质与髓质：皮质在外层，其中有数以万计的原始卵泡（又称始基卵泡）及致密结缔组织（卵巢间质）；髓质在中心，无卵泡，含疏松结缔组织，丰富的血管、神经、淋巴管及少量与卵巢悬韧带相连续、对卵巢运动有作用的平滑肌纤维。

3. 骨盆　女性骨盆是胎儿阴道娩出时必经的骨性产道，其大小、形态对分娩有直接影响。

（1）骨盆由 1 块骶骨、1 块尾骨、左右 2 块髋骨构成。

（2）骨盆各部之间的韧带中有两对重要的韧带：一对是骶结节韧带，一对是骶棘韧带。

（3）骶、尾骨与坐骨棘之间的骶棘韧带宽度即坐骨切迹宽度，是判断中骨盆是否狭窄的重要指标，妊娠期受激素影响，韧带较松弛，各关节的活动性亦稍有增加，有利于分娩时胎儿通过骨产道。

（4）骨盆的分界：髂耻线为耻骨联合上缘、髂耻缘及骶岬上缘的连线，将骨盆分为假骨盆和真骨盆两部分。真骨盆位于骨盆分界线之下，是胎儿娩出的通道。坐骨棘位于真骨盆中部，可经肛诊或阴道诊触，在分娩过程中是衡量胎先露部下降程度的重要标志。

（5）骨盆的类型：分为4种类型：①女型：骨盆入口呈横椭圆形，髂骨翼宽而浅，耻骨弓较宽，两侧坐骨棘间径≥10cm。最常见，为女性正常骨盆，在我国妇女骨盆类型中占52% ~ 58.9%。②男型：骨盆入口略呈三角形，两侧壁内聚，坐骨棘突出，耻骨弓较窄，骶坐切迹呈高弓形，骶骨较直而前倾，致出口后矢状径较短。呈漏斗形，易致难产。在我国妇女中较少见，占1% ~ 3.7%。③类人猿型：骨盆入口呈长椭圆形，骨盆入口、中骨盆和骨盆的出口横径均缩短，前后径稍长。骶骨往往有6节且较直，故较其他型深。在我国妇女骨盆类型中占14.2% ~ 18%。④扁平型：骨盆入口前后径短而横径长，呈扁椭圆形。耻骨宽，骶骨失去正常弯度，变直向后翘或深弧型，故骨短而骨盆浅。在我国妇女中较常见，占23.2% ~ 29%。

4. 会阴 ①会阴（广义）：是指封闭骨盆出口的所有软组织。②会阴体（狭义会阴）：阴道口与肛门间的软组织。厚3 ~ 4cm，由外向内逐渐变窄呈梭状，表面为皮肤及皮下脂肪，内层为中心腱。妊娠期会阴组织变软，伸展性很大，有利于分娩。分娩时要保护此区，以免造成会阴裂伤。

（二）女性生殖系统生理

1. 妇女一生各阶段的生理特点 女性从新生儿到衰老是渐进的生理过程，也是下丘脑－垂体－卵巢轴功能发育、成熟和衰退的过程。

（1）新生儿期：出生后4周内称新生儿期。特点：常见外阴较丰满，乳房略隆起或少许泌乳；可出现少量阴道流血。

（2）儿童期：从出生4周到12岁左右称儿童期。特点：在10岁之前，儿童体格持续增长和发育，但生殖器仍为幼稚型；在儿童后期，约10岁起，女性特征开始呈现。

（3）青春期：从月经初潮至生殖器官逐渐发育成熟的时期称青春期。特点：全身发育。此时期身高迅速增长，体型渐达成人女型。第一性征进一步发育并出现第二性征，已显现女性特有体态。月经来潮是青春期开始的一个重要标志。但由于卵巢功能尚不健全，故初潮后月经周期也多无一定规律。月经周期尚不规律且多为无排卵性，此时虽已初步具有生育能力，但整个生殖系统的功能尚未完善。

（4）性成熟期：一般自 18 岁左右开始，历时约 30 年，性成熟期又称生育期。特点：规律的周期性排卵；生殖器各部和乳房也均有不同程度的周期性改变。

（5）围绝经期：卵巢功能逐渐衰退，生殖器官亦开始萎缩向衰退变更，曾称为更年期。此期长短不一，因人而异。

（6）老年期：一般 60 岁后妇女机体逐渐老化，进入老年期。特点：雌激素水平低落，生殖器官进一步萎缩老化。骨代谢失常引起骨质疏松，易发生骨折。

2. 月经及月经期的临床表现

（1）月经的概念：月经是指随卵巢的周期性变化，子宫内膜周期性脱落及出血，是生殖功能成熟的标志之一。

（2）月经初潮：月经第一次来潮称月经初潮，多在 13 ~ 15 岁之间，但可能早在 11 ~ 12 岁，或迟至 17 ~ 18 岁。

（3）月经周期：出血的第 1 日为月经周期的开始，两次月经第 1 日的间隔时间称一个月经周期，一般 28 ~ 30 天为一个周期。正常月经持续时间为 2 ~ 7 天，多数为 3 ~ 6 天。多数学者认为每月失血量超过 80mL 即为病理状态。

（4）月经血的特征：月经血一般呈暗红色，除血液以外，还有子宫内膜碎片、宫颈黏液及脱落的阴道上皮细胞。月经血的主要特点是不凝固，但在正常情况下偶尔亦有些小凝块。

（5）月经期的症状：下腹及腰骶部下坠感，个别可有膀胱刺激症状、轻度神经系统不稳定症状、胃肠功能紊乱及鼻黏膜出血、皮肤痤疮等，但一般并不严重，不影响妇女的工作和学习。

3. 卵巢功能及其周期性变化

（1）卵巢的周期性变化：从青春期开始到绝经前，卵巢在形态和功能上发生周期性变化称卵巢周期。

（2）卵泡闭锁：原始卵泡有 200 万个卵泡。生育期只有 300～400 个卵母细胞发育成熟，并经排卵过程排出，其余的卵泡发育到一定程度自行退化，此退化过程称卵泡闭锁。

（3）排卵：卵细胞和其周围的一些细胞一起被排出的过程称排卵。排卵多发生在下次月经来潮前 14 天左右：①排卵后，卵泡液流出，卵泡腔内压下降，卵泡壁塌陷，形成许多皱襞，卵泡壁的卵泡颗粒细胞和内膜细胞向内侵入，周围有结缔组织的卵泡外膜包围，共同形成黄体。②排卵后 7～8 天（相当于月经周期第 22 天左右）黄体体积达最高峰。③若卵子未受精，黄体在排卵后 9～10 天开始退化。④卵巢分泌的甾体激素：主要为雌激素、孕激素和雄激素等。

雌、孕激素的生理作用见下表。

		雌激素	孕激素
子宫	肌层	促使子宫发育；使肌细胞增生和肥大；增强子宫收缩力；增加子宫平滑肌对缩宫素的敏感性	使肌纤维松弛，兴奋性降低；同时降低妊娠子宫对缩宫素的敏感性
	内膜	使子宫内膜增生	使增生期子宫内膜转化为分泌期内膜
	宫颈	使宫颈口松弛；宫颈黏液分泌增加，质变稀薄	使宫颈口闭合；黏液减少、变稠
输卵管		促进输卵管发育；加强输卵管节律性收缩的振幅	抑制输卵管肌节律性收缩的振幅
阴道		增强局部的抵抗力；使阴唇发育、丰满	使阴道上皮细胞脱落加快
乳腺		使乳腺腺管增生，乳头、乳晕着色；促进其他第二性征的发育	在已有雌激素影响的基础上，促进乳腺腺泡发育成熟
卵巢		促使卵泡发育；有助于卵巢积储胆固醇	—

续表

	雌激素	孕激素
下丘脑	正负反馈调节	负反馈作用
体温	—	使体温升高 $0.3 \sim 0.5℃$
水钠的代谢	促进钠与水的潴留	孕激素能促进水与钠的排泄
脂肪代谢	可降低总胆固醇；降低胆固醇与磷脂的比例，有利于防止冠状动脉硬化	—
钙、磷的代谢	足够量的雌激素可使钙盐及磷盐在骨质中沉积来维持正常骨质	—

　　上述生理作用，显示孕激素在雌激素作用的基础上，进一步促使女性生殖器和乳房的发育，为妊娠准备条件，可见二者有协同作用；另一方面，雌激素和孕激素又有拮抗作用，表现在子宫收缩、输卵管蠕动、宫颈黏液变化、阴道上皮细胞角化和脱落，以及钠和水的潴留与排泄等。

　　4. 子宫内膜及生殖器其他部位的周期性变化　卵巢的周期性变化使女性生殖器发生一系列周期性变化，尤以子宫内膜的周期性变化最显著。

　　（1）子宫内膜的周期性变化：①增生期：月经周期第 5～14 天，在雌激素的作用下，子宫内膜上皮与间质细胞呈增生状态，称增生期。②分泌期：月经周期第 14～28 天，黄体形成后，在孕激素的作用下，子宫内膜呈分泌反应，称分泌期。③月经期：在月经周期第 1～4 天，变性、坏死的内膜与血液相混而排出，形成月经血。

　　（2）宫颈黏液的周期性变化：月经净后，宫颈管分泌的黏液量很少。排卵期黏液分泌量增加，黏液稀薄、透明。若将黏液做涂片检查，干燥后可见羊齿植物叶状结晶。排卵后，黏液分泌量逐渐减少，质地变黏稠而混浊，拉丝度差，易断裂。涂片检查时结晶逐步模糊，而代之以排列成行的椭圆体。

5. 下丘脑 – 垂体 – 卵巢轴的相互关系　可控制女性发育、正常月经和性功能。

二、妊娠期妇女的护理

（一）受精的概念

已获能的精子和成熟的卵子相结合的过程，称为受精。

（二）着床的概念

晚期囊胚侵入到子宫内膜的过程，称为受精卵着床。

（三）胎儿附属物的形成及其功能

胎儿附属物包括胎盘、胎膜、羊水、脐带。

1. 胎盘

（1）胎盘的形成：胎盘由底蜕膜、叶状绒毛膜和羊膜构成，是母体与胎儿间进行物质交换的重要器官。

（2）胎盘的结构：妊娠足月胎盘呈圆形或椭圆形盘状，重450～650g，约为足月新生儿体重的1/6，直径16～20cm，厚约2.5cm，中间厚，边缘薄。

（3）胎盘的功能

1）气体交换：氧气是维持胎儿生命的最重要的物质。

2）营养物质供应：替代胎儿消化系统的功能。

3）排出胎儿代谢产物：替代胎儿的泌尿系统功能。

4）防御功能：母血中的免疫物质如 IgG 可以通过胎盘，使胎儿得到抗体，对胎儿起保护作用。

5）合成功能：胎盘能合成数种激素和酶。

绒毛膜促性腺激素（HCG）：在受精后10天左右即可用放射免疫法自母体血清中测出，成为诊断早孕的敏感方法之一。其作用是维持妊娠、营养黄体，使子宫内膜变为蜕膜，维持受精卵生长发育。至妊娠8～10周时分泌达高峰，持续1～2周后逐渐下降。

胎盘生乳素（HPL）：由合体滋养细胞分泌。HPL 的主要功能为：①与胰岛素、肾上腺皮质激素协同作用，促进乳腺腺泡发育，刺激其合成功能，为产后泌乳做准备。②促胰岛素生成作用，使母血中胰岛素浓度增高，促进蛋白质合成。③通过脂解作用，提高游离脂肪酸、甘油的浓度，抑制母体对葡萄糖的摄取和利用，使多余葡萄糖运转给胎儿，成为胎儿的主要能源，也是蛋白质合成的能源。

雌激素和孕激素：为甾体激素。妊娠早期由卵巢妊娠黄体产生，自妊娠第8～10周起，由胎盘合成。雌、孕激素的主要生理作用为共同参与妊娠期母体各系统的生理变化。

酶：胎盘能合成多种酶，包括缩宫素酶和耐热性碱性磷酸酶。

2. 胎膜　由绒毛膜和羊膜构成。胎膜外层为绒毛膜。胎膜内层为羊膜，为半透明的薄膜，与覆盖胎盘、脐带的羊膜层相连接。

3. 羊水

（1）正常足月妊娠羊水量为1000mL。在妊娠的任何时期，如羊水量超过2000mL，可诊断为羊水过多；如在妊娠晚期羊水量少于300mL，可诊断为羊水过少。

（2）妊早期为母体血清经胎膜进入羊膜腔的透析液；妊晚期为胎尿。

（3）羊水的功能：①保护胎儿在羊水中自由活动，不致受到挤压，防止胎体畸形及胎肢粘连；保持羊膜腔内恒温；适量羊水避免子宫肌壁或胎儿对脐带直接压迫所致的胎儿窘迫；有利于胎儿体液平衡，若胎儿体内水分过多可采取胎尿方式排至羊水中；临产宫缩时，尤其在第一产程初期，羊水直接受宫缩压力作用，能使压力均匀分布，避免胎儿局部受压。②保护母体：妊娠期，羊水可减少因胎动给母亲带来的不适感；临产后，前羊水囊扩张子宫颈口及阴道；破膜后，羊水冲洗阴道，可减少感染发生的机会。

4. 脐带　连接胎儿与胎盘的带状器官，一端连于胎儿腹壁脐轮，另一端附着于胎盘子面。妊娠足月胎儿的脐带长30～70cm，内有一条管腔较大、管壁较薄的脐静脉和两条管腔较小、管壁较厚的脐动脉。

（四）胎儿发育及生理特点

妊娠开始的 8 周是胎体主要器官发育形成时期，称为胚胎；从第 9 周起称为胎儿：①8 周末：面部已初具人形，B 超检查可见胎心搏动。②12 周末：外生殖器已发育，部分可分辨性别。③16 周末：可确定性别，部分产妇自觉胎动。④20 周末：临床上听到胎心音。⑤24 周末：各脏器均已发育，皮下脂肪开始沉积，出现眉毛及眼毛。⑥28 周末：身长 35cm，体重 1000g，若能加强护理，可以存活。⑦32 周末：面部毫毛已脱。⑧36 周末：身长约 45cm，体重约 2500g，出生后生活能力良好，基本可存活。⑨40 周末：胎儿成熟，身长约 50cm，体重约 3000g，哭声响亮，吸吮力强，生活能力强，能很好存活。

（五）妊娠期母体的变化

1. 生理变化

（1）生殖系统

1）子宫：①子宫体：明显增大变软，妊娠晚期子宫多呈不同程度的右旋。②子宫峡部：是子宫体与子宫颈之间最狭窄的部分，非孕时长约 1cm，孕 12 周起逐步伸展拉长变薄，成为子宫腔的一部分，形成子宫下段，临产时其长度可达 7~10cm。③子宫颈：孕期子宫颈血管增多伴水肿，外观肥大、呈紫蓝色。颈管腺体因受孕激素影响分泌增多，形成黏稠的黏液栓，有防止细菌侵入的作用。

2）阴道。

3）外阴。

4）卵巢：妊娠期略增大，停止排卵。一侧卵巢可见妊娠黄体。

5）输卵管：妊娠期输卵管伸长，但肌层无明显增厚。

（2）乳房：妊娠早期开始增大，充血明显。孕妇自觉乳房发胀，乳头增大变黑，易勃起。乳晕变黑，乳晕上的皮脂腺肥大形成散在的结节状小隆起，称蒙氏结节。妊娠末期，可有数滴稀薄黄色液体溢出，称初乳。正式分泌乳汁需在分娩后。

（3）血液循环系统：①心脏：<u>向上、向前移位，心率增加 10 ～ 15 次/分</u>。②心排出量和血容量：循环血容量于妊娠 6 周起开始增加，<u>至 32 ～ 34 周达高峰</u>，增加 40% ～ 45%，平均约增加 1500mL。<u>血液稀释，出现生理性贫血</u>。③<u>血液处于高凝状态，白细胞稍增加</u>。孕妇长时间仰卧时，<u>压迫下腔静脉，能引起回心血量减少，可发生仰卧位低血压综合征</u>。

（4）泌尿系统：约 15% 孕妇饭后出现糖尿；易发生肾盂肾炎，以右侧多见。

（5）呼吸系统。

（6）消化系统。

（7）内分泌系统。

（8）其他：妊娠纹初产妇为紫色或淡红色，经产妇多为旧妊娠纹，呈银白色。妊娠足月时体重平均增加 12.5kg。

2. 心理变化 惊讶和震惊、矛盾心理、接受、情绪不稳定、内省等。

（六）妊娠诊断

1. 早期妊娠诊断

（1）临床表现：①停经：<u>停经是妊娠最早及最重要的症状</u>。②早孕反应：约半数妇女在停经 6 周左右出现，一般约持续至 12 周自行消失。③尿频：子宫因增大压迫膀胱引起，12 周后症状消失。④乳房变化：乳房增大，乳头和乳晕着色，乳晕周围有深褐色蒙氏结节显现。⑤妇科检查：阴道和子宫颈充血、变软，呈紫蓝色。子宫增大，子宫峡部极软，宫体与宫颈似不相连，<u>称"黑加征"，为早孕典型体征</u>。妊娠 12 周末子宫底超出盆腔，在耻骨联合上可触及。

（2）辅助检查：①妊娠试验：协助诊断早期妊娠。②超声检查：B 型显像法，<u>是诊断早孕快速、准确的方法</u>。

2. 中晚期妊娠诊断

（1）临床表现

1）子宫逐渐增大：根据测量的结果推测妊娠周数。不同妊娠周数的子宫底高度及子宫长度见下表。

妊娠周数	妊娠月份	手测子宫底高度	尺测耻上子宫底高度（cm）
满 12 周	3 个月末	耻骨联合上 2～3 横指	
满 16 周	4 个月末	脐耻之间	
满 20 周	5 个月末	脐下 1 横指	18（15.3～21.4）
满 24 周	6 个月末	脐上 1 横指	24（22～25.1）
满 28 周	7 个月末	脐上 3 横指	26（22.4～29）
满 32 周	8 个月末	脐与剑突之间	29（25.3～32）
满 36 周	9 个月末	剑突下 2 横指	32（29.8～34.5）
满 40 周	10 个月末	脐与剑突之间或略高	33（30～35.3）

2）胎动：孕妇于妊娠 18～20 周时开始自觉胎动，正常胎动数 3～5 次/小时。

3）胎心音：正常胎心率 120～160 次/分。

（2）辅助检查：①B 超检查：了解胎方位、胎盘位置及分级、胎儿生长发育情况。②胎儿心电图：目前国内常用间接法检测胎儿心电图，通常于妊娠 12 周以后显示较规律的图形，于妊娠 20 周后的成功率更高。

（七）胎产式、胎先露、胎方位

1. 胎产式　胎体纵轴与母体纵轴的关系称胎产式。纵产式：两纵轴平行者称纵产式；横产式：两纵轴垂直者称横产式。

2. 胎先露　最先进入骨盆入口的胎儿部分称为胎先露。纵产式：有头先露和臀先露。头先露因胎头屈伸程度不同，又分为枕先露、前囟先露、额先露及面先露；横产式：有肩先露。临床上多见枕先露。

3. 胎方位　胎儿先露部的指示点与母体骨盆的关系称为胎方位，简称胎位。指示点：枕先露以枕骨为指示点、臀先露以骶骨为指示点。例如，枕先露时，枕骨位于骨盆左前方，为枕左前位。

（八）产前检查

产前检查从确诊早孕开始，妊娠 28 周前每 4 周检查 1 次，妊娠 28 周后每 2 周检查 1 次，妊娠 36 周起每周检查 1 次。

1. 病史

（1）健康史：个人资料、过去史、月经史、家族史、丈夫健康状况。

（2）孕产史：了解既往有无孕产史及其分娩方式，有无流产、早产、难产、死胎、死产、产后出血史，本次妊娠早孕反应出现的时间、严重程度，有无病毒感染史及用药情况，胎动开始时间，妊娠过程中有无阴道出血、头痛、心悸、气短、下肢浮肿等症状。

（3）预产期推算：了解末次月经（LMP）的日期以推算预产期（EDC）。计算方法：末次月经第 1 天起，月份减 3 或加 9，日期加 7；如为阴历，月份仍减 3 或加 9，但日期加 15。实际分娩日期与推算的预产期可以相差 1～2 周。

2. 身体评估

（1）全身体格检查：营养发育情况、体重、量血压、有关化验检查。

（2）产科检查：腹部检查、骨盆测量、绘制妊娠图、阴道检查、肛诊。

1）腹部检查：①视诊：注意腹形及大小，腹部有无妊娠纹、手术瘢痕和水肿。②触诊：注意腹壁肌肉的紧张度，有无腹直肌分离，注意羊水量的多少及子宫肌的敏感度。③听诊：胎心音在靠近胎背侧上方的孕妇腹壁上听得最清楚。枕先露时，胎心音在脐下方右侧或左侧；臀先露时，胎心音在脐上方右侧或左侧；肩先露时，胎心音在脐部下方听得最清楚。

2）骨盆测量：分为骨盆外测量和骨盆内测量。

骨盆外测量：①髂棘间径：孕妇取伸腿仰卧位，测量两侧髂前上棘外缘的距离，<u>正常值为 23～26cm</u>。②髂嵴间径：孕妇取伸腿仰卧位，测量两侧髂嵴外缘最宽的距离，<u>正常值为 25～28cm</u>。③骶耻外径：孕妇取左侧卧位，右腿伸直，左腿屈曲，测量第五腰椎棘突下凹陷处（相当于腰骶部米氏菱形窝的上角）至耻骨联合上缘中点的距离，<u>正常值 18～20cm。此径线可间接推测骨盆入口前后径长短，是骨盆外测量中最重要的径线</u>。④坐骨结节间径：又称出口横径。孕妇取仰卧位，两腿屈曲，双手抱膝。测量两侧坐骨结节内侧缘之间的距离，<u>正常值为 8.5～9.5cm，平均值9cm</u>。如出口横径小于 8cm，应测量出口后矢状径（坐骨结节间径中点至骶尖），正常值为 9cm。出口横径与出口后矢状径之和大于 15cm，一般足月胎儿可以娩出。⑤耻骨弓角度：用两拇指尖斜着对拢，放于耻骨联合下缘，左右两拇指平放在耻骨降支的上面，测量两拇指之间的角度即为耻骨弓角度。<u>正常为 90°，小于80°为异常</u>。

骨盆内测量：①骶耻内径：也称对角径，正常值为 12.5～13cm。此值减去 1.5～2cm，即为真结合径值，正常值为 11cm。②坐骨棘间径：测量两侧坐骨棘间的距离，正常值约为 10cm。③坐骨切迹宽度：如能容纳 3 横指（5～5.5cm）为正常，否则属中骨盆狭窄。

3）绘制妊娠图：将各项检查结果如血压、体重、宫高、腹围、胎位、心率填于妊娠图中。

4）阴道检查。

5）肛诊。

（3）**高危因素评估**：重点评估下列高危因素：<u>孕妇年龄＜18岁或＞35 岁</u>、异常孕产史、各种妊娠并发症等。

（九）妊娠期常见症状及其护理

1. **恶心、呕吐**　应避免空腹，少量多餐；两餐之间进食液体；食用清淡食物，避免油炸、难以消化或特殊气味的食物；给予精神鼓励和支持。如妊娠 12 周以后仍继续呕吐，甚至影响孕妇营养时，应考虑妊娠剧吐的可能，需住院治疗。

2. 尿频、尿急　若因压迫引起，且无任何感染征象，可给予解释，不必处理。此现象产后可逐渐消失。

3. 白带增多　嘱孕妇保持外阴部清洁，每日清洗外阴或经常洗澡，以避免分泌物刺激外阴部，但严禁阴道冲洗。

4. 水肿　孕妇在妊娠后期常有踝部及小腿下半部轻度浮肿，经休息后消退，属正常现象。若下肢明显凹陷性水肿或经休息后不消退者，应警惕妊娠期高血压疾病的发生。嘱孕妇休息时取左侧卧位，下肢垫高 15°，避免长时间地站或坐，以免加重水肿。长时间站立的孕妇，则两侧下肢轮流休息，收缩下肢肌肉，以利血液回流。适当限制孕妇对盐的摄入，但不必限制水分。

5. 下肢及外阴静脉曲张　孕妇应避免两腿交叉或长时间站立、行走，并注意时常抬高下肢；指导孕妇穿弹力裤或弹力袜，避免穿妨碍血液回流的紧身衣裤，以促进血液回流；会阴部有静脉曲张者，可于臀下垫枕，抬高髋部休息。

6. 便秘　应养成每日定时排便的良好习惯，并多吃含纤维素多的新鲜蔬菜和水果，同时增加每日饮水量，注意适当的活动。不可随便使用大便软化剂或轻泻剂。

7. 腰背痛　指导孕妇穿低跟鞋，在俯拾或抬举物品时，保持上身直立，弯曲膝部，用两下肢的力量抬起。如工作要求长时间弯腰，妊娠期间应适当给予调整。疼痛严重者，必须俯卧休息（硬床垫），局部热敷。

8. 下肢肌肉痉挛　发生下肢肌肉痉挛时，嘱孕妇背屈肢体或站直前倾以伸展痉挛的肌肉，或局部热敷按摩，直至痉挛消失。必要时遵医嘱口服钙剂。

9. 仰卧位低血压综合征　此时若改为左侧卧位，使下腔静脉血流通畅，血压迅速恢复正常。

10. 失眠　每日坚持户外活动，如散步等；睡前用梳子梳头、温水洗脚或喝热牛奶等，均有助于入眠。

11. 贫血　应适当增加含铁食物的摄入，如动物肝脏、瘦肉、蛋黄、豆类等。如病情需要补充铁剂时，可用温水或水果汁送服，以促进铁的吸收，且应在餐后 20 分钟服用，以减轻对胃肠道的刺激。

三、分娩期妇女的护理

（一）概念

1. 分娩　孕满 28 周后，胎儿及其附属物全部从母体排出的过程。

2. 足月产　孕满 37 周而不满 42 周分娩者。

3. 早产　孕满 28 周而不满 37 周分娩者。

4. 过期产　孕满 42 周及以上分娩者。

（二）影响分娩的因素

影响分娩的四因素是产力、产道、胎儿及精神心理。若四因素均正常并能相互适应，胎儿顺利经产道自然娩出，为正常分娩。

1. 产力　将胎儿及其附属物从子宫内逼出的力量，称为产力。产力包括子宫收缩力、腹肌及膈肌收缩力和肛提肌收缩力。子宫收缩力为分娩的主要力量，贯穿于整个分娩过程中，使子宫颈口开大，迫使胎儿下降娩出。腹肌、膈肌和肛提肌在第二产程时起辅助作用。

（1）子宫收缩力的特点：①节律性：宫缩具有节律性是临产的重要标志之一。正常宫缩是子宫体部不随意、有规律的阵发性收缩。临产后随着产程进展，每次子宫收缩的强度由弱到强（进行期），维持一定时间（极期），随后由强到弱（退行期），直至消失进入间歇期，间歇期子宫肌松弛。如此反复，直至分娩全部结束。②对称性：正常宫缩起自两侧子宫角部，向中央集中，左右对称。③极性：宫缩以子宫底部最强、最持久，向下逐渐减弱。④缩复作用：宫缩时子宫体部肌纤维缩短、变宽，间歇时肌纤维放松，但不能恢复到原来的长度而较前略短。

（2）腹肌、膈肌收缩力（腹压）：是第二产程时娩出胎儿的重要辅助力量。腹压在第三产程还可促使胎盘娩出。

（3）肛提肌收缩力：有协助胎先露在骨盆腔进行内旋转的作用。肛提肌收缩有助于胎盘娩出。

2.产道　产道是胎儿娩出的通道，分为骨产道与软产道两部分。

（1）骨产道：指真骨盆。

1）骨盆各平面及其径线：骨盆腔分为 3 个骨盆平面，每一平面各有其与分娩相关的径线，以入口前后径、中骨盆横径及出口横径最重要。

2）骨盆轴：为连接骨盆各平面中点的曲线，轴上段向下向后，中段向下，下段向下向前，胎儿沿此轴娩出。

3）骨盆倾斜度：骨盆入口与地平面所形成的角度，一般为60°。若骨盆倾斜度过大，影响胎头衔接和娩出。

（2）软产道：是由子宫下段、宫颈、阴道及盆底软组织构成的管道。

1）子宫下段的形成：子宫下段由非孕时长约 1cm 的子宫峡部形成。子宫峡部于妊娠 12 周后逐渐扩展成为子宫腔的一部分，至妊娠末期逐渐被拉长形成子宫下段。临产后规律的宫缩进一步使子宫下段拉长达 7~10cm，肌壁变薄成为软产道的一部分。

2）宫颈的变化：①宫颈管消失：临产前的宫颈管长为 2~3cm，初产妇比经产妇稍长。②宫口扩张：临产前，初产妇的宫颈外口只能容一指尖，而经产妇则能容纳一指。临产后由于子宫肌肉的收缩、缩复，以及前羊膜囊对宫颈压迫，协助扩张宫颈口。胎膜多在宫颈口近开全时自然破裂。破膜后，胎先露直接对宫颈的压迫、扩张宫颈口的作用更明显。随着产程的进展，子宫口从指尖宽逐渐扩大直至 10cm，使妊娠足月的胎头方能通过。

3）骨盆底、阴道及会阴的变化：临产后，胎先露下降直接压迫骨盆底和扩张阴道，黏膜皱襞展平使腔道加宽，使5cm厚的会阴体变成2~4mm，以利胎儿娩出。

3. 胎儿　胎儿大小、胎位及有无胎儿畸形也是决定胎儿能否顺利通过产道的因素。在分娩过程中，胎儿大小是决定分娩难易的重要因素之一。胎头是胎体最大的部分，也是胎儿通过产道最困难的部分。

（1）胎头颅骨：①由顶骨、额骨、颞骨各两块及枕骨一块构成。颅骨间的缝隙称为颅缝。②位于胎头前方，为两额骨与两顶骨的空隙，称前囟，呈菱形。③位于胎头后方，为两顶骨与枕骨之间的三角形空隙，称后囟。④胎头骨缝和颅囟，有一定可塑性，分娩时颅骨可略微变形或重叠从而缩小头颅体积，有利于分娩。

（2）胎头径线：①枕下前囟径：自前囟中心至枕骨隆突下方的距离，平均9.5cm。胎头俯屈后以此径通过产道。②双顶径：为两顶骨隆突间的距离，临床用B超测定此值判断胎儿大小，妊娠足月时平均值约9.3cm。③枕额径：又称前后径，为鼻根至枕骨隆突的距离，胎头以此径衔接，妊娠足月时平均值约为11.3cm。④枕颏径：又称大斜径，为颏骨下方中央至后囟顶部的距离，妊娠足月时平均值约为12.5cm。

（3）胎位：若为纵产式，胎体容易通过产道。头位是胎头先通过产道，较臀位易娩出，但需触清矢状缝及前、后囟，以便确定胎位。矢状缝和囟门是确定胎位的重要标记。

（4）胎儿畸形：胎儿某一部分发育异常，如脑积水、联体儿等，由于胎头或胎体过大，通过产道常发生困难。

4. 精神心理　在分娩过程中不良的精神心理状态可以明显影响产力，可使宫口扩张缓慢、胎先露部下降受阻、产程延长、产妇体力消耗过多，同时也促使产妇神经内分泌发生变化，交感神经兴奋，释放儿茶酚胺，血压升高，心率加快，呼吸急促，肺内气体交换不足，导致胎儿缺血缺氧，出现胎儿窘迫。

（三）正常分娩妇女的护理

1. 枕先露的分娩机制　枕先露的分娩机制是指胎儿先露部随

着骨盆各平面的不同形态，被动地进行一系列适应性转动，以其最小径线通过产道的全过程，<u>临床上枕左前位置最多见</u>。

（1）<u>衔接</u>：<u>胎头双顶径进入骨盆入口平面，颅骨最低点接近或达到坐骨棘水平</u>，称为衔接。以枕额径衔接。

（2）<u>下降</u>：是指胎头沿骨盆轴前进的动作。宫缩的压力迫使胎儿下降，<u>下降贯穿于整个分娩过程中</u>，并与其他动作相伴随。<u>临床上以观察胎头下降的程度，作为判断产程进展的重要标志</u>。胎头下降程度可通过肛门检查或阴道检查，先露部颅骨最低点与坐骨棘的关系来确定。若先露部颅骨最低点在坐骨棘水平时以"0"表示，棘上 1cm 为"−1"，棘下 1cm 为"＋1"，依此类推。

（3）<u>俯屈</u>：由胎头衔接时的枕横径变为枕下前囟径，以适应产道的最小径线，有利于胎头继续下降。

（4）<u>内旋转</u>：胎头为适应骨盆纵轴而旋转，使其矢状缝与中骨盆及骨盆出口前后径相一致，称为内旋转。

（5）<u>仰伸</u>：胎头枕部达耻骨联合下缘时，以耻骨弓为支点，胎头逐渐仰伸，胎头的顶、额、鼻、口、颏相继娩出。当胎头仰伸时，胎儿双肩径沿左斜径进入骨盆入口。

（6）<u>复位及外旋转</u>：胎头娩出后，为使胎头与胎肩恢复正常关系，胎头枕部向左旋转 45°，使胎头与胎肩成正常关系，称为复位。胎肩在盆腔内继续下降，前（右）肩向母体前方旋转 45°，使胎儿双肩径转成与出口前后径相一致的方向，以适应出口前后径大于横径的特点。同时，胎头枕部需在外继续向左旋转 45°，以保持胎头矢状缝与胎肩成垂直关系，称为外旋转。

（7）胎儿娩出。

2. 先兆临产

（1）子宫不规则收缩：分娩前 1～2 周，子宫出现不规律的收缩，常在夜里出现，收缩持续 ＜30 秒，间隔 10～20 分钟。

（2）胎儿下降感：临产前胎先露下降进入骨盆入口使宫底下降，初产妇感到上腹部较前轻松，食欲好，食量增加，呼吸轻快，尿频。

（3）**见红**：是分娩的一个比较可靠的征象。在分娩发动前 24 ~ 48 小时内。

3. 临产的诊断　临产的标志是规律且逐渐增强的子宫收缩，持续 30 秒或以上，间歇 5 ~ 6 分钟，同时伴随进行性子宫颈管消失、宫颈口扩张和胎先露下降。

4. 产程分期　分娩全过程是从开始出现规律性宫缩至胎儿及其附属物娩出为止，简称总产程。

（1）**第一产程（宫颈扩张期）：从开始出现间歇 5 ~ 6 分钟的规律宫缩到宫口开全**。初产妇需 11 ~ 12 小时；经产妇需 6 ~ 8 小时。

（2）**第二产程（胎儿娩出期）：从宫口开全到胎儿娩出**。初产妇需 1 ~ 2 小时；经产妇需几分钟至 1 小时。

（3）**第三产程（胎盘娩出期）：从胎儿娩出到胎盘娩出**。需 5 ~ 15 分钟，不超过 30 分钟。

5. 第一产程妇女的观察和护理

（1）**临床表现**

1）规律宫缩：产程开始时，宫缩持续时间较短（约 30 秒），间歇期较长（5 ~ 6 分钟）。随着产程进展，持续时间延长（50 ~ 60 秒），且强度不断增加，间歇期逐渐缩短（2 ~ 3 分钟）。当宫口近开全时，宫缩持续时间可长达 1 分钟或以上，间歇期仅为 1 分钟或稍长。

2）宫口扩张：可分为两期：①潜伏期：从规律宫缩开始至宫口扩张 3cm，约需 8 小时，超过 16 小时称潜伏期延长。②活跃期：宫口扩张 3cm 至宫口开全，平均需 4 小时，超过 8 小时称活跃期延长。

3）胎先露下降。

4）破膜：多发生在宫口近开全时。正常羊水清，色淡黄，有时混有少量白色脂肪颗粒（胎脂）。

（2）**辅助检查**：①胎儿监护仪。②胎儿头皮血检查：第一产程时，正常胎儿头皮血 pH 应为 7.25 ~ 7.35。若 pH 小于 7.25，为酸中毒前期，应隔 10 分钟再重复检查 1 次；若 pH 小于 7.2，则为酸中毒；若 pH 持续下降或低于7.2，应结合临床情况，立即终止妊娠，以挽救胎儿。

（3）护理措施

1）一般护理：①待产环境：应提供安静无刺激的环境，室内空气新鲜，温湿度适宜。②支持系统：有条件的医院，可实行康乐待产，允许丈夫、家人在分娩过程中陪伴产妇，或提供家庭化分娩室，给予待产妇心理上的支持。③健康教育：待产妇入院后，医护人员应热情接待，介绍待产室、产房环境及工作人员，护理人员应加强与待产妇的沟通，消除待产妇紧张、陌生的情绪。④监测生命体征：入院后应测体温、脉搏、血压，如体温 >37.5℃，脉搏 >100 次/分，应通知医生进行治疗。血压应每4小时测1次，若血压≥140/90mmHg，应警惕待产妇发生抽搐的可能。⑤观察并发症的征象：如有头晕、眼花、头痛、呕吐、上腹部痛、子宫收缩异常，待产妇烦躁不安、呼吸困难等，应引起高度重视。注意阴道流血量，若阴道流血为鲜红色、量多大于月经量，应及时与医生联系以排除前置胎盘或胎盘早剥等情况发生。⑥备皮：一般初产妇常规行外阴备皮。⑦灌肠：初产妇宫口开大3cm以下，无禁忌证。目的：通过反射作用刺激子宫收缩。清洁直肠，避免分娩时粪便污染消毒区。若有胎膜破裂、阴道异常流血、心肌病、胎儿窘迫、胎头高浮或胎头下降很低压迫直肠达不到目的时，应禁止灌肠。⑧活动和休息：如宫缩不强，未破膜，可在室内适当走动，但有并发症的待产妇应左侧卧位。⑨注意破膜时间：破膜后应立即卧床，听胎心音，行肛门检查，注意观察有无脐带脱垂征象，记录破膜时间、羊水量及性状。破膜时间 >12小时尚未分娩者，应用抗生素预防感染。如系头位，羊水混有胎粪呈黄绿色，表示胎儿宫内缺氧，应积极处理。⑩饮食：鼓励待产妇少量多次进食，吃高热量易消化食物，并注意补充水分，以保证精力和体力充沛。⑪预防尿潴留：临产后护理人员应每2~4小时提醒待产妇排尿1次，以防止膀胱过胀影响胎先露下降及子宫收缩，延长产程。

2）产程观察：严密观察产程进展及待产妇、胎儿对临产的反应，及时发现问题并进行处理：①产程图：产程图横坐标为临产时间（h），纵坐标左侧为宫颈扩张程度（cm），右侧为胎头下降程度，画出宫颈扩张和胎头下降的曲线。②勤听胎心音：可用胎心听诊器或胎儿监护仪。③观察子宫收缩：应定时连续观察宫缩的持续时间、频率、强度，并做好记录。④肛门检查：应在宫缩时进行。⑤阴道检查：应在严密消毒外阴后进行，检查者戴无菌手套。

初产妇宫口开全至 10cm，经产妇宫口开大 3～4cm 且宫缩好，可护送产房准备接生。

6. 第二产程妇女的观察和护理

（1）临床表现：①第二产程宫缩持续时间长，间歇时间短，产力最强。宫口开全后，若仍未破膜，常影响胎头下降，应行人工破膜。②胎头于宫缩时暴露于阴道口，当宫缩间歇时又缩回阴道内，称为胎头拨露。随着产程进一步发展，在宫缩间歇时，胎头也不再回缩，此时胎头双顶径已越过骨盆出口，称为胎头着冠。

（2）辅助检查：用胎儿监护仪监测胎心率，以及胎心率与宫缩的变化关系。若条件允许，可持续监护，以便及时发现异常，及时处理。

（3）护理措施

1）产房准备：①产房的设施大致和手术室相似，必须符合无菌的原则。②备有母婴的抢救设备和药品，物品齐全，功能完好。③有经过新生儿窒息复苏培训的医护人员在场。

2）指导待产妇正确使用腹压：①严密观察待产妇的一般情况，测血压，听胎心音。②指导待产妇在宫缩时屏气用力，增加腹压，将胎儿娩出，是第二产程的首要护理目标。③在宫缩间歇时，待产妇应尽量放松，安静休息。

3）胎儿监护：应每 5～6 分钟听胎心音 1 次，有条件时可使用胎心监护仪。

4）消毒外阴。

5）接生准备：备好新生儿睡篮，打开热辐射开放暖箱，开启产包，备好无菌生理盐水、新生儿吸痰器，如为初产妇应准备会阴侧切包及局麻药品。

6）胎头娩出：保护会阴的同时协助胎头俯屈，最好在宫缩间歇时，让产妇稍向下屏气，使胎头缓慢娩出，可预防会阴撕裂。<u>会阴过紧或胎头过大，估计分娩时会阴撕裂不可避免者，或母儿有病理情况急需结束分娩者，应行会阴切开术。</u>

7）脐带处理：用无菌纱布擦净脐根周围后，在距脐根 0.5～1cm 处用气门芯或脐带夹结扎脐带，或用粗丝线分别在距脐根 0.5cm、1cm 处结扎两遍。于线上 0.5cm 处剪断脐带，挤净断面上的脐血，用 20% 高锰酸钾或 2.5% 碘酒及 75% 乙醇消毒脐带断面，注意高锰酸钾不可触及新生儿皮肤，以免皮肤烧伤。以脐纱包好，脐带卷固定。

7. 第三产程妇女的观察和护理

（1）临床表现：<u>胎盘剥离征象：子宫体变硬呈球形，胎盘剥离后降至子宫下段，下段被扩张，子宫体呈狭长形被推向上，子宫底升高达脐上；阴道突然流出大量血液；剥离的胎盘降至子宫下段，阴道口外露的一段脐带自行延长；用手掌尺侧在产妇耻骨联合上方轻压子宫下段，子宫体上升而外露的脐带不再回缩。</u>

（2）护理措施

1）协助胎盘娩出：当确定胎盘完整剥离时，应在宫缩时用左手握住宫底轻压子宫，产妇稍向下用力，同时右手轻轻牵拉脐带，协助胎盘娩出。胎盘娩出后，按摩子宫刺激其收缩以减少出血。

2）检查胎盘胎膜：将胎盘铺平，仔细检查胎盘、胎膜是否完整，注意有无胎盘小叶缺损，血管有无断裂，及时发现副胎盘。若发现有残留胎盘和胎膜时，应产后刮宫。

3）检查软产道：胎盘娩出后应仔细检查会阴、小阴唇内侧、尿道口周围、阴道及宫颈有无裂开。如有裂伤，应立即缝合。缝合前应用无菌生理盐水冲洗伤口，预防伤口感染。

4）<u>预防产后出血：胎儿娩出后，遵医嘱注射缩宫素。</u>

5）新生儿即时护理：<u>新生儿娩出后，采用阿普加评分法（Apgar）判断新生儿有无窒息或窒息的程度。</u>以出生后 1 分钟时的心率、呼吸、肌张力、喉反射及皮肤颜色五项体征为依据，每项 0～2 分，满分 10 分。8～10 分为正常新生儿；4～7 分为轻度窒息，需积极处理，如吸氧、插管吸痰等；0～3 分为重度窒息，需紧急抢救，如气管插管、脐静脉给药或气管内给药等。在抢救过程中，应在不同时间继续评分。一般于生后 1 分钟、5 分钟，各进行 1 次评分。

具体护理措施：①新生儿保暖：用毛巾将新生儿身上的血迹、黏液擦掉，胎脂部位可用消毒花生油棉球拭去，尤其是皮肤皱褶处。动作要轻、快，注意保暖，可在辐射开放台上进行操作。②早开奶：在出生 1 小时内，若新生儿无异常情况，应裸体与母亲进行皮肤接触，将新生儿放置于母亲的胸部进行早开奶 30 分钟。③眼睛护理：出生后用眼药水滴双眼，以预防经过产道时新生儿眼睛受感染。④新生儿测量体重、身长，右手腕系上写有母亲姓名和病历号的手腕条，将婴儿右脚底纹印在婴儿病历上。

6）产后即时护理：<u>分娩后继续在产房内观察 2 小时，因为此阶段产妇易发生并发症，最常见是产后出血。</u>应观察子宫收缩、宫底高度、膀胱充盈度、阴道流血量、会阴及阴道内有无血肿。每 15～30 分钟测量 1 次血压、脉搏，询问产妇有无头晕、乏力等。

四、产褥期妇女的护理

（一）产褥期妇女的变化

从胎盘娩出至产妇全身各器官（除乳房以外）恢复或接近正常未孕状态所需的一段时期，称产褥期，一般为 6 周。产褥期妇女的变化如下。

1. 生殖系统

（1）子宫：<u>子宫是产褥期变化最大的器官。</u>胎盘娩出后子宫逐渐恢复至未孕状态的过程，称子宫复旧，主要表现子宫体和子宫颈的复旧：①子宫体：子宫体的复旧主要是宫体肌纤维缩复和子宫内膜再生。随着肌纤维不断缩复，宫体逐渐缩小，产后1周缩小至约妊娠12周大小；产后10日子宫降至盆腔内；产后6周恢复到正常非孕期大小。子宫内膜基底层逐渐再生新的功能层，这一过程约需3周，但胎盘附着处全部修复的时间约需6周。②子宫颈：产后1周，子宫颈外形及子宫颈内口恢复至未孕状态，产后4周，子宫颈完全恢复至正常形态。子宫颈外口呈横裂型。

（2）外阴及阴道：产后阴道腔逐渐缩小，阴道壁肌张力逐渐恢复，约在产后3周重新出现黏膜皱襞，恢复至未孕时的紧张度。分娩后外阴轻度水肿，2~3天自行消退。会阴部如有轻度撕裂或会阴切口缝合术后均在3~5天愈合。

（3）盆底组织：盆底肌及其筋膜在分娩时过度扩张致弹性减弱，且常伴肌纤维部分断裂，如产后能坚持康复运动，盆底肌有可能恢复至接近未孕状态。

2. 乳房　产褥期乳房的主要变化是泌乳。胎盘娩出后，胎盘生乳素、雌激素水平急剧下降，体内呈低雌激素、高泌乳激素水平，乳汁开始分泌。吸吮是保持乳腺不断泌乳的关键。乳汁分泌还与产妇营养、睡眠、情绪和健康状况密切相关。

3. 血液循环系统　产后红细胞计数和血红蛋白值增高，血细胞总数增加，可达 $20 \times 10^9/L$。中性粒细胞和血小板数也增加，血沉于产后3~4周降至正常。妊娠期血容量的增加，于产后2~3周恢复正常。在产后头3天内，由于子宫收缩及胎盘循环停止，大量组织液吸收，使血容量增加15%~25%，特别是产后24小时，心脏的负担加重。

4. 消化系统　产后胃液分泌减少，尤其是胃酸分泌减少，使胃肠肌张力及蠕动减弱。

5. 泌尿系统　孕期体内潴留的水分在产后由肾脏排出，故产后数日尿量增多。在分娩过程中，膀胱受压致使黏膜水肿、充血及肌张力降低，会阴伤口疼痛，容易发生尿潴留。

6. **内分泌系统** 妊娠期腺垂体、甲状腺及肾上腺增大，功能增强，在产褥期逐渐恢复正常。不哺乳产妇通常在产后 6～10 周月经复潮。哺乳产妇的月经复潮延迟，平均在产后 4～6 个月恢复排卵。

7. **腹壁** 妊娠期出现的下腹正中线色素沉着在产褥期逐渐消退。紫红色的妊娠纹变成白色妊娠纹和产后腹壁松弛，需 6～8 周恢复。

（二）产褥期妇女的临床表现及常见问题

①生命体征：体温大多在正常范围。脉搏略缓慢，60～70 次/分；呼吸深慢，14～16 次/分；血压无明显变化。②产后宫缩痛：常在产后 1 至 2 天出现，常见于经产妇。③恶露：产后从阴道内排出的液体称恶露。恶露分为 3 种：血性恶露、浆液性恶露、白色恶露。④会阴切开创口：产后 3 日内有切口处水肿，拆线后自然消失。⑤胃纳：产后胃液分泌减少，胃肠蠕动减弱，产妇疲劳，食欲不佳，产后 10 天左右恢复。⑥小便：产后由于膀胱黏膜水肿，加上会阴伤口疼痛，可发生排尿困难。⑦大便：产后容易发生便秘。⑧乳头皲裂：表现为乳头红、裂开、出血、疼痛。⑨乳房胀痛，触摸乳房有坚硬感。⑩体重减轻。⑪下肢静脉血栓形成，产后血液处于高凝状态。⑫疲乏。⑬产后压抑，与产后体内雌、孕激素水平降低及心理压力、疲劳等有关。

（三）处理原则

产褥期妇女以护理为主、治疗为辅。

（四）护理措施

1. **一般护理** 每日 2 次测体温、脉搏、呼吸及血压。提供良好环境，保持床单的清洁、整齐、干燥。保证产妇有足够的营养和睡眠，产后 4～6 小时要鼓励产妇排尿。

2. **会阴护理** 仔细评估会阴切口有无渗血、水肿，如有异常及时报告医生。会阴伤口应每日 2 次用 1/2000 新洁尔灭擦洗。会阴水肿应每日 2 次用 50% 硫酸镁湿热敷。

3. 子宫复旧护理 认真评估恶露情况。入休养室后即刻 30 分钟、1 小时、2 小时各观察 1 次。同时观察宫底位置、软硬度，更换卫生垫。

4. 乳房护理 乳房应保持清洁、干燥，经常擦洗。第一次哺乳前用温水毛巾清洁乳头和乳晕。提倡母乳喂养，尽早哺乳。乳房胀痛可热敷乳房，按摩乳房。因疾病或其他原因不哺乳者应尽早退乳。

5. 母乳喂养指导 调理产妇的饮食，注意产妇的休息与活动，保持产妇心情愉快。

6. 促进心理适应 与产妇建立良好关系，提供自我护理及新生儿护理知识，培养技能，培养新家庭观念。

五、流产病人的护理

【概述】凡妊娠不足 28 周、胎儿体重不足 1000g 而终止者，称为流产。发生于妊娠 12 周以前者称早期流产，发生在妊娠 12 周至不足 28 周者称晚期流产。自然流产的发生率占全部妊娠的 15% 左右，多数为早期流产。

【病因】导致流产的原因很多，主要有以下几种：①染色体异常：是主要原因。②母体因素：全身性疾病如妊娠期急性高热、患严重贫血或心力衰竭、感染后细菌毒素或病毒通过胎盘进入胎儿血循环可能引起流产。③胎盘因素：滋养细胞的发育和功能不全是胚胎早期死亡的重要原因。④其他因素：如免疫因素、母儿血型不合可能引起流产。接触一些有害的化学物质和物理因素可直接或间接对胚胎或胎儿造成损害，引起流产。另外，妊娠期特别是妊娠早期行腹部手术，劳动过度、性交，或有吸烟、酗酒、吸毒等不良习惯等，均可刺激子宫收缩而引起流产。

【临床表现】停经、腹痛及阴道出血是流产的主要临床症状。一般流产的发展过程如下。

```
                         继续妊娠
                      ↗                  ↗ 完全流产
        先兆流产 ←                    ←
                      ↘ 难免流产
                                         ↘ 不全流产
```

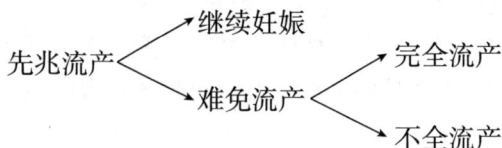

1. **先兆流产**　表现为停经后先出现少量阴道流血，量比月经少，有时伴有轻微下腹痛、腰痛。妇科检查子宫大小与停经周数相符，宫颈口未开，胎膜未破，妊娠产物未排出。若流血增多或腹痛加剧，则可能发展为难免流产。

2. **难免流产**　由先兆流产发展而来，流产已不可避免。表现为阴道流血量增多，阵发性腹痛加重。妇科检查子宫大小与停经周数相符或略小，宫颈口已扩张，但组织尚未排出；晚期难免流产还可有羊水流出或见胚胎组织或胎囊堵于宫口。

3. **不全流产**　由难免流产发展而来，妊娠产物已部分排出体外，尚有部分残留于宫内，影响子宫收缩，可致阴道出血持续不止，严重时引起出血性休克，下腹痛减轻。妇科检查一般子宫小于停经周数，宫颈口已扩张，不断有血液自宫颈口内流出，有时尚可见胎盘组织堵塞宫颈口或部分妊娠产物已排出于阴道内，而部分仍留在宫腔内，有时宫颈口已关闭。

4. **完全流产**　妊娠产物已完全排出，阴道出血逐渐停止，腹痛逐渐消失。妇科检查子宫接近未孕大小或略大，宫颈口已关闭。

5. **稽留流产**　胚胎或胎儿已死亡滞留在宫腔内尚未自然排出者。胚胎或胎儿死亡后，子宫不再增大反而缩小，早孕反应消失，若已至妊娠中期，孕妇感觉不到腹部增大，胎动消失。妇科检查子宫小于妊娠周数，宫颈口关闭。听诊不能闻及胎心。

6. **习惯性流产**　指自然流产连续发生 3 次或 3 次以上者。每次流产多发生于同一妊娠月份，其临床经过与一般流产相同。

流产时若阴道流血时间过长、有组织残留于宫腔内或非法堕胎等，有可能引起宫腔内感染。严重时感染可扩展到盆腔、腹腔乃至全身，并发盆腔炎、腹膜炎、败血症及感染性休克等，称感染性流产。

【辅助检查】

1. 妇科检查　在消毒条件下行妇科检查，了解宫颈口及子宫情况等，并应检查双侧附件有无肿块、压痛等。

2. 实验室检查　多采用放射免疫方法对绒毛膜促性腺激素（HCG）、胎盘生乳素、雌激素等进行定量，如测定的结果低于正常值，提示有流产可能。

3. B超检查　超声显像可显示有无胎囊、胎动、胎心等。

【处理原则】

1. 先兆流产　处理原则是卧床休息，禁止性生活；减少刺激；必要时给予对胎儿危害小的镇静剂；对于黄体功能不足的孕妇，每日肌注黄体酮保胎；并注意及时进行超声检查，了解胚胎发育情况。

2. 难免流产　一旦确诊，应尽早使胚胎及胎盘组织完全排出，以防止出血和感染。

3. 不全流产　一经确诊，应行吸宫术或钳刮术以清除宫腔内残留组织。

4. 完全流产　如无感染征象，一般不需特殊处理。

5. 稽留流产　应及时促使胎儿和胎盘排出，以防稽留日久发生凝血机能障碍。处理前应做凝血功能检查。

6. 习惯性流产　以预防为主，在受孕前，对男女双方均应进行详细检查。

【常见护理诊断/问题】①有感染的危险：与阴道流血时间过长、宫腔内有残留组织等因素有关。②焦虑：与担心胎儿健康等因素有关。

【护理措施】不同类型的流产孕妇，其护理措施不同。

1. 先兆流产孕妇的护理：需卧床休息，禁止性生活，禁用肥皂水灌肠。护理人员除了为其提供生活护理以外，通常遵医嘱给孕妇适量镇静剂、孕激素等。随时评估孕妇的病情变化，同时注意观察孕妇的情绪反应，稳定孕妇情绪，增强保胎信心。

2. 妊娠不能再继续者的护理：护理人员应积极采取措施，及时做好终止妊娠的准备，协助手术过程，使妊娠产物完全排出。

3. 预防感染：护理人员应监测病人的体温、血象及阴道流血，分泌物的性质、颜色、气味等，并严格执行无菌操作规程；加强会阴部护理；嘱病人流产后返院复查，确定无禁忌证后，方可开始性生活。

4. 协助病人度过悲伤期。

六、早产病人的护理

【概述】早产是指妊娠满 28 周至不满 37 足周之间分娩者。此时娩出的新生儿称早产儿，出生体重多小于 2500g。

【病因】

1. 孕妇因素　如合并有感染性疾病、子宫畸形或肌瘤，急、慢性疾病及妊娠并发症时易诱发早产，而且若孕妇有吸烟、酗酒不良行为或精神受到刺激，以及承受巨大压力时也可发生早产。

2. 胎儿、胎盘因素　如前置胎盘、胎盘早期剥离、胎儿窘迫、胎儿畸形、胎膜早破、胎儿生长受限、羊水过多、多胎等，亦可致早产。

【临床表现】早产的临床表现主要是子宫收缩，最初为不规则宫缩，伴有少许阴道血性分泌物或出血，可发生胎膜早破，继之可发展为规律宫缩，以后进展与足月临产相似。诊断为早产临产的依据是妊娠晚期者子宫收缩规律（20 分钟≥4 次），伴以宫颈管消退≥75%，以及进行性宫口扩张 2cm 以上。

【处理原则】若胎儿存活，胎膜未破，无胎儿窘迫，通过休息和药物治疗控制宫缩，尽量维持妊娠至足月；若胎膜已破，早产已不可避免，则尽可能提高早产儿的存活率。

【常见护理诊断/问题】①有新生儿受伤的危险：与早产儿发育不成熟有关。②焦虑：与担心早产儿预后有关。

【护理措施】

1. 预防早产　做好孕期保健工作，嘱孕妇保持心情平静，避免诱发宫缩的活动。高危孕妇必须多左侧卧床休息，慎做肛查和阴道检查，积极治疗并发症，宫颈内口松弛者应于孕 14～16 周或更早些时间做子宫颈内口缝合术。

2. 用药护理　首要治疗是抑制宫缩，同时还要积极控制感染、治疗并发症。护理人员应明确药物的作用和用法，并能识别药物的副作用，对病人做相应的健康教育。常用抑制宫缩的药物有：①β肾上腺素受体激动剂：副作用为心跳加快、血压下降、血糖增高、血钾降低、恶心、出汗、头痛等。②硫酸镁：静脉注射硫酸镁常引起潮红、出汗、口干等症状，快速静脉注射时可引起恶心、呕吐、心慌、头晕，个别出现眼球震颤，减慢注射速度症状可消失。③钙通道阻滞剂：若合并硫酸镁用药时更应慎重。④前列腺素合成酶抑制剂：此类药物可能导致动脉导管过早关闭而使胎儿血循环障碍，临床较少用。

3. 预防新生儿并发症　在保胎过程中，应行胎心监护，教会病人自数胎动。在分娩前按医嘱给孕妇糖皮质激素等促胎肺成熟。

4. 为分娩做准备　如早产已不可避免，应尽早决定合理分娩的方式，如臀位、横位。估计胎儿成熟度低，而产程又需较长时间者，可选用剖宫产术结束分娩；经阴道分娩者，应考虑尽可能缩短产程。同时，充分做好早产儿保暖和复苏的准备；产程中给孕妇吸氧；新生儿出生后，立即结扎脐带。

5. 心理护理　安排时间与孕妇进行开放式讨论，帮助孕妇重建自尊，以良好的心态承担早产儿母亲的角色。

七、过期妊娠病人的护理

【概念】凡平时月经周期规律，妊娠达到或超过42周尚未分娩者，称过期妊娠。

【病因】①内源性前列腺素和雌二醇分泌不足而黄体酮水平增高，使得子宫不收缩，延迟分娩发动。②头盆不称时胎先露部对宫颈内口和子宫下段的刺激不强。③无脑儿畸胎又没有发生羊水过多时。④遗传因素。

【处理原则】应根据胎盘功能、胎儿大小、宫颈成熟度等综合分析，选择恰当的分娩方式。可以试产，但应放宽剖宫产指征。以下情况发生时应立即终止妊娠：宫颈条件成熟、胎儿体重≥4000g 或胎儿宫内生长受限、12 小时内胎动 <10 次或 NST 呈无反应型、OCT 阳性或可疑、尿持续低 E/C 值、羊水过少或胎粪污染、并发重度先兆子痫或子痫。

【护理措施】

1. 一般护理：指导孕妇积极休息，鼓励营养摄入。同时帮助孕妇核实预产期，并积极配合判断胎盘功能的检查和操作。

2. 观察病情：进入产程后，鼓励产妇左侧卧位，给予氧气吸入。产程中监护胎心变化，注意破膜时间和羊水的性状。羊水Ⅲ度污染者要求在胎肩娩出前吸净胎儿鼻、咽部黏液。

3. 配合治疗：对于宫颈条件成熟引产者，可在人工破膜后，发现羊水清亮时，采取密切监护下的经阴道分娩；若宫颈条件不成熟则促使宫颈成熟，若出现了胎盘功能减退征象或胎儿窘迫现象，应立即剖宫产结束分娩。积极做好各种手术操作的准备和抢救新生儿的准备工作。

4. 心理支持。

八、妊娠期高血压疾病病人的护理

【概述】 妊娠期高血压疾病是妊娠期特有的疾病，包括妊娠期高血压、子痫前期、子痫、慢性高血压并发子痫前期，以及妊娠合并慢性高血压。本病强调生育年龄妇女发生水肿、蛋白尿与妊娠之间的因果关系。

【病因】

1. 好发因素 ①寒冷季节或气温变化过大，特别是气压升高时。②精神过度紧张或受刺激致使中枢神经系统功能紊乱者。③年轻初产妇或高龄初产妇。④有慢性高血压、慢性肾炎、糖尿病等病史的孕妇。⑤营养不良，如贫血、低蛋白血症者。⑥体型矮胖者。⑦子宫张力过高（如羊水过多、双胎妊娠、糖尿病巨大儿及葡萄胎等）者。⑧家族中有高血压史，尤其是孕妇之母有重度妊娠期高血压疾病史者。

2. 病因学说 常见的病因学说有以下几种：①免疫学说。

②子宫胎盘缺血缺氧学说。③血管内皮机能障碍学说。④营养缺乏及其他因素。

3. **病理生理变化** 基本病变是全身小动脉痉挛。

【临床表现】 妊娠期高血压疾病的分类及诊断标准见下表。

分类	临床表现
妊娠期高血压	血压≥140/90mmHg，妊娠期出现，并于产后 12 周内恢复正常；尿蛋白（−）；病人可伴有上腹部不适或血小板减少。产后方可确诊
子痫前期	妊娠 20 周出现血压 ≥ 140/90mmHg，且尿蛋白 ≥ 300mg/24h 或（＋）；可伴有上腹部不适、头痛、视力模糊等症状
子痫	子痫前期孕产妇抽搐，且不能用其他原因解释
慢性高血压并发子痫前期	高血压妇女于妊娠20周以前无蛋白尿，孕20周后出现尿蛋白≥300mg/24h；或妊娠20周前突然出现尿蛋白增加，血压进一步升高或血小板减少（<100×10^9/L）
妊娠合并慢性高血压病	妊娠前或妊娠20周前检查发现血压升高，但妊娠期无明显加重；或妊娠20周后首次诊断高血压并持续到产后12周以后

【辅助检查】

1. **实验室检查** ①血液检查：主要测定血红蛋白、血细胞比容、血浆黏度、全血黏度，以了解血液浓缩程度；重症病人应测定血小板计数、出凝血时间、凝血酶原时间等。同时进行血气分析。②尿液检查：留取 24 小时尿液，进行蛋白定量检查；根据镜检出现管型判断肾功能受损情况。③肝、肾功能测定：如测定谷丙转氨酶、血尿素氮、肌酐及尿酸等。

2. **眼底检查** 重度妊娠高血压综合征时，眼底小动脉痉挛，动静脉比例可由正常的2：3变为1：2，甚至1：4，或出现视网膜水肿、渗出、出血，甚至视网膜脱落，一时性失明等。

3. **其他检查** 如心电图、超声心动图、胎盘功能、胎儿成熟度检查等，可视病情而定。

【处理原则】本病的处理原则为解痉、降压、镇静、合理扩容及利尿，适时终止妊娠。对于妊娠期高血压病人，应加强孕期检查，密切观察病情变化，以防发展为重症；子痫前期病人应住院治疗，积极处理，防止发生子痫及并发症。常用的治疗药物有：①解痉药物，以硫酸镁为首选。硫酸镁有预防和控制子痫发作的作用，适用于子痫前期和子痫病人。②镇静药物，适用于对硫酸镁有禁忌或疗效不明显时，但分娩时应慎用。主要用药有地西泮和冬眠合剂。③降压药物，仅适用于血压过高，特别是舒张压高的病人。常用药物有肼屈嗪、卡托普利等。④扩容药物，扩容应在解痉的基础上进行，应严密观察生命体征及尿量，防止肺水肿和心力衰竭的发生。常用的有白蛋白、全血、平衡液和低分子右旋糖酐。⑤利尿药物，仅用于全身性水肿、急性心力衰竭、肺水肿、脑水肿、血容量过高且伴有潜在肺水肿者。常用药物有呋塞米、甘露醇等。

【常见护理诊断/问题】①体液过多：与下腔静脉受增大子宫压迫使血液回流受阻或营养不良性低蛋白血症有关。②有受伤的危险：与发生抽搐有关。③潜在并发症：胎盘早期剥离。

【护理措施】

1. 预防措施　加强孕早期健康教育，促使孕妇自觉于妊娠早期开始做产前检查，并坚持定期检查。同时指导孕妇合理饮食，增加蛋白质、维生素及富含铁、钙、锌的食物，减少过量脂肪和盐分摄入。从妊娠20周开始，每日补充钙剂2g。此外，孕妇应采取左侧卧位休息以增加胎盘绒毛血供，同时保持心情愉快也有助于妊娠高血压疾病的预防。

2. 妊娠期高血压孕妇的护理

（1）保证休息：可在家采取左侧卧位休息，减轻工作，创造安静、清洁环境，以保证充足睡眠。此外，孕妇精神放松、心情愉快也有助于抑制妊娠期高血压疾病的发展。

（2）调整饮食：摄入足够的蛋白质、蔬菜，补充维生素、铁和钙剂。食盐（全身浮肿者除外）不必严格限制。

（3）加强产前保健：适当增加产前检查次数，加强母儿监测措施，防止发展为重症。同时向孕妇及家属讲解妊娠高血压疾病相关知识，并督促孕妇每天数胎动、监测体重。

3. 子痫前期孕妇的护理

（1）一般护理：①需住院治疗，左侧卧位休息。保持病室安静，避免各种刺激。②监测血压变化，每 4 小时测 1 次。随时观察和询问孕妇有无头晕、头痛、恶心等自觉症状。③注意胎心变化，以及胎动有无改变。④适当限制食盐入量，记出入量、测尿蛋白，必要时测 24 小时尿蛋白定量，查肝肾功能、二氧化碳结合力等项目。

（2）用药护理：硫酸镁是目前治疗中、重度妊娠高血压的首选解痉药物。以下是硫酸镁的用药方法、毒性反应及注意事项：①用药方法：可采用肌内注射或静脉用药。肌内注射作用时间长，但局部刺激性强，注射时应注意使用长针头、深部肌内注射，也可加利多卡因于硫酸镁溶液中，以缓解疼痛刺激，注射后注意预防注射部位感染。静脉滴注或推注，可使血中浓度迅速达到有效水平，用药后约 1 小时血浓度可达高峰，可避免肌内注射引起的不适。临床多采用两种方式互补长短，以维持体内有效浓度。②毒性反应：硫酸镁的治疗浓度和中毒浓度相近。通常硫酸镁的滴注速度以 1g/h 为宜，不超过 2g/h。每日维持用量 15 ~ 20g。中毒现象首先表现为膝反射减弱或消失，随着血镁浓度的增加可出现全身肌张力减退及呼吸抑制，严重者心跳可突然停止。③注意事项：护理人员在用药前及用药过程中均应监测孕妇血压，同时还应检测膝腱反射必须存在、呼吸不少于 16 次/分、尿量每 24 小时不少于 400mL，或每小时不少于 17mL，并随时准备好 10% 的葡萄糖酸钙注射液，以便及时予以解毒。10% 葡萄糖酸钙 10mL 在静脉推注时宜在 5 分钟以上推完，必要时可每小时重复 1 次，直至呼吸、排尿和神经抑制恢复正常，但 24 小时内不超过 8 次。

4. 子痫病人的护理 ①协助医生控制抽搐：病人一旦发生抽搐，应尽快控制。硫酸镁为首选药物，必要时可加用镇静药物。②专人护理，防止受伤：子痫发生后，<u>首先应保持病人呼吸道通畅</u>，并立即给氧。病人取头低侧卧位，必要时用吸引器吸出喉部黏液或呕吐物，在病人昏迷或未完全清醒时，禁止给予一切饮食和口服药。③减少刺激，避免诱发抽搐：<u>安置病人于单人暗室</u>，保持绝对安静，避免声、光刺激；治疗和护理操作尽量相对集中。④严密监护：密切注意生命体征、记出入量，及时进行必要的血、尿化验和特殊检查。⑤为终止妊娠做准备：子痫发作者往往在发作后自然临产。如经治疗病情得以控制仍未临产者，应在孕妇清醒后 24～48 小时内引产，或子痫病人经药物控制后 6～12 小时，需考虑终止妊娠。护理人员做好终止妊娠的准备。

5. **妊娠期高血压疾病孕妇的产时及产后护理** 若经阴道分娩，在第一产程中应<u>密切监测</u>病人的生命体征、尿量、胎心、宫缩情况及有无自觉症状。尽量缩短第二产程。第三产程中须预防产后出血，在胎儿娩出前肩后立即静脉推注缩宫素（禁用麦角新碱）。观察血压变化，<u>重视病人主诉</u>。病情较重者于分娩开始即需开放静脉通道。胎儿娩出后测血压，病情稳定者，方可送回病房。重症病人产后应继续硫酸镁治疗 1～2 天，因产后 24 小时至 5 天内仍有发生子痫的可能。产褥期仍需继续监测产妇血压，产后 48 小时内应至少每 4 小时观察 1 次血压。同时严密观察子宫复旧情况，严防产后出血。

九、异位妊娠病人的护理

【概述】正常妊娠时，受精卵着床于子宫体腔内膜。受精卵在子宫体腔外着床发育时，称为异位妊娠。在异位妊娠中，<u>输卵管妊娠最为常见</u>。

【病因】①输卵管炎症：是最主要原因。②输卵管发育不良或功能异常。③其他：精神因素可引起输卵管痉挛和蠕动异常，干扰受精卵的运送，引起异位妊娠。另外，内分泌失调、神经精神机能紊乱、受精卵游走、输卵管手术及子宫内膜异位症等，都可增加受精卵着床于输卵管的可能性。放置宫内节育器与异位妊娠发生也有相关性。

【病理变化】

1. **输卵管妊娠流产** 多见于壶腹部妊娠，发病多在妊娠 8 ~ 12 周。若囊胚与管壁分离后经输卵管逆蠕动入腹腔，形成输卵管完全流产，出血一般不多；若囊胚剥离不完整，部分仍残留于管腔，则为输卵管不完全流产，出血较多。

2. **输卵管妊娠破裂** 多见于峡部妊娠，发病多在孕 6 周左右。

3. **继发性腹腔妊娠** 输卵管妊娠和正常妊娠一样，滋养细胞产生的 HCG 维持黄体生长，使甾体激素分泌增加，抑制月经来潮。

【临床表现】

1. **症状** ①停经：多数病人会在停经 6 ~ 8 周后出现不规则阴道流血。②腹痛：是就诊的主要症状。未发生流产或破裂前，常为一侧下腹隐痛或酸胀感；流产或破裂时，常突感一侧下腹撕裂样疼痛，随后疼痛遍及全腹，甚至放射到肩部；当血液积聚于直肠子宫陷凹处，可出现肛门坠胀感。③阴道流血：胚胎死亡后，常有不规则阴道流血，色暗红或深褐，一般不超过月经量。④晕厥与休克：内出血的症状可能与阴道流血量不成比例。⑤腹部包块。

2. **体征** 根据内出血情况，病人可呈贫血貌。腹部检查：下腹压痛、反跳痛明显；出血较多时，叩诊有移动性浊音。

【辅助检查】

1. **腹部及盆腔检查** 输卵管妊娠流产或破裂者，下腹部有明显压痛和反跳痛，以患侧为甚，轻度腹肌紧张；如出血时间长，在下腹可触及软性肿块。未发生流产或破裂者，盆腔检查发现子宫略大较软，可触及胀大的输卵管并轻度压痛；流产或破裂者，阴道后穹窿饱满，有宫颈抬举痛或摇摆痛，是输卵管妊娠的主要体征之一。子宫稍大而软，腹腔内出血多时检查子宫呈漂浮感。

2. **妊娠试验** 放射免疫法测血中 HCG，尤其是 β - HCG 阳性有助于诊断，但 β－HCG 阴性者仍不能完全排除异位妊娠。

3. 阴道后穹窿穿刺 是一种简单可靠的诊断方法。B 超有助于诊断异位妊娠。腹腔镜检查适用于输卵管妊娠尚未流产或破裂的早期病人和诊断有困难的病人，但腹腔内大量出血或伴有休克者，慎做腹腔镜检查，应根据医疗条件及手术者的经验而定。

【处理原则】本病以手术治疗为主，其次是药物治疗（可用化疗药物甲氨蝶呤）。

【常见护理诊断/问题】①潜在并发症：出血性休克。②恐惧：与担心生命安危有关。③预感性悲哀：与即将失去胎儿有关。④自尊紊乱：与担心未来受孕能力有关。

【护理措施】

1. 接受手术治疗病人的护理 ①护理人员在严密监测病人生命体征的同时，立即开放静脉通道，交叉配血，做好输血输液准备，以便配合医生积极纠正休克、补充血容量，并按急诊手术要求做好术前准备。②加强心理护理：护理人员术前简洁明了地向病人及家属讲明手术的必要性，并以亲切的态度和切实的行动赢得病人及家属的信任，保持周围环境安静、有序，减少和消除病人的紧张、恐惧心理，协助病人接受手术治疗方案。

2. 接受非手术治疗病人的护理 ①护理人员密切观察病人生命体征，并重视病人的主诉，尤应注意阴道流血量与腹腔内出血量不成比例。护理人员应协助病人正确留取血标本，以监测治疗效果。②病人应卧床休息，避免腹部压力增大。护理人员需提供相应的生活护理，并指导病人摄取足够的营养。

3. 出院指导 护理人员应教育病人保持良好的卫生习惯，勤洗浴、勤换衣，性伴侣稳定。发生盆腔炎后须立即彻底治疗。告诫病人，下次妊娠要及时就医。

十、胎盘早期剥离病人的护理

【概述】妊娠 20 周后或分娩期，正常位置的胎盘在胎儿娩出前，部分或全部从子宫壁剥离，称为胎盘早期剥离，简称胎盘早剥。

【病因】本病病因目前尚不十分清楚，其发病可能与以下因素有关：血管病变；机械性因素，如腹部受撞击、挤压，摔伤或行外倒转术纠正胎位，羊水过多等；子宫静脉压突然升高；其他一些高危因素包括吸烟、营养不良、吸毒等。

本病的主要病理变化是底蜕膜出血，形成血肿，使胎盘自附着处剥离。如剥离面小，临床可无症状；如剥离面大且继续出血，形成胎盘后血肿。如胎盘边缘仍附着于子宫壁上，或胎膜与子宫壁未剥离，血液不向外流而形成隐性出血或内出血。当胎盘后血肿使胎盘剥离面血液冲开胎盘边缘及胎膜，经宫颈向外流出为显性出血或外出血。当内出血过多时，也可形成混合性出血。有时出血穿破羊膜流入羊水中形成血性羊水。内出血严重时，血液向子宫肌层浸润，引起肌纤维分离、断裂、变性，子宫表面出现紫蓝色瘀斑，称为子宫胎盘卒中。胎盘早剥时羊水可经剥离面进入开放的血管，引起羊水栓塞症状。严重的胎盘早剥可能发生凝血功能障碍、产后出血和急性肾衰竭等。

【临床表现】胎盘早剥的临床特点是妊娠晚期突然发生的腹部持续性疼痛，伴有或不伴有阴道出血。根据胎盘剥离面的大小和出血量多少可分为轻型和重型。

1. 轻型　外出血为主，剥离面通常不超过胎盘的1/3，多见于分娩期。主要症状是阴道大量出血，色暗红，伴轻微腹痛或无腹痛，贫血程度与出血量成正比。腹部检查：子宫软，宫缩有间歇，子宫大小符合妊娠月份，胎位清楚，胎心率多正常，腹部压痛不明显或仅有局部轻压痛。

2. 重型　以内出血和混合性出血为主，剥离面超过胎盘面积的1/3，同时有较大的胎盘后血肿，多见于重度妊娠期高血压疾病。主要症状为突然发生的持续性腹部疼痛和（或）腰酸、腰背痛，程度与胎盘后积血多少呈正相关。严重时可出现恶心、呕吐、面色苍白、出汗、脉弱及血压下降等休克征象。可无阴道流血或少量阴道流血及血性羊水，贫血程度与外出血量不符。腹部检查：<u>子宫硬如板状，有压痛，子宫比妊娠周数大，宫底随胎盘后血肿增大而增高</u>。若剥离面超过胎盘面积的 1/2，胎儿多因缺氧死亡。

【辅助检查】

1. 产科检查　通过四步触诊判定胎方位、胎心情况、宫高变化、腹部压痛范围和程度等。

2. B超检查　若胎盘与子宫壁之间有血肿时，<u>在胎盘后方出现液性低回声区，暗区常不止一个，并见胎盘增厚</u>。若血液渗入羊水中，见羊水回声增强。重型胎盘早剥常伴胎心、胎动消失。

3. 实验室检查　主要了解病人贫血程度及凝血功能。

【处理原则】<u>纠正休克、及时终止妊娠是处理胎盘早剥的原则</u>。病人入院时，情况危重、处于休克状态，应积极补充血容量，及时输入新鲜血液，尽快改善病人状况。胎盘早剥一旦确诊，必须及时根据情况采取剖宫产或经阴道分娩终止妊娠。

【常见护理诊断/问题】①潜在并发症：出血、凝血功能障碍、肾衰竭等。②恐惧：与大出血、担心胎儿及自身安危有关。③有感染的危险：与出血致贫血、抵抗力下降有关。

【护理措施】

1. 纠正休克：护士应迅速开放静脉通道，积极补充血容量，同时密切监测胎儿状态。

2. 严密观察有无凝血功能障碍或急性肾衰竭等表现。

3. 为终止妊娠做准备。

4. 预防产后出血：分娩后及时给予宫缩剂，并配合按摩子宫，必要时按医嘱做切除子宫的术前准备，同时预防晚期产后出血。

5. 在产褥期应注意加强营养，纠正贫血；更换消毒会阴垫，保持会阴清洁，防止感染，做好母乳喂养指导。死产者及时给予退乳措施，可在分娩后 24 小时内尽早使用退奶药物。

十一、前置胎盘病人的护理

【概述】孕 28 周后若胎盘附着于子宫下段，甚至胎盘下缘达到或覆盖宫颈内口处，其位置低于胎儿先露部时，称为前置胎盘。本病多见于经产妇及多产妇。

【病因】本病病因目前尚不明确，可能与子宫内膜病变、宫腔异常、胎盘面积过大、胎盘异常或受精卵发育迟缓等因素有关；还可能与多胎妊娠形成过大面积的胎盘有关；或有副胎盘延伸至子宫下段；也可由于受精卵发育迟缓，到达子宫下段方具备植入能力。

【临床表现】妊娠晚期或临产时，发生无诱因、无痛性反复阴道流血是前置胎盘的主要症状，偶有发生于妊娠 20 周左右者。阴道流血时间的早晚、反复发作的次数、流血量的多少与前置胎盘的类型有关。

1. 完全性前置胎盘　子宫颈内口全部为胎盘组织所覆盖，又称中央性前置胎盘。初次出血早，约在妊娠 28 周，反复出血次数频繁，量较多，有时一次大量阴道流血即可使病人陷入休克状态。

2. 部分性前置胎盘　子宫颈内口部分为胎盘组织覆盖。出血情况介于完全性前置胎盘和边缘性前置胎盘之间。

3. 边缘性前置胎盘　胎盘附着于子宫下段，边缘不超越子宫颈内口。初次出血发生较晚，多于妊娠 37～40 周或临产后，量较少。

病人可出现贫血，贫血程度与出血量成正比，出血严重者可发生休克，还可导致胎儿缺氧、宫内窘迫，甚至死亡。前置胎盘常合并胎位异常、胎先露下降受阻；分娩时易出现产后大出血；产后易发生产褥感染。

【辅助检查】

1. 产科检查　子宫大小与停经月份一致，胎方位清楚，先露高浮，胎心可正常或异常或消失。

2. 超声检查　B 超可清楚看到子宫壁、胎头、宫颈和胎盘的位置，是目前最安全、有效的首选方法。

3. 阴道检查　一般不主张应用。怀疑前置胎盘的个案，切忌肛查。

4. 产后检查胎盘及胎膜　胎盘的前置部分可见陈旧血块附着，呈黑紫色或暗红色，如这些改变位于胎盘的边缘，而且胎膜破口处距胎盘边缘小于 7cm，则为部分性前置胎盘。

【处理原则】 本病的处理原则：制止出血、纠正贫血和预防感染。

1. 期待疗法　适用于妊娠不足 36 周或估计胎儿体重小于 2300g、阴道流血量不多、孕妇全身情况良好、胎儿存活者。

2. 终止妊娠　适用于入院时出血性休克者，或期待疗法中发生大出血或出血量虽少，但妊娠已近足月或已临产者。剖宫产术是主要手段。阴道分娩适用于边缘性前置胎盘，胎先露为头位、临产后产程进展顺利并估计能在短时间内结束分娩者。

【常见护理诊断/问题】 ①组织灌注量改变：与前置胎盘所致的出血有关。②有感染的危险：与孕产妇失血致贫血、机体抵抗力下降有关。③躯体移动障碍：与需绝对卧床休息有关。④恐惧：与出血、担心胎儿安危有关。

【护理措施】 需立即终止妊娠者，安排孕妇去枕侧卧位，开放静脉，配血，做好输血准备。在抢救休克的同时，做好术前准备，监测母儿生命体征。

接受期待疗法的孕妇的护理措施：①保证休息，减少刺激：孕妇需绝对卧床休息，以左侧卧位为佳，定时间断吸氧。避免各种刺激。医护人员进行腹部检查时动作要轻柔，禁做阴道检查及肛查。②纠正贫血：除口服硫酸亚铁、输血等措施以外，还应加强饮食营养指导，建议孕妇多食高蛋白及含铁丰富的食物。③监测病情变化：严密观察并记录孕妇生命体征，以及阴道流血的量、色、时间及一般状况，监测胎儿宫内状态。④预防产后出血和感染：严密观察产妇阴道流血情况；保持会阴部清洁、干燥；胎儿娩出后，及早使用宫缩剂。⑤加强管理和宣教：指导围生期妇女避免吸烟、酗酒等不良行为，避免多次刮宫、引产或宫内感染，防止多产。对妊娠期出血，无论量多少均应就医。

十二、羊水量异常病人的护理

（一）羊水过多

【概述】凡在妊娠任何时期内羊水量超过 2000mL 者，称为羊水过多。

【病因】本病确切原因目前还不十分清楚，临床常见于以下情况：多胎妊娠；胎儿畸形以中枢神经系统和上消化道畸形最为常见；孕妇患病如妊娠糖尿病；胎盘脐带病变如胎盘绒毛血管瘤、脐带帆状附着等；特发性羊水过多。

【临床表现】

1. 急性羊水过多　较少见，多发生于妊娠 20～24 周。病人出现呼吸困难，不能平卧，甚至出现发绀，孕妇表情痛苦，下肢及外阴部浮肿、静脉曲张。

2. 慢性羊水过多　较多见，多发生于妊娠晚期，羊水可在数周内逐渐增多，多数孕妇能适应。孕妇子宫大于妊娠月份，腹部膨隆，腹壁皮肤发亮、变薄，检查时胎位不清，胎心遥远或听不到。羊水过多孕妇容易并发妊娠期高血压疾病、胎位不正、早产等。病人破膜后因子宫骤然缩小，可以引起胎盘早剥；产后可引起子宫收缩乏力而致产后出血。

【处理原则】①经诊断为羊水过多合并胎儿畸形者，应及时终止妊娠。②羊水过多但仍为正常胎儿者，则应根据羊水过多的程度与胎龄决定处理方法。

【护理措施】

1. 一般护理　向孕妇及家属介绍羊水过多的原因及注意事项，包括指导孕妇摄取低钠饮食，防止便秘，减少增加腹压的活动以防胎膜早破。

2. 病情观察　观察孕妇的生命体征，定期测量宫高、腹围和体重，及时发现并发症。观察胎心、胎动及宫缩，及早发现胎儿宫内窘迫及早产征象。人工破膜时应密切观察胎心和宫缩，及时发现胎盘早剥和脐带脱垂的征象。产后应密切观察子宫收缩及阴道流血情况。

3. 配合治疗　腹腔穿刺放羊水时应防止速度过快、量过多，<u>一次放羊水量不超过 1500mL，放羊水后腹部放置沙袋或加腹带包扎以防血压骤降。腹腔穿刺放羊水注意无菌操作。</u>

（二）羊水过少

【概述】　妊娠足月时羊水量少于 300mL 称为羊水过少。

【病因】　①母体因素：孕妇脱水、服用某些药物有引起羊水过少的可能。②胎儿畸形：主要包括染色体异常、囊性淋巴瘤、泌尿生殖道畸形、小头畸形、法洛四联症等，以<u>先天性泌尿系统异常最多见。</u>③胎盘功能异常：过期妊娠、胎儿生长受限、胎盘退行性变、胎儿脱水及宫内慢性缺氧、胎儿成熟过度等。④其他：如胎膜病变等因素。

【临床表现】　孕妇于胎动时感觉腹痛，检查时发现宫高、腹围小于同期正常妊娠孕妇，子宫的敏感度较高，临产后阵痛剧烈，宫缩不协调，宫口扩张缓慢，产程延长。羊水过少者可发生肺发育不全，胎儿生长迟缓等。同时，羊水过少容易发生胎儿宫内窘迫与新生儿窒息。

【处理原则】　监测羊水量的变化，怀疑羊水过少者，积极寻找原因，必要时及时终止妊娠。

【护理措施】

1. 一般护理　向孕妇及其家属介绍羊水过少的可能原因。教会孕妇胎动的监测方法和技巧，同时积极预防胎膜早破的发生。

2. 病情观察　观察孕妇的生命体征，定期测量宫高、腹围和体重，判断病情进展。

3. 配合治疗　为合并过期妊娠、胎儿生长受限等需及时终止妊娠者做好阴道助产或剖宫产的准备。若羊水过少合并胎膜早破或产程中发现羊水过少，需遵医嘱进行预防性羊膜腔输液者，应注意严格无菌操作。

十三、多胎妊娠及巨大胎儿产妇的护理

（一）多胎妊娠

一次妊娠同时有两个或两个以上的胎儿，称为多胎妊娠。

【病因】①遗传。②年龄和胎次：双胎发病率随着孕妇年龄增大而增加，尤其是 35～39 岁最多；孕妇胎次越多，发生多胎妊娠的机会越多。③药物：医源性原因：应用氯米酚和尿促性腺素（HMG）诱发排卵，双胎与多胎妊娠可高达 20%～40%。

【分类】①双卵双胎：由两个卵子分别受精形成的双胎妊娠，约占双胎妊娠的 2/3。两胎儿因基因的不同，故其性别、血型、容貌不一定相同。②单卵双胎：由一个受精卵分裂而成的双胎妊娠，约占双胎妊娠的 1/3。因胎儿基因相同，故性别、血型、容貌等完全相同。

【临床表现】

1. 生理方面

（1）妊娠期：早期，早孕反应重；中期长大明显，易出现压迫症状；妊娠期并发症多，如贫血、妊娠高血压疾病、羊水过多、前置胎盘、早产、胎位异常。

（2）分娩期：宫缩差，宫缩乏力，导致产程延长；胎膜早破及脐带脱垂；胎位异常；胎盘早剥；胎儿性难产（胎头交锁及胎头碰撞、胎儿转位）；产后出血及产褥期感染。

2. 心理方面　孕妇在孕期必须适应两次角色转变：首先是接受妊娠；其次当被告之是双胎妊娠时，必须适应第二次角色转变。双胎妊娠属于高危妊娠，孕妇常担心母儿安危。

3. 体征　子宫大于孕周，羊水量也较多；孕晚期触及多个小肢体，两胎头或三极体；胎头小，与子宫大小不成比例；在不同部位听及两个频率相差 10 次以上的胎心音，或两胎心音之间隔有无音区；孕中晚期体重增加快，不能用水肿及肥胖解释者。

【处理原则】

1. 妊娠期　及早发现，预防和治疗并发症；加强孕期保健；

提前住院待产，决定分娩方式。

2. 分娩期　①第一产程：注意产程进展，了解有无宫缩乏力，加强产力保护；注意监测胎心。②第二产程：第一胎儿娩出后应及时断脐；第一胎儿娩出后应防止第二胎儿胎位的改变，可用手或沙袋固定胎位；第一胎儿娩出后半小时若第二胎儿未娩出者应行人工破膜，必要时可加强宫缩及时帮助第二胎儿的娩出。③第三产程：胎盘娩出后应及时检查胎盘胎膜的完整性。

3. 产褥期　加强宫缩；预防感染。

【护理措施】

1. 一般护理　增加产前检查的次数，每次监测宫高、腹围和体重。注意多休息，尤其是在妊娠最后 2 ~ 3 个月，要求卧床休息，防止外伤；加强营养。

2. 心理护理　帮助孕妇完成两次的角色转变，告之孕妇不必过分担心母婴安危，说明保持心情愉快、积极配合治疗的重要性。指导家属准备两份新生儿用物。

3. 病情观察　及时发现并发症，及时处理。

4. 症状护理　针对各种压迫症状而处理。

5. 治疗配合　认真观察产程进展及胎心率，及时发现异常及时处理。正确处理第一胎儿娩出后的情况：第一胎儿娩出后应及时断脐；第一胎儿娩出后应防止第二胎儿胎位的改变，可用手或沙袋固定胎位。为预防产后出血的发生，第二胎儿娩出后应立即肌注或静滴催产素，腹部放置沙袋，防止腹压锐减所致的休克。双胎妊娠如为早产，产后应加强早产儿的护理。

【健康教育】 多休息，加强营养；注意阴道流血量和子宫复旧情况；防止产后出血。

（二）巨大胎儿

巨大胎儿是指出生体重达到或超过 4000g 者。孕妇自觉腹部增大较快，妊娠后期可出现呼吸困难，有时腹部及肋两侧胀痛。腹部检查：子宫大于孕月，胎体大，胎心听诊位置较高。常发生头盆不称导致难产，而致母子受伤。

十四、胎儿宫内窘迫病人的护理

【概述】胎儿窘迫是指胎儿在宫内有缺氧征象，危及胎儿健康和生命者。胎儿窘迫是一种综合症状，主要发生在临产过程，也可发生在妊娠后期。发生在临产过程者，可以是发生在妊娠后期的延续和加重。

【病因】胎儿窘迫的病因涉及多方面，主要有 3 个方面：①母体因素：孕妇患有高血压、慢性肾炎、妊娠期高血压疾病、重度贫血、心脏病、肺心病、高热、吸烟、产前出血性疾病和创伤、急产或子宫不协调性收缩、缩宫素使用不当、产程延长、子宫过度膨胀、胎膜早破等；或者产妇长期仰卧位，镇静剂、麻醉剂使用不当等。②胎儿因素：胎儿心血管系统功能障碍、胎儿畸形，如严重的先天性心血管病、母婴血型不合引起的胎儿溶血、胎儿贫血、胎儿宫内感染等。③脐带、胎盘因素：脐带因素有长度异常、缠绕、打结、扭转、狭窄、血肿、帆状附着；胎盘因素有植入异常、形状异常、发育障碍、循环障碍等。

胎儿窘迫的基本病理变化是缺血缺氧引起的一系列变化。

【临床表现】

1. 胎儿窘迫的主要表现　胎心音改变、胎动异常及羊水胎粪污染或羊水过少，严重者胎动消失。

2. 根据其临床表现，可以分为 2 类　①急性胎儿窘迫：多发生在分娩期，主要表现为胎心率加快或减慢，宫缩压力试验或缩宫素压力试验等出现频繁的晚期减速或可变减速；羊水胎粪污染和胎儿头皮血 pH 值下降，出现酸中毒。②慢性胎儿窘迫：可致胎儿生长受限，多发生在妊娠末期，往往延续至临产并加重，主要表现为胎动减少或消失，NST 基线平直，胎儿生长受限，胎盘功能减退，羊水胎粪污染等。

3. 羊水胎粪污染可分为 3 度　Ⅰ度为浅绿色；Ⅱ度为黄绿色并混浊；Ⅲ度为棕黄色，稠厚。

【辅助检查】

1. 胎盘功能检查　出现胎儿窘迫的孕妇一般 24 小时尿雌三

醇值急骤减少 30% ~40%，或于妊娠末期连续多次测定在 10mg/24h 以下。

2. 胎心监测　胎动时胎心率加速不明显，基线变异率＜3 次/分，出现晚期减速、变异减速等。

3. 胎儿头皮血血气分析　pH＜7.2。

【处理原则】

1. 急性胎儿窘迫者，积极寻找原因并给予及时纠正。如宫颈未完全扩张，胎儿窘迫情况不严重者，给予吸氧，嘱产妇左侧卧位，如胎心率变为正常，可继续观察；如宫口开全，胎先露部已达坐骨棘平面以下 3cm 者，应尽快助产经阴道娩出胎儿；如因缩宫素使宫缩过强造成胎心率减慢者，应立即停止使用，继续观察，病情紧迫或经上述处理无效者，立即剖宫产结束分娩。

2. 慢性胎儿窘迫者，应根据孕周、胎儿成熟度和窘迫程度决定处理方案。首先应指导孕妇采取左侧卧位，间断吸氧，积极治疗各种并发症，密切监护病情变化。如果无法改善，则应在促使胎儿成熟后迅速终止妊娠。

【护理措施】

1. 一般护理：孕妇左侧卧位，间断吸氧。严密监测胎心变化，一般每 15 分钟听 1 次胎心或进行胎心监护，注意胎心变化。为手术者做好术前准备，如宫口开全、胎先露部已达坐骨棘平面以下 3cm 者，应尽快助产娩出胎儿，并做好新生儿抢救和复苏的准备。

2. 心理护理。

十五、胎膜早破病人的护理

【概述】胎膜早破是指在临产前胎膜自然破裂，是常见的分娩期并发症，妊娠满 37 周后的胎膜早破发生率为 10%；妊娠不满 37 周的胎膜早破发生率为 2% ~3.5%。

【病因】①机械性刺激：如创伤或妊娠后期性交，增加了绒毛、羊膜感染的机会，引起胎膜炎。②羊膜腔内压力升高：常见于多胎妊娠、羊水过多等。③宫颈内口松弛：易于导致感染和前羊膜囊受力不均而发生胎膜早破。④下生殖道感染：可由细菌、病毒或弓形虫引起。⑤胎膜发育不良：可致胎膜菲薄脆弱而发生破裂。

【临床表现与并发症】

1. 临床表现　①症状：孕妇突感有较多液体自阴道流出，继而少量间断性排出。当咳嗽、打喷嚏、负重等导致腹压增加时，羊水即流出。②体征：行肛诊检查，触不到羊膜囊，上推胎儿先露部可见到流液量增多。

2. 并发症　可引起早产、感染和脐带脱垂。

【辅助检查】

1. 阴道液酸碱度检查　正常阴道液呈酸性，pH 4.5～5.5；羊水的 pH 7～7.5。用 pH 试纸检查，若流出液 pH≥6.5 时，视为阳性，胎膜早破的可能性极大。

2. 阴道液涂片检查　阴道液干燥片检查有羊齿状结晶出现为羊水。

3. 羊膜镜检查　可直视胎先露部，看不到前羊膜囊，即可确诊为胎膜早破。

【处理原则】①住院待产，严密注意胎心音变化。胎先露部未衔接者应绝对卧床休息，抬高臀部，避免不必要的肛诊与阴道检查。②严密观察产妇的生命体征、白细胞计数，了解感染的征象。③一般于胎膜破裂后 12 小时即给抗生素预防感染发生。④妊娠 <35 周时，给予地塞米松 10mg 静脉滴注，每日 1 次，共 2 次，以促胎肺成熟。若羊水池深度≤2cm，可经腹羊膜腔输液，减轻脐带受压。⑤终止妊娠、监测胎心 NST、阴道检查以确定有无隐性脐带脱垂，若有脐带先露或脐带脱垂应在数分钟内结束分娩；孕期达 35 周以上并有分娩发动者，可自然分娩。若孕龄 <37 周，已临产；或孕龄达 37 周，在破膜 12～18 小时后尚未临产者，均可采取措施，尽快结束分娩。

【常见护理诊断/问题】①有感染受伤的危险。②恐惧：因担心诱发早产及胎儿的安全，感到心里恐惧。

【护理措施】

1. 住院待产：胎先露部未衔接者绝对卧床休息，侧卧位，抬高臀部，以防脐带脱垂。

2. 密切观察：定时观察并记录羊水性状、颜色、气味等；注意胎心率的变化，监测胎动及胎儿宫内安危；严密观察产妇的生命体征、白细胞计数，了解感染的征象。

3. 外阴护理：保持外阴清洁，放置吸水性好的消毒会阴垫于外阴，勤换会阴垫，保持清洁干燥；每日用苯扎溴铵棉球擦洗会阴部 3 次。

4. 遵医嘱用药：遵医嘱给予抗生素预防感染，给予地塞米松促胎肺成熟。

5. 掌握终止妊娠指征。

6. 心理护理：帮助孕妇分析目前状况，讲解胎膜早破的影响，使孕妇积极参与护理。

7. 健康教育：使孕妇重视妊娠期卫生保健，积极预防和治疗下生殖道感染；妊娠后期禁止性交，避免负重及腹部受压；宫颈内口松弛者，应卧床休息，并于妊娠 14 ~ 16 周行宫颈环扎术，环扎部位应尽量靠近宫颈内口水平。

十六、妊娠期合并症妇女的护理

妊娠合并心脏病是妊娠期妇女常见并发症之一。

【妊娠对心脏血管的影响】

1. 妊娠期 孕妇总循环血量于妊娠第 6 周开始逐渐增加，32 ~ 34 周达高峰，增加 30% ~ 45%，此后维持较高水平，产后 2 ~ 6 周逐渐恢复正常。总循环血量的增加引起心排出量增加和心率加快；尤其在妊娠晚期，子宫增大、膈肌升高使心脏向上、向左前发生移位，导致心脏大血管轻度扭曲，易使患心脏病的孕妇发生心力衰竭而危及生命。

2. 分娩期 是孕妇血流动力学变化最显著的阶段，加之机体能量及氧的消耗增加，是心脏负担最重的时期。在第一产程中，每次子宫收缩 250 ~ 500mL 的血液被挤入体循环，加重心脏负担。

第二产程中，除子宫收缩以外，腹肌和骨骼肌的收缩使外周循环阻力增加，且分娩时产妇屏气用力动作使肺循环压力增加，心脏前后负荷显著加重。第三产程，胎儿娩出后，腹腔内压力骤减，大量血液流向内脏，回心血量减少；继之胎盘循环停止，子宫收缩使子宫血窦内约 500mL 血液进入体循环，使回心血量骤增，造成血流动力学急剧变化，极易诱发心力衰竭。

3. 产褥期　产褥期的前 3 天内，子宫收缩和缩复使大量血液进入体循环，且产妇体内组织间隙内潴留的液体也回流至体循环，体循环血量仍有一定程度的增加；而妊娠期心血管系统的变化不能立即恢复至非孕状态，加之产妇伤口和宫缩疼痛、分娩疲劳、新生儿哺乳等负担，仍需预防心衰的发生。

总之，妊娠 32 ~ 34 周、分娩期及产后的最初 3 天内，是患有心脏病的孕妇最危险的时期。

【心脏病对妊娠的影响】心脏病不影响病人受孕。

1. 心功能Ⅰ ~ Ⅱ级，无心力衰竭病史，且无其他并发症者，在密切监护下可以妊娠，必要时给予治疗。

2. 有下列情况者一般不宜妊娠：心功能Ⅲ ~ Ⅳ级、既往有心力衰竭病史、肺动脉高压、严重心律失常、右向左分流型先天性心脏病（法洛四联症等）、围生期心肌病遗留有心脏扩大、并发细菌性心内膜炎、风湿热活动期者。如已妊娠应在早期终止。

3. 心脏病孕妇心功能状态良好者，多以剖宫产终止妊娠。不宜妊娠的心脏病病人一旦受孕或妊娠后心功能状态不良者，则流产、早产、死胎、胎儿生长受限、胎儿宫内窘迫及新生儿窒息的发生率明显增加，围生儿死亡率增高。

4. 根据病人所能耐受的日常体力活动将心功能分为 4 级。

【妊娠心脏病临床表现】

1. 早期心力衰竭　①轻微活动后即有胸闷、心悸、气短。②休息时心率超过 110 次/分。③夜间常因胸闷而需坐起，或需到窗口呼吸新鲜空气。④肺底部出现少量持续性湿啰音，咳嗽后不消失。

2. 左心衰竭　以肺瘀血及心排出量降低为主要临床表现。

（1）症状：①不同程度的呼吸困难：劳力性呼吸困难为最早出现的症状，端坐呼吸、夜间阵发性呼吸困难，严重者有哮鸣音即心源性哮喘、急性肺水肿，是左心衰竭呼吸困难最严重的表现。②咳嗽、咳痰、咯血。③疲倦、乏力、头晕、心慌。④少尿及肾功能损害症状。

（2）体征：①肺部湿啰音。②除心脏病固有的基础体征以外，一般均有心脏扩大、肺动脉瓣区第二心音亢进及舒张期奔马律。

3. 右心衰竭　以体静脉瘀血的临床表现为主。

（1）症状：①消化道症状：腹胀、恶心、呕吐、食欲不振。②劳力性呼吸困难。

（2）体征：①水肿、肝脏肿大。②颈静脉征，如出现肝颈静脉反流征阳性则更具特征性。③除心脏病固有体征以外，还可因右心室显著扩大而出现三尖瓣关闭不全的反流性杂音。

4. 全心衰竭　右心衰竭继发于左心衰竭而形成全心衰竭。出现右心衰竭后，阵发性呼吸困难等肺瘀血症状有所减轻。而左心衰竭则以心排血量减少的相关症状和体征为主，如疲乏、无力、头晕、少尿等。

【辅助检查】

1. 心电图检查　提示各种严重的心律失常，如心房颤动、Ⅲ度房室传导阻滞、ST段改变、T波异常等。

2. X线检查　显示有心脏扩大，尤其个别心腔的扩大。

3. 超声心动图　更精确地反映各心腔大小的变化，心瓣膜结构及功能情况。

4. 胎儿电子监护仪　预测宫内胎儿储备能力，评估胎儿健康。

【常见护理诊断/问题】①活动无耐力：与妊娠增加心脏负荷有关。②自理能力缺陷：与心脏病活动受限及产后需绝对卧位休息有关。③知识缺乏：缺乏有关妊娠合并心脏病的自我护理知识。④焦虑：与担心自己无法承担分娩压力有关。⑤潜在并发症：充血性心力衰竭、感染。

【护理措施】

1. 非孕期　根据心脏病的种类、病情、心功能及是否手术矫治等具体情况，决定是否适宜妊娠。对不应妊娠者，指导病人采取有效措施严格避孕。

2. 妊娠期

（1）加强孕期保健，定期产前检查或家庭访视。重点评估心功能及胎儿宫内情况。若心功能在Ⅲ级或以上，有心力衰竭者，均应立即入院治疗。心功能Ⅰ～Ⅱ级者，应在妊娠 36～38 周入院待产。

（2）预防心力衰竭，保证孕妇每天至少 10 小时的睡眠且中午宜休息 2 小时，休息时采取左侧卧位或半卧位。提供良好的支持系统。注意营养的摄取，指导孕妇应摄入高热量、高维生素、低盐低脂饮食且富含多种微量元素如铁、锌、钙等，少量多餐，多食蔬菜和水果。妊娠 16 周后，每日食盐量不超过 4～5g。

（3）预防治疗诱发心力衰竭的各种因素，如贫血、心律失常、妊娠期高血压疾病，以及各种感染，尤其是上呼吸道感染等。

（4）指导孕妇及家属掌握妊娠合并心脏病的相关知识，及时为家人提供信息。

3. 急性心力衰竭的紧急处理　病人取坐位，双腿下垂；立即高流量加压吸氧，可用 20%～30% 的酒精湿化；按医嘱用药，如吗啡、快速利尿剂、血管扩张剂（硝普钠、硝酸甘油、酚妥拉明）、强心剂、氨茶碱等。另外，一定情况下可用四肢轮流结扎法。

4. 分娩期

（1）严密观察产程进展，防止心力衰竭的发生。左侧卧位，上半身抬高。观察子宫收缩、胎头下降及胎儿宫内情况，正确识别早期心力衰竭的症状及体征。第一产程，每 15 分钟测血压、脉搏、呼吸、心率各 1 次，每 30 分钟测胎心率 1 次。第二产程每 10 分钟测 1 次上述指标，或持续监护。给予吸氧，观察用药后反应。严格无菌操作，给予抗生素治疗持续至产后1周。

（2）缩短第二产程，减少产妇体力消耗。

（3）预防产后出血。胎儿娩出后，立即在产妇腹部放置沙袋，持续24小时。为防止产后出血过多，可静脉或肌内注射缩宫素（禁用麦角新碱）。遵医嘱输血、输液，仔细调整滴速。

（4）给予生理及情感支持，降低产妇及家属焦虑。

5. 产褥期

（1）产后72小时内严密监测生命体征，产妇应半卧位或左侧卧位，保证充足休息，必要时镇静，在心功能允许时，鼓励早期下床适度活动。

（2）心功能Ⅰ~Ⅱ级的产妇可以母乳喂养；Ⅲ级或以上者，应及时回乳。指导摄取清淡饮食，防止便秘。保持外阴部清洁。产后预防性使用抗生素及协助恢复心功能的药物。

（3）促进亲子关系建立，避免产后抑郁发生。

（4）不宜再妊娠者在产后1周做绝育术，未做绝育术者应严格避孕。

（5）详细制定出院计划。

十七、产力异常病人的护理

【概述】 在分娩过程中，子宫收缩的节律性、对称性及极性不正常或强度、频率有改变，称为子宫收缩力异常。

子宫收缩力异常临床上分为子宫收缩乏力和子宫收缩过强两类。

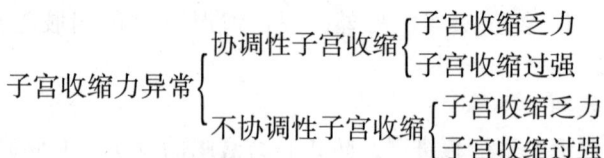

子宫收缩力异常
- 协调性子宫收缩
  - 子宫收缩乏力
  - 子宫收缩过强
- 不协调性子宫收缩
  - 子宫收缩乏力
  - 子宫收缩过强

【病因】 ①子宫收缩乏力：头盆不称或胎位异常、子宫因素、精神因素、内分泌失调、药物影响。②子宫收缩过强：急产时软产道阻力小、催产素使用不当。

【临床表现】

1. 子宫收缩乏力

（1）协调性子宫收缩乏力（低张性子宫收缩乏力）：子宫收缩具有正常的节律性、对称性和极性，但收缩力弱，宫腔压力低，小于15mmHg，持续时间短，间歇期长且不规律，宫缩小于2次/10分钟。在收缩的高峰期，子宫体不隆起和变硬，用手指压宫底部肌壁仍可出现凹陷。

（2）不协调性子宫收缩乏力（高张性子宫收缩乏力）：子宫收缩的极性倒置，宫缩不是起自两侧子宫角部，宫缩的兴奋点是来自子宫的一处或多处，节律不协调。

（3）产程曲线异常：①潜伏期延长：从临产规律宫缩开始至宫口开大3cm为潜伏期，超过16小时为潜伏期延长。②活跃期延长：从宫口开大3cm开始至宫口开全为活跃期，超过8小时为活跃期延长。③活跃期停滞：进入活跃期后，宫口不再扩张达2小时以上，为活跃期停滞。④第二产程延长：第二产程初产妇超过2小时，经产妇超过1小时尚未分娩，为第二产程延长。⑤第二产程停滞：第二产程达1小时胎头下降无进展，为第二产程停滞。⑥胎头下降延缓：活跃期晚期至宫口扩张9~10cm，胎头下降速度初产妇<1cm/h，经产妇<2cm/h，称胎头下降延缓。⑦胎头下降停滞：活跃期晚期胎头停留在原处不下降达1小时以上，称胎头下降停滞。总产程超过24小时称为滞产。

2. 子宫收缩过强

（1）协调性子宫收缩过强：子宫收缩的节律性、对称性和极性均正常，仅子宫收缩力过强、过频（10分钟内有5次或以上的宫缩且持续达60秒或更长）。若产道无阻力，无头盆不称及胎位异常，往往产程进展很快，宫颈口在短时间内迅速开全，分娩在短时间内结束，造成急产，即总产程不超过3小时。多见于经产妇。由于宫缩过强、过频易致产道损伤、胎儿缺氧、胎死宫内或新生儿外伤等。

（2）不协调性子宫收缩过强

1）强直性子宫收缩：由于外界因素所引起宫颈口以上部分

的子宫肌层出现强直性痉挛性收缩，宫缩间歇期短或无间歇，产妇烦躁不安、持续腹痛、拒按。胎方位触诊不清，胎心音听不清。有时可在脐下或平脐处见一环状凹陷，即病理性缩复环（此时若不立即解除，子宫将很快在病理缩复环处及其下方发生破裂）。

2）子宫痉挛性狭窄环：指子宫壁某部肌肉在外因下呈痉挛性不协调性子宫收缩所形成的环状狭窄，持续不放松，称子宫痉挛性狭窄环。此环特点是不随宫缩上升，阴道检查可触及狭窄环。产妇持续性腹痛、烦躁、宫颈扩张缓慢、胎先露下降停滞、胎心律不规则。

【处理原则】

1. 子宫收缩乏力

（1）协调性子宫收缩乏力：处理原则是先找出病因，针对病因进行处理。

（2）不协调性子宫收缩乏力：原则是恢复子宫收缩的生理极性和对称性，<u>给予适当的镇静剂</u>，使产妇充分休息后恢复为协调性子宫收缩。<u>若有胎儿窘迫或头盆不称者，应行剖宫产术。</u>若不协调性子宫收缩被控制，而子宫收缩力仍弱，可按协调性子宫收缩乏力处理。

2. 子宫收缩过强

（1）协调性子宫收缩过强：①有急产史的产妇，预产期前1~2周不宜外出，有条件应提前住院待产。临产后不宜灌肠，提前做好接生及新生儿窒息抢救准备工作。②对于已发生产程进展过速的产妇，应指导产妇不要向下屏气，减缓分娩速度。③若急产来不及消毒及新生儿坠地者，新生儿应肌注维生素 K_1 10mg、破伤风抗毒素 1500U 和抗生素。产后仔细检查宫颈、阴道、外阴，如有撕裂应及时缝合，并给予抗生素预防感染。

（2）不协调性子宫收缩过强：①<u>强直性子宫收缩：应及时给予宫缩抑制剂</u>，若属梗阻性原因，应立即行剖宫产术。②子宫痉挛性狭窄环：应寻找原因，及时给予纠正；停止一切刺激；使用镇静剂消除异常宫缩，若不能缓解，宫口未开全，胎先露部高，或伴有胎儿窘迫征象，应行剖宫产术。

【常见护理诊断/问题】①疼痛：与宫缩过强、不协调性子宫收缩有关。②有感染的危险：与产程延长、胎膜破裂时间长及多次阴道检查有关。③疲乏：与产程延长、孕妇体力消耗有关。④有母儿受伤危险：与产程进展过快或产程延长有关。

【护理措施】

1. 子宫收缩乏力

（1）协调性子宫收缩乏力者：明显头盆不称不能从阴道分娩者，应积极做剖宫产的术前准备。估计可经阴道分娩者做好以下护理。

1）第一产程的护理

改善全身情况：①保证休息，使产妇休息后体力有所恢复，子宫收缩力也得以恢复。②补充营养、水分、电解质，鼓励产妇多进易消化、高热量饮食，对入量不足者需补充液体。③保持膀胱和直肠的空虚状态。初产妇宫颈口开大不足4cm、胎膜未破者，可给予温肥皂水灌肠，以刺激子宫收缩。自然排尿有困难者可先行诱导法，无效时应予导尿。经上述处理后，子宫收缩力可加强。

加强子宫收缩：如经上述处理仍子宫收缩乏力，且能排除头盆不称、胎位异常和骨盆狭窄，无胎儿窘迫，产妇无剖宫产史，则按医嘱加强子宫收缩，如针刺穴位、刺激乳头、人工破膜及缩宫素静脉滴注。

剖宫产术的准备：如经上述处理产程仍无进展，或出现胎儿宫内窘迫，产妇体力衰竭等，应立即行剖宫产的术前准备。

2）第二产程的护理：经上述处理后，一般宫缩转为正常，进入第二产程。此时应做好阴道助产和抢救新生儿的准备。若第二产程出现子宫收缩乏力时，在无头盆不称的前提下，也应加强子宫收缩，给予缩宫素静脉滴注，促进产程进展。

3）第三产程的护理：与医师继续合作，预防产后出血及感染；凡破膜时间超过12小时，总产程超过24小时，肛查或阴道助产操作多者，按医嘱应用抗生素预防感染。密切观察子宫收缩、阴道出血情况及生命体征的各项指标。

（2）**不协调性宫缩乏力者：按医嘱给予哌替啶100mg或吗啡10～15mg肌注，确保产妇充分休息。**医护人员要关心病人，耐心细致地向产妇解释疼痛的原因，指导产妇宫缩时做深呼吸、腹部按摩及放松技巧，减轻疼痛。更多时间陪伴不协调性宫缩乏力的产妇，稳定其情绪。多数产妇均能恢复为协调性宫缩。若宫缩仍不协调或伴胎儿窘迫、头盆不称等，应及时通知医师，并做好剖宫产术和抢救新生儿的准备。

（3）提供心理支持，减少焦虑与恐惧：护理人员必须重视评估产妇的心理状况，及时给予解释和支持，防止精神紧张。可用语言和非语言性沟通技巧以示关心。

2. 子宫收缩过强

（1）**预防宫缩过强对母儿的损伤：有急产史的孕妇提前2周住院待产。**经常巡视孕妇，一旦发生临产先兆，卧床休息，最好左侧卧位。需解大小便时，先查宫口大小及胎先露的下降情况。有临产先兆后提供缓解疼痛、减轻焦虑的支持性措施。鼓励产妇做深呼吸，提供背部按摩，嘱其不要向下屏气，以减慢分娩过程。密切观察产妇状况，及时提供相应护理。

（2）密切观察宫缩与产程进展：常规监测宫缩、胎心及母体生命体征变化。观察产程进展，发现异常及时通知医师，与医师合作妥善处理。对急产者，提早做好接生及抢救新生儿准备。

（3）分娩期及新生儿的处理：分娩时尽可能做会阴侧切术，遇有宫颈、阴道及会阴的撕裂伤，应及时发现并予缝合。新生儿按医嘱给维生素K肌注，预防颅内出血。

（4）做好产后护理：除观察子宫复旧、会阴伤口、阴道出血、生命体征等情况以外，应向产妇进行健康教育及出院指导。新生儿如出现意外，需协助产妇及家属顺利度过哀伤期。

十八、产道异常病人的护理

【临床表现】产道异常包括骨产道异常及软产道异常，临床上以骨产道异常多见。

1. 骨产道异常的临床表现

（1）骨盆入口平面狭窄：骨盆入口平面呈横扁圆形，骶耻外径小于18cm，前后径小于10cm，对角径小于11.5cm。常见有单纯扁平骨盆和佝偻病性扁平骨盆两种。表现为胎头衔接受阻，不能入盆。临产后前羊水囊受力不均，易致胎膜早破。或者胎头入盆不均，或胎头骑跨在耻骨联合上方（即跨耻征阳性），表现为继发性宫缩乏力，潜伏期和活跃早期延长。

（2）中骨盆及骨盆出口平面狭窄：常见于漏斗骨盆，即骨盆入口平面各径线正常，两侧骨盆壁向内倾斜，状似漏斗。其特点是中骨盆及出口平面明显狭窄，坐骨棘间径小于10cm，坐骨结节间径小于8cm，耻骨弓角度小于90°。坐骨结节间径与出口后矢状径之和小于15cm。临产后先露入盆不困难，但胎头下降至中骨盆和出口平面时，常不能顺利转为枕前位，形成持续性枕横位或枕后位，产程进入活跃晚期及第二产程后进展缓慢，甚至停滞。

（3）骨盆三个平面狭窄：骨盆外型属女性骨盆，但骨盆每个平面的径线均小于正常值2cm或更多，称均小骨盆。胎儿小、产力好、胎位正常者可借助胎头极度俯屈和变形，经阴道分娩。中等大小以上的胎儿经阴道分娩则有困难。

2. 软产道异常的临床表现　外阴异常，常见于外阴瘢痕、外阴坚韧和外阴水肿。阴道异常，常见阴道纵隔、横隔和阴道尖锐湿疣。宫颈异常，常见于宫颈外口粘连、宫颈水肿、宫颈坚韧和宫颈瘢痕等，均可造成宫颈性难产。

【处理原则】

1. 明确狭窄骨盆的类别和程度，了解胎位、胎儿大小、胎心率、宫缩强弱、宫颈扩张程度、破膜与否，结合年龄、产次、既往分娩史，综合判断，选择合理的分娩方式。

2. 对软产道异常应根据局部组织的病变程度及对阴道分娩的影响，选择局部手术治疗处理，或行剖宫术结束分娩。

【常见护理诊断/问题】①潜在并发症：子宫破裂、胎儿窘迫。②焦虑：与分娩过程的结果未知有关。

【护理措施】

1. 产程处理过程的护理

（1）有明显头盆不称、不能从阴道分娩者，按医嘱做好剖宫产术的术前准备与护理。

（2）轻度头盆不称者，在严密监护下可以试产。试产中的护理要点有以下几点：①专人守护，保证良好的产力。关心产妇饮食、营养、水分、休息。少肛查，禁灌肠。试产过程一般不用镇静、镇痛药。②密切观察胎儿情况及产程进展情况，注意有无脐带脱垂；试产 2～4 小时，胎头仍未入盆，并伴胎儿窘迫者，则应停止试产，通知医师并做好剖宫产术的术前准备。③注意子宫破裂的先兆，发现异常，立即停止试产，及时通知医师及早处理，预防子宫破裂。

（3）中骨盆狭窄者，若宫口已开全，胎头双顶径达坐骨棘水平或更低，按医嘱做好胎头吸引、产钳等阴道助产术，以及抢救新生儿准备；若胎头未达坐骨棘水平，或出现胎儿窘迫征象，则应做好剖宫产术的术前准备。

（4）骨盆出口狭窄者不宜试产。若出口横径与后矢状径之和大于 15cm，多数可经阴道分娩；两者之和为 13～15cm 者，多数需阴道助产，护理人员必须配合医师做好阴道助产的术前准备；两者之和小于 13cm 者，按医嘱做剖宫产的术前准备。

2. 预防产后出血和感染　胎儿娩出后，及时注射宫缩剂。按医嘱使用抗生素，保持外阴清洁，每日冲（擦）洗会阴 2 次，使用消毒会阴垫。胎先露长时间压迫阴道或出现血尿时，应及时留置导尿管 8～12 天，必须保证导尿管通畅，以防止发生生殖道瘘。定期更换引流袋，防止感染。

3. 新生儿护理　胎头在产道压迫时间过长或经手术助产的新生儿，应按产伤处理，严密观察颅内出血或其他损伤的症状。

十九、胎位异常病人的护理

（一）持续性枕后位或持续性枕横位

【概念】 如胎头枕骨持续不能转向前方，直至分娩后期仍然位于母体骨盆的后方或侧方，致使分娩发生困难者，称为持续性枕后位或持续性枕横位。

【临床表现及辅助检查表现】

1. 由于胎先露部不易贴紧子宫下段及宫颈内口，常导致协调性宫缩乏力及宫口扩张缓慢。

2. 若枕后位，因枕骨持续位于骨盆后方压迫直肠，产妇自觉肛门坠胀及排便感，致使宫口尚未开全时过早使用腹压，容易导致宫颈前唇水肿和产妇疲劳，影响产程进展。

3. 持续性枕后位、枕横位常致活跃期延迟及第二产程延长。

4. 若在阴道口虽已见到胎发，历经多次宫缩时屏气却不见胎头继续顺利下降时，应想到可能是持续性枕后位。

5. 腹部检查：在宫底部触及胎臀，胎背偏向母体的后方或侧方，在对侧明显触及胎儿肢体。若胎头已衔接，有时可在胎儿肢体侧耻骨联合上方扪到胎儿颏部。

6. 胎心在脐下一侧偏外方听得最响亮，枕后位时因胎背伸直，前胸贴近母体腹壁，胎心在胎儿肢体侧的胎胸部位也能听到。

7. 肛门检查或阴道检查：当宫颈口部分扩张或开全时，行肛查或阴道检查如感到盆腔后部空虚，胎头矢状缝位于骨盆斜径上，前囟在骨盆右前方，后囟在骨盆左后方，提示为持续性枕左后位，反之为持续性枕后右位。若查明胎头矢状缝位于骨盆横径上，后囟在骨盆左侧方，则为枕左横位，反之为枕右横位。当出现胎头水肿、颅骨重叠、囟门触不清时，需行阴道检查，借助胎儿耳廓及耳屏位置、方向判定胎方位。若耳廓朝向骨盆后方，诊断为枕后位；若耳廓朝向骨盆侧方，诊断为枕横位。

【处理原则】

1. 第一产程 严密观察产程及胎心，如产程无明显进展，或出现胎儿窘迫现象，应考虑行剖宫产结束分娩。

2. 第二产程 当胎头双顶径已达坐骨棘平面或更低时，可先行徒手将胎头枕转向前方，行助产术。如转成枕前位有困难时，也可向后转成正枕后位，再以产钳助产。如胎头位置较高，则行剖宫产术。

3. 第三产程　常规应用子宫收缩剂，以防发生产后出血，应用抗生素预防感染。有软产道损伤者，应及时修补。

（二）臀先露

【概述】臀先露是最常见的胎位异常，占妊娠足月分娩总数的3%~4%。因胎头比胎臀大，且分娩时后出胎头无明显颅骨变形，往往造成娩出困难，加之脐带脱垂较多见，使围生儿死亡率增高。

【临床表现及辅助检查表现】

1. 孕妇常感肋下有圆而硬的胎头，临产后常导致子宫收缩乏力，宫颈扩张缓慢，致使产程延长。

2. 腹部检查：子宫呈纵椭圆形，胎儿纵轴与母体纵轴一致。在宫底部可触到圆而硬、按压时有浮球感的胎头；在耻骨联合上方可触到不规则、软而宽的胎臀，胎心在脐左（右）上方听得最清楚。

3. 肛门检查及阴道检查：肛门检查时，可触及软而不规则的胎臀或触到胎足、胎膝。阴道检查时，如胎膜已破可直接触到胎臀、外生殖器及肛门。手指放入肛门内有环状括约肌收缩感，取出手指可见有胎粪。

4. B超检查：能准确探清臀先露型及胎儿大小、胎头姿势等。

【处理原则】

1. 临产前　胎位异常者，定期产前检查，妊娠30周以前随其自然；妊娠30周以后胎位仍不正常者，则根据不同情况给予矫正。若矫正失败，提前1周住院待产，以决定分娩方式。

2. 临产后　根据产妇及胎儿具体情况综合分析，以对产妇及胎儿造成最少的损伤为原则，采用阴道助产或剖宫产术结束分娩。

二十、产后出血病人的护理

【概述】胎儿娩出后24小时内出血量超过500mL者为产后

出血。产后出血是分娩期的严重并发症，是产妇死亡的重要原因之一，在我国居产妇死亡原因的首位，其发生率占分娩总数的 2%～3%。

【病因】

1. 子宫收缩乏力　子宫收缩乏力是产后出血的最主要原因，占产后出血总数的 70%～80%。子宫收缩乏力可由产妇的全身因素及子宫局部因素所致。

（1）全身因素：产妇精神过度紧张；产程时间过长或难产，造成产妇体力衰竭；临产后过多使用镇静剂、麻醉剂；产妇合并有急、慢性的全身性疾病。

（2）局部因素：子宫过度膨胀；多产妇；子宫肌水肿如妊娠期高血压疾病；子宫肌纤维发育不良；胎盘影响如前置胎盘附着子宫下段，子宫肌被动收缩部分不易缩复；膀胱、直肠过度充盈，子宫夹持在膀胱与直肠之间，收缩受影响。

2. 胎盘因素　胎盘因素所致产后出血类型：胎盘剥离不全、胎盘剥离后滞留、胎盘嵌顿、胎盘粘连、胎盘植入、胎盘和（或）胎膜残留。以上各种原因均可影响子宫正常收缩而致产后出血。胎盘剥离不全及剥离后滞留可因宫缩乏力所致。

3. 软产道裂伤　常因急产、子宫收缩过强、产程进展过快、软产道未经充分的扩张、胎儿过大、保护会阴不当、助产手术操作不当、未做会阴侧切或因会阴侧切过小使胎儿娩出时致软产道撕裂。软产道裂伤常见会阴、阴道、宫颈裂伤，严重者裂伤可达阴道穹窿、子宫下段，甚至盆壁形成腹膜后血肿，阔韧带内血肿而致大量出血。

4. 凝血机能障碍　妊娠合并凝血功能障碍性疾病，如血小板减少症、白血病、再生障碍性贫血、重症肝炎等。妊娠并发症导致凝血功能障碍，如重度妊娠期高血压疾病、重度胎盘早剥、羊水栓塞、死胎滞留过久均可影响凝血功能，发生弥散性血管内凝血。凝血功能障碍所致的产后出血常为难以控制的大量出血。

【临床表现】

1. 症状　产后出血的主要临床表现为阴道流血量过多。产妇面色苍白、出冷汗，主诉口渴、心慌、头晕，尤其是子宫出血潴留于宫腔及阴道内时，产妇表现为怕冷、寒战、打哈欠、懒言或表情淡漠、呼吸急促，甚至烦躁不安，很快转入昏迷状态。软产道损伤造成阴道壁血肿的产妇会有尿频或肛门坠胀感，且有排尿疼痛。

2. 体征　血压下降，脉搏细数，子宫收缩乏力性出血及胎盘因素所致出血者，子宫轮廓不清，触不到宫底，按摩后子宫收缩变硬，停止按摩又变软，按摩子宫时阴道有大量出血。血液积存或胎盘已剥离而滞留于子宫腔内者，宫底可升高，按摩子宫并挤压宫底部刺激宫缩，可促使胎盘和瘀血排出。因软产道裂伤或凝血功能障碍所致的出血，腹部检查宫缩较好，轮廓较清晰。

【并发症】发病急，短时间内阴道大量出血可导致休克而危及生命；持续少量出血或隐性出血，易被忽视而带来严重后果，可并发贫血、产褥感染。如失血严重、休克时间长，可能导致垂体功能减退，引起席汉综合征。

【常见护理诊断/问题】①潜在并发症：出血性休克。②有感染的危险：与手术操作、失血后机体抵抗力降低有关。③活动无耐力：与贫血、产后体质极度虚弱有关。

【处理原则】针对原因迅速止血，补充血容量纠正失血性休克，防治感染。

1. 因产后子宫收缩乏力造成的大出血，可以通过使用宫缩剂、按摩子宫、宫腔内填塞纱布条或结扎血管等方法达到止血的目的。

2. 软产道撕裂伤造成的大出血：止血的有效措施是及时准确地修复缝合。若为阴道血肿所致要首先切开血肿，清除血块，缝合止血，同时注意补充血容量。

3. 胎盘因素导致的大出血：要及时将胎盘取出，并做好必要的刮宫准备。胎盘已剥离尚未娩出者，可协助产妇排空膀胱，然后牵拉脐带，按压宫底协助胎盘娩出。

4. 凝血功能障碍所致出血：应针对不同病因、疾病种类进行治疗，如血小板减少症、再生障碍性贫血等病人应输新鲜血或成分输血,如发生弥散性血管内凝血应进行抗凝与抗纤溶治疗,全力抢救。

5. 补充血容量,纠正失血性休克。

6. 防治感染。

【护理措施】

1. 协助医生针对原因执行止血措施

(1) 宫缩乏力性出血:立即按摩子宫,同时注射宫缩剂。若按摩止血效果不理想,及时配合医师做好结扎髂内动脉、子宫动脉,必要时做好子宫次全切除术的术前准备。

(2) 软产道裂伤造成的出血:及时准确地修补缝合,若为阴道血肿,在补充血容量的同时,切开血肿,清除血块,缝合止血。

(3) 胎盘因素导致的大出血:根据不同情况处理,如胎盘剥离不全、滞留、粘连,可徒手剥离取出;胎盘部分残留,则需刮取胎盘组织,导尿后按摩宫底,促使嵌顿的胎盘排出。

(4) 凝血功能障碍所致出血:若发现出血不凝,立即通知医生,同时取血做凝血试验及配血备用。并针对不同病因、疾病种类进行护理,如血小板减少症、再生障碍性贫血等病人应输新鲜血或成分输血,如发生弥散性血管内凝血应配合医师全力抢救。

2. **失血性休克的护理** ①对失血过多尚未有休克征象者,应及早补充血容量;对失血多甚至休克者应输血,以补充同等血量为原则。②为病人提供安静的环境,保持平卧、吸氧、保暖。③严密观察并详细记录病人的意识状态、皮肤颜色、血压、脉搏、呼吸及尿量;观察子宫收缩情况,有无压痛,恶露的量、色、气味等。④观察会阴伤口情况及严格会阴护理;遵医嘱给予抗生素防治感染。⑤鼓励产妇进食营养丰富、易消化饮食,多进富含铁、蛋白质、维生素的食物,如瘦肉、鸡蛋、牛奶、绿叶蔬菜、水果等,注意少食多餐。

3. **做好产妇及家属的心理护理和健康教育**

(1) 大量失血后,产妇抵抗力低下,体质虚弱,活动无耐力，生活自理有困难，医护人员应主动给予产妇关爱与关心，使其增加安全感。教会产妇一些放松的方法，鼓励产妇说出内心的感受，针对产妇的具体情况，有效地纠正贫血，增加体力，逐步增加活动量，以促进身体的康复过程。

（2）出院时指导产妇注意加强营养和活动，继续观察子宫复旧及恶露情况，明确产后复查的时间、目的和意义，使产妇能按时接受检查，以了解产妇的恢复情况，及时发现问题，调整产后指导方案，使产妇尽快恢复健康。指导产妇注意产褥期禁止盆浴，禁止性生活。

二十一、羊水栓塞病人的护理

【概述】羊水栓塞是指在分娩过程中羊水进入母体血循环引起肺栓塞、休克和发生弥散性血管内凝血（DIC）等一系列严重症状的综合征。

【病因】羊水进入母体血循环的机制尚不清楚，但临床上观察可能与下列因素有关。

1. 胎膜破裂或人工破膜后　羊水进入子宫蜕膜或子宫颈破损的小血管而发病。

2. 宫缩过强或强直性子宫收缩　包括缩宫素使用不当，羊膜腔内压力过高，超过静脉压，羊水易被挤入已破损的小静脉血管内。

3. 子宫体或子宫颈有病理性开放的血窦　多胎经产妇宫颈及宫体弹力纤维损伤及发育不良者，分娩时易引起损伤。高年初产妇宫颈坚硬不易扩张者，如宫缩过强，胎头压迫宫颈易引起宫颈裂伤。另外，胎盘早剥、胎盘边缘血窦破裂、前置胎盘等均有利于羊水通过损伤的血管或胎盘后血窦进入母体血循环，增加羊水栓塞的机会。剖宫产时，子宫切口静脉血窦大量开放，如羊水不及时吸净，娩出胎儿后子宫收缩，则羊水易挤进开放的血窦而发生羊水栓塞。

【临床表现】

1. 症状　大多发病突然，开始出现烦躁不安、寒战、恶心、呕吐、气急等先兆症状，继而出现呛咳、呼吸困难、发绀，迅速出现循环衰竭，进入休克或昏迷状态，严重者发病急骤，可于数分钟内迅速死亡。不在短期内死亡者，可出现出血不止，血不凝，身体其他部位如皮肤、黏膜、胃肠道或肾脏出血。继之出现少尿、无尿等肾衰竭的表现。临床经过可分为急性休克期、出血期、急性肾衰竭期 3 个阶段。

2. 体征 心率增快，肺部听诊有湿性啰音；全身皮肤黏膜有出血点及瘀斑；阴道出血不止；切口渗血不凝。

【处理原则】

1. 羊水栓塞的处理 一旦出现羊水栓塞的临床表现，应立即给予紧急处理。

（1）最初阶段首先是纠正缺氧；解除肺动脉高压；防止心衰；抗过敏；抗休克。

1）吸氧：立即取半卧位，加压给氧，必要时行气管插管或气管切开，保证供氧，减轻肺水肿，改善脑缺氧。

2）抗过敏：立即静脉推注地塞米松 20～40mg，以后依病情继续静脉滴注维持；也可用氢化可的松 500mg 静脉推注，以后静脉滴注 500mg 维持。

3）解痉挛：①阿托品：心率慢时应用 1mg 每 10～20 分钟静脉注射，直至病人面色潮红，微循环改善。②罂粟碱：与阿托品合用扩张肺小动脉效果更佳。常用 30～90mg 加于 10%～25% 葡萄糖液 20mL 中静脉推注，能解除支气管平滑肌及血管平滑肌痉挛，扩张肺、脑血管及冠状动脉。

4）纠正心衰，消除肺水肿：①用毛花苷 C 0.2mg～0.4mg 加入 10% 葡萄糖液 20mL 中静脉推注，必要时 1～2 小时后可重复应用，一般于 6 小时后再重复 1 次，以达到饱和量。②呋塞米 20～40mg 静脉推注或依他尼酸 25～50mg 静脉推注，有利于消除肺水肿，防治急性肾衰竭。

5）抗休克，纠正酸中毒：①用低分子右旋糖酐补足血容量后血压仍不回升，可用多巴胺 20mg 加于 5% 葡萄糖液 250mL 静脉滴注，以 20 滴/分开始，以后酌情调节滴速。②5% 碳酸氢钠

250mL静脉滴注，早期及时应用能较快纠正休克和代谢失调。

（2）DIC阶段应早期抗凝，补充凝血因子，应用肝素；晚期抗纤溶同时也补充凝血因子，防止大出血。

（3）少尿或无尿阶段要及时应用利尿剂，预防与治疗肾衰竭。

2. 产科处理　原则上应在产妇呼吸循环功能得到明显改善，并已纠正凝血功能障碍后再处理分娩：①在第一产程发病者，应立即考虑行剖宫产结束分娩以去除病因。②在第二产程发病者，可根据情况经阴道助产结束分娩。③对一些无法控制的子宫出血，可考虑同时行子宫切除术。④中期妊娠钳刮术中或于羊膜腔穿刺时发生者，应立即终止手术，进行抢救。⑤发生羊水栓塞时如正在滴注缩宫素应立即停止。

【预防措施】

1. 加强产前检查，注意诱发因素。如有前置胎盘、胎盘早剥、胎儿窘迫、胎膜早破等并发症时，应提高警惕，争取尽早发现与诊断，及时抢救以减少羊水栓塞的死亡率。

2. 严密观察产程进展，正确掌握缩宫素的使用方法。用缩宫素引产或加强宫缩时，必须有专人守候观察，随时调整缩宫素剂量与速度，避免宫缩过强。

3. 严格掌握破膜时间。人工破膜宜在宫缩的间歇期，且破口要小，并注意控制羊水的流出速度。

4. 中期引产者，羊膜穿刺次数不应超过3次，最好在B超引导下穿刺，以免穿破胎盘形成局部血肿。有胎盘血窦破裂者，易发生羊水栓塞。钳刮时应先刺破胎膜，使羊水流出后再钳夹。

5. 有宫缩过强时，可适当考虑应用镇静剂。

6. 适当掌握剖宫产指征，不应无指征放宽手术，预防子宫切口的裂伤，手术时动作应准确轻柔，子宫切开后及时吸净羊水再娩出胎儿，以免羊水进入子宫创口开放的血窦内。

【护理措施】

1. 陪伴病人，密切观察病情　产妇如果出现产程中突发寒战、青紫、呼吸困难，立即通知医生，并协助病人半卧位，加压给氧。协助医师做好气管插管或气管切开的准备，遵医嘱迅速开放静脉，给予输液和药物治疗。

2. 产程与生命体征的监测 ①监测产程进展、宫缩强度与胎儿情况。②密切观察出血量、凝血情况，如子宫出血不止，应及时报告医生做好子宫切除术的术前准备。③严密监测并记录病人的体温、脉搏、呼吸、血压，同时做好出入量记录。

3. 提供心理支持 如病人神志清醒，应给予鼓励，使其增强信心，相信自己的病情会得到控制。对于家属的恐惧情绪表示理解和安慰，适当的时候允许家属陪伴病人，向家属介绍病人病情的严重性，以取得配合，待病人病情稳定后共同制定康复计划，针对其具体情况提供健康教育与出院指导。

二十二、子宫破裂病人的护理

【概述】子宫体部或子宫下段在妊娠期或分娩期发生破裂称为子宫破裂。本病发生率近几年显著降低，多发生于经产妇。

【病因】梗阻性难产是常见的原因，其他如瘢痕子宫、宫缩剂使用不当、手术创伤等。

【临床表现】

1. 先兆子宫破裂 子宫形成病理性缩复环、下腹部压痛、胎心率改变及血尿出现。

2. 子宫破裂 产妇突感下腹部撕裂样剧痛，子宫收缩骤然停止，腹痛稍缓解后出现全腹持续性疼痛，伴有休克症状，胎心、胎动消失。

【处理原则】

1. 先兆子宫破裂 立即采取有效措施抑制宫缩，立即行剖宫产术，迅速结束分娩。

2. 子宫破裂 抢救休克的同时尽快做好剖宫产术前准备。术中、术后应给予大量抗生素控制感染。

【常见护理诊断/问题】①疼痛：与子宫破裂有关。②潜在并发症：出血性休克。③预感性悲哀：与子宫破裂后胎儿死亡有关。

【护理措施】①监测宫缩、胎心率及子宫即将破裂的征象。

②尽快做好子宫破裂的预防工作。③协助医生做紧急处理。④提供心理支持。

二十三、产褥期感染病人的护理

【概述】产褥期感染是指分娩时及产褥期生殖道受病原体感染引起局部和全身的炎性变化。本病发病率为1%～7.2%，是产妇死亡的四大原因之一。产褥病率是指分娩24小时以后至10天内，用口表每日测量体温4次，间隔时间大于4小时体温有2次达到或超过38℃。造成产褥病率的原因以产褥感染为主，但也包括生殖道以外的其他感染，如急性乳腺炎、上呼吸道感染、泌尿系统感染、血栓性静脉炎等。

【病因】

1. **诱因**　任何削弱产妇生殖道和全身防御能力的因素均可成为产褥感染的诱因。

2. **感染的来源**　感染的来源有两种：一是自身感染，正常孕产妇生殖道或其他部位寄生的病原体，当出现感染诱因时可致病；二是外来感染，有外界的病原体侵入生殖道而引起的感染，常由被污染的衣物、用具、各种手术诊疗器械等接触病人后造成感染。

3. **病原体**　产妇生殖道内有大量的病原体，以厌氧菌占优势。

【临床表现】

1. **急性外阴、阴道、宫颈炎**　多由于分娩时会阴部损伤或手术产引起感染，表现为局部的灼热、疼痛、下坠感、伤口边缘红肿、脓性分泌物。阴道、宫颈感染表现为黏膜充血、溃疡、分泌物增多并呈脓性。产妇可有轻度发热、畏寒、脉速等全身症状。

2. **急性子宫内膜炎、子宫肌炎**　轻型者表现为恶露量多，混浊有臭味；下腹疼痛、宫底压痛、质软伴低热。重型者表现高热、头痛、寒战、心率增快、白细胞增多，下腹压痛，恶露增多有臭味。有些产妇全身症状重，而局部症状和体征不明显。

3. **急性盆腔结缔组织炎、急性输卵管炎**　局部感染经淋巴或血液扩散到子宫周围组织而引起盆腔结缔组织炎，累及输卵管时可引起输卵管炎。病人出现持续高热，伴寒战、全身不适、子宫复旧差，出现单侧或双侧下腹部疼痛和压痛。

4. 急性盆腔腹膜炎及弥漫性腹膜炎　炎症进一步扩散至腹膜，可引起盆腔腹膜炎甚至弥漫性腹膜炎。病人出现严重全身症状及腹膜炎症状和体征，如高热、恶心、呕吐、腹胀，腹部压痛、反跳痛，因产妇腹壁松弛，腹肌紧张多不明显。如脓肿波及肛管及膀胱可有腹泻、里急后重和排尿困难。

5. 血栓性静脉炎　来自胎盘剥离处的感染性栓子，经血行播散引起盆腔血栓性静脉炎，病人多于产后 1～2 周继子宫内膜炎后出现反复发作寒战、高热，持续数周。临床表现随静脉血栓形成的部位不同而有所不同，病变常为单侧性。髂总静脉或股静脉栓塞时影响下肢静脉回流，出现下肢水肿、皮肤发白和疼痛（称股白肿）。小腿深静脉栓塞时可出现腓肠肌及足底部疼痛和压痛。

6. 脓毒血症及败血症　当感染血栓脱落进入血液循环，可引起脓毒血症，出现肺、脑、肾脓肿或肺栓塞。当侵入血液循环的细菌大量繁殖引起败血症时，可出现严重全身症状及感染性休克症状，如寒战、高热、脉细数、血压下降、呼吸急促、尿量减少等，可危及生命。

【处理原则】①支持疗法：纠正贫血和水、电解质紊乱，加强营养和休息，增强机体抵抗力。②抗生素应用：抗生素的选择要依据细菌培养和药敏试验结果，注意需氧菌与厌氧菌及耐药菌株的问题。感染严重者，首选广谱高效抗生素等综合治疗，必要时短期加用肾上腺糖皮质激素，以提高机体应激能力。③清除宫腔残留物，盆腔脓肿要切开排脓或穿刺引流。④对血栓性静脉炎病人，在应用大剂量抗生素的同时，可加用肝素，并口服双香豆素，也可用活血化瘀中药及溶栓类药物。⑤严重病例有感染性休克或肾衰竭者应积极进行抢救。

【常见护理诊断/问题】①体温过高：与产褥感染有关。②焦虑：与严重感染、产妇与新生儿分离有关。③知识缺乏：缺乏有关产褥感染预防措施。

【护理措施】

1. 采取半卧位或抬高床头，促进恶露引流、炎症局限，防止感染扩散。

2. 做好病情观察与记录，包括生命体征，恶露的颜色、性状与气味，子宫复旧情况，腹部体征及会阴伤口情况。

3. 保证产妇获得充足休息和睡眠；给予高蛋白、高热量、高维生素饮食；保证足够的液体摄入。

4. 鼓励和帮助产妇做好会阴部护理，及时更换会阴垫，保持床单及衣物清洁，促进舒适。

5. 正确执行医嘱，注意抗生素使用间隔时间，维持血液有效浓度。配合做好脓肿引流术、清宫术、后穹窿穿刺术的准备及护理。

6. 对病人出现高热、疼痛、呕吐时按症状进行护理，解除或减轻病人的不适。

7. 操作时严格执行消毒隔离措施及无菌技术原则，避免院内感染。

8. 做好心理护理，解答产妇及家属的疑问，让其了解产褥感染的症状、诊断和治疗的一般知识，减轻其焦虑。为婴儿提供良好的照顾，提供母婴接触的机会，减轻产妇的焦虑。鼓励产妇家属为病人提供良好的社会支持。

9. 做好健康教育与出院指导。培养良好的卫生习惯，便后清洁会阴，及时更换会阴垫，会阴清洁用物及时清洗消毒。指导饮食、休息、用药、定时复查等自我康复保健护理。

二十四、晚期产后出血病人的护理

【概述】 晚期产后出血是指分娩 24 小时后，在产褥期内发生的子宫大量出血。本病以产后 1 ~ 2 周发病最常见，亦有迟至产后 6 周发病者。

【病因】 ①胎盘、胎膜残留：这是最常见的原因，多发生于产后 10 天左右。②蜕膜残留：蜕膜剥离不全、长时间残留，影响子宫复旧，继发子宫内膜炎症，可引起晚期产后出血。③子宫胎盘附着部位复旧不全。④剖宫产术后子宫伤口裂开：多见于子宫下段剖宫产横切口两侧端。⑤感染：以子宫内膜炎多见，炎症可引起胎盘附着面复旧不全及子宫收缩不佳，导致子宫大量出血。⑥肿瘤：产后滋养细胞肿瘤、子宫黏膜下肌瘤等均可引起晚期产后出血。

【临床表现】

1. 胎盘、胎膜残留　表现为血性恶露持续时间延长，以后反复出血或突然大量流血。检查发现子宫复旧不全，宫口松弛，有时可触及残留组织。

2. 蜕膜残留　宫腔刮出物病理检查可见坏死蜕膜，混以纤维素、玻璃样变的蜕膜细胞和红细胞，但不见绒毛。

3. 子宫胎盘附着面感染或复旧不全　表现为突然大量阴道流血，检查发现子宫大而软，宫口松弛，阴道及宫口有血块堵塞。

4. 剖宫产术后子宫伤口裂开　多发生在术后 2～3 周，出现大量阴道流血，甚至引起休克。

【处理原则】

1. 药物治疗　少量或中等量阴道流血，应给予足量广谱抗生素、子宫收缩剂、支持疗法及中药治疗。

2. 手术治疗　疑有胎盘、胎膜、蜕膜残留或胎盘附着部位复旧不全者，应行刮宫术。刮出物送病理检查，以明确诊断。剖宫产术后阴道流血，少量或中等量应住院给予抗生素并严密观察；阴道大量流血需积极抢救，此时刮宫手术应慎重，因剖宫产组织残留机会甚少，刮宫可造成原切口再损伤导致更多量流血。必要时应开腹探查，若组织坏死范围小，炎性反应轻，病人又无子女，可选择清创缝合及髂内动脉、子宫动脉结扎法止血而保留子宫，否则宜切除子宫。

【护理措施】

1. 预防　①术前预防：剖宫产时做到合理选择切口，避免子宫下段横切口两侧角部撕裂及合理缝合。②产后检查：产后应仔细检查胎盘、胎膜，如有残缺应及时取出。在不能排除胎盘残留时，以进行宫腔探查为宜。③预防感染：术后应用抗生素预防感染，严格无菌操作。

2. **失血性休克病人的护理** 为病人提供安静的环境，保证舒适和休息。严密观察出血征象，观察皮肤颜色、血压、脉搏，观察子宫复旧情况、有无压痛等。遵医嘱使用抗生素防治感染，遵医嘱进行输血。

3. **心理护理** 护理人员应耐心向病人及家属讲解晚期产后出血的有关知识及抢救治疗计划，取得家属支持。安慰产妇，取得产妇配合，解除恐惧心理。

扫码关注，
做配套习题

生命发展保健护理核心知识要点

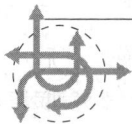

一、计划生育

（一）避孕方法及护理

避孕是用科学的方法使妇女暂时不受孕。常用的避孕方法有工具避孕和药物避孕。

1. 工具避孕 利用工具防止精子和卵子结合或通过改变宫腔内环境达到避孕目的的方法。

（1）宫内节育器（IUD）：IUD 是一种安全、有效、简单、经济、可逆、广大妇女易于接受的节育器具。

1）种类：可分为惰性宫内节育器和活性宫内节育器两类：①惰性宫内节育器：为不含活性物质的第一代宫内节育器。②活性宫内节育器：是第二代宫内节育器，如带铜宫内节育器、药物缓释宫内节育器。

2）避孕原理

带铜宫内节育器避孕机制：①作用于子宫内膜，引起局部非炎性的炎症改变，阻止孕卵着床。②前列腺素作用，抑制受精卵的运行，干扰植入。③IUD 释放的铜离子，对精子和胚胎有毒性作用。

药物缓释宫内节育器避孕机制：①干扰下丘脑、垂体、卵巢的功能，抑制排卵。②改变宫颈黏液量和性质，不利于精子穿过。③改变子宫内膜形态，使其具有不利于孕卵着床的能力。④影响输卵管的蠕动，使受精卵的发育与子宫内膜不同步。

3）宫内节育器放置术

适应证：凡育龄妇女无禁忌证，可用于紧急避孕或愿继续以宫内节育器（IUD）避孕而无禁忌证者。

禁忌证：①急、慢性生殖道炎症。②生殖器官肿瘤。③月经紊乱：月经过多过频或不规则出血。④子宫畸形。⑤宫颈口过松、重度陈旧性宫颈裂伤或子宫脱垂者。⑥严重全身性疾病。⑦妊娠或妊娠可疑者。⑧有铜过敏史者，禁止放置含铜 IUD。

放置时间：①月经干净后 3～7 天无性交。②产后 42 天子宫恢复正常大小，恶露已净，会阴伤口已愈合；剖宫产术后半年放置。③人工流产术后立即放置。④哺乳期放置应先排除早孕。

术前护理：护理人员应向受术者介绍手术步骤，解除其思想顾虑，取得合作；受术者测试体温正常后，排空膀胱；了解病史及禁忌证、高危因素、阴道情况；受术者术前签手术同意书。需要注意的是：①放置前常规测体温，2次超过37.5℃以上者暂不放置。②核对病历相关内容，如受术者姓名、年龄、病历号、手术名称、术前检验等。③嘱受术者术前排空膀胱。④按术前会阴、阴道冲洗常规为受术者做阴道准备。

健康教育：①术后休息3天，1周内避免重体力劳动；禁止性生活及盆浴2周，保持外阴清洁；3个月内月经或大便时注意有无节育器脱落。②复查：术后3个月、6个月、1年各复查1次，以后每年复查1次。③术后有少量阴道出血及下腹不适，若出现腹痛、发热、出血大于月经量，持续时间大于7天应随时就诊。④向病人介绍放环后的常见反应，如少量出血及小腹不适，一般3~7天可逐渐自愈；若持续出血、月经异常、闭经或腹痛剧烈、发热，嘱随时就诊，排除妊娠。

4）宫内节育器取出术

适应证：①因不良反应治疗无效或出现并发症者。②带器妊娠者。③改用其他避孕措施或绝育者。④计划再生育者。⑤放置期限已满需更换者。⑥绝经1者。

取器时间：①月经干净后3~7天，不同房。②出血多者随时取出。③带器妊娠者于人工流产时取出。

护理要点：术后休息1天，禁止性生活和盆浴2周。保持外阴清洁。

5）宫内节育器的不良反应及护理：①出血：月经过多、经期延长或周期中点滴出血。告知病人休息、补充铁剂、严格按医嘱用药，若经上述处理仍无效，应更换节育器或采用其他方法。②腰酸腹胀：节育器与宫腔大小或形态不符时，可致腰酸或下腹坠胀。重症可休息或给予解痉药物。无效者，可更换合适的节育器。

6）使用宫内节育器的并发症及护理：①<u>感染</u>：发生感染，采取抗生素治疗并取出节育器。②<u>节育器嵌顿</u>：确诊后立即取出。③<u>节育器异位</u>：发生率低，危害极大。

7）宫内节育器脱落及带器妊娠：①<u>脱落</u>：发生时间为放置IUD 1年内，尤其3个月内，常在经期脱落。②带器妊娠：行人工流产终止妊娠。

（2）<u>阴茎套</u>：使精液不能进入阴道而达到避孕目的，且有防止性疾病传播的作用。

2. 药物避孕　特点为安全、有效、经济、简便，目前应用最广的是女用避孕药。制剂主要有3大类：睾酮衍生物、孕酮衍生物、雌激素衍生物。

（1）原理：①<u>抑制排卵</u>。②<u>改变宫颈黏液性状</u>。③<u>改变子宫内膜形态与功能</u>。④<u>杀精子或改变精子功能</u>。

（2）适应证：<u>育龄健康妇女</u>。

（3）禁忌证：①<u>严重心血管疾病</u>。②<u>急、慢性肝炎和肾炎</u>。③<u>血液病、血栓性疾病</u>。④<u>内分泌疾病</u>，如糖尿病需用胰岛素控制者、甲状腺功能亢进者。⑤<u>恶性肿瘤、癌前病变、子宫或乳房肿块</u>。⑥<u>哺乳期妇女</u>。⑦<u>月经稀少或年龄>45岁者</u>。⑧<u>用药后有偏头疼或持续头疼者</u>。⑨<u>产后未满6个月或月经未来潮者</u>。⑩<u>年龄>35岁的吸烟妇女</u>。

（4）药物不良反应：①<u>类早孕反应</u>：服药1~3个周期症状自行消失。②<u>月经改变</u>：月经规则、经期缩短、血量减少、痛经症状减轻或消失，可发生闭经、突破性出血。③<u>体重增加</u>。④<u>色素沉着</u>：少数妇女的颜面部皮肤出现淡褐色色素沉着。

3. 其他避孕方法　①<u>紧急避孕</u>：是未避孕或避孕失败后采取防止妊娠的方法，有宫内节育器和避孕药物两种。②<u>安全期避孕法</u>：又称自然避孕法。排卵前后4~5天内为易孕期，其他时间不易受孕，被视为安全期。

（二）终止妊娠方法及护理

1. 早期妊娠终止方法及护理　妊娠早期采用人工方法终止妊

娠称为早期妊娠终止，亦称为人工流产，可分为手术流产和药物流产两种方式。

（1）人工流产：负压吸引术适用于孕10周以内者；人工流产钳刮术适用于孕11~14周者。

1）适应证：妊娠14周内自愿要求终止妊娠而无禁忌证者；各种疾病不宜妊娠者。

2）禁忌证：①各种疾病的急性期或严重的全身性疾病需经治疗好转后再行手术。②生殖器官急性炎症者。③妊娠剧吐酸中毒尚未纠正者。④术前相隔4小时测2次体温≥37.5℃者。

3）护理措施：①简单介绍手术过程，解除受术者恐惧心理。②遵医嘱给药物治疗，严密观察受术者一般情况，如面色、脉率、出汗，对精神紧张者要给予安慰，使其建立信心。③术后在观察室休息1~2小时，注意观察腹痛及阴道流血情况。④嘱受术者保持外阴清洁，1个月内禁止盆浴、性生活。⑤吸宫术后休息2周；钳刮术后休息2~4周；有腹痛或出血多者，应随时就诊。⑥指导夫妇双方采用安全可靠的避孕措施。⑦告知受术者阴道出血少于14天为正常，超过14天、腹痛、发热随时就诊。

（2）药物流产：适用于妊娠7周内者。目前米非司酮与前列腺素配伍为最佳方案。

1）适应证：年龄小于40岁的健康妇女、妊娠7周内无禁忌证要求药物流产者、B超确诊排除宫外孕。

2）禁忌证：心、肝、肾疾病，肾上腺疾病、糖尿病、青光眼、过敏体质、带器妊娠。

3）具体用法：米非司酮25mg，每天2次口服，或遵医嘱服用，共3天，于第4天上午口服米索前列醇600μg，一次顿服。药物流产有产后出血时间过长和出血量多等不良反应。用药后应遵医嘱定时复查，若流产失败，宜及时终止；不全流产者，出血量多时需急诊刮宫。

2. 中期妊娠终止方法及护理　依沙吖啶引产是中期妊娠终止的一种方法。

（1）适应证：①妊娠13周至不足28周要求终止而无禁忌证

者。②因患各种疾病，不宜妊娠者。③孕期接触导致胎儿致畸因素者。

（2）禁忌证：①各种急性感染性疾病、慢性疾病急性发作期及生殖器官感染未愈者。②急、慢性肝肾疾病，心脏病、高血压、血液病。③术前当日体温两次超过 37.5℃ 者；局部皮肤感染者。④对依沙吖啶过敏者。⑤前置胎盘。

（3）术前护理：①身心评估：严格掌握适应证及禁忌证。②术前 3 天禁止性生活，每天冲洗阴道 1 次或上药。③术前常规做药敏试验：0.5% 依沙吖啶滴鼻液滴入单侧鼻孔 2 滴，20 分钟后查看结果，若有鼻黏膜充血水肿、鼻塞、流涕、偏头痛、皮疹等现象为药敏试验阳性。药敏试验阴性者才能实行依沙吖啶引产术。

（4）术中护理：①心理护理。②术中注药过程中，注意孕妇有无呼吸困难、发绀等症状。③用药后定时测量生命体征，严密观察并记录宫缩开始时间、宫缩持续时间、间隔时间、阴道流血等情况。引产期间，孕妇应卧床休息，羊膜外给药者绝对卧床休息。④产后注意观察产后宫缩、感染体征、阴道流血及排尿功能的恢复情况。⑤产后即刻采取回奶措施。⑥术后 6 周内禁止性交及盆浴，提供避孕措施的指导。⑦给药 5 天后仍未临产者即为引产失败。⑧严密观察一般情况，注意有无胃肠道反应、皮疹的发生，观察尿色及尿量，警惕毒性及过敏反应的发生。

（三）女性绝育方法及护理

绝育是指通过手术或药物，达到永久不生育的目的。女性绝育的主要方法为输卵管绝育术，包括经腹输卵管结扎术或经腹腔镜输卵管结扎术。

1. 经腹输卵管结扎术

（1）适应证：①自愿接受绝育术且无禁忌证者。②患有严重的全身性疾病不宜生育者，可行治疗性绝育术。③患遗传性疾病不能生育者。

（2）禁忌证：①各种疾病的急性期。②全身健康状况不良，不能耐受手术者，如心力衰竭、产后出血、血液病等。③腹部皮肤感染或内、外生殖器炎症者。④患严重的神经症。⑤24小时内两次体温达37.5℃或以上者。

（3）手术时间选择：①非孕妇女应选择在月经结束后3~7天。②人工流产或取环术后。③自然流产月经复潮后，分娩后24小时内，剖宫产、剖宫取胎术同时。④哺乳期或闭经妇女应排除早孕后，再行手术。

（4）术前准备：①耐心解答提问，解除其思想顾虑。②详细询问病史，进行全面评估。③按腹部手术要求准备皮肤，做普鲁卡因皮试。④监测生命体征，排空膀胱。

（5）护理措施：①做好术前准备。②术后观察体温、脉搏及有无腹痛等。③术后观察出血、血肿等，发现异常及时处理。④保持伤口敷料干燥、清洁，以免感染。⑤鼓励早日下床活动。⑥术后休息3~4周，禁止性生活1个月。

2. 经腹腔镜输卵管绝育术

（1）适应证：同经腹输卵管结扎术。

（2）禁忌证：多次腹部手术史或腹腔粘连，心肺功能不全，多部位疝病史等，其余同经腹输卵管结扎术。

（3）术前准备：术前晚用肥皂水灌肠，术前6小时禁饮食，术前排空膀胱，术时取头低仰卧位。

（4）术后护理：静卧数小时；严密观察体温、腹痛、腹腔内出血或脏器损伤征象。

二、孕期保健

产前检查的目的是维护母亲和胎儿健康、安全、顺利分娩的重要措施。妊娠期保健包括孕妇管理、产前检查、母体和胎儿情况的检测评估等。

（一）孕期管理

我国在孕产妇管理方面，多年来建立健全了孕产妇保健系统与孕妇管理系统，普遍实行孕产期系统保健的三级管理，着重对高危妊娠（妊娠期有某种并发症或致病因素可能危害孕妇、胎儿及新生儿或导致难产者）进行筛查、监护和管理，目的是降低孕产妇及围产儿患病率，提高母婴生活质量。

1. 实行孕产期系统保健的三级管理。

2. 对高危妊娠的筛查、监护和管理：通过确诊早孕时的初步筛查及孕妇的每次产前检查，均能及时筛查出高危因素的孕妇。

3. 产前检查的时间：理想的产检开始应在怀孕第 4 个月以前，理想的产检总数应在 9 次以上，少于 5 次则为产检不足。

（二）产前检查

加强孕期监测，保护孕妇的母婴安全主要是通过定期的产前检查来实现的。孕产妇管理是妇幼卫生管理的重要项目之一，也收到良好的成效，特别是针对那些存在高危妊娠因素的妇女，经过产前检查筛检而加以追踪，给予及时处理，减少了孕妇的高危因素，也是妇幼护理人员的工作重点。

整个妊娠过程，划分为孕早期、中期、晚期 3 部分。至妊娠 12 周末为妊娠早期，在此期易有流产发生，怀孕妇女应注意避免接触致畸物质；妊娠中期孕妇应注意加强营养，定期产科检查；妊娠晚期时，易见妊娠期高血压疾病的发生等情况。产前检查评估的内容包括以下几方面。

1. *产科初诊*　妊娠初诊在早孕第 12 周进行，初诊内容包括确定是否妊娠，建立产科病历和围产保健手册（或保健卡）；采集病史，目的是筛查出高危妊娠及胎儿质量。

（1）一般情况：包括姓名、年龄、籍贯、职业（包括工种）、结婚年龄、丈夫健康状况、有无性病，月经情况如初潮、末次月经，并计算预产期。

（2）孕期情况：早孕反应情况、胎动时间、有无阴道出血、孕早期有无服药史，询问有害药物及致畸因素接触史，如汞、铅、苯、农药、一氧化碳、放射线、病毒感染、各种传染病，有无吸烟、饮酒嗜好等。

（3）孕产史：有无流产史（包括自然流产、人工流产），早产、死胎、死产史。既往分娩方式，有无分娩并发症及产褥期疾病，如有上述病史须详细咨询其经过及可能的原因。婴儿性别、体重、是否健存、有无疾病及畸形。

（4）既往疾病史：有无结核、心脏病、高血压、肝脏病、肾炎、糖尿病、甲状腺功能亢进或低下、代谢性疾病、遗传病、过敏及手术史。

（5）家族病史：有无高血压、精神病、肾炎、妊娠期高血压疾病、遗传性疾病、多胎、畸形等。

（6）体格检查：包括全身体检及产科检查。

1）全身体检：与一般内科检查相同，尤其须注意心脏及肝脏情况，注意脊柱及骨骼有无异常。

2）产科检查

腹部检查：用产科腹部四步触诊法分别查清宫底、大小、形态、胎方位、胎先露及先露入盆情况。听取胎心音并测数1分钟的胎心数，注意胎心最响亮的部分、是否规律及有无杂音。用皮尺测量耻骨联合上缘至宫底的高度及过脐测量腹围或最大腹围测量，并记录。

子宫底高度测量：在妊娠18～32周时，子宫底的高度（以厘米计）约等于胎儿的妊娠周数（实际临床上也是第12周之后子宫突出骨盆腔后才易自腹部触得）。到了妊娠末期因胎儿体重增加的不同，胎头下降时期也不一，故变异较大。

测量胎心音：妊娠10～12周时经由多普勒超声听到胎心音，到妊娠18～20周时一般听诊器也可听到。目前医院多用多普勒超声来测胎心音。胎心音正常范围为120～160次/分，平均为140次/分。

四步触诊法：检查子宫大小、胎产式、胎先露、胎方位及胎先露部是否衔接。检查前后向孕妇说明此项检查的目的，检查前应嘱孕妇排空膀胱，然后平躺在检查床上，双腿屈膝，露出腹部。检查者温暖双手，以免接触孕妇时引起不适。

实验室检查：①血常规检查：包括血红蛋白、红细胞、白细胞计数，血型；肝功能及乙型肝炎系列抗原、抗体，甲肝抗体，丙肝抗体，甲胎蛋白，梅毒血清等抗体，AIDS 抗体。②尿常规、尿糖、尿碘，低碘者可及时补碘。③其他：如心电图检查等，根据情况可行阴道检查及白带清洁度，滴虫、真菌、细菌性阴道病检查等，根据检查情况适当治疗。

2. 产科复诊　为早发现、早诊断、早治疗孕期并发症，随时了解胎儿在宫内的发育情况和安危，拟订监护计划，确定分娩处理，进行孕期健康教育，应定期复诊。

（1）检查次数：整个孕期需检查 10～12 次。

（2）检查时间：孕早期（怀孕前 3 个月）检查 1 次，确定妊娠，根据早孕反应的情况，给予适当的指导。如有妊娠剧吐者给予适当的治疗，补充叶酸，剂量为 0.4mg/d。孕妇缺乏叶酸可引起胎儿神经管畸形，如脊柱裂、脊脑膜膨出、无脑儿、小儿畸形、脑积水。情况正常者每个孕月检查 1 次，怀孕 28 周后每 2 周检查 1 次，怀孕 36 周后每周检查 1 次。

（3）检查内容

1）询问健康状况，胎动出现时间及有无异常，自上次检查后有无不适症状，如头晕、头痛、眼花、眩晕、水肿及阴道出血，警惕出现妊娠期高血压疾病。

2）每次测体重、血压，检查宫高、腹围、胎方位、胎心、先露入盆情况，认真记录并绘制妊娠图。发现异常及时处理，如为高危妊娠，需进行登记，按高危妊娠管理。

3）辅助检查：包括复查血常规、尿常规；按时做 B 超检查；16～20 周做唐氏筛查，妊娠 24 周做糖尿病筛查，自妊娠 36 周起每周 1 次胎心监护等。

需要注意的是：①复习以前实验室检查及结果，必要时复查。②妊娠 34 周做骨盆检查，包括外阴、巴氏腺、阴道、子宫颈、子宫，骨盆测量，进行保健指导，预约下次随诊时间。

（三）母体和胎儿状况的检测评估

产前进行母体及胎儿状况的评估，目的在于及早发现对于孕妇和胎儿有害的高危因素，并应用治疗去除这些因素，使母婴平安。母亲和胎儿是一体的、不可分的，当母体健康状况有危险，胎儿也必然遭到生命的威胁。产前胎儿监护的检查，对于某些有高危妊娠的孕妇常是需要的。

1. 胎心监护　胎心监护在临床广泛使用，优点是不受宫缩影响，能连续记录胎心率的动态变化。因有子宫收缩描记、胎动记录，故能反映三者的关系。无应力试验（或称无激惹试验，NST）是指无宫缩、无外界刺激的情况下，对胎儿进行胎心率宫缩图的观察和记录，以胎动时伴有一过性胎心率加快为基础，又称胎儿加速试验。

（1）NST 反应型（或称阳性）：胎心基线 120～160 次/分，胎心率变异＞5 次/分，在 20 分钟内至少有 2 次或 2 次以上，并伴有胎动的胎心加速，幅度增加≥15 次/分，持续≥15 秒。

（2）NST 不反应型（或称阴性）：基线或变异正常，但试验中，20 分钟内胎动少于 2 次或胎动后胎心加速＜15 次/分、持续＜15 秒，延长试验到 40 分钟仍无变化。

2. 胎儿成熟度检查　①正确计算妊娠周数：问清孕妇末次月经第一天的确切日期，并问清既往月经是否正常，有无延长或提前。②测量宫底高度和腹围：根据测量结果估计胎儿大小。③B 超检查胎儿双顶径：<u>双顶径测量值大于 8.5cm 时提示胎儿成熟</u>。

3. 胎盘功能检查　胎盘功能检查包括胎盘功能和胎儿胎盘单位功能，通过检查能间接了解胎儿在宫腔内的状况：①胎动：与胎盘功能是否良好有关，<u>12 小时胎动应在 30 次以上为正常</u>。②孕妇尿中雌三醇值测定：24 小时尿中雌三醇值＞15mg 为正常值，10～15mg 为警戒值，＜10mg 为危险值。<u>孕晚期时若多次测得尿中雌三醇值低于 10mg，表示胎盘功能低下</u>。

4. 孕期保健　孕期保健一般分为 3 个阶段：早孕期（孕 12 周内）保健、中孕期（孕 13～27 周）保健及晚孕期（孕 28 周～分娩）保健，孕期各阶段保健的主要内容有所侧重。

三、生长发育

儿科护理学是一门研究小儿生长发育规律、预防保健及疾病治疗和护理，以促进小儿身心健康发展的学科。根据小儿各年龄阶段的体格、智力发育和心理行为特点提供"以家庭为中心"的整体护理，遵循身体生长发育的规律，最大限度地降低小儿的发病率和死亡率，提高疾病的治愈率，保障和促进小儿身心健康的成长。

（一）分期

根据小儿生长发育不同阶段的特点，将小儿年龄划分为以下7个时期。

1. **胎儿期**　从受精卵形成到胎儿出生称为胎儿期，约40周。此期胎儿生长发育迅速，完全依靠母体生存，故孕母的健康、营养、情绪等状况对胎儿的生长发育有重大影响。

2. **新生儿期**　自胎儿娩出、脐带结扎到生后满28天称为新生儿期。按年龄划分，新生儿期实际包含在婴儿期内，但由于此期小儿在生长发育等方面具有非常明显的特殊性，故将婴儿期中的这一特殊时期单列为新生儿期。此期小儿脱离母体开始独立生存，环境发生巨大变化，由于其生理功能及适应能力尚不完善，易发生窒息、感染等疾病，死亡率较高。胎龄满28周至出生后7天，称围生期（又称围产期）。

3. **婴儿期**　自出生到满1周岁之前称为婴儿期。此期为小儿出生后生长发育最迅速的时期，对热量、营养素、蛋白质的需求量相对较高，由于消化吸收功能尚不成熟，容易发生消化功能紊乱及营养不良。同时，婴儿体内来自母体的抗体逐渐减少，自身免疫功能尚未成熟，易患感染性疾病。

4. **幼儿期**　自1周岁后到满3周岁前称为幼儿期。此期小儿生长发育速度减慢，但智能发育较前突出，语言、思维和社会适应性的发育日渐增强，自主性和独立性表现不断发展，但对自身危险的识别能力不足，自身防护能力较弱，加之各种不良因素的影响，易导致疾病的发生和性格行为的偏离。此期应加强防护，防止意外事件的发生。

5. **学龄前期**　自3岁后到6~7岁入小学前称为学龄前期。

此期小儿体格生长发育处于稳步增长状态，中枢神经系统发育日趋完善，智能发育更加迅速，自我观念开始形成，好奇多问，模仿性强。此期应培养小儿良好的道德品质和生活能力，为入学做好准备。

6. 学龄期　自入小学前（6~7岁）到青春期前为学龄期。此期体格生长发育相对缓慢，智能发育更加趋于成熟，除生殖系统以外，各系统器官的发育接近成人。此期求知欲强，综合、理解、分析能力逐步提高，是接受系统科学文化教育的重要时期。但要注意安排有规律的生活习惯，保证充分的营养和休息。

7. 青春期　从第二性征出现到生殖功能基本发育成熟、身高停止增长的时期称青春期。女孩青春期开始和结束年龄都比男孩早2年左右。青春期年龄范围，女孩从11~12岁到17~18岁，男孩从13~14岁到18~20岁。此期小儿的生长发育再次加速。在性激素作用下，生殖系统的发育渐趋成熟，第二性征逐渐明显，男性肩宽、肌肉发达、声音变粗、长出胡须；女性骨盆变宽、脂肪丰满；到青春末期，女孩出现月经，男孩发生遗精。神经内分泌调节功能不稳定，易出现生理、心理和行为问题。该期以成熟的认知能力、自我认同感的建立为显著特征。

（二）儿科特点

1. 解剖特点　随着体格生长发育的进展，小儿身体不断变化，如体重、身长、头围、胸围等的增长，身体各部分比例的改变等。因此，护理人员应遵循小儿的正常生长发育规律，正确对待小儿生长发育过程中的特殊现象，以正确鉴别正常与病态现象。

2. 生理特点　小儿年龄越小，生长越快，所需营养物质和液体总量相对比成人越高。不同年龄小儿的生理、生化正常值各不相同，心率、呼吸、血压、血清和其他体液的生化检验值等随年龄的变化而改变。

3. 病理特点　小儿病理变化、疾病种类及临床表现往往与年龄有关，对于同一致病因素，小儿与成人，甚至不同年龄小儿的病理反应和疾病过程会有相当大的差异。如婴幼儿易患支气管肺炎，而青少年和成人多见大叶性肺炎；维生素 D 缺乏时婴儿易患佝偻病，而成人则表现为骨软化症。新生儿及体弱儿患严重感染性疾病时，常表现为各种反应低下，如体温不升、拒乳、外周血白细胞不增高或降低等。

4. 免疫与预防　出生后 6 个月内，因从母体获得特异性抗体 IgG 暂时形成被动免疫，很少感染麻疹等传染病。但母体 IgM 不能通过胎盘，故小儿易患革兰阴性细菌感染。SIgA 水平也较低，易患呼吸道和消化道感染。同时，小儿皮肤、黏膜娇嫩，淋巴系统发育不成熟，体液免疫和细胞免疫也都不如成人健全，故护理中应注意消毒隔离以预防感染。

5. 疾病预后　小儿患病时起病急，变化快，病情转归有正、反两方面倾向。从正面而言，如诊治及时有效、护理恰当，疾病往往迅速好转恢复。由于小儿修复和再生功能旺盛，后遗症一般较成人少。但从反面而言，小儿病情危重情况下，可能在未见明显临床症状时即发生死亡。

6. 心理行为　小儿时期是心理行为发育和个性发展的重要时期。由于小儿身心未成熟，依赖性较强，较不能合作，同时，小儿心理、行为发育受家庭、学校和社会的影响，故护理中应以小儿及其家庭为中心，根据不同年龄阶段的心理行为发育特征，采取相应的护理措施，促进小儿身心健康成长，提高人口素质。

（三）生长发育的规律及影响因素

1. 生长发育的连续性和阶段性　生长发育是一个连续性过程，但各年龄阶段生长发育的速度不同，具有阶段性。生后 6 个月内生长最快，尤其是头 3 个月，出现生后第一个生长高峰；后半年生长速度逐渐减慢，至青春期生长发育速度又加快，出现第二个生长高峰。

2. 各系统器官发育的不平衡性　各系统的发育快慢不同。神经系统发育先快后慢；生殖系统发育先慢后快；淋巴系统则先快而后回缩；年幼时皮下脂肪发育较发达；肌肉组织到学龄期才发育加速；心、肝、肾等系统的增长，基本与体格增长保持平衡。

3. 生长发育的顺序性　小儿一般生长发育遵循<u>由上到下</u>、<u>由近至远</u>、<u>由粗到细</u>、<u>由低级到高级</u>、<u>由简单到复杂</u>的顺序。如出生后运动发育的规律是：先抬头、后抬胸，再会坐、立、行（自上到下）；从臂到手，从腿到脚的活动（由近及远）；手拿物品先会用拳掌握持，以后发展到能用手指端摘取（从粗到细）；先会画直线，进而能画圆、画人（由简单到复杂）；先学会观看和感觉事物，认识事物，再发展到记忆、思维、分析、判断（由低级到高级）。

4. 生长发育的个体差异性　生长发育虽按一定规律发展，但在一定范围内由于遗传、性别、环境、教育等因素的影响而存在着相当大的个体差异，体格上的差异一般随年龄增长越来越显著，到青春期差异更明显。

5. 影响生长发育的因素　遗传因素和环境因素是影响小儿生长发育的两个最基本因素。遗传决定了机体生长发育的潜力，这个潜力又受到环境因素的作用和调节，两方面相互作用，决定了每个小儿的生长发育水平。

（1）遗传因素：小儿的生长发育受父母双方遗传因素的影响，不同种族、家族、性别间的差异影响着人的皮肤颜色、面型特征、身材高矮、性成熟的早晚及对疾病的易感性等。

（2）环境因素：①孕母情况：胎儿在宫内发育受孕母生活环境、营养、情绪、疾病等各种因素的影响。②营养：营养充足和合理是小儿生长发育的物质基础，是保证小儿健康成长极为重要的因素，年龄越小受营养因素的影响越大。长期营养不足会导致体格发育的迟滞，包括体重下降、身高不增，以及器官功能低下，影响智力、心理和社会适应能力的发展。③生活环境：小儿的生活环境不仅包括物理环境，还包括家庭的经济、社会、文化状况等。良好的居住环境、卫生条件能促进小儿生长发育。反之，将有不良影响。④疾病和药物：疾病对小儿生长发育影响很大，急性感染常使体重减轻，慢性疾病还影响其身高和体重的增长；内分泌疾病常引起骨骼生长和神经系统发育迟缓；先天性疾病，如先天性心脏病使小儿生长迟缓。药物也可影响生长发育，如长期应用肾上腺皮质激素可使身高增长、速度减慢，尤其是在生长的关键期对成长易造成永久性的影响。

（四）体格生长常用指标及测量方法

1. 体重 为各器官、组织和体液的总重量，是小儿体格生长的代表，是营养情况的重要指标。临床给药、输液、热量的给予常依据体重计算。

新生儿出生体重平均为3kg，出生后第1个月增加1~1.5kg，3个月时体重是出生时的2倍（6kg），1周岁时增至出生时的3倍（9kg），2岁时增至出生时体重的4倍（12kg）。2岁以后到12岁前体重稳步增长，平均每年增长2kg，推算公式如下。

1~6个月：体重（kg）＝出生体重（kg）＋月龄×0.7（kg）

7~12个月：体重（kg）＝6（kg）＋月龄×0.25（kg）

2~12岁：体重（kg）＝年龄×2＋8（kg）

2. 身长（高） 指从头顶至足底的全身长度，反映骨骼生长。年龄越小增长越快，婴儿期和青春期是两个增长高峰。新生儿出生时身长平均为50cm；1周岁时达到75cm；2周岁时达到87cm。2~12岁可按下列公式推算。

身长（cm）＝年龄（岁）×7＋75（cm）

测量方法：3岁以下测卧位身长，脱去其鞋、帽、袜，穿单衣仰卧于量床底板中线上，扶正头，头顶轻触头板，小儿面朝上；测量者位于右侧，使小儿双膝伸直，移动足板触及足跟，读数并记录，精确到0.1cm。

3岁以上测身高：取立正姿势，双眼平视正前方，胸部稍挺起，腹部微向后收，两臂自然下垂，手指并拢，脚跟靠拢，脚尖分开约60°，脚跟、臀尖和两肩胛间三点同时接触立柱；测量者将底板轻轻移下，与颅顶点接触，读数并记录，精确到0.1cm。

3. 坐高 坐高指从头顶至坐骨结节的长度，出生时坐高为身高的67%，以后下肢增长比躯干快，6岁时为55%。此百分数显示了上、下部比例的改变，比坐高绝对值更有意义。测量方法：适用于 3 岁以上小儿。取坐位，两大腿伸直，与躯干成直角。注意坐凳高度，如腿悬空，可在脚下垫木板，使腿的伸直面与地面平行。小儿坐直，双眼平视前方，臀部紧靠立柱，双肩自然下垂。读数精确至 0.1cm。

4. 头围　经眉弓上方、枕后结节绕头一周的长度为头围，其反映脑和颅骨的发育。出生时平均为 33～34cm，1 岁时 46cm，2 岁时 48cm，5 岁时 50cm，15 岁时 54～58cm（接近成人）。测量方法：测量者立于前右方，用软尺从头右侧眉弓上缘，经枕骨粗隆从左侧眉弓上缘绕回零点，软尺应紧贴皮肤，左右对称。软尺刻度应精确到 0.1cm。

5. 胸围　沿乳头下缘水平绕胸一周的长度为胸围。胸围反映胸廓、胸背肌肉、皮下脂肪及肺的发育程度。出生时平均为 32cm，比头围小 1～2cm。1 岁时胸围与头围大致相等，约 46cm，1 岁以后胸围超过头围，至青春期前其差数（cm）约等于小儿年龄数减 1。

6. 腹围　平脐（小婴儿以剑突与脐之间的中点）水平绕腹一周的长度为腹围。2 岁前腹围与胸围大约相等，2 岁后腹围较胸围小。患腹部疾病如有腹水时需测量腹围。

7. 上臂围　沿肩峰与尺骨鹰嘴连线中点的水平绕上臂一周的长度称上臂围，代表上臂骨骼、肌肉、皮下脂肪和皮肤的发育水平，以评估小儿营养状况。生后第一年内尤其前半年上臂围增长迅速，1～5 岁间增长缓慢，可通过测量上臂围以普查小于 5 岁小儿的营养状况。评估标准为：上臂围 >13.5cm 为营养良好；12.5～13.5cm 为营养中等；<12.5cm 为营养不良。

8. 牙齿　人的一生有乳牙（20 颗）、恒牙（28～32 颗）两副牙齿。生后 4～10 个月乳牙开始萌出，12 个月未萌出者为乳牙萌出延迟。于 2～2 岁半乳牙出齐。2 岁内乳牙数目为月龄减 4～6。6 岁左右萌出第 1 颗恒牙，12 岁萌出第 2 颗恒磨牙，17～18 岁萌出第 3 颗恒磨牙（智齿）。

9. 囟门　婴儿出生时前囟为 1.5～2cm，1～1.5 岁时闭合。

前囟过小或早闭见于小头畸形；前囟迟闭、过大见于佝偻病、先天性甲状腺功能减低症等；前囟饱满常提示颅内压增高，见于脑积水、脑瘤、脑出血等疾病，前囟凹陷则见于极度消瘦或脱水者。后囟出生时很小或闭合，最迟生后 6~8 周闭合。

四、小儿保健

（一）新生儿期保健

新生儿身体各组织和器官的功能发育尚不成熟，对环境变化的适应性和调节性差，抵抗力低，易患各种疾病，且病情变化快，特别是生后第 1 周内的新生儿发病率和死亡率极高，占新生儿死亡总人数的 70% 左右。因此，新生儿保健重点应在生后 1 周内。

1. 合理喂养　婴儿出生后 2 小时可按需喂养，鼓励和支持母乳喂养，教授哺乳的方法和技巧，并指导母亲观察乳汁分泌是否充足，新生儿吸吮是否有力。吸吮力弱者可将母乳挤出，用滴管哺喂，一次量不宜过大，以免吸入气管。食后右侧卧位，床头略抬高，避免溢奶引起窒息。如确系无母乳或母乳不足者，则指导采取科学的人工喂养方法。日龄 1 周的新生儿，每日需要 60kcal/kg（250kJ/kg），2~3 周的新生儿每日需要 100kcal/kg（418kJ/kg），人工喂养时，每日蛋白质 3.5g/kg。

2. 保暖　新生儿房间应阳光充足，通风良好，室内温度保持在 22~24℃，湿度 55%~65%。新生儿体温中枢不健全，体温随天气及室温而变化，故要随时调节环境温度，增减衣被，防止体温过高或过低。

3. 日常护理　指导家长观察新生儿的精神状态、面色、呼吸、体温和大小便等情况，了解新生儿的生活方式。新生儿脐带未脱落前要注意保持清洁干燥。用柔软、浅色、吸水性强的棉布制作衣服、被褥和尿布，避免使用合成制品或羊毛织物，以防过敏。衣服式样应简单宽松，易于穿脱，不妨碍肢体活动。尿布以白色为宜，便于观察大小便的颜色；且应勤换勤洗，保持臀部皮肤清洁干燥，以防臀部皮疹发生。

4. 预防疾病和意外　新生儿应有专用食具，用后要消毒；母亲在哺乳和护理前应洗手。凡患有皮肤病、呼吸道和消化道感染及其他传染病者，不能接触新生儿。按时接种卡介苗和乙肝疫苗。出生2周后应口服维生素D，预防佝偻病的发生。防止意外事件，如包被蒙头过严、哺乳姿势不当、堵塞新生儿口鼻等造成窒息。

5. 早期教育　新生儿的视、听、触觉已初步发展，在此基础上，可通过反复的视觉和听觉训练，建立各种条件反射，培养新生儿对周围环境的定向力及反应能力。家长在教育中起着重要作用，应鼓励家长拥抱和抚摸新生儿，对新生儿说话和唱歌等。

6. 坚持家庭访视　包括出院回家后1~2天内的初访，生后5~7天的周访，半月访视，满月访视。了解喂养、护理情况，测量体重和做全面的体格检查。指导家长继续进行婴儿的生长发育监测和定期的体格检查。家庭访视能及时发现异常，从而降低新生儿疾病发生率或减轻疾病的严重程度。

（二）婴儿期保健

婴儿期的生长发育非常迅速，对能量和蛋白质的要求也较高，而消化和吸收功能发育尚不完善，故易出现消化功能紊乱和营养不良等疾病；同时，婴儿从母体获得的免疫力逐渐消失，而自身后天的免疫力尚未产生，易患肺炎等感染性疾病和传染病，故此期的发病率和死亡率仍高。

1. 合理喂养　正常小儿需要在基础代谢、食物特殊动力作用、活动、生长、排泄5个方面获得能量的供给，特别是生长发育的需要，每日需要能量110kcal/kg（460kJ/kg），其中蛋白质10%~15%，脂肪35%~50%，碳水化合物50%~60%；此外，还需要微量元素和水［150mL/（kg·d）］。对6个月以上婴儿的家长要讲解辅食添加的原则，如每次添加一种，由少到多，由稀到稠，由细到粗，由流食到半流食到软食。在添加辅食的过程中，家长要注意观察婴儿的粪便，及时判断辅食添加是否恰当。

根据具体情况指导断奶。**断奶**应采用渐进的方式，**月龄 10 ~ 12 个月**，以春、秋季节较为适宜。断奶时，婴儿可能出现焦躁不安、易怒、失眠或大声啼哭等，家长应特别给予关心和爱抚。自添加辅食起，应训练用勺进食；7 ~ 8 个月后学习用杯喝奶和水，以促进咀嚼、吞咽及口腔协调动作的发育；9 ~ 10 个月的婴儿开始有主动进食的要求，可先训练其自己抓取食物的能力，尽早让婴儿学习自己用勺进食，促进眼、手协调动作的发展，并有益于手部肌肉发育。

〔记忆方法〕汁、泥、末、碎。

2. 日常护理

(1) 每日早晚应给婴儿部分擦洗，如洗脸、洗脚和臀部，勤换衣裤，保护会阴皮肤清洁。

(2) 衣着：婴儿衣着应简单、宽松、少接缝，以避免摩擦皮肤，便于穿脱及四肢活动。衣服上不宜用纽扣，宜用带子代替，以免婴儿误食或误吸，造成意外伤害。

(3) 充足的睡眠是保证婴儿健康的先决条件之一。居室光线应柔和，睡前避免过度兴奋。

(4) 4 ~ 10 个月乳牙开始萌出，婴儿会有一些不舒服的表现，如吸吮手指、咬东西，严重的会表现烦躁不安、无法入睡和拒食等。指导家长用软布帮助婴儿清洁齿龈和萌出的乳牙，并给较大婴儿一些较硬的饼干、烤面包片或馒头片等食物咀嚼，使其感到舒适。注意检查婴儿周围的物品是否能吃或安全，以防婴儿将所有能拿到的东西放入口中。

3. 经常户外活动 家长每日应带婴儿进行户外活动，呼吸新鲜空气和晒太阳；有条件者可进行空气浴和日光浴，以增强体质和预防佝偻病的发生。

4. 早期教育

(1) 大小便训练：婴儿 3 个月后可以把尿，会坐后可以练习大小便坐盆，每次 3 ~ 5 分钟。小便训练可从 6 个月开始。先训练白天不用尿布，然后夜间按时叫醒坐盆小便，最后晚上也不用尿布。在此期间，婴儿应穿易脱的裤子，以利培养排便习惯。

(2) 视、听能力训练：对 3 个月内的婴儿，可以在婴儿床上悬吊颜色鲜艳、能发声及转动的玩具，逗引婴儿注意；每天定时放悦耳的音乐；经常面对婴儿说话、唱歌。3～6个月婴儿需进一步完善视、听觉，可选择各种颜色、形状、发声的玩具，逗引婴儿看、摸和听。培养分辨声调和好坏的能力，用温柔的声音表示赞许、鼓励，用严厉的声音表示禁止、批评。对6～12个月的婴儿应培养其稍长时间的注意力，引导其观察周围事物，促使其逐渐认识和熟悉常见的事物；以询问方式让其看、指、找，从而使其视觉、听觉与心理活动紧密联系起来。

（3）动作的发展：家长应为婴儿提供运动的空间和机会。2个月时，婴儿可开始练习空腹俯卧，并逐渐延长俯卧的时间，培养俯卧抬头，扩大婴儿的视野。3～6个月，婴儿喜欢注视和玩弄自己的小手，能够抓握细小的玩具，应用玩具练习婴儿的抓握能力；训练翻身。7～9个月，用能够滚动的、颜色鲜艳的软球等玩具逗引婴儿爬行，同时练习婴儿站立、坐下和迈步，以增强婴儿的活动能力和扩大其活动范围。10～12个月，婴儿会玩"躲猫猫"的游戏，鼓励婴儿学走路。

［动作发育记忆顺口溜］2抬4翻6坐8爬，9站一走喊爹妈。

（4）语言的培养：语言的发展是一个连续的有序过程。婴儿出生后，家长就要利用一切机会和婴儿说话或逗引婴儿"咿呀"学语，利用日常接触的人和物，引导婴儿把语言同人和物及动作联系起来。五六个月开始培养婴儿对简单语言做出动作反应，如用眼睛找询问的物品，用动作回答简单的要求，以发展理解语言的能力。8～9个月开始注意培养有意识地模仿发音，如"爸爸""妈妈"等。

5. 防止意外 此期常见的意外事故有异物吸入、窒息、中毒、跌伤、触电、溺水和烫伤等。应向家长特别强调意外的预防。

6. 预防疾病和促进健康 婴儿对传染性疾病普遍易感，为保证婴儿的健康成长，必须切实按照计划免疫程序，为婴儿完成预防接种的基础免疫，预防急性传染病的发生。同时，要定期为婴儿做健康检查和体格测量，进行生长发育监测，及时纠正饮食，以预防佝偻病、营养不良和营养性缺铁性贫血等疾病的发生。

（三）幼儿期保健

幼儿神经心理发育迅速，行走和语言能力增强，自主性和独立性不断发展，与外界环境接触机会增多，但免疫功能仍不健全，对危险事物的识别能力差，故感染性和传染性疾病发病率及意外伤害发生率仍较高。

1. 合理安排膳食　幼儿正处在断奶之后、生长发育仍较快的时期，应注意供给足够的能量和优质蛋白，保证各种营养素充足且均衡。在 2～2.5 岁以前，乳牙未出齐，咀嚼和胃肠消化能力较弱，食物应细、软、烂，以增进幼儿食欲。蛋白质每日 40g，其中优质蛋白应占总蛋白 1/3～1/2；蛋白质、脂肪、碳水化合物产能之比为 10%～15%∶25%～30%∶50%～60%。培养良好的进食习惯，鼓励自用餐具，保持愉快、宽松的就餐环境，养成不吃零食、不挑食、不偏食等良好习惯。18 个月左右的小儿可能出现生理性厌食，表现出对食物缺乏兴趣和偏食。此时，就餐前 15 分钟做好幼儿的心理和生理上的就餐准备，不要惩罚儿童，以免影响食欲。

2. 日常护理　由于幼儿的自理能力不断增加，家长既要促进其独立性，又要保证安全和卫生。

（1）衣着：幼儿衣着应颜色鲜艳，便于识别；宽松、保暖、轻便、易于活动、穿脱简便，便于自理。

（2）幼儿的睡眠时间：随年龄的增长而减少，一般每晚可睡 10～12 小时，白天小睡 1～2 次。幼儿睡前常需有人陪伴，或带一个喜欢的玩具上床，以使他们有安全感。

（3）口腔保健：幼儿不能自理时，家长可用软布轻轻清洁幼儿牙齿表面，逐渐改用软毛牙刷。3 岁后，幼儿应能在父母的指导下自己刷牙，早、晚各 1 次，并做到饭后漱口。定期进行口腔检查。

3. 早期教育

（1）大、小便训练：18～24 个月时幼儿开始能够自主控制肛门和尿道括约肌，而且认知的发展使其能够表示便意。训练过程中，家长应注意多采用赞赏和鼓励的方式，训练失败时不要表示失望或责备幼儿。

（2）动作的发展：1~2岁幼儿要选择发展走、跳、投掷、攀登等肌肉活动的玩具，如球类、拖拉车、积木、滑梯等。2岁后的幼儿开始模仿成人的活动，玩水、沙土、橡皮泥，在纸上随意涂画，喜欢奔跑、蹦跳等激烈、刺激性的运动，故2~3岁幼儿要选择能发展动作、注意、想象、思维等能力的玩具，如形象玩具（积木、娃娃等）、能拆能装的玩具、三轮车、攀登架等。

（3）语言的发展：幼儿有强烈的好奇心、求知欲和表现欲，喜欢问问题、唱简单的歌谣、翻看故事书或看动画片等。成人应满足其欲望，经常与其交谈，鼓励其多说话，通过游戏、讲故事、唱歌等促进幼儿语言发育，并借助动画片等电视节目扩大其词汇量，纠正其发音。

（4）卫生习惯：培养幼儿养成饭前便后洗手、不喝生水、不吃未洗净的瓜果、不食掉在地上的食物、不随地吐痰和大小便、不乱扔瓜果纸屑等习惯。

4. 预防疾病和意外　每3~6个月为幼儿做健康检查1次，预防龋齿，筛查听、视力异常，进行生长发育系统监测。指导家长防止意外发生，如异物吸入、烫伤、跌伤、中毒、电击伤等。

5. 防治常见的心理行为问题　幼儿常见心理行为问题包括违拗、发脾气和破坏性行为等，家长应针对原因采取有效措施。

（四）学龄前期保健

学龄前期儿童智力发展快，活动范围扩大，自理能力和机体抵抗力增强，是性格形成的关键时期。

1. 合理营养　学龄前儿童饮食接近成人，随着年龄增长，体表面积逐渐减少，产能的营养素降低，需提供优质蛋白和必需氨基酸，保证身体正常发育。学龄前儿童喜欢参与食品制作和餐桌的布置，家长可利用此机会进行营养知识、食品卫生和防止烫伤等健康教育。

2. 日常护理

（1）学龄前儿童已有部分自理能力，如进食、洗脸、刷牙、穿衣、如厕等，但其动作缓慢、不协调，常需他人帮助，可能要花费成人更多的时间和精力，此时仍应鼓励儿童自理，不能包办。

（2）睡眠：因学龄前期儿童想象力极其丰富，可导致儿童怕黑、做噩梦等，儿童不敢一个人在卧室睡觉，常需要成人的陪伴。

3. 早期教育

（1）品德教育：培养儿童关心集体、遵守纪律、团结协作、热爱劳动等好品质。安排儿童学习手工制作、唱歌和跳舞、参观博物馆等活动，培养他们多方面的兴趣和想象力，陶冶情操。

（2）智力发展：学龄前儿童绘画、搭积木、剪贴和做模型的复杂性和技巧性明显增加。成人应有意识地引导儿童进行较复杂的智力游戏，增强其思维能力和动手能力。

4. 预防疾病和意外　每年健康检查和体格测量 1～2 次，筛查与矫治近视、龋齿、缺铁性贫血、寄生虫病等常见病，继续监测生长发育，预防接种可在此期进行加强。对学龄前儿童开展安全教育，采取相应的安全措施，以预防外伤、溺水、中毒、交通事故等意外发生。

5. 防治常见的心理行为问题　学龄前期常见的心理行为问题包括吮拇指和咬指甲、遗尿、手淫、攻击性或破坏性行为等，家长应针对原因采取有效措施。

（五）学龄期保健

学龄儿童的机体抵抗力和控制、理解、分析、综合能力增强，认知和心理社会发展非常迅速，同伴、学校和社会环境对其影响较大。

1. 合理营养　学龄期膳食要求营养充分而均衡，以满足儿童体格生长、心理和智力发展、紧张学习和体力活动等需求。要重视早餐和课间加餐，同时要特别重视补充强化铁食品，以减低贫血发病率。

2. 体格锻炼　每天进行户外活动和体格锻炼，内容要适当，要循序渐进，不能操之过急。

3. 预防疾病　保证充分的睡眠和休息，定期进行健康检查，继续按时进行预防接种，宣传常见传染病的知识，预防传染病，并对传染病做到早发现、早报告、早隔离、早治疗。此期学校和家庭还应注意培养儿童正确的坐、立、行走等姿势。具体措施：①培养良好的睡眠习惯，养成按时睡眠、起床的习惯。②培养儿童每天早、晚刷牙，饭后漱口的习惯，预防龋齿。③学龄期儿童应特别注意保护视力，教育儿童写字、读书时书本和眼睛应保持1尺左右的距离，保持正确姿势。课间要到户外活动，进行远眺以缓解视力疲劳。积极开展眼保健操活动，预防近视的发生。如果发生近视，要到医院检查和治疗。④学龄期是骨骼生长发育的重要阶段，应培养正确的坐、立、行走等姿势，避免骨骼畸形。

4. 防止意外事故　学龄期常发生的意外伤害包括车祸、溺水，以及在活动时发生擦伤、割伤、挫伤、扭伤或骨折等。对儿童进行法制教育，学习交通规则和意外事故的防范知识，减少伤残的发生。

5. 培养良好习惯　培养不吸烟、不饮酒、不随地吐痰等良好习惯。注意培养良好的学习习惯和性情，加强素质教育，通过体育锻炼培养儿童的毅力和奋斗精神，通过兴趣的培养陶冶高尚情操。

6. 防治常见的心理行为问题　学龄儿童不适应上学是此期常见问题，表现为焦虑、恐惧或拒绝上学。家长应查明原因，采取相应措施，同时，需要学校和家长的相互配合，帮助儿童适应学校生活。

五、青春期保健

青春期是由儿童过渡到成年的时期，是儿童生长发育的最后阶段，是一生中决定体格、体质、心理、智力发育和发展的关键时期。此期保健重点是保证充足的营养；加强青春期生理和心理卫生教育，形成健康的生活方式；培养良好的品德。

1. 供给充足营养　生长发育的第二个高峰期，体格生长迅速，男孩平均每年增长 9～10cm，女孩增长 8～9cm。脑力劳动和体力运动消耗大，必须增加热能、蛋白质、维生素及矿物质等营养素的摄入。

2. 健康教育　良好的个人卫生、充足的睡眠、适当的体格锻炼对促进青少年的健康成长十分重要。

（1）培养青少年良好的卫生习惯：重点加强少女的经期卫生指导，如保持生活规律，避免受凉、剧烈运动及重体力劳动，注意会阴部卫生，避免坐浴等。

（2）保证充足睡眠：青少年需要充足的睡眠和休息以满足此期迅速生长的需求，应养成早睡早起的睡眠习惯。家长和其他成人应起到榜样和监督作用。

（3）养成健康的生活方式：在社会不良因素的影响下，青少年会染上吸烟、饮酒等不良习惯，甚至有的青少年染上酗酒、吸毒及滥用药物的恶习，应加强正面教育，利用多种方法大力宣传吸烟、酗酒、吸毒及滥用药物的危害性，帮助其养成健康的生活方式。

（4）进行正确性教育：性教育是青春期健康教育的一个重要内容，家长、学校和保健人员可通过交谈、宣传手册、上卫生课等方式对青少年进行性教育。提倡正常的男女学生之间的交往，劝导学生不谈恋爱，并自觉抵制黄色书刊、录像等的不良影响。

3. 法制和品德教育　青少年思想尚未稳定，易受外界一些错误的和不健康的因素影响。因此，青少年需要接受系统的法制教育，学习助人为乐、勇于上进的道德风尚，自觉抵制腐化堕落思想的影响。

4. 预防疾病和意外　青春期应重点防治结核病、风湿病、沙眼、屈光不正、龋齿、肥胖、神经性厌食、月经不调和脊柱侧弯等，可通过定期检查早期发现、早期治疗。意外创伤和事故是青少年，尤其是男性青少年常见的问题，应继续进行安全教育。自杀在女性青少年中多见，必要时可对其进行心理治疗。

5. 防治常见的心理行为问题 此期最常见的心理行为问题为多种原因引起的出走、自杀及对自我形象不满而出现的心理问题。家庭及社会应给予重视，并采取积极的措施解决此类问题。

附：预防接种

1. 计划免疫 是根据小儿的免疫特点和传染病发生的情况制订的免疫程序。通过有计划地使用生物制品进行预防接种，以提高人群的免疫水平，达到控制和消灭传染病的目的。其获得的方式为主动免疫、被动免疫两种。

2. 免疫程序

（1）儿童计划免疫程序见下表。

预防病名	结核病	乙型肝炎	脊髓灰质炎	百日咳、白喉、破伤风	麻疹
免疫原	卡介苗	乙肝疫苗	脊髓灰质炎减毒活疫苗糖丸	类毒素和破伤风类毒素混合制剂	麻疹减毒活疫苗
接种方法	皮下注射	肌内注射	口服	皮下注射	皮下注射
初种次数	1	3	3（间隔1个月）	3（间隔4~6周）	1
初种年龄	生后2~3天至2个月内	生后24小时内 1个月 6个月	2个月 3个月 4个月	第1次3个月 第2次4个月 第3次5个月	8个月以上易感儿

（2）预防接种的反应及处理：一般反应又分为局部反应和全身反应。

1）局部反应：接种后数小时至24小时左右，注射部位会出现红、肿、热、痛，有时还伴有局部淋巴结肿大或淋巴管炎。红晕直径在2.5cm以下为弱反应，2.6~5cm为中等反应，5cm以上为强反应。局部反应一般持续2~3天。如接种活菌（疫）苗，则局部反应出现较晚、持续时间较长。

2）全身反应：<u>一般于接种后 24 小时内出现不同程度的体温升高，多为中、低度发热</u>，持续 1 ~ 2 天。体温 37.5℃ 左右为弱反应，37.5 ~ 38.5℃ 为中等反应，38.6℃ 以上为强反应。但接种活疫苗需经过一定潜伏期（5 ~ 7 天）才有体温上升。此外，还常伴有头晕、恶心、呕吐、腹泻、全身不适等反应。个别儿童接种麻疹疫苗后 5 ~ 7 天出现散在皮疹。

多数儿童的局部和（或）全身反应是轻微的，<u>无须特殊处理，注意适当休息、多饮水即可</u>。局部反应较重时，用干净毛巾热敷；全身反应可对症处理。如局部红肿继续扩大，高热持续不退，应到医院诊治。

（3）异常反应：发生于少数人，临床症状较重。

1）过敏性休克：于注射免疫制剂后数秒钟或数分钟内发生。表现为烦躁不安、面色苍白、口周青紫、四肢湿冷、呼吸困难、脉细速、恶心呕吐、惊厥、大小便失禁以至昏迷。此时应使患儿平卧，头稍低，注意保暖，给予氧气吸入，并立即皮下或静脉注射 1：1000 肾上腺素 0.5 ~ 1mL，必要时可重复注射。

2）晕针：儿童在空腹、疲劳、室内闷热、紧张或恐惧等情况下，在接种时或几分钟内，出现头晕、心慌、面色苍白、出冷汗、手足冰凉、心跳加快等症状，重者心跳、呼吸减慢，血压下降，知觉丧失。此时应立即<u>使患儿平卧，头稍低，保持安静，饮少量热开水或糖水，一般可恢复正常</u>。数分钟后不恢复正常者，皮下注射 1：1000 肾上腺素，每次 0.5 ~ 1mL。

3）过敏性皮疹：荨麻疹最为多见，一般于接种后几小时至几天内出现，经服用抗组胺药物后即可痊愈。

4）全身感染：有严重原发性免疫缺陷或继发性免疫功能遭受破坏者，接种活菌（疫）苗后可扩散为全身感染。

六、妇女保健

（一）工作目的

儿童优生、母亲安全是社会发展和文明的标志。妇女保健工作的目的在于通过积极的普查、预防保健及监护和治疗措施，开展以维护生殖健康为核心的贯穿妇女青春期、围婚期、生育期、围生期、围绝经期及老年期的各项保健工作，降低孕产妇及围生儿死亡率，减少患病率和伤残率，控制某些疾病发生及性传播疾病的传播，从而促进妇女身心健康。

（二）妇女保健工作的组织结构

1. 卫生行政结构

（1）卫生部内设妇幼保健司并下设妇幼保健处，领导全国妇幼保健工作。

（2）省（直辖市、自治区）卫生厅设基层卫生与妇幼保健处。

（3）市（地）级卫生局设妇幼保健科。

（4）县（市）级卫生局设妇幼保健所。

2. 专业机构

（1）妇幼卫生专业机构：各级妇产医院、儿童医院，综合性医院妇产科、计划生育科、儿科、预防保健科，中医医疗机构中妇科、儿科，妇产科、儿科诊所及各级妇幼保健机构。不论其所有制关系如何（全面、集体、个体）均属妇幼卫生专业机构。

（2）各级妇幼保健机构：①国家机构级：目前国家级妇幼保健机构，设立在中国疾病预防中心，与各省、市、县妇幼保健机构构成我国妇幼保健服务体系。②省级：省妇幼保健院。③（地）市级：（地）市级妇幼保健院（所）。④县级：县级妇幼保健院（所）。

（三）妇女保健工作内容

妇女保健工作内容包括妇女各期保健；实行孕产妇系统管理，提高围生期保健质量；计划生育指导；常见妇女病及恶性肿瘤的普查、普治；贯彻落实妇女劳动保健制度。

1. 青春期保健 青春期保健分3级：①一级预防：根据青春期女性的生理、心理、社会行为特点，为培养良好的健康行为而给予的保健指导。②二级预防：通过学校保健，定期体格检查，早期发现各种疾病和行为异常，减少或避免诱发因素。③三级预防：指青春期女性疾病的治疗和康复。青春期保健以预防为重点。

2. 围婚期保健　婚前医学检查是对准备结婚的男女双方，对可能患有的影响结婚和生育的疾病进行的医学检查。

3. 生育期保健　通过加强孕产期保健，及时诊治高危孕产妇，降低孕产妇死亡率和围生儿死亡率；给予计划生育指导，避免妇女在生育期内因孕育或节育引发各种疾病；根据妇女的生理、心理及社会特征，加强疾病普查及卫生宣传，以便早期发现疾病，早期治疗，确保妇女身心健康。

4. 围生期保健　是指从妊娠前开始，历经妊娠期、分娩期、产褥期、哺乳期、新生儿期，持续为孕产妇和胎婴儿提供高质量、全方位的健康保健措施，努力提高产科工作质量，降低围生儿及孕产妇死亡率。

（1）孕前期保健：指导夫妻双方选择最佳的受孕时期，如适宜年龄、最佳的身体心理状态、良好的社会环境等，减少高危妊娠和高危儿的发生，确保优生优育。女性生育年龄在 21～29 岁为佳，男性生育年龄在 23～30 岁为好。

（2）孕期保健：目的是加强母儿监护，预防和减少孕产期并发症，确保孕妇和胎儿在妊娠期间的安全、健康。

（3）分娩期保健：目的是确保分娩顺利，母儿安全。持续性地给予母亲生理上、心理上和精神上的帮助和支持，缓解疼痛和焦虑。

（4）产褥期保健：目的是预防产后出血、感染等并发症的发生，促进产妇产后生理功能的恢复。

（5）产后检查及计划生育指导：产后检查包括产后访视及产后健康检查。产后访视开始于产妇出院后 3 日内、产后 14 日和 28 日，共 3 次，如有必要可酌情增加访视次数。了解产妇子宫复旧、会阴部切口或剖宫产切口愈合情况，检查乳房及母乳喂养情况及孕产妇的饮食、休息、婴儿的健康状况等，及时给予正确指导和处理。产褥期内禁止性交。产妇于产后 42 日到医院接受全面的健康检查，包括全身检查和妇科检查，同时给予计划生育指导，使夫妇双方知情、选择适宜的避孕措施。

（6）哺乳期保健：哺乳期指产妇用自己的乳汁喂养婴儿的时期，纯母乳喂养6个月，加辅食后继续母乳喂养到2岁。近年来国际上将保护、促进和支持母乳喂养作为妇幼保健工作的重要内容，故哺乳期保健的主要目的是促进和支持母乳喂养。

国际上保护、促进和支持母乳喂养的措施：①向孕产妇及家人宣传母乳喂养可促进母婴健康，母乳对母婴的好处。②将母乳喂养的好处及有关问题的处理方法告诉所有的孕妇。③帮助母亲在产后半小时内哺乳。④指导母亲如何喂奶，以及在与婴儿分开的情况下如何保持泌乳。⑤除母乳以外，禁止给新生儿喂任何食物和饮料，除非有医学指征。⑥实行母婴同室，使母亲与婴儿一天24小时在一起。⑦鼓励按需哺乳。⑧不给母乳喂养的婴儿吸吮橡皮乳头或使用奶头做安慰物。⑨支持促进母乳喂养组织的建立，并将出院的母亲转介给妇幼保健组织。

哺乳期保健人员职责：①定期访视，评估母亲身心康复情况；指导母亲饮食、休息、清洁卫生及产后适度运动；评估母亲与婴儿关系。②评估母乳喂养及婴儿生长发育情况，重点了解哺乳次数、是否按需哺乳、亲自观察哺乳的姿势，并给予正确指导；以及评估婴儿体重增长、大小便次数及性状、婴儿睡眠、母子情感交流等；改变传统包裹婴儿的方法，采取放开四肢，穿连裤衣衫的新方法，正确喂养婴儿。③指导母亲在哺乳期间合理用药及采取正确的避孕措施，如工具避孕或产后3~6个月放置宫内节育器，不宜采取药物避孕和延长哺乳期的方法。④评估家庭支持系统，完善家庭功能。

5. 围绝经期保健　围绝经期是指妇女从接近绝经时出现的与绝经有关的内分泌、生物学和临床特征至绝经后1年内的时期。由于在围绝经期内性激素的减少可引发一系列躯体和精神心理症状，围绝经期保健的主要目的是提高围绝经期妇女的自我保健意识和生活质量。

（1）通过多途径健康宣教，使围绝经期妇女了解这一特殊时期的生理、心理特点，合理安排生活，加强营养，适度运动，并保持心情愉悦。指导其保持外阴部清洁，防止感染。此期是妇科肿瘤的好发年龄，每1~2年定期进行1次妇科常见疾病和肿瘤的筛查。

（2）为预防子宫脱垂和张力性尿失禁发生，应鼓励并指导妇女进行缩肛运动，每日2次，每次15分钟。积极防治绝经前期月经失调；对绝经后阴道流血者，给予明确诊断。

（3）在医师的指导下，必要时应用激素替代疗法或补充钙剂等综合措施防治围绝经期综合征和骨质疏松。

（4）指导避孕至停经1年以上，宫内节育器绝经1年后取出。

6. 老年期保健　参见"第十五模块老年保健"部分。

七、老年保健

老年保健是在平等享用卫生资源的基础上，充分利用现有资源，使老年人得到基本的医疗、康复、保健、护理等服务，以维持和促进老年健康。

（一）老年人的特点

1. 生理特点　随着年龄的不断增长，衰老不同程度地影响着老年人各个生理系统器官、组织及功能。

（1）感官系统：①视觉：远视、老年性白内障、青光眼。②听觉：老年性耳聋，甚至听力丧失。③嗅觉：嗅觉迟钝。④味觉：对酸、甜、苦、辣等味觉的敏感性降低。⑤皮肤：皮肤的改变是衰老的最初标志。由于皮肤弹性降低、皮下脂肪减少，导致皮肤松弛、皱纹增加、表面失去光泽；皮肤的防御功能和损伤后的愈合能力下降；皮肤暴露部分可见老年性色素斑；此外，皮肤的感觉敏感性降低，阈值升高，从而导致皮肤的触觉、痛觉及温觉均减弱。

（2）呼吸系统：①胸廓：胸部肌肉弹性降低，肋间肌肉和膈肌出现萎缩、肋骨关节硬化、脊柱后凸，胸廓发生桶状变形，导致呼吸功能的降低。②呼吸道：支气管黏膜出现萎缩，纤毛运动及咳嗽反射减弱，呼吸道分泌物不易咳出，从而易引起呼吸道感染。③肺：肺泡数量减少，肺泡融合，肺泡腔增大，肺泡壁的微血管逐渐减少或部分消失，导致肺的呼吸面积减少，肺换气效率降低。

（3）循环系统：①心脏：心肌纤维萎缩，顺应性下降，收缩力减弱，心排出量可较青年人减少30%～60%；窦房结内部和周围有网状纤维增生，一些传导束支往往因长期劳损、缺血、受压等因素引起纤维化、硬化或钙化，从而易发生房室传导阻滞。②血管：主动脉和周围动脉壁增厚，硬化程度增加，对血流的阻抗增加，收缩压、脉压升高。

（4）消化系统：①食管：食管平滑肌萎缩，黏膜固有层弹力纤维增加，食管蠕动能力减弱，排空时间延长，易引起吞咽困难和食管内食物潴留。②胃肠道：胃肠的消化吸收功能减弱，尤以钙、铁及维生素 B_{12} 的吸收障碍明显。原因：消化道黏膜和肌层萎缩，胃液、胆汁和胰液分泌减少，各种酶的活性降低。

（5）泌尿系统：①肾：肾脏开始萎缩，肾皮质减少，并出现生理性肾小球硬化，肾脏重量减轻；老年人肾血流量及肾小球滤过率分别减少；肾小管及集合管的重吸收和分泌功能也逐渐减退，尿液浓缩功能降低。②膀胱：膀胱容量减少，括约肌萎缩，易发生尿急、尿频、尿失禁及夜尿增多等现象。③尿道：尿道平滑肌被结缔组织所替代，逐渐纤维化而弹性组织减退，使排尿速度减慢、排尿不畅，导致残余尿和尿失禁。

（6）内分泌系统：①甲状腺：甲状腺缩小，并有纤维化、淋巴细胞浸润和结节化，甲状腺激素分泌减少。老年人基础代谢率的降低，可影响脂代谢，易使血中胆固醇水平增高。②肾上腺：肾上腺皮质及髓质的细胞减少，重量减轻，肾上腺功能减退，肾上腺皮质激素分泌失调可引起物质代谢紊乱、应激反应能力降低。③胰腺：胰岛 β 细胞功能降低，胰岛素受体对胰岛素的敏感性降低，导致糖尿病的发病率增高。

（7）运动系统：①骨骼：由于骨质萎缩、骨小梁减少变细，使骨密度减少、骨质疏松、骨脆性增加，从而导致易发生骨质疏松症、骨软化症及骨折。②关节：关节囊和肌腱韧带变硬，导致关节的灵活性减弱。

2. 心理特点　老年人由于衰老所致的生理变化和环境的变化，心理也相应发生一系列变化，主要表现在记忆、智力、思维、人格4个方面。

（1）记忆：记忆过程可分为4个阶段，即识记阶段、保持阶段、回忆阶段、再认阶段；在心理学上，又将识记阶段称为初级记忆，将保持阶段、回忆阶段和再认阶段称为次级记忆。

1）初级记忆和次级记忆：①初级记忆：指对于刚听过或看过、在脑子里仍留有印象的事物的记忆。②次级记忆：指对已听过或看过一段时间的事物，经过编码储存在记忆仓库，以后需要加以提取的记忆。

2）再认和回忆：①再认：指人们看过、听过或学过的事物再次出现在眼前时能辨认出曾经感知过。②回忆：如果刺激物不再出现在眼前，而要求将此再现出来时，即为回忆。

3）机械记忆和逻辑记忆：①机械记忆：指只根据材料的外部联系或表现形式，采取简单重复的方式而进行的记忆。②逻辑记忆：指在对材料内容理解的基础上，通过材料的内在联系而进行的记忆。

老年人的特点：①初级记忆基本上没有变化，或变化很少；次级记忆发生较大的变化。②记忆的保持能力逐渐下降，但远期记忆的保持相对比近期记忆保持的好。③再认能力比回忆能力好。④逻辑记忆比机械记忆好。

（2）智力：包括两大类，即液态智力和晶态智力：①液态智力：指获得新观念、洞察复杂关系的能力，故一般随年龄的增长而明显减退。②晶态智力：指通过学习和掌握社会文化经验而获得的智力，如词汇、理解力和常识等。晶态智力主要与后天的知识、文化、经验的积累有关，故并不一定随年龄的增长而减退，甚至还有可能提高，直至70～80岁，才出现缓慢减退。

（3）思维：是人类高级的、理性的认识过程，主要包括概括、类比、推理和问题解决四方面的能力。老年人在概念、逻辑推理和问题解决方面的能力有下降，特别是思维的敏感度、流畅性、灵活性、独特性及创新性较其在青年时期减退。

（4）人格：以人的性格为核心，受先天素质、教育、家庭及社会环境的影响，逐步形成气质、能力、兴趣、爱好、习惯及性格等心理特征的总和。老年人的人格模式分为整合良好型、防御型、被动依赖型、整合不良型4种适应方式。

1）整合良好型：特点：能以高度的生活满意感面对新生活，并具备良好的认知能力和自我评价能力。此型又可划分为3种亚型：①重组型：退休后继续积极、广泛参加各种社会活动。②集中型：退休后，在一定范围内选择性参与一些比较适合的社会活动。③离退型：退休后，人格整合良好，生活满意，但活动水平低，满足于逍遥自在。

2）防御型：特点：完全否认衰老，雄心不减当年，刻意追求目标。此型又可划分为两种亚型：①坚持型：退休后，仍继续努力工作，并保持高水平的活动。②收缩型：退休后，热衷于饮食保养和体育锻炼，以努力保持自己躯体的外观。

3）被动依赖型：此型又可划分为两种亚型：①寻求援助型：需通过外界的帮助以适应老年期的生活。②冷漠型：对生活无目标，对任何事物均不关心，几乎不与他人联系，不参加任何社会活动。

4）整合不良型：特点：存在明显的心理障碍，需要在家庭的照顾下和社会组织的帮助下才能生活。

3. 患病特点　①临床症状及体征不典型。②多种疾病共存。③病程长、病情重。④易发生意识障碍，以意识障碍为首发症状。⑤易发生水、电解质紊乱。

（二）老年人的日常保健

1. 饮食与营养保健

（1）营养需求：①蛋白质：<u>质优量足</u>，每日蛋白质的摄入以每公斤体重1～1.2g为宜，并且以优质蛋白为主。<u>切忌摄入过多</u>

的蛋白质，以免加重其消化功能和肾脏的负担、增加体内胆固醇的合成，如多食蛋类、动物内脏等。②热量：适当控制每日总热量，以免多余热量转变为脂肪储存体内。其中60%～70%热量由膳食中的碳水化合物提供，20%～25%热量由膳食中的脂肪提供，10%～15%热量由膳食中的蛋白质提供。③糖：适量选择一些含有果糖的饮食，如蜂蜜、某些糖果、糕点等。但对于患有糖尿病、冠心病及肥胖的老年人，应限制糖类的摄入，包括大米、面粉、高粱、荞麦、甘薯等。④脂肪：摄入量不宜过多，每日脂肪摄入量以50g为宜。应减少膳食中饱和脂肪酸和胆固醇的摄入量，以富含不饱和脂肪酸的植物油为主。⑤无机盐和微量元素：补充无机盐和微量元素，如钙、铁等。每日钙的供给量为800mg。⑥维生素：应摄入富含维生素的饮食，以增加机体抵抗力、延缓衰老。⑦水分：每日保持充足水分的供给，一般每日饮水量为1000～2000mL，以保持尿量在1500mL；对于患有心脏、肾脏疾病的老年人，每日水分摄入量不宜过多，以免加重心脏和肾脏的负担。

（2）饮食保健原则：①营养比例适当：在饮食中，应首先确保营养的均衡。在保证摄入足够蛋白质的基础上，应限制热量的摄入，选择低脂肪、低糖、低盐、高维生素及富含钙、铁饮食。②食物种类多样：应注意粗粮和细粮的搭配，植物性食物和动物性食物的搭配，蔬菜与水果的搭配。③科学安排饮食：应科学安排饮食的量和时间。每日进餐定时定量，早、中、晚三餐食量的比例最好约为30%、40%、30%，切勿暴饮暴食、过饥或过饱。④注意饮食卫生：保持餐具的清洁；不吃变质的食品；应用健康的烹饪方法制作食品，少吃腌制、烟熏及油炸食品。⑤进食宜缓、暖、软：进食时应细嚼慢咽，不宜过快；食物的温度应适宜，不宜过冷或过热；食物以松、软为宜，有助于消化。⑥戒烟、限酒、少饮茶。

2. 睡眠与休息保健

（1）休息与睡眠的特点：睡眠时间相对较短，一般每日为6～8小时；睡眠质量不佳，容易出现失眠、入睡困难、睡后易醒等睡眠障碍症状。

（2）老年人睡眠保健措施：①保证适当的活动或运动。②选择舒适的睡眠用品：在选择睡眠用品时，应注意床不宜过窄、床垫不宜过硬或过软；枕头高低适度；被褥轻软、透气。③调整卧室环境：适宜的温度、湿度，将灯光调至柔和、暗淡，尽量停止各种噪音的干扰。④做好睡前准备工作：睡前应保持情绪稳定，不宜进行剧烈活动、观看或阅读兴奋或紧张的电视节目及书籍、饮用兴奋性饮料；晚餐应在睡前两小时完成，晚餐应清淡，不宜过饱，睡前不再进食；还可以在睡前用热水泡脚，以促进睡眠。⑤采取适当的睡眠姿势：以自然、舒适、放松为原则；最佳睡眠姿势为右侧卧位，可避免心脏受压，又利于血液循环。

3. 排泄保健

（1）排便的特点与保健措施：容易出现便秘和大便失禁：①便秘：排便的次数减少，1 周内排便次数少于 3 次，且失去规律性，大便干硬，导致排便困难，每次排便时间较长，可长达 30 分钟以上。②大便失禁：排便不受意识控制，导致大便不自主排出。

1）便秘的防治措施：①多摄入富含纤维的蔬菜、水果和具有润肠作用的食物。②每日适当活动、运动。③养成清晨空腹饮 1 杯白水或蜂蜜水的习惯。④自我由右向左按摩腹部。⑤及时排便。⑥必要时使用开塞露，或遵医嘱使用一些缓泻药物。

2）大便失禁的防治措施：①选择营养丰富、易消化、易吸收、少渣、少油的食物。②掌握排便规律，按时排便。③及时治疗疾病。④腹泻时注意补水，保持皮肤清洁、干燥。

（2）排尿的特点与保健措施：容易出现夜尿和尿失禁。

1）夜尿的防治措施：①入睡前尽量少或不饮水，包括含水分多的水果；睡前尽量排空膀胱。②卧室设有夜间照明设施，便于如厕。

2）尿失禁的防治措施：①适当参加各种锻炼活动。②及时排尿，不憋尿。③适量饮水。④积极治疗泌尿系统炎症。⑤尿失禁时，注意保持皮肤清洁、干爽。

4. 活动与运动保健

（1）活动与运动的原则：①因人而异，选择适宜：运动时间以每日 1 ~ 2 次、每次 30 分钟为宜。每日运动的总时间不超过 2 小时；运动场地最好选择在空气新鲜、环境清净、地面平坦的地方；运动强度根据老年人运动后心率而定。其计算方法：一般老年人运动后最宜心率（次/分）＝170－年龄；身体健壮的老年人可采用运动后最高心率（次/分）＝180－年龄。②循序渐进，持之以恒。③自我监护，确保安全。

（2）常用的健身方法：①散步：以每分钟 80 ~ 90 步，每日步行 30 ~ 60 分钟为宜。步行过程中，应注意使自己脉搏保持在 110 ~ 120 次/分为宜。②游泳：游泳的姿势不限，但速度不宜过快、时间不宜过长。以每日 1 次或每周 3 ~ 4 次、每次游程不超过 500m 为宜。注意：游泳前做好准备活动；水温不宜过低；游泳过程中，若感到不适，如头晕、恶心等，应暂停游泳；患有严重心血管疾病、皮肤病及传染病的老年人不宜参加游泳锻炼。③跳舞：根据自己身体的状况，选择适当节奏的舞曲。④球类运动：如门球、乒乓球、台球、健身球等。⑤太极拳和气功。

5. 日常安全的防护

（1）跌倒的防护

1）自身防护措施：①变换体位：动作不宜过快，以免发生体位性低血压。②洗浴：时间不宜过长（一般不超过 20 分钟），温度不宜过高（一般水温以 35 ~ 40℃ 为宜），提倡坐式淋浴。③外出：尽量避开拥挤时段，避免上、下公共汽车拥挤。一定要严格遵守交通规则。

2）居室内、外环境及设施安全的要求：①光线明亮。②地面防滑。③浴室地面及浴盆内应放置防滑垫，浴室及厕所内应设有扶手，沐浴时有穿脱衣服的座椅，浴室及厕所的门最好向外开，以便于发生意外时利于救护。

（2）用药安全

1）老年人用药原则：①少用药，勿滥用药：尽量少用药，当必须用药时，应遵医嘱对症治疗，尽量减少用药品种，并且以小剂量开始服用。②注意联合用药：特别注意药物的配伍禁忌。

如中药与西药不要重复使用，避免拮抗；兴奋药与抑制药、酸性药与碱性药不能同时服用等。③密切关注用药反应。

2）常用药物的注意事项：①降压药物：老年人在使用降压药时，应注意降压要适度，一般以收缩压下降 10～30mmHg、舒张压下降 10～20mmHg 为宜，防止因降压过低、过快而引起心、脑、肾的缺血；同时应监测 24 小时动态血压，以确定最佳的用药剂量和服药时间；降压药最佳的服用时间为每日 7 时、15 时和 19 时；睡前不宜服用降压药，以免诱发脑卒中。②抗生素：服用抗生素时，应注意其剂量和疗程，以免引发肠道菌群失调等问题。③胰岛素：由于肝功能衰退，对胰岛素的灭活能力降低，使胰岛素作用时间延长，容易发生低血糖反应。因此，老年糖尿病患者在使用胰岛素时，应注意监测自身血糖、尿糖的变化，及时调整胰岛素的用量，以免发生低血糖。④解热镇痛类药：老年人由于对解热镇痛类药的作用比较敏感，在服用时宜采用小剂量；同时注意监测不良反应，避免诱发消化道出血。⑤镇静催眠药：老年人在服用镇静催眠药时，应注意采用小剂量，且最好几种镇静催眠药交替服用；长期服用镇静催眠药的老年人不宜突然停药，以免出现失眠、兴奋、抑郁等问题。

扫码关注，
做配套习题

精神障碍病人护理核心知识要点

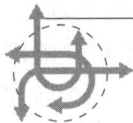

一、精神障碍症状学

1. 精神医学四次革新

第一次革新	18 世纪末，法国精神医学家比奈主张去掉精神患者身上的铁链，人道地对待病人
第二次革新	弗洛伊德创立心理分析学派，将精神医学带入"心因性病因论"的研究范畴
第三次革新	社区精神卫生运动的展开
第四次革新	生物精神医学的发展

2. **精神疾病分类**　按照国际疾病分类的方法，将精神疾病分为 10 大类：①器质性精神障碍（包括症状性精神障碍）。②精神活性物质或非成瘾物质所致精神障碍。③精神分裂症和其他精神病性障碍。④心境障碍（情感性精神障碍）。⑤癔症、应激相关障碍、神经症。⑥心理因素相关生理障碍。⑦人格障碍、习惯与冲动控制障碍、性心理障碍。⑧精神发育迟滞与童年和少年期心理发育障碍。⑨童年和少年期的多动障碍、品行障碍、情绪障碍。⑩其他精神障碍和心理卫生情况。

3. **精神疾病特点**　①症状的表现形式与内容明显与周围客观环境不相符。②症状的出现与消失不能自控。③症状给病人带来痛苦或不同程度地损害社会功能。

4. **精神疾病心理过程**　心理过程一般分为知、情、意。

5. **感知觉障碍症状分类**

（1）感觉的概念：感觉是大脑对直接作用于感觉器官的客观事物个别属性的反映。

（2）感知觉障碍症状分类：①感知觉过敏。②感知觉减退。③感知觉综合障碍。④错觉。⑤幻觉。

6. **思维障碍分类**　①联想障碍。②逻辑结构障碍。③思维内容障碍。

7. **联想障碍分类**　①联想奔逸。②联想迟缓。③联想贫乏。

④病理性赘述。⑤病理性简述。⑥重复语言与刻板语言。⑦思维阻滞、思维中断、思维剥夺。⑧联想松弛或散漫。⑨矛盾思维。⑩强迫观念：是指同一意念的反复联想，自知不必要但欲罢不能，多见于强迫性神经症，也见于精神分裂症。⑪强制性思维：又称思维云集，指脑中涌现大量的、杂乱无章的联想，无法自控，"似放电影"。病人欲罢不能的感受不明显，多见于精神分裂症。⑫思维被强加。

8. **思维逻辑结构障碍分类** ①象征性思维。②语词新作。③破裂性思维。④逻辑倒错性思维。

9. **妄想**

（1）概念：妄想是一种重要的精神病性症状，是指一种个人所独有的和与自我有切身关系的坚信不疑的观念，不接受事实与理性的纠正。

（2）按内容分类：①夸大类（如夸大妄想）。②自责类（如自罪妄想）。③被害类（如被害妄想）。

10. **情绪障碍分类**

（1）心境的概念：心境是一段时间内持续性保持的某种情绪状态。

（2）分类：①情绪高涨：情绪在1周以上甚至更长时间内持续增高。②情绪低落或病理性抑郁：历时数周、数月甚至更长时间为特征。③焦虑：表现为无目的、无对象地担心害怕，惶惶不可终日，"莫名的恐惧"。④恐惧。⑤易激惹：三部曲（极力控制—发怒—后悔）。⑥情绪变化无常。⑦情绪麻木。⑧强制性哭笑。⑨病理性激情。⑩情感（绪）淡漠。

11. **记忆障碍分类** ①记忆减退。②遗忘：顺位性遗忘、逆位性遗忘、科萨可夫综合征。③错构症。④虚构症。⑤似曾相识症。⑥视旧如新症。

12. **活动、意志行为障碍分类** ①意志缺乏。②精神运动性抑制。③木僵症："空中枕头""蜡样屈曲症"。④意志增强。⑤精神运动性兴奋。⑥被动现象。⑦强迫动作。⑧模棱两可现象。⑨被动服从。⑩模仿症状。⑪违拗症状。⑫重复与刻板动作。

13. 智能　①智商低于70分为智力障碍。②70~85分为边缘智力。③85分以上为正常。

14. 意识障碍分类　①急性意识障碍：意识水平的减低、意识内容的改变、意识范围的缩小。②间歇性意识障碍。③慢性意识障碍。

二、精神分裂症病人的护理

【概述】精神分裂症是一组<u>病因未明的重性精神疾病</u>，具有思维、情感、行为等多方面的障碍，<u>以精神活动和周围环境不协调，自身知、情、意不协调和人格解体等"分裂"症状为主要特征</u>，故称为分裂症。本病多在青壮年起病，智能尚好，常缓慢起病。

【病理】

1. 偏执型　临床以妄想为主，同时伴有与妄想内容相一致的幻觉；发病年龄较晚，多在中年期；对抗精神药物的反应较其他型好，预后较好。

2. 青春型　多好发于18~25岁，起病较急，病情进展快；预后较偏执型稍差，发病后易反复发作。

3. 单纯型　好发于青少年，治疗效果较差，常表现出精神衰退。

4. 紧张型　多在青壮年发病，起病急，病程呈发作性，可自行缓解，积极治疗效果好。

预后：4>1>2>3。

5. 未分化型　分为Ⅰ型和Ⅱ型精神分裂症。

【临床表现】

1. 前驱阶段　①性格改变。②类神经症状。③语言和行为的改变。

2. 发展阶段　此阶段表现出精神分裂症最典型、最突出的精神症状。

（1）思维障碍：①思维联想障碍。②思维逻辑障碍。③思维内容障碍。

（2）情感障碍：①被动体验。②情感淡漠。③情感倒错。

（3）意志与行为障碍：①意志与行为障碍。②意向倒错。

（4）其他症状：①感知觉障碍。②紧张综合征。③人格解体。

3. 后期阶段　①症状消失。②残留类似神经症的症状。③反复发作。

【处理原则】①药物治疗：首次发作的维持治疗应＞1 年，然后逐步停药，屡次发作病人维持治疗应持续 5 年，甚至终身服药。②电抽搐治疗。③心理社会治疗。

三、心境障碍病人的护理

【概述】心境障碍也称情感性精神障碍，是以显著而持久的心境或情感改变为主要特征的一组疾病。

【分类】①躁狂发作。②抑郁发作。③双向障碍。

【临床表现】

1. 躁狂症　典型躁狂症的基本临床表现是"三高"症状，即情感高涨、思维奔逸和活动增多。同时又表现出精神病性症状（幻觉、妄想等）。躁狂症状必须持续存在 1 周以上才考虑躁狂症的诊断。

2. 抑郁发作　典型症状是"三低"症状，即以情感低落、思维迟缓、意志活动减退为主要特征。抑郁症必须持续存在 2 周以上才可考虑为抑郁发作。

3. 双向障碍　指反复（至少 2 次）出现心境和活动水平紊乱的发作，有时表现为情感高涨、活动增加等躁狂症状，有时表现为情感低落、活动减少等抑郁症状，发作间期基本稳定。

四、神经症病人的护理

（一）神经症概述

神经症又称神经官能症或精神神经症，并非是单一的某个疾病，而是一组精神障碍的总称，包括临床上的各种神经官能症。

类型：①恐惧性神经症。②焦虑性神经症。③强迫性神经症。④抑郁性神经症。⑤癔症。⑥疑病症。⑦神经衰弱。

（二）恐惧性神经症

【分类】①单纯恐惧症。②广场恐惧症。③社交恐惧症。

（三）焦虑性神经症

【概述】焦虑症即通常所称的焦虑状态，全称为焦虑性神经症。焦虑症是一种具有持久性焦虑、恐惧、紧张情绪和自主神经活动障碍的脑机能失调，常伴有运动性不安和躯体不适感。本病发病于青壮年期，男女发病率无明显差异。

【临床表现】表现为没有事实根据，也无明确客观对象和具体观念内容的提心吊胆和恐惧不安的心情，还有自主神经症状和肌肉紧张，以及运动性不安。本症分为惊恐障碍和广泛性焦虑两种形式。

【处理原则】

1. 药物治疗　①三环类抗抑郁剂。②苯二氮䓬类。③β肾上腺受体阻滞剂。④丁螺环酮。

2. 心理治疗　①集体心理治疗。②小组心理治疗。③个别心理治疗。④森田疗法。

（四）强迫性神经症

【概念】强迫症即强迫性神经症，以反复出现强迫观念和强迫动作为基本特征的一类神经症性障碍。

【分类】①强迫观念。②强迫意向。③强迫动作。

（五）抑郁性神经症

【概念】抑郁性神经症又称神经症性抑郁，是由社会心理因素引起的，以持久的心境低落为主要症状的神经症性障碍。

【临床表现】①情绪改变。②认知改变。③意志与行为改变。④躯体改变。

（六）癔症

【概念】癔症是由于明显的心理因素，如生活事件内心冲突或强烈的情绪体验，暗示或自我暗示等引起的一组病症。

【临床表现】①分离型障碍。②转换型癔症。

五、睡眠障碍病人的护理

（一）非器质性睡眠障碍分类

①失眠症：睡眠异常、对睡眠的过分关注与过高的期望。②嗜睡症。③发作性睡眠病。④梦魇症。⑤睡行症。

（二）失眠症

【概述】失眠症是指原发性失眠，表现为相当长时间对睡眠的质和量的不满意，并在心理上产生恶性循环，从而使本症持续存在。

【分类】

1. 按严重程度分类 ①轻度：偶发，对生活质量影响小。②中度：每晚发生，中度影响生活质量，伴一定症状（易怒、焦虑、疲乏等）。③重度：每晚发生，严重影响生活质量，临床症状表现突出。

2. 按周期分类 ①短暂性失眠（<1周）。②短期性失眠（1周至1个月）。③长期失眠（>1个月）。

3. 按时间分类 ①起始睡眠。②全夜时醒时睡。③终点睡眠。

4. 慢性失眠分类 ①原发性失眠。②继发性失眠。

（三）嗜睡症

【概述】嗜睡症是指日间睡眠过度，或反复短暂睡眠发作，或觉醒维持困难的状况，无法用睡眠不足来解释，且影响到病人的正常社会功能。睡眠过多是本病的核心症状。

【临床表现】①日间睡意过多：通常最为明显。②猝倒：可持续几秒钟或几分钟，轻微症状表现为含糊不清的语言或口吃，眼皮下垂或手指无力、拿不住东西，严重的猝倒会引起膝盖弯折，使人虚脱。③睡眠瘫痪：当人入睡或要醒来时暂时不能运动，一般仅持续几分钟。④催眠性幻觉：指精神不振，出现梦境般的影像，通常很恐怖，常见于入睡时或发生睡眠瘫痪前。

六、阿尔茨海默症病人的护理

【概述】阿尔兹海默症（AD）是一种起病隐匿的进行性发展的神经系统退行性疾病。临床上以记忆障碍、失语、失用、失认、视空间技能损害、执行功能障碍及人格和行为改变等全面性痴呆表现为特征。本病 65 岁以前发病者，称早老性痴呆；65 岁以后发病者称老年性痴呆。

【临床表现】

1. 记忆障碍：逐渐发生的记忆障碍或遗忘是 AD 的重要特征或首发症状，包括：①近记忆障碍明显。②Korsakoff 遗忘状态。

2. 认知障碍：是 AD 的特征性表现，随病情进展逐渐表现明显，包括：①语言功能障碍。②视空间功能受损。③失认及失用。④计算力障碍。

3. 精神障碍：①抑郁心境，情感淡漠、焦虑不安、兴奋、欣快和失控等，主动性减少，注意力涣散。②部分病人出现思维和行为障碍等。③贪食行为，或常忽略进食，多数病人失眠或夜间谵妄。

4. 异常人格和行为。

七、精神障碍疾病病人常用护理技能

（一）治疗性沟通

治疗性沟通即鼓励病人描述感受，鼓励病人做比较，呈现事实。

（二）精神疾病的观察与记录

1. 内容　①一般情况。②精神症状。③躯体情况。④治疗情况。⑤心理状况。⑥社会功能。

2. 方法　①直接观察。②间接观察。

3. 要求　①观察要有客观性，计划性。②观察要有针对性，分析可能发生的问题。③观察要有整体性。④观察要在病人不知不觉中进行。

（三）基础护理

1. 安全护理　①掌握病情，有针对性防范。严重者必须安置

于重病室内由护理人员 24 小时重点监护，一旦有意外征兆及时采取有效措施予以防范。②与病人建立信赖关系，及时发现危险征兆。③严格执行护理常规与工作制度。④加强巡查，严防意外。重点病人不离视线，以便及时发现病情变化，防患于未然。⑤加强安全管理，保证环境安全；严格病室内危险物品的管理；加强安全检查。⑥安全常识教育。⑦隔离保护，保护性约束。

2. 饮食护理

（1）进餐前的安排：①安排病人于固定餐桌，定位入座。②进餐时分别设普通桌、特别饮食桌、重点照顾桌。

（2）进餐时的护理：对抢食、暴食病人，安排单独进餐，适当限制进食量，以防过饱发生急性胃扩张等意外。

3. 睡眠护理　①创造良好的睡眠环境。②安排合理的作息制度。③促进病人养成有利睡眠的习惯。④加强巡视，严防意外。⑤未入眠病人的护理：体谅病人的痛苦与烦恼心情；指导病人放松或转移注意力帮助入睡；分析失眠原因，对症处理。

4. 药物依从性护理　①培育护理人员的专业技能和职业操守。②根据不同情况，引导病人服药。③所有病人服药时都要看服吞下。

5. 探视护理　①合理安排探视时间。②专人负责。③探视要求。④安全检查。⑤探视结束时清点人数并交班。⑥健康教育。

（四）精神科分级护理

护理级别	护理对象	护理内容	管理与活动范围
一级护理	有自伤自杀、伤人毁物、外走、兴奋躁动、木僵、拒食及伴有严重的躯体疾病、生活不能自理者	安置在重点病室内，24 小时专人护理，严密观察病情，制定与实施护理计划，对自伤自杀、冲动行为者，日夜三班做护理记录与交班，酌情给予约束，并做好针对性护理	以封闭式管理为主，病人部分用物由工作人员负责管理，病人活动以在重症室内为主，如外出必须由工作人员陪护

续表

护理级别	护理对象	护理内容	管理与活动范围
二级护理	精神症状不危害自己和他人、伴有一般躯体疾病、生活尚能自理或被动自理者	安置在一般病室内,密切观察病情及治疗后反应,每日进行护理查房,每周进行护理记录1~2次,有情况随时记录及交班,有计划安排工娱、体育等各项活动	以半开放式管理为主,病人个人用物自行管理,在病室内可自由活动,在工作人员的陪护下参加户外活动
三级护理	症状基本消失、病情稳定、康复待出院者及神经症病人	安置在一般病室内,观察病情,每周做护理记录1次。开展心理护理,定期组织学习、读报、防病知识讲座,要求病人积极参与工娱、体育等活动,鼓励其参与休养员委员会工作和工休座谈会等病室管理,做好出院指导	实施开放管理,病人所有用物自行管理,可允许穿自己的衣服、戴手表等,在规定的时间内可独自外出散步、购物等,经办理手续后,每周可自行回家探亲访友1次

(五) 精神科康复训练

①建立康复信念。②社会技能训练。③学习行为技能训练。④职业行为训练。⑤放松训练。

(六) 意外事件的防范和处理

1. 暴力行为的处理

(1) 预防:①交流技巧。②服用药物。③环境管理。④病人教育。

(2) 处理:①寻求帮助。②控制局面。③解除武装。④隔离与约束。⑤行为方式重建。

2. 隔离的处理原则 封闭、孤立及减少感官刺激。

3. 自杀的处理

（1）分类：①自杀意念。②自杀威胁。③自杀姿态。④自杀未遂。⑤自杀死亡。

（2）预防：①通知其他小组人员。②保证环境安全。③密切观察。④建立治疗性护患关系。⑤使用安全契约。⑥给病人提供希望。⑦提高病人自尊。⑧参加有益活动。⑨调动社会支持系统。

4. 出走的预防 ①增进沟通。②加强安全管理。③丰富住院生活。④争取社会支持。⑤加强监护。

5. 噎食的预防 ①严密观察病人的病情和药物的不良反应，注意观察病人有无吞咽困难。②如病人吞咽反射迟钝，应给予软食，必要时给予半流质或流质饮食。③对吞咽困难的病人，应专人守护进食或喂食。④对抢食及暴饮暴食的病人，应予单独进食，适当控制其进食量。

6. 吞食异物的预防 ①对有吞食异物倾向的病人要了解原因，不要斥责病人。②加强对各类物品尤其是危险物品的管理。

7. 木僵病人的护理 ①提供安全环境。②病情观察。③加强生活护理：定时翻身；口腔护理；饮食护理；大小便护理。④重视功能锻炼。⑤心理护理。

八、精神科治疗的观察与护理

（一）药物治疗

1. 精神药物的概念 精神药物主要是指作用于中枢神经系统，影响精神活动的药物。

2. 分类

（1）抗抑郁药物：①三环类抗抑郁剂。②四环类抗抑郁剂。③单胺氧化酶抑制剂。④新型抗抑郁剂：如氟西汀、帕罗西汀、舍曲林等。

（2）抗狂躁药物：碳酸锂最常用，有效量：$0.6 \sim 1.2$mmol/L，中毒量：1.4mmol/L。

（3）抗焦虑药物。

3. 代表性精神药物的作用及区别

分类	传统抗精神病药物	新型抗精神病药物
代表药物	氯丙嗪、氟哌啶醇	氯氮平、奥氮平、利培酮
药理作用	主要阻断中枢多巴胺 D_2 受体	主要阻断 $5-HT_{2A}$ 和 D_2 受体
区别	在治疗中出现椎体外系副反应和催乳素水平升高。副作用较大，但价格便宜	较少产生锥体外系症状和催乳素水平升高。副作用较小，但价格较贵

4. 不良反应

（1）抗抑郁药物：不良反应中抗胆碱能作用最常见。

（2）抗狂躁药物：易导致体内锂蓄积中毒：①锂盐中毒先兆：频繁恶心、呕吐、腹泻、困倦、眩晕、共济失调等，后期出现意识障碍甚至昏迷等。②中毒时应立即停药，给予大量生理盐水或高渗钠盐促进锂的排泄，或进行人工透析。

（3）抗焦虑药物：①目前广泛使用的抗焦虑药物为苯二氮䓬类。②苯二氮䓬类具有抗焦虑、镇静、抗惊厥和肌肉松弛作用。③长期使用高剂量苯二氮䓬类可发生依赖，突然停药会产生戒断反应，故撤药宜缓慢。

5. 精神药物应用的护理 ①密切观察病人用药后的反应，包括药物治疗的效果及不良反应。②加强用药护理，吞咽困难病人注意噎食，必要时专人喂食、鼻饲或静脉补充营养；便秘病人加强定时排便习惯的训练，鼓励病人多运动、多进食含粗纤维的蔬菜。③看着病人完成服药。

（二）电抽搐治疗

电抽搐治疗是一种利用短暂适量的电流刺激大脑，引起病人短暂的意识丧失和全身性抽搐发作，以达到控制症状的一种治疗方法。

1. 电抽搐治疗前的病人准备 ①详细的体格检查，包括系统的内科查体、神经系统检查。②禁食禁饮12小时，以免呕吐造成呼吸道阻塞。③治疗前 15 ~ 30 分钟注射阿托品 0.5 ~ 1mg，以减少呼吸道分泌物。④测量生命体征。⑤治疗前排空大小便，取出活动性义齿，解开衣带、领扣，取下发夹等。

2. 不良反应和并发症　①记忆障碍：最常见。②骨折和骨关节脱臼。③呼吸系统并发症。④部分病人可出现头痛、眩晕、恶心、肌肉疼痛、震颤及血压升高等。⑤死亡。

扫码关注，
做配套习题

新生儿和新生儿疾病护理核心知识要点

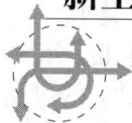

一、新生儿分类及正常新生儿的护理

【概念】 从出生至满 28 天的婴儿，称为新生儿。

【分类】

1. 根据胎龄分类 ①足月儿：指胎龄满 37 周至未满 42 周的新生儿。②早产儿：指胎龄满 28 周至未满 37 周的新生儿。第 37 周的早产儿因成熟度已接近足月儿，故又称过渡足月儿。③过期产儿：指胎龄满 42 周以上的新生儿。

2. 根据出生体重分类 ①正常体重儿：出生体重在 2.5~4kg 的新生儿。②低出生体重儿：指出生 1 小时内体重 <2.5kg 的新生儿，常见早产儿和小于胎龄儿。其中出生体重 <1.5kg 称极低出生体重儿；出生体重 <1kg 者称超低出生体重儿。③巨大儿：出生体重 >4kg 者，包括正常和有疾病者。

3. 根据出生体重和胎龄关系分类 ①适于胎龄儿：指出生体重在同胎龄儿平均体重的第 10~90 百分位者。②小于胎龄儿：指出生体重在同胎龄儿平均体重的第 10 百分位以下的新生儿。我国习惯上将胎龄已足月而体重在 2.5kg 以下的新生儿称足月小样儿，是小于胎龄儿中最常见的一种，多由于宫内发育迟缓引起。③大于胎龄儿：指出生体重在同胎龄儿平均体重的第 90 百分位以上的新生儿。

4. 高危儿 高危儿指已发生或有可能发生危重情况而需要密切观察的新生儿，包括：①母亲异常妊娠史的新生儿：母亲有糖尿病、妊娠期高血压疾病、先兆子痫、阴道流血、感染、吸烟、酗酒史及母亲为 Rh 阴性血型等；母亲过去有死胎、死产史等。②异常分娩的新生儿：各种难产如高位产钳、臀位娩出，分娩过程中使用镇静和止痛药物等。③出生时有异常的新生儿：如出生时 Apgar 评分低于 7 分、脐带绕颈、各种先天性畸形，以及早产儿、小于胎龄儿、巨大儿、多产儿等。

【护理措施】

1. 母乳喂养的优点 ①母乳能提供 6 个月以内孩子生长发育所需营养，易于消化、吸收，促进生长发育。②初乳是孩子的第一次免疫，能减少孩子患感染性疾病的概率。③母乳可促进孩子胃肠道的发育，提高对母乳营养素的消化、吸收、利用。④母乳可促进孩子神经系统发育。⑤母乳可减少成年后代谢性疾病的发生，母乳喂养儿生后 1 ~ 2 年生长正常，可减少成年后肥胖、高血压、高血脂、糖尿病、冠心病发生的概率。

2. **保证新生儿得到充足乳汁的措施**　<u>出生后母婴皮肤接触，早吸吮（产后 30 分钟），早开奶，实行母婴同室，鼓励按需哺乳</u>，不给新生儿其他的辅食及饮料，做到纯母乳喂养，是保证新生儿得到充足乳汁的关键。

3. 皮肤护理

（1）<u>新生儿沐浴</u>：应每天沐浴，检查室温在<u>26 ~ 28℃</u>，关闭门窗，<u>水温 39 ~ 41℃</u>，先放凉水，后放热水。动作轻柔，注意保暖，避免受凉及损伤。沐浴时勿使水进入耳、鼻、口、眼内。

（2）<u>新生儿臀部护理</u>：①选用柔软吸水性良好、大小适中的尿布，每次喂奶前、排便后及时更换，保持臀部皮肤清洁、干燥。②大便后用温水洗净臀部，或用婴儿护肤湿巾从前向后擦拭<u>干净，并涂护臀膏</u>。③保持臀部干燥，尿布必须包裹整个臀部和外阴，经常查看尿布有无污湿，做到及时发现、及时更换。④尿布不可过紧、过松，<u>不宜垫橡胶单或塑料布</u>。

4. **脐带护理**　①新生儿沐浴前拿掉脐纱，脐部可以用清水洗。每天沐浴后，用消毒干棉签蘸干脐窝里的水及分泌物，<u>再以棉签蘸酒精溶液消毒脐带残端、脐轮和脐窝</u>。②保持脐带干燥，不要用纱包扎脐带。③尿布的上端勿遮挡脐部，避免尿粪污染脐部。④可用干净的衣物轻轻盖住脐部。⑤脐带脱落后应继续用酒精消毒脐部，直到分泌物消失。

5. <u>新生儿保暖</u>

（1）分娩室新生儿保暖：①分娩室室温应该在<u>26 ~ 28℃之间</u>，新生儿出生后放在辐射台上保暖。②给新生儿擦干，出生后将新生儿放在温暖、干净、干燥的布单上，用干毛巾擦干新生儿的全身和头发，去掉身下湿布单。③皮肤密切接触：出生后，鼓励产妇和新生儿尽可能皮肤密切接触。

（2）母婴同室新生儿的保暖：①保持室温 22～24℃为宜。母婴注意保暖，如果室温偏低，加盖被子或进行母婴皮肤密切接触。②给产妇及家属讲解新生儿保暖的重要性。③医院为新生儿准备好清洁舒适的衣服、被子、毯子，皮肤接触后立即给新生儿穿上衣服、包裹被子、戴上帽子给新生儿保暖。④实行 24 小时母婴同室，没有并发症则母婴不能分离。⑤每 4 小时检查 1 次新生儿，并评价保暖情况。如果新生儿冷，体温不能保持在正常范围内（36.5～37.5℃），加盖毯子或让新生儿和产妇睡在一起、拥抱新生儿，半小时后再评价。⑥应在出生 6 小时后给新生儿洗澡。沐浴室温度在26℃以上，沐浴的水温以 39～41℃为宜。洗澡后立即擦干新生儿，继续保暖。⑦不要给新生儿包裹太紧，使其手脚能自由活动。

6. 新生儿的特殊生理状态

（1）生理性体重下降：新生儿在生后数日内，因丢失水分较多，出现体重下降（3%～9%），但一般不超过10%，生后 10 日左右恢复到出生时体重。

（2）生理性黄疸：大部分新生儿在生后 2～3 天即出现黄疸，5～7 天最重，10～14 天消退，但患儿一般情况良好，食欲正常。

（3）生理性乳腺肿大：足月新生儿出生后3～5 天，乳腺可触到蚕豆到鸽蛋大小的肿块，是因胎内母体的孕酮和催乳素经胎盘至胎儿体内，出生后这些激素影响突然中断所致，多于 2～3 周消退。

（4）假月经：部分女婴在生后5～7 天，可见阴道流出少量的血液，持续 1～3 天后停止，是因母体雌激素在孕期进入胎儿体内，出生后突然消失引起，一般不必处理。

（5）口腔内改变：新生儿上腭中线和齿龈切缘上有黄白色小斑点，民间称"马牙"，是上皮细胞堆积或黏液腺分泌物积留所致，又称"上皮珠"，生后数周到数月逐渐消失，不需处理。

二、早产儿的护理

1. 环境　早产儿应与足月儿分室居住，室内温度应保持在

24 ~ 26℃，晨间护理时提高到 27 ~ 28℃，相对湿度 55% ~ 65%。工作人员进入病室前应更换清洁工作服、鞋，洗手，保持病室清洁、干净、舒适、整齐、安全。

2. 保暖　根据早产儿的体重及病情，给予不同的保暖措施。一般体重 <2kg 者，应尽早置于婴儿培养箱保暖，体重越轻箱温应越高，维持体温在 36.5 ~ 37℃。因头部面积占体表面积 20.8%，散热量大，头部应戴绒布帽，以降低耗氧和散热量；各种操作应集中，并在远红外辐射床保暖下进行；没有条件者，采取简易保暖方法，并尽量缩短操作时间。每日测体温 6 次，注意体温的变化，如发现异常，及时通知医生。

3. 合理喂养

（1）开奶时间：出生体重 >1.5kg 而无青紫的患儿，可于出生后 2 ~ 4 小时喂 10% 葡萄糖水 2mL/kg，无呕吐者，可在 6 ~ 8 小时喂乳。出生体重 <1.5kg 或伴有青紫者，可适当延迟喂养时间。

（2）喂奶量：喂奶量应根据消化道的消化及吸收能力而定，以不发生胃内潴留及呕吐为原则。胎龄越小，出生体重越低，每次喂奶量越少，喂奶间隔越短，并且根据喂奶后有无腹胀、呕吐、胃内残留（管饲喂养）及体重增长情况调整（理想者每日增长 10 ~ 15g）。

（3）喂养方式：由于早产儿各种消化酶分泌不足，消化、吸收能力较差，但生长发育所需营养物质多，故最好用母乳喂养，无法母乳喂养者以早产儿配方奶为宜。因早产儿肾排酸能力差，牛乳中蛋白质和酪蛋白比例均高，可使内源性氢离子增加，超过肾小管的排泄能力，引起晚期代谢性酸中毒。

（4）喂养方法：吸吮无力及吞咽功能不良者，可用滴管或鼻饲喂养，必要时，静脉补充高营养液。喂养后，患儿宜取右侧卧位，并注意观察有无青紫、溢乳和呕吐的现象发生。

（5）准确记录 24 小时出入量，每日晨起空腹测体重 1 次，并记录，以便分析、调整营养的补充。

4. 维持有效呼吸　早产儿呼吸中枢不健全，易发生缺氧和呼吸暂停。有缺氧症状者给予氧气吸入（常用浓度 30% ~ 40%），经皮血氧饱和度维持在85%~93%，吸氧时间不宜过长，防止发生氧中毒。

5. 预防出血　新生儿和早产儿易缺乏维生素 K 依赖凝血因子，出生后应补充维生素 K，肌内注射维生素 K_1，连用 3 日，预防出血症。

6. 预防感染　早产儿免疫功能不健全，应加强口腔、皮肤及脐部的护理。脐部未脱落者，可采用分段沐浴，沐浴后用安尔碘或 2.5%碘酊和 75%乙醇消毒局部皮肤，保持脐部皮肤清洁、干燥。每日口腔护理 1~2 次。执行严密的消毒隔离制度，工作人员接触患儿前、后均应洗手。严禁非本室人员入内，确保空气及仪器、物品洁净，防止交叉感染的发生。

7. 密切观察病情　及早发现病情变化并及时报告医生，做好抢救准备。

三、新生儿窒息的护理

新生儿窒息是指胎儿娩出后 1 分钟，仅有心跳而无呼吸或未建立规律呼吸的缺氧状态，为新生儿死亡及伤残的主要原因之一。

【病因和病理】胎儿窘迫；胎儿吸入羊水、黏液致呼吸道阻塞，造成气体交换受阻；缺氧、滞产、产钳术使胎儿颅内出血及脑部长时间缺氧致呼吸中枢受到损害；产妇在分娩过程中接近胎儿娩出时使用麻醉剂、镇静剂，抑制呼吸中枢；以及早产、肺发育不良、呼吸道畸形等，都可引起新生儿窒息。

【临床表现】本病根据窒息程度分为轻度窒息和重度窒息，以 Apgar 评分为指标。

1. 轻度（青紫）窒息　Apgar 评分 4~7 分。新生儿面部与全身皮肤呈青紫色；呼吸表浅或不规律；心跳规则且有力，心率减慢（80~120 次/分）；对外界刺激有反应；喉反射存在；肌张力好；四肢稍屈。如果抢救治疗不及时，可转为重度窒息。

2. 重度（苍白）窒息　Apgar 评分 0~3 分。新生儿皮肤苍白；口唇暗紫；无呼吸或仅有喘息样微弱呼吸；心跳不规则；心率<80 次/分，且弱；对外界刺激无反应；喉反射消失；肌张力松弛。如果不及时抢救可致死亡。

出生后5 分钟 Apgar 评分对估计预后很有意义。评分越低，酸中毒和低氧血症越严重，如 5 分钟的评分<3 分，则新生儿死亡率及日后发生脑部后遗症的机会明显增加。

【处理原则】　本病以预防为主，一旦发生及时抢救，动作迅速、准确、轻柔，避免发生损伤。估计胎儿娩出后有窒息的危险应做好复苏准备，如人员、药品、器械、氧气等。如果发生窒息，要及时按 A（清理呼吸道）、B（建立呼吸）、C（维持正常循环）、D（药物治疗）、E（评价）步骤进行复苏。

【常见护理诊断/问题】

1. 新生儿　①气体交换受损：与呼吸道内存在羊水、黏液有关。②有受伤的危险：与抢救操作、脑缺氧有关。

2. 母亲　①功能障碍性悲伤：与现实的或预感的失去孩子及孩子可能留有后遗症有关。②恐惧：与新生儿的生命受到威胁有关。

【护理措施】

1. 配合医生按 ABCDE 程序进行复苏

（1）A（清理呼吸道）：胎头娩出后用挤压法清除口、鼻、咽部黏液及羊水，胎儿娩出断脐后，继续用吸痰管吸出新生儿咽部黏液和羊水，必要时用气管插管吸取，动作轻柔，避免负压过大而损伤气道黏膜。

（2）B（建立呼吸）：确认呼吸道通畅后对无呼吸或心率<100 次/分的新生儿应进行正压人工呼吸，一般采用自动充气式气囊进行。正压人工呼吸的频率是40~60 次/分。正压人工呼吸30秒后若心率<60 次/分，应进入下一步胸外按压。

（3）C（维持正常循环）：胸外按压：使新生儿仰卧于硬垫上，垫上肩垫，颈部轻度仰伸，用拇指法或双指法有节奏地按压胸骨下1/3 部位，每分钟按压100 次，按压深度为胸廓按下1~2cm。

（4）D（药物治疗）：建立有效静脉通道，保证药物应用：

刺激心跳用肾上腺素脐静脉注射；纠正酸中毒常用5%碳酸氢钠脐静脉缓慢注入；扩容用全血、生理盐水、白蛋白等。

（5）E（评价）：复苏过程中要每30秒评价新生儿情况，以确定进一步采取的抢救方法。

2. 保暖　在整个抢救过程中必须注意保暖，应在30~32℃的抢救床上进行抢救，胎儿出生后立即擦干体表的羊水及血迹，减少散热，因为在适宜的温度中新生儿的新陈代谢及耗氧最低，有利于患儿复苏。

3. 复苏后护理　加强新生儿护理，保证呼吸道通畅，密切观察面色、呼吸、心率、体温，预防感染，做好重症记录。

4. 对母亲的护理　提供情感支持；刺激子宫收缩，预防产后出血；选择适宜的时间告知新生儿情况，抢救时避免大声喧哗，以免加重产妇的思想负担。

四、新生儿黄疸的护理

新生儿黄疸是新生儿时期由于胆红素在体内积聚，引起巩膜、皮肤、黏膜、体液和其他组织被染成黄色的现象，可分为生理性黄疸和病理性黄疸两种。引起黄疸的原因多而复杂，病情轻重不一，重者可导致胆红素脑病（核黄疸），常引起严重后遗症。

【新生儿胆红素代谢特点】

1. 胆红素生成较多　新生儿每日生成胆红素约8.8mg/kg，而成人仅为3.8mg/kg。其原因是：①胎儿期处于氧分压偏低的环境，故生成的红细胞数较多，出生后环境氧分压提高，红细胞相对过多，破坏亦多。②胎儿血红蛋白半衰期短，新生儿红细胞寿命比成人短20~40天，形成胆红素的周期缩短。③其他：来自肝脏等器官的血红素蛋白（过氧化氢酶、细胞色素P450等）和骨髓中无效造血（红细胞成熟过程中有少量被破坏）的胆红素前体较多。

2. 运转胆红素的能力不足　刚娩出的新生儿常有不同程度的酸中毒，影响血中胆红素与白蛋白的联结，早产儿白蛋白的数量较足月儿少，均使运送胆红素的能力不足。

3. 肝功能发育未完善

（1）新生儿肝细胞内摄取胆红素必需的 Y、Z 蛋白含量低，5～10 天后才达成人水平。

（2）形成结合胆红素的功能差，即肝细胞内尿苷二磷酸葡萄糖醛酸基转移酶（UDPGT）的含量低且活力不足（仅为正常的 0%～30%），不能有效地将脂溶性未结合胆红素（间接胆红素）与葡萄糖醛酸结合成水溶性结合胆红素（直接胆红素），此酶活性在 1 周后逐渐正常。

（3）排泄结合胆红素的能力差，易致胆汁淤积。

4. 肠肝循环的特性

初生婴儿的肠道内细菌量少，不能将肠道内的胆红素还原成粪胆原、尿胆原；肠腔内葡萄糖醛酸酶活性较高，能将结合胆红素水解成葡萄糖醛酸及未结合胆红素，后者又被肠吸收经门静脉而达肝脏。由于上述特点，新生儿摄取、结合、排泄胆红素的能力仅为成人的 1%～2%，故极易出现黄疸，尤其当新生儿处于饥饿、缺氧、胎粪排出延迟、脱水、酸中毒、头颅血肿或颅内出血等状态时黄疸加重。

【病因】

1. **感染性** ①新生儿肝炎：以巨细胞病毒、乙型肝炎病毒常见。②新生儿败血症、尿路感染等。

2. **非感染性** ①新生儿溶血：ABO 系统和 Rh 系统血型不合最为常见。②胆道闭锁。③胎粪延迟排出。④母乳性黄疸：发生率为 0.5%～2%；其特点是非溶血性未结合胆红素增高，常与生理性黄疸重叠且持续不退，血清胆红素可高达 342μmol/L（20mg/dL），婴儿一般状态良好，不引起其他疾病。⑤遗传性疾病：红细胞 6 - 磷酸葡萄糖脱氢酶（G_6PD）缺陷在我国南方多见，核黄疸发生率较高；其他如红细胞丙酮酸激酶缺陷病、球形红细胞增多症、半乳糖血症、囊性纤维病等。⑥药物性黄疸：如由维生素 K_3、K_4、樟脑丸等药物引起。⑦其他：低血糖、酸中毒、缺氧、体内出血和失水等原因可加重黄疸。

【临床表现】

1. **生理性黄疸** 一般情况良好；足月儿生后 2～3 天出现黄

疸，4~5天达高峰，5~7天消退，最迟不超过2周；早产儿多于生后3~5天出现黄疸，5~7天达高峰，7~9天消退，最长可延迟到3~4周，<u>每日血清胆红素升高小于85μmol/L（5mg/dL）。在此期间，患儿的体温、体重、食欲及大小便均正常，可自行痊愈</u>。

2. 病理性黄疸 ①生后24小时内出现黄疸。②血清胆红素足月儿＞221μmol/L（12.9mg/dL），<u>早产儿＞257μmol/L（15mg/dL）或每日上升大于85μmol/L（5mg/dL）</u>。③黄疸持续时间：<u>足月儿大于2周，早产儿大于4周</u>。④黄疸退而复现。⑤血清结合胆红素＞34μmol/L（2mg/dL）。有以上任何一项者均可视为病理性黄疸，不同日龄的新生儿确定为病理性黄疸的血清胆红素水平不同。

3. 胆红素脑病 当<u>血清胆红素＞342μmol/L（20mg/dL）</u>时，可穿透脑脊液屏障，使大脑神经核黄染、变性坏死，<u>以大脑基底核、下丘脑和第四脑室底部最明显</u>，引起胆红素脑病（核黄疸）。<u>患儿出现精神反应差、食欲不振、拒乳，以后出现尖叫、凝视、角弓反张甚至抽搐等症状</u>。

【辅助检查】①血清总胆红素、血清结合胆红素。②血红蛋白、血细胞比容、网织红细胞及抗人球蛋白试验可鉴别病理性黄疸的原因。

【处理原则】找出原因，采取相应的治疗，适当输入血浆和白蛋白，应用蓝光疗法，防止胆红素脑病的发生。

【常见护理诊断/问题】潜在并发症：胆红素脑病、发热、腹泻、皮疹等。

【护理措施】

1. 密切观察病情：①观察皮肤颜色：根据皮肤黄染的部位、范围和深度，估计血清胆红素增高的程度，判断其转归。②观察生命体征：体温、脉搏、呼吸及有无出血倾向，观察患儿哭声、吸吮力、肌张力的变化，判断有无核黄疸发生。③观察排泄情况：大小便的次数、量及性质，如有胎粪延迟排出，应给予灌肠处理。

2. 尽早开始喂养，促进胎粪排出。喂食少量多次，保证患儿营养及热量摄入的需要。

3. 采用光照疗法时按光照疗法护理。

4. 遵医嘱用药，给予补液和白蛋白治疗，纠正酸中毒和防止胆红素脑病的发生。

【健康教育】　讲解黄疸病因及临床表现，使家长了解病情的转归。胆红素脑病后遗症者，应给予康复治疗和护理指导。母乳性黄疸的患儿，母乳喂养可暂停 1~4 天，或改为隔次母乳喂养，黄疸消退后再恢复母乳喂养。红细胞 G_6PD 缺陷者，需忌食蚕豆及其制品。患儿衣物保管时勿放樟脑丸，并注意药物的选用，以免诱发溶血。

五、新生儿寒冷损伤综合征的护理

新生儿寒冷损伤综合征又称新生儿冷伤，亦称新生儿硬肿症，是指新生儿期由多种原因引起的皮肤和皮下脂肪变硬和水肿的一组疾病，以早产儿发病率高。由于新生儿棕色脂肪产热不足使皮肤血管痉挛收缩，造成组织缺氧、代谢性酸中毒和微循环障碍，引起弥散性血管内凝血和全身多器官损伤，甚至多器官衰竭。

【病因】

本病病因尚未完全清楚，但寒冷、早产、低体重、感染和窒息可能是其致病因素。

【临床表现】　一般生后 1 周内新生儿和早产儿多见。夏季发病者，大多是严重感染、重度窒息引起。表现为食欲不振或拒乳，反应差，哭声低，心音低钝，心率减慢，尿少，体温常低于35℃，重者患儿低于30℃。皮肤发凉、硬肿，颜色暗红，不易捏起，按之如硬橡皮，硬肿发生顺序为：下肢－臀部－面颊－上肢－全身，严重者可导致肺出血、循环和呼吸衰竭及急性肾衰竭等多脏器损害，合并弥散性血管内凝血而危及生命。硬肿可分轻、中、重三度，常与硬肿发生的范围有关。轻度 <20%，中度 20%~50%，重度 >50%。

【辅助检查】　根据临床需要，监测血常规、电解质、血糖及动脉血气等。

【处理原则】 复温，支持疗法，合理用药，对症处理。

【常见护理诊断/问题】 ①体温过低：与体温调节中枢不健全，棕色脂肪少有关。②皮肤完整性受损的危险：与皮肤水肿、局部循环不良有关。③营养失调 低于机体需要量：与喂养困难有关。④潜在并发症：弥散性血管内凝血。

【护理措施】

1. 复温 是治疗护理的关键措施，复温的原则是循序渐进，逐步复温。如肛温 >30℃、腋−肛温差为正值的轻、中度硬肿患儿可放入30℃暖箱中，根据体温恢复的情况逐渐调整到30～34℃的范围内，6～12小时恢复正常体温。无条件者用温暖的襁褓包裹、置于25～26℃室温环境中，并用热水袋保暖（水温从40℃逐渐升至60℃）；也可用热炕、母亲怀抱保暖。如肛温 <30℃、腋−肛温差为负值的重度患儿，先将患儿置于比肛温高1～2℃的暖箱中，并逐步提高暖箱的温度，每小时升高1℃，每小时监测肛温、腋温1次，于12～24小时恢复正常体温。体温恢复正常后，将患儿放置于调至中性温度的暖箱中。

2. 合理喂养 提供能量与水分，保证足够热量供给。

3. 预防感染 加强消毒管理，严格遵守操作规范，保持患儿皮肤完整性。

4. 观察病情 详细记录护理单，监测体温、心率、呼吸及硬肿范围，记录出入量，发现问题及时与医生取得联系。观察暖箱及室内温度、湿度的变化并及时调整。

【健康教育】 向家长解答病情，介绍有关疾病知识；嘱母亲坚持排乳、保持母乳通畅，避免因患儿住院而造成断奶；介绍相关保暖、喂养、防感染、预防接种等育儿知识。

六、新生儿缺血缺氧性脑病的护理

新生儿缺氧缺血性脑病是由于各种围生期因素引起的缺氧和脑血流减少或暂停而导致胎儿和新生儿的脑损伤，是新生儿窒息后的严重并发症，其脑损伤的部位与胎龄有关，足月儿主要累及脑皮质、矢状窦旁区，早产儿则易发生脑室周围白质软化。

【病因】 ①缺氧原因：围生期窒息、反复呼吸暂停、严重的呼吸系统疾病、右向左分流型先天性心脏病等。②缺血原因：心脏停搏或严重的心动过缓、重度心力衰竭等。

【临床表现】 本病主要的表现为意识改变及肌张力变化。临床根据病情不同分为轻、中、重度。

1. 轻度　表现为兴奋、激惹，肢体及下颏可出现颤动，拥抱反射活跃，肌张力正常，呼吸平稳，一般不出现惊厥。症状于24小时后逐渐减轻。

2. 中度　表现为嗜睡、反应迟钝，肌张力降低，肢体自发动作减少，病情较重者可出现惊厥。前囟张力正常或稍高，拥抱、吸吮反射减弱，瞳孔缩小，对光反应迟钝等。足月儿出现上肢肌张力减退较下肢重，而早产儿则表现为下肢肌张力减退比上肢重。

3. 重度　表现为意识不清，昏迷状态，肌张力低下，肢体自发动作消失，惊厥频繁发作，反复呼吸暂停，前囟张力明显增高，拥抱、吸吮反射消失，双侧瞳孔不等大、对光反射差，心率减慢等。此期死亡率高，存活者多数留有后遗症。

【辅助检查】

1. 血清肌酸磷酸激酶同工酶（CPKBB）　正常值＜10U/L，脑组织受损时升高。

2. 神经元特异性烯醇化酶（NSE）　正常值＜6μg/L，神经元受损时此酶活性升高。

3. 脑电图　根据脑损害程度显示不同程度的改变。轻度脑电图正常；中度可见癫痫样波或电压改变；重度脑电图及影像诊断明显异常。脑干诱发电位也异常。

4. 头颅B超　可见脑室及其周围出血，具有较高的特异性。

5. CT扫描　有助于了解水肿范围、颅内出血类型，对预后的判断有一定的参考价值，最适合的检查时间为生后2~5天。

【处理原则】 做好围生期保健，减少致病因素。本病以支持疗法、控制惊厥和治疗脑水肿为主。

1. 支持疗法　给氧、改善通气；纠正酸中毒、低血糖；维持血压稳定。

2. 控制惊厥　首选苯巴比妥钠，20mg/kg，于 15～30 分钟静脉滴入；若不能控制惊厥，1 小时后可加用 10mg/kg，12～24 小时后给维持量，每日 3～5mg/kg。肝功能不全者改用苯妥英钠，顽固性抽搐者加用地西泮或水合氯醛。

3. 治疗脑水肿　控制入量，可用呋塞米（速尿）静脉推注，严重者可用 20% 甘露醇。

【常见护理诊断/问题】①低效性呼吸型态：与中枢系统损害有关。②潜在并发症：颅内出血，呼吸衰竭。

【护理措施】

1. 保持呼吸道通畅，选择适宜的给氧方式，维持血氧饱和度的稳定。

2. 观察神志、肌张力、前囟张力、瞳孔、体温、呼吸、心率、血压、尿量和窒息所致各系统症状。遵医嘱应用脱水药物，避免外渗，观察用药反应，认真填写护理记录。严格执行无菌操作技术，操作前后勤洗手，减少探视次数，防止交叉感染。

3. 合理喂养，保证足够的热量供给。不能经口喂养者，可鼻饲喂养，保证患儿的生理需要量。

4. 有功能障碍者，固定肢体在功能位。病情平稳后，早期开展动作训练，给予感知刺激的护理干预措施，促进脑功能恢复。

【健康教育】向家长介绍疾病的治疗、护理过程，减轻家长的恐惧心理。恢复期指导家长掌握康复训练的内容，坚持有效的功能训练。定期医院随访，根据患儿的康复状态，指导康复训练的内容，促进康复。

七、新生儿脐炎的护理

新生儿脐炎是指断脐残端被细菌入侵、繁殖所引起的急性炎症。常见致病菌为金黄色葡萄球菌，其次为大肠杆菌、铜绿假单胞菌、溶血性链球菌等。

【病因】多由断脐时或生后处理不当而引起的细菌感染。

【临床表现】轻者脐轮与脐部周围皮肤轻度发红，可有少量浆液。重者脐部及脐周皮肤明显红肿发硬，脓性分泌物多并带有臭味；可向周围皮肤或组织扩散引起腹壁蜂窝织炎、腹膜炎、败血症等疾病。轻症者除脐部有异常以外，体温及食欲均正常；重症者则有发热、吃奶少等非特异性表现。

【辅助检查】①血常规：重症者白细胞增高。②脐部分泌物培养阳性（必须有脐炎表现）。

【处理原则】清除局部感染灶，选用适宜抗生素，对症治疗。

【常见护理诊断/问题】①潜在并发症：败血症。②有皮肤完整性受损的危险：与脐部损伤有关。

【护理措施】

1. 彻底清除感染伤口，从脐的根部由内向外环形彻底清洗消毒。轻者可用安尔碘或 0.5% 碘伏及 75% 酒精，每日消毒 2 ~ 3 次；重度感染者，遵医嘱应用抗生素。

2. 洗澡时，注意不要洗湿脐部，洗澡完毕，用消毒干棉签吸干脐窝水，并用 75% 酒精消毒，保持局部干燥。

3. 观察脐带有无潮湿、渗液或脓性分泌物，炎症明显者可外敷抗生素软膏或按医嘱选用抗生素治疗。

【健康教育】保持皮肤清洁、干燥，接触患儿要洗手，污染物品要焚毁消灭，防止污染。

八、新生儿低血糖的护理

新生儿全血血糖 < 2.2mmol/L（40mg/dL）应诊断为新生儿低血糖，而不考虑出生体重、胎龄和日龄。

【病因】新生儿低血糖分为暂时性或持久性两类。

1. 暂时性低血糖　低血糖持续时间较短，不超过新生儿期。其原因为：①葡萄糖储存不足，主要见于早产儿、窒息缺氧、败血症、小于胎龄儿、先天性心脏病等。②葡萄糖利用增加，多见于患有糖尿病母亲的婴儿、Rh 溶血病等。

2. 持久性低血糖　指低血糖持续到婴儿或儿童期，常见于胰岛细胞瘤、先天性垂体功能不全、遗传代谢病等。

【临床表现】大多数低血糖者无临床症状，少数可出现如喂养困难、淡漠、嗜睡、青紫、哭声异常、颤抖、震颤、易激惹、肌张力减低，甚至惊厥、呼吸暂停等非特异性表现。在静脉注射葡萄糖液后，上述症状消失、血糖恢复正常者，称症状性低血糖。

【辅助检查】①血糖测定：高危儿应在生后4小时内，反复监测血糖；以后每隔1小时复查，直至血糖浓度稳定。②持续性低血糖者，根据病情测定血胰岛素、胰高血糖素、生长激素等。

【处理原则】保持血糖稳定，防止低血糖发生。无症状低血糖者，可口服葡萄糖；如无效改为静脉注射。有症状低血糖者，应静脉注射葡萄糖，足月儿3~5mg/（kg·min），早产适于胎龄儿4~6mg/（kg·min），早产小于胎龄儿6~8mg/（kg·min）。对持续反复低血糖者，除注射葡萄糖以外，根据病情需要可增加氢化可的松、胰高血糖素治疗。

【常见护理诊断/问题】①潜在并发症：惊厥。②营养失调 低于机体需要量：与摄入不足、葡萄糖利用增加有关。

【护理措施】①定期监测患儿血糖，防止低血糖发生。②无症状能进食者可先进食，并密切观察血糖变化。如口服不能纠正者，可静脉滴注葡萄糖，根据血糖测定结果调整静脉滴注葡萄糖的速度。③静脉输入葡萄糖时，需定期监测血糖变化，及时调整输液速度，保证血糖浓度稳定。④密切观察病情变化，发现问题及时处理。

【健康教育】向家长解释病因与预后，让家长了解低血糖发生时的表现，定期门诊复查。

九、新生儿低钙血症的护理

低钙血症是指血清总钙低于1.8mmol/L（7mg/dL）或血清游离钙低于0.9mmol/L（3.5mg/dL）。新生儿低钙血症是新生儿惊厥常见原因之一，主要与暂时的生理性甲状旁腺功能低下有关。

【病因】妊娠晚期母血甲状旁腺激素水平高，分娩时脐血总钙和游离钙均高于母血水平，使胎儿和新生儿甲状旁腺功能暂时受到抑制。出生后，母体供钙停止、外源性供钙不足，<u>新生儿甲状旁腺功能低下</u>，骨质钙不能入血，导致低钙血症。

1. <u>早期低血钙</u>　<u>指生后 72 小时内发生</u>。常见于早产儿、小于胎龄儿、感染、窒息等新生儿。

2. <u>晚期低血钙</u>　<u>指生后 72 小时以后发生</u>。常见于人工牛乳喂养的足月儿，主要是牛乳中钙磷含量比例不适宜，导致血磷过高，血钙沉积于骨，出现低钙血症。其他还可见于母体甲状旁腺功能亢进、先天性永久性甲状旁腺功能不全（X 连锁性隐性遗传）等。

【临床表现】症状多出现在生后 5～10 天，轻、重不一，主要是<u>神经、肌肉兴奋性增高</u>，表现为烦躁不安、肌肉抽动及震颤，可见惊跳、手足搐搦，常伴有不同程度呼吸改变、心率增快和青紫等，严重时呼吸暂停、喉痉挛等。<u>发作间期一般情况良好</u>。

【辅助检查】血清总钙 < 1.8mmol/L（7mg/dL）或血清游离钙 < 0.9mmol/L（3.5mg/dL），血清磷 > 2.6mmol/L（8mg/dL），碱性磷酸酶多正常。心电图 QT 间期延长（早产儿 > 0.2 秒，足月儿 > 1.9 秒）。

【处理原则】本病主要是针对病因静脉或口服补充钙剂及抗惊厥治疗。

【常见护理诊断/问题】有窒息的危险：与血清钙降低、喉痉挛有关。

【护理措施】

1. 迅速提高血清总钙水平，降低神经肌肉的兴奋性。如患儿发生惊厥，遵医嘱<u>稀释后静脉缓慢注射或滴注稀释的 10% 葡萄糖酸钙</u>。如心率低于 80 次/分，应暂停注射。避免钙浓度过高抑制窦房结引起心动过缓，甚至心脏停搏。

2. 尽量选择粗直、避开关节、易于固定的静脉，穿刺成功后，连接含钙液体进行滴注或推注，完毕后，用生理盐水冲洗，再拔针，以保证钙剂完全进入血管。<u>一旦发生药液外渗，应立即停止注射，给予 25%～50% 硫酸镁局部湿敷</u>，以免造成组织坏死。

3. 口服氯化钙溶液时，可稀释后服用，较小婴儿服用此药一般不宜超过 1 周。

4. 提倡母乳喂养或母乳化奶粉喂养，保持适宜的钙、磷比例，防止低钙血症发生。

5. 严密观察病情变化，备好抢救物品及器械，避免不必要操作，防止惊厥和喉痉挛的发生。

【健康教育】向家长解释病因及预后，鼓励母乳喂养，合理搭配营养素，坚持户外活动，减少低钙血症的发生。

扫码关注，
做配套习题

中医护理核心知识要点

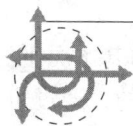

一、中医学的基本概念

二、中医基础理论

三、中医的四诊

四、中医辨证方法

五、中医治病八法

六、养生与治则

七、中药

一、中医学的基本概念

1. 整体观念　中医学认为人体是一个有机的整体，构成人体的各个组成部分之间在结构上是不可分割的，在功能上是相互协调，相互作用的。

2. 辨证论治　辨证论治是中医诊断和治疗疾病的基本原则。辨证是确定治疗方法的前提和依据，论治是辨证的目的，通过辨证论治的效果，可以检验辨证论治是否正确。

（1）辨证：就是将四诊（望、闻、问、切）所收集的资料、症状和体征，通过分析、综合，辨清疾病的原因、性质、部位和邪正之间的关系，概括、判断为某种证。

（2）论治：论治又称施治，是根据辨证的结果，确定相应的治疗方法。

二、中医基础理论

1. 阴阳五行学说

（1）阴阳学说内容：阴阳相互对立、阴阳相互依存、阴阳相互消长、阴阳相互转变。

（2）五行的概念：五行指金、木、水、火、土五种物质及其运动变化。

2. 藏象

（1）何为五脏：心、肝、脾、肺、肾称为五脏。

（2）何为六腑：胆、胃、大肠、小肠、膀胱、三焦称为六腑。

3. 气、津液

（1）气是构成人体和维持人体生命活动的最基本物质，包括元气、宗气、营气、卫气。

（2）气的主要功能：推动作用、温煦作用、防御作用、固摄作用、气化作用。

（3）津液是机体一切正常水液的总称，包括各脏腑组织器官的内在体液及其正常的分泌物，如胃液、肠液和涕、泪等。清而稀薄的称为津，浊而稠厚的称为液。

4. 病因与发病

（1）六气、六淫：风、寒、暑、湿、燥、火是四季气候中的六种表现，正常情况下称为"六气"。六气是人类生存的条件。如果发生太过或不及，而当人体正气不足时就有可能成为致病因素，这种能使人致病的反常气候称为六淫。

（2）"六淫"致病的共同特点：①六淫致病多与季节气候、居住环境有关。②六淫邪气既可单独侵袭人体而致病，又可两种以上同时侵犯人体而致病。③六淫发病过程中不仅可以相互影响，而且可以在一定条件下互相转化，如寒邪入里可化热。

5. 疫疠

（1）疠气是一类具有强烈传染性的病邪，在中医文献中记载有"瘟疫""疫毒""异气""毒气"等名称。

（2）疫疠致病特点：发病急骤，病情较重，症状相似，传染性强，易于流行等。

6. 七情　七情即喜、怒、忧、思、悲、恐、惊七种情志变化，是机体的精神状态。

7. 痰饮　痰和饮都是水液代谢障碍所形成的产物，一般较稠浊的称为痰，清稀的称为饮。

三、中医的四诊

扁鹊在总结前人经验的基础上，提出了"四诊法"，即望、闻、问、切。这四种诊法至今依然普遍使用，是中医辨证施治的重要依据。

1. 望诊　就是观察病人的神、色、形、态的变化。"神"是精神、神气状态；"色"是五脏气血的外在荣枯色泽的表现；"形"是形体丰实虚弱的征象；"态"是动态的灵活呆滞的表现。这就是对病人面目、口、鼻、齿、舌和苔、四肢、皮肤进行观察，以了解病人的"神"。望诊是四诊之首。

2. 闻诊　是指听病人说话的声音、呼吸、咳嗽、呕吐、呃逆、嗳气等的声动，还要以鼻闻病人的体味、口臭、痰涕、大小便发出的气味。

3. 问诊　就是问病人起病和转变的情形，如寒热、汗、头身感、大小便、饮食、胸腹、耳、口等各种状况。

4. 切诊　就是脉诊和触诊。脉诊就是切脉，掌握脉象。触诊，就是以手触按病人的体表病变部分，察看病人的体温、硬软、拒按或喜按等，以助诊断。

四、中医辨证方法

（一）内容

<u>八纲辨证、脏腑辨证、六经辨证、卫气营血辨证、三焦辨证</u>。

（二）八纲辨证

1. 八纲　表、里、寒、热、虚、实、阴、阳八个辨证的纲领。

2. 表证　六淫、疫疠、虫毒等邪气经皮毛、口鼻侵入机体，正气（卫气）抗邪所表现轻浅证候的概括。证候表现：恶寒或恶风发热、头身疼痛、脉浮、苔薄白为主要表现，或可见鼻塞、流清涕、喷嚏、咽喉痒痛等症。

3. 里证　病变部位在内，由脏腑、气血、骨髓等受病所反映的证候。证候表现：不同的里证表现为不同的证候，其基本特点为无新起恶寒发热，以脏腑症状为主要表现，一般病情较重、病程较长。里证的具体证候辨别必须结合脏腑辨证、六经辨证、卫气营血辨证等方法，才能进一步明确。

4. 半表半里证　外感病邪由表入里的过程中，邪正相争，少阳枢机不利，病位处于表里进退变化之中所表现的证候。常见证候表现：往来寒热、胸胁苦满为特征性表现。

5. 表证与里证的鉴别　①辨别表证和里证，主要是审察寒热症状、内脏证候是否突出，舌象、脉象等变化。②外感病中，发热恶寒同时并见的属表证，发热不恶寒或但寒不热的属里证；寒热往来的属半表半里证。③表证以头身疼痛、鼻塞或喷嚏为主症；里证以内脏证候，如咳嗽、心悸、腹痛等表现为主症；半表半里证则有胸胁苦满等特有表现。④表证及半表半里证舌苔变化不明显；里证舌苔多有变化。⑤表证多见浮脉，里证多见沉脉。

6. **寒证与热证的鉴别**　①热证面色赤，寒证面色白。②热证恶热喜冷，寒证恶寒喜热。③热证口渴喜冷饮，寒证口淡不渴。④热证手足烦热，寒证手足厥冷。⑤热证小便短赤、大便燥结，寒证小便清长、大便溏薄。⑥热证舌红苔黄，寒证舌淡苔白。⑦热证脉滑数，寒证脉沉迟。

7. **虚证与实证的鉴别**　①虚证病程长，实证病程短。②虚证体质多虚弱，实证体质多壮实。③虚证精神萎靡，实证精神兴奋。④虚证声低息微，实证声高气粗。⑤虚证疼痛喜按，实证疼痛拒按。⑥虚证胸腹按之不痛、胀满时减，实证胸腹按之疼痛、胀满不减。⑦虚证五心烦热、午后微热，实证蒸蒸壮热。⑧虚证畏寒、得衣近火则减，实证恶寒、添衣加被不减。⑨虚证舌质嫩、苔少或无苔，实证舌质老、苔厚腻。⑩虚证脉象无力，实证脉象有力。

五、中医治病八法

中医治法丰富多彩，常用治法是"汗、吐、下、和、温、清、消、补"八法。

1. **汗法**　是通过发汗以祛除外邪的一种治疗方法。用于治疗外感表证及麻疹、疮疡、水肿初起兼有表证者。代表方为麻黄汤、桂枝汤、银翘散等。

2. **吐法**　是通过引起呕吐祛除病邪的一种治疗方法。用于治疗痰涎、宿食或毒物停留在胸膈之上，而病情急剧、实邪壅塞的病证。代表方为二圣散、瓜蒂散等。

3. **下法**　是通过泻下大便以祛除病邪的一种治疗方法。用于治疗实邪积滞肠胃，大便秘结不通的里实病证。代表方为大承气汤、小承气汤、大柴胡汤等。

4. **和法**　是通过和解或调和作用以消除病邪的一种治疗方法。用于治疗邪在少阳或脏腑失调的病证。代表方为小柴胡汤。

5. **温法** 是通过温中散寒、回阳救逆等作用，使寒去阳复的一种治疗方法。用于治疗中焦虚寒、亡阳厥逆、寒凝经脉等里寒病证。代表为四逆汤、独参汤等。

6. **清法** 是通过清解热邪的作用以祛除里热病邪的一种治疗方法。用于治疗热在气分、热在营血以及热在脏腑等病证。代表方为白虎汤、黄连解毒汤、犀角地黄丸等。

7. **消法** 是通过消导和散结的作用，对气、血、痰、食、水、虫等所结成的有形之邪，使之渐消缓散的一种治疗方法。用于治疗食积、痞块等病证。代表方为桃红四物汤、膈下逐瘀汤、消食导滞丸等。

8. **补法** 是通过补益人体气血阴阳的不足，增强机体抗病能力的一种治疗方法。用于治疗人体的气虚、血虚、阴虚、阳虚等各种虚弱病证。代表为四君子汤、四物汤、生脉饮、六味地黄丸、当归补血汤等。

由于八法是常用治法，而病情比较复杂，往往不是单用一法所能适应，故八法及其他治法常数种方法结合运用，才能全面治疗疾病。

六、养生与治则

（一）中医养生

1. **概念** 是指通过各种方法颐养生命、增强体质、预防疾病，从而达到延年益寿目的的一种医事活动。

所谓"生"就是生命、生存、生长之意；所谓"养"即保养、调养、补养之意，养生就是保养生命的意思。以传统中医理论为指导，遵循阴阳五行生化收藏之变化规律，对人体进行科学调养，保持生命健康活力。

2. **内容** 起居养生、情志养生、饮食养生、运动养生、防劳养生、按摩保健。

3. **目的** 预防疾病，治未病。

（二）中医治则

1. **整体观念** 人是一个有机的整体，临床治病必须从整体观念出发，不但要重视局部，而且要重视全局。在方法上，既可通过治疗局部而影响全身，又可通过治疗全身影响局部。

（1）调整阴阳：具体运用上则有"盛则泻其有余""虚则补其不足"两个方面。"盛则泻其有余"，主要适用于因邪气实引起人体的阴阳偏盛；"虚则补其不足"，主要适用于因正气虚引起人体的阴阳偏衰。

（2）间接补泻：间接补泻就是把五行生克关系具体运用到临床的治疗法则，而"虚则补其母，实则泻其子"就是这一法则的体现。"虚则补其母"，即当某脏（子脏）虚弱时，除可以直接补益本脏以外，还可间接补其"母脏"以治"子脏"之虚，有"母健子强"之意。"实则泻其子"，即当某脏（母脏）出现实证时，除可直接泻其本脏以外，还可以间接泻其"子脏"，来减轻"母脏"的负担，有"母病子分担"之意。

（3）表里互治（脏腑互治）：脏与腑相表里，互相依存，互相影响。脏病可以影响腑，腑病也可以影响脏，故脏病可以从腑治，腑病也可以从脏治，脏腑同病，也可以脏腑同治。

2. **治病求本** 就是诊治疾病首先要抓住疾病的本质，针对疾病的本质进行治疗。

3. **标本缓急**

（1）急则治其标：是在标证甚急，危及病人生命或影响本病治疗时采用的一种急救法则。

（2）缓则治其本：适用于一般标证不急的病证，要求抓住疾病的本质来治疗，多用于慢性病人。治疗时采用除去病因、扶助正气等法，从根本上祛除疾病，病本既除则标证自愈。

（3）标本兼治：首先适用于在标本俱急的情况，由于病情严重，不允许单独治标或治本；其次适用于标本都不严重，病情允许采取标本同治，而且可以提高疗效，缩短疗程。

4. 扶正祛邪

（1）扶正：①内容："正"是内因，指人体维持健康，抵抗疾病的能力而言。"扶正"就是使用扶助正气的药物或其他疗法，辅以适当的营养和功能锻炼，以增强病人体质，提高机体的抗病能力而达到祛除邪气、战胜疾病、恢复健康的目的。②原则：适用于以正虚为主要矛盾的病证。临床上根据病人气虚、血虚、阳虚、阴虚等具体情况，分别运用益气、养血、助阳、滋阴等方法。

（2）祛邪：①内容："邪"是外因，是指一切致病因素，包括外来邪气和自身的病理产物。"祛邪"，就是使用攻逐邪气的药物，或针灸、手术等治疗方法，消除病邪，以达到邪去正复的目的。②原则：适用于以邪气盛为主要矛盾的病证。临床上根据病人具体情况，可分别运用发汗、涌吐、攻下、和解、祛寒、清热、消导和针灸、手术等方法驱邪外出。

（3）攻补兼施：①内容：在治疗时，祛邪和扶正同时并用的方法。临床上由于病情复杂，正与邪之间互相消长，变化多端，故在治疗中必须把"扶正""祛邪"两个环节辩证地结合起来，以适应复杂多变的病情。②原则：正虚邪实急需祛邪，但恐正气虚弱而不耐攻者，或久病体弱余邪未除者，或邪盛正虚的虚实互见证。至于先扶正后祛邪还是先祛邪后扶正，或扶正为主、祛邪为次，还是祛邪为主、扶正为次，或扶正祛邪时并用，可以根据疾病的具体情况，随机应变，灵活运用。

5. 正治与反治　正治与反治都是抓住疾病本质的治疗方法。

（1）正治法：是指一般正常情况常用治法，即采用性能与疾病本质相反的药物来治疗的方法。如"寒者热之、热者寒之、虚者补之、实者泻之"的原则，都是逆病象而治，故又称"逆治"。

1）"寒者热之"：即寒证用热药治疗。如表寒证用辛温解表法；里寒证用温补法；阴疽流注用温补和阳法等。

2）"热者寒之"：即热证用寒药治疗。如流脑、乙脑等温热病用清热解毒法；血热出血，用清热凉血法；里热实证，用清热泻火法等。

3）"虚者补之"：即虚证用补法治疗。如阴、阳、气、血虚证，分别用滋阴、助阳、益气、补血法治之。

4）"实者泻之"：即实证用祛邪的药物治疗。如里热、便秘腹满胀痛者，用芒硝、大黄泻热通便；腹水胀满、呼吸困难者，用逐水药治疗；食滞胃脘，腹满胀痛者，用消导药治疗等。

（2）反治法：是指反常、少用的治法，即采用性能和疾病表面现象相同的药物来治疗的方法。如"寒因寒用、热因热用、塞因塞用、通因通用"的原则。这是因为某些复杂严重的疾病，其临床表现与病变本质不符，出现真寒假热、真热假寒、实证如虚、虚证如实的假象，故在辨证论治时必须透过现象治其本质，采用顺从病象的治法，故称为"反治"或"从治法"。

1）"寒因寒用"：是以寒治寒，即对某些有寒象的病证用寒药治疗。本法适用于真热假寒证（里热表寒、内热外寒）。如肺炎病人，高热而又有四肢厥冷，中医称之为热厥证。这是由于邪热内炽，里热太甚，阳郁于内，阴格于外，阳气不能畅达四肢所致。这种病理变化叫"阳盛格阴"，治疗宜用寒药解除真热。

2）"热因热用"：是以热治热，即对某些有热象的病证用热药治疗。本法适用于真寒假热证（里寒表热、内寒外热）。如亡阳虚脱的病人，本质是阳衰内寒，阴邪太盛，格阳于外，致使阳气上浮反见面红、心烦、发热感等"假热"现象，中医称之为"戴阳证"，治宜用温热的人参、附子回阳救逆。

3）"塞因塞用"：是以补开塞，即对某些闭塞不通的病证，用补塞的方药治疗。本法适用于因虚致塞之证。例如，脾胃气虚、运化失健所致的腹部胀满不畅，用补中益气、温运脾阳的方法治疗；气虚血枯的闭经，用补益气血法治之。

4）"通因通用"：是以通治泻，即对某些通泻的病证，用通利泻下的方药治疗。本法适用于因实邪致泻的病证。如食滞胃肠之腹泻，用消导泻下法治之；痢疾病人，尽管泻下次数较多，但有里急后重，腹泻不爽，辨明是肠内湿热积滞时，不但不用止泻药，相反要用清热泻下药物才能去除肠内积滞，这就是"通因通用"。

6. **三因制宜** 疾病的发生发展是由各方面的因素决定的，时令气候、地理环境、精神刺激、饮食劳倦等条件对疾病进程都有一定的影响，尤其是病人个人体质不同，对疾病的影响更大。因此，在治疗疾病时，要把影响疾病的各方面因素考虑进去，具体情况具体分析，根据各个病证的特性，<u>因时、因地、因人制宜</u>采取相应的治疗措施。

7. **同病异治和异病同治** 同病异治，是指同一病证，由于病因、病机及病情发展阶段的不同，采用不同的治疗方法。异病同治，是指不同的病证，由于病因病机相同或处于同一性质的病情发展阶段（证候相同），而采用相同的治疗方法。

七、中药

1. **中药的性能** 中药性能又称药性，药性理论是中药理论的核心，<u>主要包括四气、五味、归经、升降浮沉、毒性等</u>。

2. **中药的四气五味**

（1）<u>四气即中药的寒、热、温、凉四种药性</u>。反映药物在影响人体阴阳盛衰、寒热变化方面的作用倾向。中药四气中，温热与寒凉属于两类不同的性质，温热属阳，寒凉属阴，故四性从本质而言，实际上是寒热二性。

（2）<u>五味是指酸、苦、甘、辛、咸五种味道</u>。酸，有收敛、固涩等作用；苦，有泻火、燥湿、通泄、下降等作用；甘，有滋补、和中或缓急的作用；辛，有发散、行气等作用；咸，有软坚、散结等作用。

3. **服药方法** ①口服给药：是临床使用中药的主要给药途径。口服给药的效果，与剂型、服药的时间、服药的多少及服药的冷热等有关。②含漱给药。③滴鼻给药。④滴眼给药。⑤滴耳给药。⑥皮肤给药。⑦肛门给药。⑧阴道给药。⑨注射给药。

4. **汤剂的煎法**

（1）煎药用具：砂锅是最常用的煎药容器。砂锅性质稳定、传热性能缓和、不易与中药所含成分发生化学变化。<u>不锈钢锅、搪瓷锅、玻璃烧杯也可采用，忌用铁锅</u>。

（2）煎药时加水要适量：第一煎加水至超过药面 3～5cm 为宜，第二煎加水至超过药面 2～3cm 为宜。

（3）煎药时间见下表。

药物	第一煎于沸后煎煮时间	第二煎于沸后煎煮时间
一般药	30 分钟	25 分钟
解表药	20 分钟	15 分钟
滋补药	60 分钟	50 分钟

扫码关注，
做配套习题

护理伦理核心知识要点

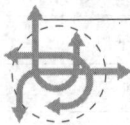

一、护士执业中的伦理具体原则

二、护士的权利和义务

三、病人的权利和义务

一、护士执业中的伦理具体原则

1. 自主原则　　自主原则是指自我选择、自主行动或依照个人意愿做自我管理和决策。自主原则的含义是指尊重病人自己做决定的原则，是指医护人员在为病人提供医疗护理活动之前，事先向病人说明医护活动的目的、益处及可能的结果，然后征求病人的意见，由病人自己决定。自主原则适用于能够做出理性决定的人，对自主能力减弱、没有自主能力的病人如婴儿、严重智障者、昏迷病人并不适用；对于缺乏或丧失自主能力的病人，护士应当尊重家属、监护人的选择权利。但是，如果这种选择违背丧失自主能力病人的意愿或利益，护士不能听之任之，而应向病人单位或社会有关机构寻求帮助，以维护病人的利益。如果病人处于生命的危急时刻，出于病人的利益和护士的责任，护士可以本着护理专业知识，行使护理自主权。如果病人的选择对自身、他人的健康和生命构成威胁或对社会产生危害，如传染病人拒绝隔离，护士有责任协助医生对病人的自主权加以限制。

2. 有利原则　　强调一切为服务对象的利益着想、避免或消除对服务对象的伤害是护士最主要的职责之一；但不要过分以有利原则为前提，而损害了服务对象的自主权。

3. 无害原则　　即不要做有害于服务对象身心的事，突出强调了护士的个人品德，应做到有同情心、仁慈、和蔼，绝不可讽刺、挖苦、嘲笑，甚至责骂服务对象。另外，在一些特殊情况下，尽管护士不赞成或反对服务对象的伦理观或行为，但不能成为拒绝护理服务对象的理由。

4. 公正原则　　公正是指每一个社会成员都应具有平等享受卫生资源合理或公平分配的权利，而且对卫生资源的使用和分配，也具有参与决定的权利。

5. 知情同意　　知情同意是指病人或病人家属在服务对象接受护理时有权知晓自己的病情和治疗过程。知情同意必须符合三个条件：一是服务对象必须对所接受的诊断、治疗或护理完全知情，了解其原因、方法、优点及缺点，可能出现的反应或副作用等；二是必须建立在完全自愿的基础上，任何强迫服务对象同意或服务对象由于害怕报复而同意的均不属于知情同意；三是服务对象或家属是在完全清楚、有能力做出判断及决定的情况下知情同意的。

二、护士的权利和义务

1. 权利 ①有获得工资报酬、享受福利待遇、参加社会保险的权利。②有获得与工作相适应的卫生防护、医疗保健、职业健康监护的权利，患职业病时有获得赔偿的权利。③有提级提职、参加培训及交流的权利。④有获得疾病诊疗、护理相关信息的权利，有对卫生主管部门工作提出意见及建议的权利。

2. 义务 ①遵守法律、法规、规章制度和诊疗技术规范。②发现病情变化立即汇报医生，在紧急情况下抢救病人应当先行实施必要的紧急救护。发现医嘱违反法律、法规或诊疗技术规范时应及时向医生提出，必要时向主任及医院管理人员报告。③尊重、关心、爱护病人，保护隐私。④有参加公共卫生和疾病预防控制工作、参加医疗救护的义务。

三、病人的权利和义务

1. 权利 ①病人有个人隐私和个人尊严被保护的权利。②病人有获得全部实情的知情权。③病人有平等享受医疗的权利。④病人有参与决定有关个人健康的权利。⑤病人有权获得住院时及出院后完整的护理记录。⑥病人有服务选择权。⑦病人有监督权。⑧病人有获得赔偿的权利。

2. 义务 ①积极配合医疗和护理的义务。②自觉遵守医院规章制度的义务。③自觉维护医院秩序的义务。④保持和恢复健康的义务。

扫码关注，
做配套习题

人际沟通核心知识要点

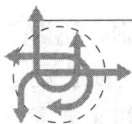

一、人际沟通概述

二、护理工作中的人际关系

三、护理工作中的语言沟通

四、护理工作中的非语言沟通

五、护理工作中的礼仪要求

一、人际沟通概述

（一）人际沟通的含义、意义和特征

1. 人际沟通的含义

（1）沟通：沟通是信息发送者遵循一系列共同规则，凭借一定媒介将信息发给信息接受者，并通过反馈以达到理解的过程。

（2）人际沟通：人际沟通是人与人之间借助语言和非语言行为，进行彼此间传递信息、思想及感情的过程。

2. 人际沟通的意义 ①信息沟通。②心理保健。③建立及协调人际关系。④自我认识。⑤改变人的知识结构、态度和能力。

3. 人际沟通的特征 ①双向性：在一个完整的沟通过程中，沟通参与者既作为信息发出者，也作为信息接受者。②双重性：体现在沟通内容和沟通方式上的双重性。③互动性：人际沟通的双方通过沟通可改变对方的思想及行为，即体现双方的互动性。④情景性：沟通的时候要考虑一定的情景，如时间、空间、场所等。⑤统一性：即人际关系与沟通内容的统一。⑥整体性：包括语言的使用及个人身心投入的状态。⑦客观性：沟通的发生不会完全以个人的意志为转移。

（二）人际沟通的基本要素及层次

1. 人际沟通的基本要素

（1）沟通的触发体：指能触发个体进行沟通的所有刺激及理由，包括各种生理、心理、精神或物质环境等因素，有时又称信息背景。一个信息的产生，常会有一个信息背景，包括信息发出者过去的经历、对目前环境的感受、对信息发出后产生的后果的预测等。

（2）信息发出者和信息接收者：信息发出者又称为信源，是将信息编码并传递的人。信息发出者在发出信息前需确定信息的含义，然后通过对信息的编码完整而准确地发出信息。把观点和情感转化成符号并将其组成信息的认知过程称为编码，即将要传递的信息变成适当的语言或非语言的信息符号。信息编码的方式受信息发出者个人的生活背景、教育程度、价值观、抽象推理能力等因素的影响。信息接收者是接收信息及将信息解码的人，信息接收者理解及感受信息发出者所发出信息的过程称为译码。**译码是对编码的语言或非语言信息符号进行翻译的过程，即理解他人传递的观点和情感。**由于信息的传递受到信息发出者背景因素的影响，故在译码时，信息接收者需要将接收到的信息与信息发出者的背景资料相联系，以准确地理解信息。此外，信息接收者受其教育程度、抽象推理能力、价值观、生活背景的影响，对信息可能有不同的理解及诠释。

（3）信息：是指信息发出者传达的思想、观点、意见、情感、态度和指令等。

（4）传递途径：也称信道，是指信息由一个人传递到另一个人所通过的渠道，是通过视觉、听觉、嗅觉、味觉、触觉传递和接收信息的手段或媒介。

（5）反馈：接收者把接收到的信息反馈给发送者，及时修正沟通内容。

（6）人际变量：是影响信息发出者和信息接收者双方的因素，包括感知、教育和生长发育水平、社会文化、价值观和信念、情绪、性别、角色和关系及身体健康状况等。

（7）环境：是信息发出者和信息接收者相互作用的场所。为了获得有效的沟通，沟通的环境应该满足参与者对物理或情感上舒适及安全的需求。噪声、温度过高或过低、使人分心的事物存在及缺乏隐私的空间，都可能产生混淆、紧张和不适。因此，舒适的环境可以为有效的沟通创造良好的条件。

2. 人际沟通的层次　①一般性沟通：礼节、寒暄。②事务性沟通：陈述事实、不掺杂个人意见。③分享性沟通：分享交流意见。④情感性沟通：分享情感。⑤共鸣性沟通：不需要语言就可理解对方感受。

（三）人际沟通的主要障碍

1. 信息发出者　①缺乏沟通动机。②信息量超载。③缺乏沟通技巧。④不注重反馈。⑤编码不当。

2. 信息接收者 ①对信息不感兴趣。②心理障碍。③缺乏接受信息的能力。④解码不当。

3. 传递途径 包括途径选择错误、方法无吸引力、工具失灵、外界干扰太大等。

4. 环境 沟通双方所处环境的光线、温度、安全性及隐私性等不佳，影响沟通效果。

二、护理工作中的人际关系

(一) 人际关系的概念及特征

1. 人际关系的概念

(1) 广义：人与人之间的关系，以及人与人之间关系的一切方面，包括经济关系、政治关系、法律关系等。

(2) 狭义：在社会实践中，个体为了满足自身的发展及生存的需要，通过一定的交往媒介与他人建立及发展起来的、以心理关系为主的一种显在的社会关系。

2. 人际关系的特征

(1) 互动性：人们之间思想与行为的互动过程，体现在3个方面：①个人性：人际关系与其他社会关系的本质区别。在个人交往过程中，社会角色退居次要地位，对方是否是自己所喜欢和乐意接受的对象成了主要问题。②直接性：面对面交往，交往的双方能够切实感受到关系的存在。③情感色彩：人际关系的好坏、深浅伴随相应的情感体验，或吸引或排斥，或亲近或敌对。

(2) 心理性：交往的双方能够获得各自社会需要的满足，表现出友好或亲密。

(3) 明确性：每一种人际关系相互之间的关系明确。

(4) 渐进性：人际交往是一个循序渐进的过程。

(5) 多面性：个人及人际关系的多面性，还可能涉及第三者、第四者甚至更多的因素。

(6) 动态性：一个人从出生到死亡的生命过程中不断发生着

人际关系的变化，表现在性质、形态、交往模式等方面。

（7）复杂性：表现为交往动机、交往心理、交往方式等多方面的复杂性。

（二）护患关系的概念及特征

1. 护患关系的概念

（1）护患关系是护理工作过程中护士与服务对象在相互尊重并接受彼此文化差异的基础上，形成和发展的一种工作性、专业性和帮助性的人际关系，有广义及狭义之分。

（2）广义的护患关系：指围绕服务对象的治疗和护理形成的所有人际关系，包括护士与服务对象、医生、家属及其他人员之间的关系。

（3）狭义的护患关系：单指护士与服务对象之间在特定环境及时间段内互动所形成的一种特殊的人际关系。

2. 护患关系的特征　护士与病人的双向关系在特定的背景下形成，以一定目的为基础。因此，护患关系有其自身的特性。

（1）以治疗为目的的专业性、帮助性关系：护患关系是护士应用自身的专业技能满足服务对象生理、心理、精神方面需要的人际关系。因此，这种关系是以专业活动为中心，以保证服务对象的身心健康为目的。

（2）以服务对象为中心：护患关系以保证服务对象的身心健康为目的。因此，护患交往都必须以解决服务对象的护理问题为核心，以维护和促进服务对象的健康为宗旨，以对服务对象的影响为评价标准。

（3）工作关系：护患关系是护士为了满足护理工作需要，与服务对象交往的一种职业行为。不管服务对象是何种身份、年龄、性别、职业，护士都要一视同仁，与之建立良好关系，并给予帮助，满足服务对象的需要。

（4）互动关系：护患关系是护士与服务对象之间的相互影响，受护患双方阅历、学识、经历、性格等各方面的影响，并会随着护患双方的相互接触、相互影响出现一定程度的变化与发展。

（5）**治疗关系**：良好的护患关系能够减轻或消除服务对象来自疾病、诊疗、环境等多方面的压力。因此，护患关系本身就具有治疗作用。

（6）**多方位的人际关系**：护患关系不仅局限于护士与服务对象之间，还涉及医生、亲属、后勤人员及行政人员，这些关系会多角度、多方位地影响护患关系。

（7）**短暂的人际关系**：护患关系是在护理服务过程中存在的一种人际关系，护理服务结束，这种人际关系就会结束。

（三）护患关系的基本模式

1. **主动－被动型**　此模式的特点是"护士为服务对象做什么"。在此模式中，护士常以"保护者"的形象出现，处于专业知识的优势地位和治疗护理的主导地位，而病人则处于服从护士处置和安排的被动地位。在临床护理工作中，此模式主要适用于不能表达主观意愿、不能与护士进行沟通交流的病人，如昏迷、休克、精神病、智力严重低下的病人及婴幼儿等。

2. **指导－合作型**　此模式的特点是"护士教会服务对象做什么"。在此模式中，护士常以"指导者"的形象出现，根据病人病情决定护理方案和措施，对病人进行健康教育和指导；病人处于"满足护士需要"的被动配合地位，根据自己对护士的信任程度有选择地接受护士的指导并与其合作。在临床护理工作中，此模式主要适用于危急重症、重病初愈、手术及恢复期的病人等。

3. **共同参与型**　此模式的特点是"护士帮助服务对象自我恢复"。在此模式中，护士常以"同盟者"的形象出现，为病人提供合理的建议和方案，病人主动配合治疗护理，积极参与护理活动，双方共同分担风险，共享护理成果。在临床护理工作中，此模式主要适用于慢性病病人，此类服务对象不仅清醒，而且对疾病的治疗及护理比较了解。

（四）护患关系的基本过程

1. **初始期（观察熟悉期）**　是护士与病人的初识阶段，也是护患之间开始建立信任关系的时期。此期的工作重点是建立信任关系，确认病人的需要。

2. 工作期（合作信任期） 是护士为病人实施治疗护理的阶段，也是护士完成各项护理任务、病人接受治疗和护理的主要时期。

3. 结束期（终止评价期） 经过治疗和护理，病人病情好转或基本康复，已达到预期目标，可以出院休养，护患关系即转入结束期。此期工作重点是与病人共同评价护理目标的完成情况，并根据尚存的问题或可能出现的问题制定相应的对策。

三、护理工作中的语言沟通

（一）语言沟通的类型

语言沟通是使用语言、文字或符号进行的沟通形式，包括书面语言、口头语言和类语言3种类型。

1. 书面语言 通过书面的文字、符号进行沟通的一种形式。

2. 口头语言 以语言为传递信息的工具，即说出的话，包括交谈、演讲、电话等形式。口头语言沟通是所有沟通形式中最直接的方式。

3. 类语言 指伴随沟通产生的声音，包括音质、音域及音调的控制，嘴型的控制，发音的清浊、节奏、共鸣、语速、语调、语气等的使用。

（二）护患语言沟通的原则

1. 目标性 护患之间的语言沟通是一种有意识、有目标的沟通活动。护士无论是向病人询问一件事、说明一个事实，还是提出一个要求，均应做到目标明确、有的放矢。

2. 规范性 无论是与病人进行口头语言沟通还是书面语言沟通，护士应做到发音纯正、吐字清楚，用词朴实、准确，语法规范、精练。

3. 尊重性 尊重是确保沟通顺利进行的首要原则。

4. 治疗性 在护患的沟通过程中，护士的语言可以起到辅助治疗、促进康复的作用。

5. 情感性　在语言沟通过程中，护士应以<u>真诚的态度，从爱心出发，加强与病人的情感交流，努力做到态度谦和、语言文雅、语音温柔，使病人感到亲切感。</u>

6. 艺术性　艺术性的语言沟通不仅可以拉近医护人员与病人和家属的距离，还可以化解医患、护患之间的矛盾。

（三）交谈的含义和基本类型

1. 交谈的含义　交谈是语言沟通的一种形式，是以口头语言为载体进行的信息传递。交谈是护理工作中最主要的语言沟通形式。

2. 交谈的基本类型

（1）个别交谈与小组交谈：根据参与交谈人员的数量，可将交谈分为个别交谈和小组交谈：①个别交谈：是指在特定环境中两个人之间进行的以口头语言为载体的信息交流。②小组交谈：是指三人或三人以上的交谈。为了保证效果，小组交谈最好有人组织，<u>参与人员数量最好控制在 3～7 人，最多不超过 20 人。</u>

（2）面对面交谈与非面对面交谈：①面对面交谈：交谈双方同处一个空间，均在彼此视觉范围内，可以借助表情、手势等肢体语言帮助表达观点和意见。护患交谈多采用此种形式。②非面对面交谈：人们通过电话、互联网等非面对面方式进行交谈。在非面对面交谈时，交谈双方可不受空间和地域的限制，也可以避免面对面交谈时可能发生的尴尬场面，使交谈双方心情更加放松、话题更加自由。

（3）一般性交谈与治疗性交谈：①一般性交谈：一般用于解决一些个人或家庭的问题。交谈的内容比较广泛，一般不涉及健康与疾病问题。②治疗性交谈：一般用于解决健康问题或减轻病痛、促进康复等问题。护患之间交谈多为治疗性交谈。

（四）护患交谈的技巧

1. 倾听　是指全神贯注地接受和感受交谈对象发出的全部信息（包括语言信息和非语言信息），并做出全面的理解。在护患交谈过程中，护士应特别注意几点：①<u>目的明确</u>：在与病人交谈时，护士应善于寻找病人传递信息的价值和含义。②<u>控制干扰</u>：护士应做好充分准备，尽量降低外界的干扰。③<u>目光接触</u>：护士应与病人保持良好的目光接触，用30%～60%的时间注视病人的面部，并面带微笑。④<u>姿势投入</u>：护士应面向病人，保持合适的距离和姿势，身体稍微向病人方向倾斜。⑤<u>及时反馈</u>：护士可通过微微点头、轻声应答"嗯""哦""是"等，以表示自己正在倾听。⑥<u>判断慎重</u>：在倾听时，应让病人充分诉说，以全面完整地了解情况。⑦<u>耐心倾听</u>：待病人诉说完，再阐述自己的观点。护士不要随意插话或打断病人的话题，一定要待病人诉说完后再阐述自己的观点。⑧<u>综合信息</u>：护士应综合信息的全部内容寻找病人谈话的主题，重视病人主要的非语言行为，以了解其真实想法。

2. 核实　核实是指在交谈过程中，为了验证自己对内容的理解是否准确所采用的沟通策略，是一种反馈机制。护士可通过重述、澄清两种方式进行核实：①重述：重述包括病人重述和护士重述两种情况：一方面，护士将病人的话重复一遍，待病人确认后再继续交谈；另一方面，护士可以请求病人将说过的话重述一遍，待护士确认自己没有听错后再继续交谈。②澄清：护士根据自己的理解，将病人一些模棱两可、含糊不清或不完整的陈述描述清楚，与病人进行核实，从而确保信息的准确性。

3. 提问　核对信息的重要方式，也是确保交谈围绕主题持续进行的基本方法。

（1）<u>开放式提问</u>：即所问问题的回答没有范围限制，病人可根据自己的感受、观点自由回答，护士可从中了解病人的真实想法和感受。其优点是护士可获得更多、更真实的资料；其缺点是需要的时间较长。

（2）<u>封闭式提问</u>：是将问题限制在特定的范围内，病人回答问题的选择性很小，可以通过简单的"是""不是""有""无"等回答。其优点是护士可以在短时间内获得需要的信息；其缺点是病人没有机会解释自己的想法。

4. 阐释　阐述并解释。阐释的基本原则包括：①尽可能全面地了解病人的基本情况。②将需要解释的内容以通俗易懂的语言向病人阐述。③使用委婉的语气向病人阐释自己的观点和看法，使病人可以选择接受、部分接受或拒绝。

5. 移情　感情进入的过程。移情是从别人的角度感受、理解别人的感情，是分享别人的感情，而不是表达自我感情，也不是同情、怜悯他人。

6. 沉默　是一种交谈技巧：①表达自己对病人的同情和支持。②给病人提供思考和回忆的时间、诉说和宣泄的机会。③缓解病人过激的情绪和行为。④给自己提供思考、冷静和观察的时间。⑤在与病人的交谈过程中，护士适时对病人进行鼓励，可增强病人战胜疾病的信心。

四、护理工作中的非语言沟通

（一）非语言沟通的基本知识

1. 非语言沟通的概念　指在沟通过程当中不带有文字、符号而是使用了动作、手势、眼神、表情来帮助表达者表达自己的思想、感情、兴趣观点目标和用意的沟通交流形式。

2. 非语言沟通的特点

（1）多渠道：通过多种途径进行传递和接收，包括反应时间、声音、环境及身体的姿势等。

（2）多功能：非语言沟通对语言沟通具有多种作用，如补强作用、重复作用、替代作用、调整作用。

（3）无意识性：尽管有时非语言行为可以根据目的有意识地去选择，但大多数情况下非语言行为具有无意识性。一些并不传递有意义信息的习惯性手势及与潜在情绪相关的非语言表现都能说明非语言沟通的无意识性。

（4）真实性：在语言和非语言的信息出现不一致的情况下，即当语言和非语言行为传递不同甚至相矛盾的信息的时候，可能非语言行为更能准确地传递出说话者的真实情感。

（5）情绪表现：非语言沟通是人们表达情绪的一种手段。在某些情况下，人们意识到自己的情感或在想要把他们表达出来之前，身体语言已经暴露出他的情绪。

（6）多种含义：包括两个方面：①对同一种非语言行为，不同的人可能有不同的解释，如"沉默"可能是一个人表达气氛的方式，而对另一个人可能是表示没兴趣或感到窘困。②同一种非语言行为，对同一个人在不同的情境下其含义也不相同，如当一个人不高兴时，可能皱眉；但当他注意力特别集中时，也可能皱眉。

（7）文化的差异性：非语言行为因文化背景的不同而存在差异。因此，一切非语言行为都要结合一定的文化背景去理解，否则，以个体自身的文化标准去解释来自于另一种文化的个体所展示的非语言行为就可能导致误解。

（二）非语言沟通的表现形式

1. 沟通环境安排　　环境的选择和安排体现了信息发出者对沟通的重视程度，包括物理环境和人文环境。

2. 个人空间和人际距离

（1）个人空间：人与人之间需要保持一定的空间距离，任何人都需要在自己周围有一个自己把握的自我空间，他人对这一空间的侵犯和干扰，会引起个体的焦虑和不安。心理学上把这个空间称为"人际气泡"。这个气泡会随身体移动，并随着接触的人不同而改变大小。这个空间不是人们的共享空间，而是个体心理上所需要的最小空间，也叫身体缓冲区。

（2）人际距离：美国人类学家爱德华·霍尔将人际沟通中的距离分为4种。

1）亲密距离：①人际交往中最小间隔或无间隔的距离。②范围：15cm 左右。③能肌肤接触：感受到对方的体温、气味和气息。④声音：低声细语。⑤用于亲密关系和护士为病人进行治疗时。

2）个人距离：①稍有分寸感的人际距离，较少身体接触。②范围：50cm 左右。③声音：低语调。④用于熟人和朋友之间传达个人的或秘密的信息。

3）社会距离：①社交性或礼节性的较正式的关系。②范围：1.2~3.7m。③声音：正常声音。④交谈内容公开而正式。

4）公众距离：①大众性、群体性的沟通方式。②距离：3.7m以上。③用于演讲、公开演说等。④声音：超出正常范围。

3. 仪表　着装、修饰等，显示社会地位、职业、身体健康、婚姻状况及宗教信仰等信息。服饰的第一要义是得体、合适，即按自己的年龄、环境、职业、性别等去选择。

4. 面部表情　人类运用最多的身体语言沟通之一。在一般情况下，鼻、颊和嘴是表现厌恶的关键部位；眉、额、眼睛和眼睑是表现哀伤的关键部位；嘴、颊和眉、额对于表现愉悦等情绪作用明显；眼睛和眼睑的变化用来表现恐惧。

5. 目光的接触　眼睛是心灵的窗户。一般情况下，人的眼神是最为真实的情感、情绪显示器，很难加以伪装。目光接触表示对对方感兴趣，被认为是诚实、直率；目光不接触，说明此人害羞或害怕；长时间的目光接触可能是敌意、爱慕的信号。目光接触时应注意目光的适当移动，避免凝视。

6. 身体姿势　最容易被觉察的一种身体语言，包括手语、手势及其他身体姿势。身体姿势反映一个人的态度、情绪状态及个人文化修养等。

7. 触摸　是人际沟通中最亲密的动作。触摸可以传递关心、牵挂、体贴、理解、安慰、支持的情感。但是，触摸是一种非常个体化的行为，对不同的人具有不同的含义。触摸受性别、年龄、文化及社会因素的影响，是一种容易被误解的非语言表达方式。因此，在运用触摸时，应注意对方的文化及社会背景，清楚自己触摸的意义，有选择地、谨慎地使用。

五、护理工作中的礼仪要求

1. 护理礼仪　护理礼仪属于职业礼仪范畴，是护理人员按照职业规范，在进行护理工作和健康服务过程中所遵循的行为准则，反映护理人员在工作中的专业素养、行为和气质，不仅是护理人员修养的外在表现，也是护理人员职业道德、内在知识累积的具体表现。

2. **护理工作礼仪的基本要求** ①尊重服务对象：尊重人格、权力、隐私。②诚实守信：保持言行一致、表里如一，诚实，不使用欺骗手段，充满自信而不自负。③举止文雅：建立良好的第一印象，仪表端庄、言谈礼貌。④雷厉风行：扎实的专业知识、娴熟的护理技能、丰富的临床经验是前提，包括正直果断、机智敏捷的工作作风。⑤共情帮助：把自己放在对方的位置上来看问题。

扫码关注，
做配套习题

护理管理与法规核心知识要点

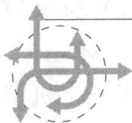

一、护士执业注册应具备的条件

按照《护士条例》的要求，申请护士执业注册应当具备以下4个条件。

1. 具有完全民事行为能力。完全民事行为能力人，包括18周岁以上的公民，16周岁以上不满18周岁的公民，以自己的劳动收入为主要生活来源的，视为完全民事行为能力人。

2. 在中等职业学校、高等学校完成教育主管部门和卫生主管部门规定的普通全日制3年以上的护理、助产专业课程学习，包括在教学、综合医院完成8个月以上护理临床实习，并取得相应学历证书。

3. 通过卫生主管部门组织的护士执业资格考试；护理专业学生毕业当年可以参加护士执业资格考试，考试成绩合格是申请护士执业注册取得护士执业证书的必要条件之一。

4. 符合《护士执业注册管理办法》规定的健康标准：①无精神病史。②无色盲、色弱、双耳听力障碍。③无影响履行护理职责的疾病、残疾或者功能障碍。

二、护士执业注册的相关规定

1. 护士条例 《护士条例》于2008年5月12日开始实施，填补了我国护士立法空白，对于保障护士合法权益、强化医疗卫生机构管理职责、规范护士行为、促进护理事业发展具有重要意义。

2. 护士的执业注册申请与管理

（1）护士首次执业注册：护士首次执业注册应当自通过护士执业资格考试之日起3年内提出执业注册申请，提交学历证书及专业学习中的临床实习证明、护士执业资格考试成绩合格证明、健康体检证明及医疗卫生机构拟聘用的相关材料，接受审核。护士执业注册有效期为5年。

（2）护士变更执业注册：执业地点发生变化的，应办理执业注册变更。护士变更执业注册也需提交护士变更注册申请审核表和申请人的《护士执业证书》，受理及注册机关应在 7 个工作日内进行审查，护士变更注册后其执业许可期限也为 5 年。

（3）护士延续执业注册：护士的护士执业注册证书有效期将于某一时间到期，如继续从事护理工作，需要向卫生行政部门提出延续申请。申请应于有效期届满前 30 日提出。

（4）护士重新执业注册：对注册有效期届满未延续注册的、受吊销《护士执业证书》处罚，自吊销之日起满 2 年的护理人员，需要重新进行执业注册。

（5）护士注销执业注册：护士执业注册后有下列情形之一的，原注册部门办理注销执业注册：注册有效期届满未延续注册；受吊销《护士执业证书》处罚；护士死亡或者丧失民事行为能力。

三、护士执业中的法律责任

1. 医疗卫生机构违反本条例规定，护士的配备数量低于配备标准的；或允许未取得护士执业证书的人员或者允许依照本条例规定办理执业地点变更手续、延续执业注册有效期的护士在本机构从事诊疗技术规范规定的护理活动的，由县级以上地方人民政府卫生主管部门责令限期改正，给予警告；逾期不改正的，将会受到核减其诊疗科目，或者暂停其 6 个月以上 1 年以下执业活动的处理。

2. 医疗卫生机构有未执行国家有关工资、福利待遇等规定的；对在本机构从事护理工作的护士，未按照国家有关规定足额缴纳社会保险费用的；未为护士提供卫生防护用品，或者未采取有效的卫生防护措施、医疗保健措施的；对在艰苦边远地区工作，或者从事直接接触有毒有害物质、有感染传染病危险工作的护士，未按照国家有关规定给予津贴的，将会受到有关法律、行政法规的处罚。

3. 护士执业过程中，违反法定义务应当承担的法律责任。

《护士条例》规定，护士在执业活动中有下列情形之一的，由县级以上地方人民政府卫生主管部门依据职责分工责令改正，给予警告；情节严重的，暂停其 6 个月以上 1 年以下执业活动，直至由原发证部门吊销其护士执业证书：①发现病人病情危急未立即通知医师的。②发现医嘱违反法律、法规、规章或者诊疗技术规范的规定，未依照条例规定提出或者报告的。③泄露病人隐私的。④发生自然灾害、公共卫生事件等严重威胁公众生命健康的突发事件，不服从安排参加医疗救护的。护士在执业活动中造成医疗事故的，依照医疗事故处理的有关规定承担法律责任。

由此可见，承担法律责任有三种形式：警告、暂停执业活动和吊销其护士执业证书，并且一旦被吊销执业证书的，自执业证书被吊销之日起 2 年内不得申请执业注册。同时所受到的行政处罚、处分的情况将被记入护士执业不良记录。

四、护士执业中医疗卫生机构的职责

《护士条例》中规定了医疗卫生机构三方面的职责。

1. 按照国务院卫生主管部门要求配备护理人员。

2. 保障护士合法权益

（1）应当为护士提供卫生防护用品，并采取有效卫生防护措施和医疗保健措施。

（2）应当执行国家有关工资、福利待遇等规定，按照国家有关规定为在本机构从事护理工作的护士足额缴纳社会保险费用。

（3）对在艰苦边远地区工作，或者从事直接接触有毒有害物质、有感染传染病危险工作的护士，所在医疗卫生机构应当按照国家有关规定给予津贴。

（4）应当制定、实施本机构护士在职培训计划，并保证护士接受培训；根据临床专科护理发展和专科护理岗位的需要，开展对护士的专科护理培训。

3. 加强护士管理

（1）应当按照卫生主管部门的规定，设置专门机构或者配备专（兼）职人员负责护理管理工作；不得允许未取得护士执业证书的人员、未依照条例规定办理执业地点变更手续的护士，以及护士执业注册有效期届满未延续执业注册的护士在本机构从事诊疗技术规范规定的护理活动；在教学、综合医院进行护理临床实习的人员应当在护士指导下开展有关工作。

（2）应当建立护士岗位责任制并进行监督检查。

五、与护士临床工作相关的医疗法规

（一）传染病防治法

《中华人民共和国传染病防治法》是在1989年9月起施行的传染病防治法的基础上，总结传染病防治实践的经验与教训进行修订，2004年12月1日起施行的。

修订后的传染病防治法列入的法定传染病共39种，其中甲类2种，乙类26种，丙类11种。<u>传染性非典型肺炎和人感染高致病性禽流感被列入乙类传染病</u>，但按照甲类传染病管理。

1. 立法目的和方针：制定本法的目的是为了预防、控制和消除传染病的发生与流行，保障人民健康和公共卫生。国家对传染病防治实行预防为主的方针，防治结合、分类管理、依靠科学、依靠群众。

2. 各级政府在传染病防治工作中的职责：各级人民政府领导传染病防治工作。县级以上人民政府制定传染病防治规划并组织实施，建议健全传染病防治的疾病预防控制、医疗救治和监督管理体系。应当加强传染病医疗救治服务网络的建设，指定具备传染病救治条件和能力的医疗机构承担传染病的救治任务，或者根据传染病救治需要设置传染病医院。

3. 卫生行政部门和有关部门的职责：国务院卫生行政部门主管全国传染病防治及其监督管理工作。县级以上地方人民政府卫生行政部门负责本行政区域内的传染病防治及其监督管理工作。

4. 医疗机构的职责：医疗机构必须严格执行国务院卫生行政部门规定的管理制度、操作规范，防止传染病的医源性感染和医院感染。应当确定专门的部门或者人员，承担传染病疫情报告、本单位的传染病预防、控制及责任区域内的传染病预防工作；承担医疗活动中与医院感染有关的危险因素监测、安全防护、消毒、隔离和医疗废物处置工作。医疗机构的基本标准、建筑设计和服务流程，应当符合预防传染病医院感染的要求。应当按照规定对使用的医疗器械进行消毒；按照规定一次使用的医疗器具，应当在使用后予以销毁。医疗机构应当按照传染病诊断标准和治疗要求，采取措施，提高传染病医疗救治能力。医疗机构应当对传染病病人或者疑似传染病病人提供医疗救护、现场救援和接诊治疗，书写病历记录及其他有关资料，并妥善保管。应当实行传染病预检、分诊制度；对传染病病人、疑似传染病病人，应当引导至相对隔离的分诊点进行初诊。

5. 传染病疫情报告、通报和公布：法律新设立了传染病疫情信息通报制度。隐瞒、谎报、缓报者将受惩处。<u>任何单位和个人发现传染病病人或者疑似传染病病人时，应当及时向附近的疾病预防控制机构或者医疗机构报告。</u>依照本法的规定负有传染病疫情报告职责的人民政府有关部门、疾病预防控制机构、医疗机构、采供血机构及其工作人员，不得隐瞒、谎报、缓报传染病疫情。

6. 疫情控制：<u>医疗机构发现甲类传染病时，应当及时采取下列措施。</u>

（1）<u>对病人、病原携带者予以隔离治疗，隔离期限根据医学检查结果确定。</u>

（2）<u>对医疗机构内的病人、病原携带者、疑似病人的密切接触者，在指定场所进行医学观察和采取其他必要的预防措施。</u>

（3）<u>患甲类传染病、炭疽死亡的，应当将尸体立即进行卫生处理，就近火化。</u>

（4）发生传染病疫情时，疾病预防控制机构和省级以上人民政府卫生行政部门指派的其他与传染病有关的专业技术机构，可以进入传染病疫点、疫区进行调查、采集样本、技术分析和检验。

（二）医疗事故处理条例

国务院发布了新的《医疗事故处理条例》，于 2002 年 9 月 1

日起实施。条例就医疗事故的范围、鉴定、赔偿和处理做了详细的规定。

1. **医疗事故的构成要素**：医疗事故是指医疗机构及其医务人员在医疗活动中，违反医疗卫生管理法律、行政法规、部门规章和诊疗护理规范、常规，过失造成病人人身损害的事故。

（1）主体是医疗机构及其医务人员。

（2）行为的违法性："医疗事故"是医疗机构及其医务人员因违反医疗卫生管理法律、行政法规、部门规章和诊疗护理规范，常规而发生的事故。

（3）过失造成病人人身损害：两个含义：一是"过失"造成的，即是医务人员的过失行为，而不是有伤害病人的主观故意；二是对病人要有"人身损害"后果。这是判断是否医疗事故至关重要的一点。过失行为和后果之间存在因果关系。虽然存在过失行为，但是并没有给病人造成损害后果，这种情况不应该被视为医疗事故；虽然存在损害后果，但是医疗机构和医务人员并没有过失行为，也不能判定为医疗事故。

2. **医疗事故的分级**：《医疗事故处理条例》第四条规定，根据对病人人身造成的损害程度，将医疗事故分为4级。

一级医疗事故：造成病人死亡、重度残疾。

二级医疗事故：造成病人中度残疾、器官组织损伤导致严重功能障碍的。

三级医疗事故：造成病人轻度残疾、器官组织损伤导致一般功能障碍的。

四级医疗事故：造成病人明显人身损害的其他后果的。

3. **医疗事故的预防和处置**：条例第二章规定，医疗机构有责任做好医疗事故的预防和处置。医疗机构及其医务人员在医疗活动中，必须严格遵守医疗卫生管理法律、行政法规、部门规章和诊疗护理规范、常规，恪守医疗服务职业道德。强调了病历在诊疗中的重要性与病历书写的时效性。根据《病历书写基本规范（试行）》要求，病历书写应当客观、真实、准确、及时、完整。同时病历在某些情况下也可以在一定时间内补记。要保持病历完整权，病人有权复印或者复制其门诊病历、住院证、体温单、医嘱单、化验单（检验报告）、医学影像检查资料、特殊检查同意书、手术及麻醉记录单、病历资料、护理记录及国务院卫生行政部门规定的其他病历资料。严禁涂改、伪造、隐匿、销毁或者抢夺病历资料。

关于医疗事故的预案及报告制度，条例规定医务人员在医疗活动中发生或者发现医疗事故、可能引起医疗事故的医疗过失行为或者发生医疗事故争议的，应当立即逐级上报，立即进行调查、核实，将有关情况如实向本医疗机构的负责人、所在地卫生行政部门报告，并向病人通报、解释。

4. 医疗事故的技术鉴定：条例规定了医疗事故技术鉴定的法定机构是各级医学会。鉴定结论主要是分析：医疗事故等级；医疗过失行为在医疗事故损害后果中的责任程度；对医疗事故病人的医疗护理医学建议。

（1）其中医疗事故中医疗过失行为责任程度分为4种：①完全责任：指医疗事故损害后果完全由医疗过失行为造成。②主要责任：指医疗事故损害后果主要由医疗过失行为造成，其他因素起次要作用。③次要责任：指医疗事故损害后果主要由其他因素造成，医疗过失行为起次要作用。④轻微责任：指医疗事故损害后果绝大部分由其他因素造成，医疗过失行为起轻微作用。

（2）不属于医疗事故的几种情形：①任何紧急情况下为抢救垂危病人生命而采取紧急医学措施造成不良后果的。②在医疗活动中由于病人病情异常或者病人体质特殊而发生医疗意外的。③在现在医学科学技术条件下，发生无法预料或者不能防范的不良后果的。④无过错输血感染造成不良后果的。⑤因患方原因延误诊疗导致不良后果的。⑥因不可抗力造成不良后果的。

5. 罚则：医务人员由于严重不负责任，造成就诊人死亡或者严重损害就诊人身体健康的，处三年以下有期徒刑或者拘役。该条文的罪名为（重大）医疗事故罪。

（三）侵权责任法

《侵权责任法》自2010年7月1日起施行。该法主要解决民事权益受到侵害时所引发的责任承担问题。对明确医疗损害责任，化解医患矛盾纠纷有着重要意义。

第55条规定：医务人员在诊疗活动中应当向病人说明病情和医疗措施。需要实施手术、特殊检查、特殊治疗的，医务人员应当及时向病人说明医疗风险、替代医疗方案等情况，并取得其书面同意；不宜向病人说明的，应当向病人的近亲属说明，并取得其书面同意。医务人员未尽到前款义务，造成病人损害的，医疗机构应当承担赔偿责任。

第56条规定：因抢救生命垂危的病人等紧急情况，不能取得病人或者其近亲属意见的，经医疗机构负责人或者授权的负责人批准，可以立即实施相应的医疗措施。就是说在抢救危急病人等紧急情况下，虽然没有病人同意，经医院负责人同意，也可以进行手术抢救。这种情形实施医疗措施应"经医疗机构负责人或者授权的人批准"。

第57条规定：医务人员在诊疗活动中未尽到与当时的医疗水平相应的诊疗义务，造成病人损害的，医疗机构应当承担赔偿责任。

第58条规定：病人有损害，因下列情形之一的，推定医疗机构有过错：违反法律、行政法规、规章以及其他有关诊疗规范的规定；隐匿或者拒绝提供与纠纷有关的病历资料；伪造、篡改或者销毁病历资料。

第59条规定：因药品、消毒药剂、医疗器械的缺陷，或者输入不合格的血液造成病人损害的，病人可以向生产者、血液提供机构或者医疗机构请求赔偿。

第61条规定：医疗机构及其医务人员应当按照规定填写并妥善保管住院志、医嘱单、检验报告、手术及麻醉记录、病理资料、护理记录、医疗费用等病历资料。病人要求查阅、复制前款规定的病历资料的，医疗机构应当提供。如果医院隐匿或者拒绝提供与纠纷有关的病历资料；或者伪造、篡改或者销毁病历资料，可推定医疗机构有过错。

第62条规定：医疗机构及其医务人员应当对病人的隐私保

密。泄露病人隐私或者未经病人同意公开其病历资料，造成病人损害的，应当承担侵权责任。

以下情形就可以属于侵犯病人隐私：第一，未经病人许可而允许学生观摩；第二，未经病人同意公开病人资料；第三，乘机窥探与病情无关的身体其他部位；第四，其他与诊疗无关故意探秘和泄露病人隐私。但如病人患有传染病、职业病以及其他涉及公共利益和他人利益的疾病就不应当隐瞒。

（四）献血法

1. 《中华人民共和国献血法》自 1998 年 10 月 1 日实施。

2. 提倡十八周岁至五十五周岁的健康公民自愿献血。

3. 血站是采集、提供临床用血的机构，是不以营利为目的的公益性组织。设立血站向公民采集血液，必须经国务院卫生行政部门或者省、自治区、直辖市人民政府卫生行政部门批准。血站应当为献血者提供各种安全、卫生、便利的条件。血站采集血液必须严格遵守有关操作规程和制度，采血必须由具有采血资格的医务人员进行，一次性采血器材用后必须销毁，确保献血者的身体健康。血站对采集的血液必须进行检测；未经检测或者检测不合格的血液，不得向医疗机构提供。

（五）其他

1. 疫苗流通和预防接种管理条例：为了加强对疫苗流通和预防接种的管理，预防、控制传染病的发生、流行，保障人体健康和公共卫生，国务院 2005 年 3 月 16 日通过《疫苗流通和预防接种管理条例》，自 2005 年 6 月 1 日起施行。

国家对儿童实行预防接种证制度。在儿童出生后 1 个月内，其监护人应当到儿童居住地承担预防接种工作的接种单位为其办理预防接种证。接种单位对儿童实施接种时，应当查验预防接种证，并做好记录。

医疗卫生人员在实施接种前，应当告知受种者或者其监护人所接种疫苗的品种、作用、禁忌、不良反应及注意事项，询问受种者的健康状况及是否有接种禁忌等情况，并如实记录告知和询问情况。受种者或者监护人应当了解预防接种的相关知识，并如实提供受种者的健康状况和接种禁忌等情况。

2. 艾滋病防治条例：2006年1月29日，国务院颁布《艾滋病防治条例》，于2006年3月1日起实施。就艾滋病防治，条例突出以下重点。

第一，社会因素在艾滋病的传播中起着重要的作用，这意味着对艾滋病的防治，需要全社会的参与。

第二，加强宣传教育。预防为主、宣传教育为主是我国艾滋病控制的工作方针。

第三，严格防控医源性感染，条例规定医疗机构和出入境检验检疫机构应当按照卫生主管部门的规定，遵守标准防护原则，严格执行操作规程和消毒管理制度，防止发生艾滋病医院感染和医源性感染。

第四，条例明确规定了艾滋病病毒感染者、艾滋病病人及其家属的权利和义务。不得歧视艾滋病病毒感染者和艾滋病病人，要保障艾滋病病毒感染者和艾滋病病人的权利。

第五，财政保障艾滋病防治费用，免费提供多项医疗救助。

3. 人体器官移植条例：中华人民共和国国务院常务会议通过《人体器官移植条例》，自2007年5月1日起正式实施。本条例强调以下重点。

第一，捐献人体器官，要严格遵循自愿的原则。公民有权捐献或者不捐献其人体器官；任何组织或者个人不得强迫、欺骗或者利诱他人捐献人体器官。捐献人体器官的公民应当具有完全民事行为能力，并应当以书面形式表示。公民已经表示捐献其人体器官意愿的，有权随时予以撤销。公民生前表示不同意捐献其人体器官的，任何组织或者个人不得捐献、摘取该公民的人体器官；公民生前未表示不同意捐献其人体器官的，该公民死亡后，其配偶、成年子女、父母可以以书面形式共同表示同意捐献该公民人体器官的意愿。任何组织或者个人不得摘取未满18周岁公民的活体器官用于移植。任何组织和个人都不能强迫、欺骗或者利诱他人捐献人体器官，也不得通过捐献人体器官牟取任何经济利益，这是开展人体器官捐献工作必须遵守的两项基本原则。

第二，明确规定活体器官接受人必须与活体器官捐献人之间有特定的法律关系，即配偶关系、直系血亲或者三代以内旁系血亲关系，或者有证据证明与活体器官捐献人存在因帮扶等形成了亲情关系。

第三，条例明确规定任何组织或者个人不得以任何形式买卖人体器官，不得从事与买卖人体器官有关的活动。

第四，条例规定为了确保医疗机构提供的人体器官移植医疗服务安全、有效，条例对人体器官移植医疗服务规定了准入制度；同时，从医疗机构主动申报和卫生主管部门监督两个方面，规定了不再具备条件的医疗机构的退出制度。

六、护理管理

（一）医院护理管理的组织原则

1. *等级和统一指挥的原则*　将组织的职权、职责按照上下级关系划分，听从上级指挥组成垂直等级结构，实现统一指挥。

2. *专业化分工与协作的原则*　分工是根据组织的任务、目标，按照专业进行合理分工，使每一个部门和个人明确各自任务、完成的手段、方式和目标。但要更好地实现组织目标，还要进行有效的合作。协作是以明确各部门之间的关系为前提，协作是各项工作顺利进行的保证，协调则是促进组织成员有效协作的手段。

3. *管理层次的原则*　组织层次的多少与管理宽度相关，相同人数的组织，管理宽度大则组织层次少，反之则组织层次多。

4. *有效管理幅度的原则*　管理幅度是指不同层次管理人员能直接领导的隶属人员人数应是合理有限的。层次越高，管理的下属人数应相应减少。

5. *职责与权限一致的原则*　为了实现职、责、权、利的对应，要做到职务实在，责任明确，权利恰当，利益合理。

6. *稳定适应的原则*　组织的稳定是相对的，建立起来的组织不是一成不变的，随着组织内外环境的变化做出适应性的调整。

7. **任务和目标一致的原则**　强调各部门的任务和目标与组织的总目标保持一致，各部门或者科室的分目标必须服从组织的总目标。只有目标一致，才能同心协力完成工作。

（二）管理的基本职能

管理职能是管理或管理人员所应该发挥的作用或承担的任务，是管理者为了有效地管理必须具备的功能，即管理者在执行其职务时应该做些什么。

1. **计划职能**　是全部管理职能中最基本的一个职能，与其他几个职能有着密切的联系。计划职能包括选定组织目标和实现目标的途径。管理者根据计划目标，从事组织工作、领导工作及控制工作等活动，以达到预定的目标。为使组织中各种活动能够有效、协调地进行，必须有严密和统一的计划，包括为实现目标制定策略、政策、方案及程序。

2. **组织职能**　为了实现组织目标，必须设计和维持合理的组织结构。在组织结构中，为达到预定目标，对各种业务活动进行组合分类，形成部门和岗位，把完成业务活动所必需的职权授予主管人员，并规定各种协调沟通关系，为有效地实现目标，必要时还须不断地对结构进行调整。组织职能还应包括对组织结构所规定的不同岗位所需人员进行恰当而有效的选择、考评、培养和使用，其目的是配备合适的人选，以便能更好地胜任在组织机构中所规定的各项职务，而实现组织目标。组织职能是管理的重要职能之一。计划职能在管理过程中是管理的基础，组织职能是进行领导、控制的前提。

3. **领导职能**　是使各项管理职能有效地实施、运转并取得实效的统帅职能。为各种职能的进行提供保证，对组织中的全体人员辅以指导，沟通联络，运用各种手段和方式，施加领导者的影响，赋予全体人员统一的意志，从而保证组织目标和实现。领导工作涉及主管人员和下属之间的相互关系，这将与管理者的素质、领导行为与艺术、人际关系与沟通技巧、激励与处理冲突等方面密切相关。

4. 控制职能　是管理者为保证计划的任务和目标转化为现实而采取的全部活动。根据既定目标和标准对组织的活动进行监督、检查、发现偏差时，采取纠正措施，使工作能够按原定的计划进行，或适当地调整计划以达到预期的目的。控制工作是一个延续不断、反复进行的过程，目的就在于保证组织实际的活动及其成果同预期的目标相一致。

管理工作的各项职能是一个统一的有机整体，是一个系统的网络，每项职能之间是相互联系的。在实际管理工作中，它们是一种相互交叉的循环过程。

（三）医院分级管理的基本原则和分级标准

1. 医院分级管理的基本原则　对医院分级管理的依据是医院的功能、任务、设施条件、技术建设、医疗服务质量和科学管理的综合水平。医院分级管理的实质是按照现代医院管理的原理，遵照医疗卫生服务工作的科学规律与特点所实行的医院标准化管理和目标管理。

医院的设置与分级，应在保证城乡医疗卫生网的合理结构和整体功能的原则下，由卫生行政部门按地方政府的区域卫生规划来统一规划确定。

2. 医院的分级标准　1989 年我国医院实行标准化管理，实施医院分级管理。按照医院不同的任务、功能不同的技术质量水平和管理水平、设施条件将医院分为三级（一、二、三级）十等（每级医院分甲等、乙等、丙等，三级医院增设特等）。

一级医院：是直接向具有一定人口的社区提供医疗、康复、预防、保健服务的基层医疗卫生机构，包括农村乡镇卫生院、城市街道医院、地市级的区医院等，是我国三级医疗网的底部。

二级医院：是向多个社区提供全面连续的医疗护理、预防保健、康复服务的卫生机构，并能与医疗相结合承担教学科研工作及指导基层卫生工作，包括一般市、县医院和省辖市的区级医院。

三级医院：是高层次、高水平的医疗卫生服务机构，是省（自治区、直辖市）或全国的医疗、预防、教学科研相结合的技术中心。直接提供全面连续的医疗护理、预防保健、康复服务和高水平的专科服务，能指导一、二级医院业务技术和相互合作，包括城市大医院和医学院校的附属医院，是三级医疗网的顶部。

（四）临床护理工作组织结构

医院护理管理组织系统设置情况如下：①县和县以上医院及300张床位以上医院都要设护理部，实行在分管医疗护理工作或护理副院长领导之下的护理部主任、科护士长、护士长三级负责制。②300张床位以下医院实行总护士长、护士长二级负责制。

护理部主任或总护士长由院长聘任，副主任由主任提名，院长聘任。

1. 护理部的地位、作用与管理职能

（1）护理部是医院管理中的职能部门，既是医院的参谋机构又是医院的管理机构。

（2）在主管护理的副院长领导下，负责组织和管理医院的护理工作，护理部与医务、行政、后勤、教学、科研等职能部门相互配合，在医院管理和完成医疗、教学、科研和预防、保健任务中具有重要作用。

（3）护理部对全院护理人员进行统一管理，实行目标管理，制定各种护理技术操作规程、护理常规，确立各项护理质量标准，建立完备的工作制度和规范；合理地配备和使用护理人力资源；对不同层次的护理人员进行培训、考核和奖惩，保证各项护理工作的落实和完成，并不断提高护理质量，提高临床教学和护理科研的水平；策划护理学科建设等。

（4）科护士长在护理部主任领导下，全面负责所管辖科室的业务及管理工作，并且参与护理部对全院护理工作的指导和促进工作。

（5）护士长是医院病房和其他基层单位的管理者，负责对护理单元的人、财、物、时间、信息进行有效管理，保证护理质量的稳定性。

（6）在护理单元设有护士长、护士、护理员。

2. 护理工作模式

（1）个案护理：是指一个病人所需要的全部护理由一名当班护士全面负责，护理人员直接管理某个病人，即由专人负责实施个体化护理。常用于危重症病人、大手术后需要特殊护理的病人。在这种工作模式下，护理人员责任明确，责任心较强。护士掌握病人的病情变化，全面掌握和满足病人的需求。缺点是需要护理人员有一定的工作能力，护理人员轮班所需要的人力较大，成本高。

（2）功能制护理：是以工作中心为主的护理方式，根据工作的特点和内容划分为几个部分。按岗位分工，可分为处理医嘱的主班护士、治疗护士、药疗护士、生活护理护士等。其优点是，护士分工明确，工作效率高，所需要护理人员较少，易于组织管理，护士长能够依照护理人员的工作能力和特点分派工作。缺点是护理人员对病人的病情和护理缺乏整体性概念，容易忽略病人的整体护理和需求。

（3）小组护理：是将护理人员和病人分成若干小组，一个或一组护士负责一组病人的护理方式。小组成员由不同级别的护理人员组成，小组组长负责制定护理计划和措施，指导小组成员共同参与和完成护理任务。小组护理的优点是，小组任务明确，成员需要彼此合作，互相配合，维持良好工作氛围；小组中发挥不同层次护理人员的作用，调动积极性，护理人员能够获得较为满意的效果。其缺点是护理工作是责任到组，而不是责任到人，护士的责任感受到影响。

（4）责任制护理：是由责任护士和相应辅助护士对病人进行有计划有目的地整体护理，要求病人从入院到出院，由责任护士和其辅助护士负责。

责任制护理的特点：①整体性：即护理评估及护理计划包括对病人的生理、心理、社会方面的护理问题。②连续性：即病人从入院到出院由一位固定的责任护士负责全部护理活动。③协调性：责任护士为病人负责与其他医务人员沟通、联系、协调各种事务，满足病人需要。④个体化：护理活动依照病人个体化需求制定。这种护理模式的优点是，护士能够全面了解病人的情况，为病人提供连续、整体的个体化护理，护理人员责任感增强，病人安全感增强。护患之间关系比较熟悉密切，增加了交流，护士独立性强。但要求责任护士有更高的业务水平，护理人力需求也会大一些。

（5）系统性整体护理：是责任制护理的进一步完善。整体护理是一种模式也是一种理念。整体护理是以病人的健康为中心，以现代护理观为指导，以护理程序为核心，为病人提供心理、生理、社会、文化等全方位的最佳护理，并将护理临床业务和护理管理环节系统化的工作模式。

（五）医院常用的护理质量标准

1. 护理质量标准体系结构　护理质量标准体系结构包括要素质量、环节质量和终末质量。

（1）要素质量：是指提供护理工作的基本条件质量，是构成护理服务的基本要素。包括人员配备如编制人数、职称、学历构成等；可开展业务项目及合格程度的技术质量，仪器设备质量，药品质量，器材配备、环境质量、排班、值班传呼等时限质量，规章制度等基础管理质量。

（2）环节质量：是指各种要素通过组织管理形成的工作能力、服务项目、工作程序和工序质量。主要指护理工作活动过程质量，包括管理工作及护理业务技术活动过程，如执行医嘱、观察病情、病人管理、护理文件书写、技术操作、心理护理、健康教育等。

（3）终末质量：是指病人所得到的护理效果质量，如皮肤压疮发生率、差错发生率、一级护理合格率、住院满意度、出院满意度等病人对护理服务的满意度调查结果等。

2. 临床护理的质量标准

（1）特级、一级护理：①特护病人：设专人 24 小时护理，备齐各种急救药品、器材；制订并执行护理计划，严密观察病情；正确及时做好各项治疗、护理，并做好特护记录；做好各项基础护理，病人无并发症。②一级护理病人：按病情需要准备急救用品，制订并执行护理计划，每小时巡视，密切观察病情变化，并做好记录。

（2）急救物品：配备完好的急救物品及药品，物品完好，完整无缺处于备用状态。做到及时检查维修、及时领取报销、定专人保管、定时检查核对、定点放置、定量供应、定期消毒、合格率 100%。

（3）基础护理：包括晨晚间护理、口腔护理、皮肤护理、出入院护理等，标准为：病人清洁、整齐、舒适、安全、安静，无并发症。

（4）消毒灭菌：各项无菌物品灭菌合格率 100%。

（六）医院护理质量缺陷及管理

1. 护理质量缺陷的概念　护理质量缺陷是指在护理活动中，出现技术、服务、管理等方面的失误。一切不符合质量标准的现象都属于质量缺陷。护理质量缺陷表现为病人对护理的不满意、医疗纠纷与医疗事故。

根据中华人民共和国《医疗事故处理条例》对医疗事故的定义，医疗事故是指医疗机构及其医务人员在医疗活动中，违反医疗卫生管理法律、行政法规、部门规章和诊疗护理规范、常规，过失造成病人人身损害的事故。

医疗事故中医疗过失行为责任程度的判定，是按照导致病人人身损害后果的诸多因素中医疗过失行为所占的比重，依次为完全责任、主要责任、同等责任、轻微责任。

护理差错是指护理活动中，由于责任心不强、工作疏忽、不严格执行规章制度、违反医疗卫生管理法律、行政法规、部门规章和诊疗护理规范、常规，过失造成病人直接或间接的影响，但未造成严重后果，未构成医疗事故。

护理差错一般分为严重护理差错和一般护理差错：①严重护理差错是指在护理工作中，由于技术或者责任原因发生错误，虽然给病人造成了身心痛苦或影响了治疗工作，但未造成严重后果和构成事故者。②一般护理差错是指在护理工作中由于责任或技术原因发生的错误，造成了病人轻度身心痛苦或无不良后果。

2. 护理质量缺陷的预防和处理

（1）护理质量缺陷的控制关键在预防。预防为主的思想是整个质量管理的核心。运用风险管理的措施有效降低护理缺陷的发生。

（2）认真履行差错事故上报制度。发生护理事故后，当事人应立即报告科室护士长及科室领导，科室护士长应立即向护理部报告，护理部应随即报告给医务处或者相关医院负责人。

（3）发生护理差错后，当事人应立即报告护士长及科室相关领导，护士长应在 24 小时内填写报表上报护理部，护理单元应在一定时间内组织护理人员认真讨论发生差错的原因并提出原因分析。护理部应根据科室上报材料，深入临床进行核实调查，提出改进的方法和措施，改进工作。

3. 护理质量缺陷的控制

（1）在护理安全管理中，要本着预防第一的原则，做好环节安全的管理，重视事前控制。做好流程改造和系统改进。抓住隐患苗头，重点分析，改进工作。对容易出现差错的人、环境、环节、时间、部门要做持续的改进。

（2）严格执行和落实差错事故上报处理制度，不隐报、瞒报，要认真对待发生的问题，积极改进。正确评价护理差错的发生情况，不宜简单地以差错多少来评价一个护理单元的工作优劣，要多做原因分析，要从个人原因和责任找问题，也要从护理组织管理指导和领导等多方面寻求原因，吸取经验教训。

（3）建立健全护理不良事件上报制度和流程，提倡真实反映临床中存在和发现的各种不良事件和隐患。积极发现可能存在的各种隐患，提出可行的改良措施，起到预防为主的有效作用。

（4）坚持全面质量管理的思想，运用品质圈活动，对工作环境、影响质量的因素，<u>运用 PDCA 循环的护理管理的基本方法</u>，对护理质量和安全持续改进：①<u>P 代表计划</u>，即检查质量状况，找出存在问题，查出产生质量问题的原因，制订具体实施计划。②<u>D 代表实施</u>，即贯彻和实施预定的计划和措施。③<u>C 代表检查</u>，即检查预定目标执行情况。④<u>A 代表处理</u>，即总结经验教训，存在问题转入下一个管理循环中。

扫码关注，
做配套习题